LE CARABIN, L'ONCOLOGUE

Récit

Préface du Pr Richard Roger Urbain BILECKOT

Jean Bernard Nkoua-Mbon

LE CARABIN,
L'ONCOLOGUE

Récit

Préface du Pr Richard Roger Urbain BILECKOT

L'Harmattan

L'Harmattan 2023
5-7, rue de l'École-Polytechnique ; 75005 Paris

http://www.librairieharmattan.com

ISBN : 978-2-14-033398-9
EAN : 9782140333989

PREFACE

Le Congo souffrirait-il plus de ses élites que des impérities du développement et de la démocratie ? Le progrès, en tant que composante de la devise de la république du Congo relèverait-il essentiellement de la dimension humaine du changement ? Voici ce qui transparait à la lecture de cet ouvrage.

Le parcours du Pr Jean Bernard Nkoua Mbon interroge chacun d'entre nous. Il nous relate de manière assertive son développement personnel à travers un itinéraire qui allie aussi bien un projet personnel, qu'un projet professionnel. Il lui revient le mérite de démontrer ce faisant que le champ des possibles est à la portée d'un enfant de Poto-poto, de famille non nantie qui, par son tempérament et aussi grâce à l'écosystème éducatif et socioculturel des vingt premières années de l'indépendance, atteint un épanouissement lui permettant de s'accomplir en tant que médecin, enseignant-chercheur, manager et d'implanter le progrès dans son domaine de responsabilité.

Cet ouvrage est le premier d'un ancien étudiant de l'Institut supérieur des sciences de la santé (INSSSA) et d'un médecin du Centre hospitalier universitaire de Brazzaville qui relate ce long cheminement jonché d'obstacles vers l'acquisition d'une compétence, d'une expertise au profit d'une insertion professionnelle et d'un accomplissement social.

Au-delà de ses performances propres, le Professeur Jean Bernard Nkoua Mbon peint le tableau d'une société qui, bon gré, mal gré avance vers l'édification d'un Etat. Cette peinture paraît tantôt luxuriante et chatoyante, lorsque des opportunités et des possibilités rencontrent le génie propre d'un étudiant, puis d'un médecin, tantôt comme une géhenne, lorsque s'expriment des stupidités et méchancetés alimentées par une imposture.

Dans un environnement dominé par une oralité entachée par l'évanescence d'un vécu antérieur, écrire comme le démontre le Professeur Jean Bernard Nkoua Mbon apporte la garantie de pouvoir

jeter un regard rétrospectif sur nos itinéraires respectifs afin d'en tirer des leçons utiles pour aujourd'hui et demain.
Cette démarche et ce récit correspondent parfaitement à la nature profonde de l'ami et frère Jean Bernard « JB » que nous qualifions selon les situations de sincère, franc et direct, impertinent, insensé, intrépide, courageux et quelquefois rebelle, excessif, maladroit. Ma position privilégiée d'ami fidèle, depuis 1977, a ainsi pu bénéficier comme tant d'autres de ce caractère impétueux par lequel se sont exprimés ce leadership et cet engagement qui font souvent défaut aux élites de nos jeunes Etat-nations.
Ainsi, ensemble, nous avons été porteurs d'initiatives comme l'organisation des colloques de médecine interne au Centre hospitalier universitaire de Brazzaville (CHUB). Ensemble, nous avons interpelé en 2007, lors d'un colloque consacré au paludisme, le ministre de la Santé afin de réfléchir sur la gratuité de la prise en charge du paludisme. Ensemble, mais surtout lui, nous avons eu l'outrecuidance de malmener, devant le Directeur général du CHUB, un puissant opérateur économique pour que les techniciens, que nous étions, soyons étroitement associés aux choix et aux modalités d'acquisition et d'installation du scanner du CHUB. Ensemble avec Thierry Gombet, nous avons proposé à la Faculté des sciences de la santé l'instauration de l'épreuve des mini-cliniques afin d'améliorer l'évaluation et donc l'encadrement des stages hospitaliers. Ensemble, nous avons écrit mon premier article, sur le diagnostic des métastases des cancers solides en Afrique. Contre toute attente, cela nous a valu, le courroux de notre maître.
Cette soif de progrès et de justice a toujours été une exigence pour lui-même et à mon endroit au point d'en être paru intransigeant et coercitif lorsque, par déficit de communication, un certain modèle logique stratégique hospitalier, suscité par la décision des plus hautes autorités, n'a pas fait l'objet de compréhension commune et partagée.
Le Professeur Jean Bernard Nkoua Mbon a pris le courage d'illustrer, d'une part, le véritable enjeu, celui de la formation et de la constitution d'une élite et des cadres au service de l'unité, du travail et du progrès et, d'autre part, le défi que constituent l'imposture,

l'incompétence et les combats de position au détriment de l'intérêt partagé. Que ceux qui se reconnaitront ou reconnaitront leur « pacha » écrivent et nous partagent leur expérience pour en arriver, argumentation contre argumentation à éteindre la conjonction réductrice et restrictive du mandarinat et de la féodalité. Voici deux fléaux infantilisants qui étouffent les potentialités, les intelligences et brisent, au sein de la jeunesse, toute velléité d'implication, de responsabilisation, d'innovation et de progrès.

Au regard de ce qui précède, cet ouvrage intéresse non seulement les congénères, mais aussi et surtout les apprenants en médecine, les jeunes médecins en immersion professionnelle, les enseignants chercheurs, les gestionnaires des systèmes éducatifs et sanitaires et les politiques. Il s'adresse également et tout bonnement à ce citoyen congolais en quête de bien-être, de réussite, afin de muer le découragement et le désespoir ambiant en espérance et en optimisme. En ce sens, ce récit est une ode à la détermination, à la justice, au mérite. C'est enfin une invite au partage d'expérience.

Pr Richard Roger Urbain BILECKOT

Introduction

Confortablement assis sur la pelouse du Lycée Chaminade, en face de la direction, un matin de juin 1977, nous attendions fébrilement les résultats du baccalauréat, qui venait d'avoir lieu quelques jours auparavant.

Nous sommes un groupe de jeunes chahuteurs reconnus par le proviseur, qui a eu maille à partir avec nous, pendant toute l'année scolaire. Je voyais dans le regard de ce monsieur, scintiller des yeux faits de malice et d'ironie, comme si le moment était venu, pour lui, de prendre sa revanche sur ces indisciplinés que nous étions.

Rien ne nous angoissait, notre jeunesse nous illuminait. Nous baignions dans la pure insouciance, pendant que certains élèves de ma classe, relativement plus âgés, étaient conscients autant que nous des enjeux que représentait cet examen. Ils montraient des signes d'anxiété. Je n'avais pas réalisé que j'étais en train de passer mes derniers moments au lycée, et que si je m'admettais au baccalauréat, je ne reverrais plus mon proviseur adoré, tellement adoré, que je me le farcissais tous les matins.

Ce monsieur était jeune et nous ne nous en rendions pas compte, c'est peut-être cela qui expliquait que nous ne le prenions pas au sérieux.

Le temps passait vite et toujours aucun résultat à l'horizon. Je sentais monter l'adrénaline chez mes amis. Ce moment était pénible à vivre pour eux, alors que je n'avais jamais un seul instant douté de ma réussite. Un peu avant midi, notre proviseur, muni des résultats, nous fit savoir que les statistiques de réussite, pour notre lycée, n'étaient pas bonnes, et que nombreux de ses élèves devraient passer la seconde session.

Tous les visages se crispèrent. Le silence était pesant comme si nous étions dans un environnement funèbre. Oui, à l'époque, le baccalauréat comportait deux sessions, celle qui se déroulait en juin, et la session de rattrapage en septembre.

Tout le monde avait peur et attendait frénétiquement que le proviseur, qui commençait à se prendre pour Dieu le père, nous communique les noms des admis à cet examen, ô combien déterminant, pour la suite de nos études.

Après plusieurs allers-retours, comme si le proviseur voulait nous pousser à bout, il proclama enfin les résultats. J'avais eu la chance de faire partie de ce petit nombre d'admis au premier tour, pendant que tous mes copains avaient été recalés, et obligés de passer la seconde session, avec à la clef des vacances gâchées.

Notre proviseur se rapprocha des dix admis pour les féliciter, et s'attarda sur moi, en me disant : « Je savais que tu réussirais malgré ton coté mauvais garçon des bas quartiers de Brazzaville. Il faisait clairement allusion à Poto-Poto. Il m'avait fait de la peine, car il ne savait manifestement rien de ce prestigieux quartier qui est le mien.

Il me prit en aparté et me prodigua quelques conseils, qui s'avérèrent utiles pour la suite de mon parcours.

Je restai un bon moment avec mes copains pour partager leur tristesse. Je lisais leur chagrin. En ce qui me concerne, la page du lycée venait de se tourner, sans savoir ce que j'allais entreprendre comme études, dans le futur.

Un fois rentré à la maison, je vis ma mère seule et inquiète, car elle ne dormait plus bien depuis un moment, dans l'attente des résultats du baccalauréat. Je n'arrivais pas à la rassurer et là, elle vit son fils rentrer fièrement à la maison. Elle venait de comprendre que j'avais réussi mon examen. Je l'ai vue heureuse, sans vraiment traduire sa joie. Elle était très contenue ma maman. Elle avait vu tous ses sacrifices couronnés de succès. Elle était heureuse et fière de son moufflet. J'ai toujours été sa fierté malgré les conditions de vie pénibles qui étaient les nôtres. Je ne m'en plaignais pas. J'ai toujours fait l'effort d'accompagner ma mère dans toutes ses entreprises, pour qu'elle nous élève dans la dignité, sans envier qui que ce soit.

Ma force de caractère, je l'ai puisée chez ma mère, cette brave dame qui a élevé avec difficultés ses 8 enfants, dont je suis l'aine.

Très tôt, j'avais appris à jouer le rôle de père, pour mes frères et sœurs, et j'avais conscience de la responsabilité qui était la mienne.

Tout le quartier finit par savoir que je venais de m'admettre à la première session du baccalauréat. C'était un moment merveilleux. Mes amis et tous nos voisins s'étaient associés à ma joie. Les mots sont difficiles à trouver pour traduire cet instant. C'était tout simplement le bonheur.

J'ai 18 ans et une nouvelle vie allait commencer pour moi.

Chapitre-I : L'orientation

J'ai toujours rêvé travailler tôt pour aider ma mère à élever mes frères et sœurs, mais à chaque fois, elle s'y était toujours montrée réticente, me poussant vers de longues études, que je ne jugeais à l'époque pas nécessaires.

L'essentiel pour moi était de gagner ma vie très vite, et de l'accompagner à assurer les lourdes charges domestiques qui étaient les siennes. C'était sans compter avec sa ténacité.

J'ai perdu mon père trop tôt à l'âge de 7 ans. Je n'ai pas été élevé comme les enfants de mon âge, cependant un de mes grands frères m'avait pris en charge quelques années après le décès de mon papa, m'avait couvé de toute son affection, jusqu' à ce qu'il aille à Odessa en 1974, suivre une formation d'officier d'infanterie.

Après son départ, j'avais rejoint ma mère à Poto-Poto.

Il m'avait appris la discipline, le respect d'autrui, le dépassement de soi, la dignité et surtout la fierté.

Auprès de mon grand frère, je reçus un peu d'éducation militaire, vite interrompue après son voyage. J'étais devenu un homme à ses côtés. Avec ma mère, il fait partie des gens qui m'ont appris à m'élever par l'effort, et que je ne devrai envier personne quel que soit son milieu. Mon caractère de battant vient très certainement de ma rencontre avec ce grand frère, qui a su m'inoculer le bon virus de la vie.

Avec le départ de mon mentor pour l'ex-Union Soviétique, j'avais en quelque sorte été livré à moi-même, opérant parfois des choix difficiles pour ne pas dire aberrants.

Très tôt, j'ai connu la dure réalité de la vie d'une pupille de la nation. J'ai toujours été un leader, surtout dans le milieu du Mwana foot. Je suis d'ailleurs resté capitaine de mon équipe jusqu'à l'obtention de mon baccalauréat.

Organiser et diriger les autres ont toujours été toujours été mon fort. C'était sans savoir que cela, était des éléments constitutifs de l'embryogenèse de mon management.

Encore aujourd'hui, certains amis me le témoignent.

Les jours passaient vite et je n'avais pas encore fait le choix de ce que je comptais faire, en dehors de quelques luminescentes idées de l'armée.

Je me voyais bien en pilote de chasse, installé dans le cockpit d'un Mig 17, ces fameux avions de chasse soviétiques.

Mon choix avait été conforté par la prestance, que dégageait mon grand frère, dans ses uniformes militaires toujours propres, avec des jolis rangers bien cirés accrochés aux pieds.

J'étais subjugué par son look, et je voulais tant lui ressembler, car il était mon modèle. Ce bel homme avait un charisme, et je le voyais fédérer tous ses collègues, qui étaient partis suivre la même formation que lui à Odessa. J'étais tout simplement admiratif.

Devenir officier après une formation de 3 ans me remplirait de bonheur. Je me voyais en train de vivre une carrière militaire, et le fait d'y songer me procurait de la joie. Je décidai enfin d'en parler à mon grand frère afin qu'il m'aide à obtenir une bourse militaire.

Sur le moment, je n'obtins aucune réponse de lui. Cela m'agaçait et je pris la précaution d'en parler à ma mère, afin qu'elle intercède auprès de lui, pour que nous enclenchions les démarches nécessaires. De ce côté là aussi, silence.

Je comprenais le silence de ma mère, car elle n'avait jamais consenti à ce que je devienne militaire. Elle craignait mon impulsivité qui me conduirait peut-être un jour à me mêler à un mouvement insurrectionnel, voire à un coup d'Etat.

L'assassinat du président Marien Ngouabi, quelques mois auparavant, l'avait traumatisée. Cela ne l'enthousiasmait pas de voir son fils sous l'uniforme. L'armée la révulsait ; en aucun cas, elle ne souhaitait voir son fils devenir militaire.

Elle avait échangé avec mon grand frère, sans que je le sache, et sa réponse concernant l'armée était non, même si mon mentor y était favorable.

Vers mi-juillet 1977, mon grand frère me conduisit chez le docteur Ossebi Douniam, que je connaissais vaguement, sans l'avoir jamais rencontré. Il est mon cousin pour ne pas dire grand frère aussi, car chez les Gangoulous, le mot cousin n'existe pas dans notre lexique.

Un grand monsieur. Il avait l'éloquence et le charisme. Il s'exprimait dans un français châtié. Il donnait envie de l'écouter quand il parlait. Après avoir fait ses études de médecine en France, il était revenu au pays pour exercer la cardiologie. Brillantissime médecin, il faisait la fierté de la contrée Gangoulou. Il surclassait ses collègues par sa prestance. Il dominait ses contemporains. Les politiques en avaient fait un ami, au point où il occupa la vice-présidence de l'Assemblée nationale. Je venais de découvrir un mentor plus prestigieux.

Ossebi Douniam était très cultivé. Il suscitait de l'admiration. Il incarnait le profil de ces érudits comme Pascal Lissouba, dont me parlait ma mère. Quelques instants plus tard, dès qu'il prit congé de ses invités, il nous rejoignit. Mon grand frère me présenta à lui, en lui disant que j'étais l'enfant de l'un de ses oncles, décédé depuis quelques années.

Il se remémora tout de suite mon père, avec lequel il avait une forte affinité. Il connaissait mon existence, mais ne s'imaginait pas que j'étais devenu si grand. Il passa quelques moments à me regarder. Il pensait certainement, sans me le montrer, à mon père mort trop tôt, nous laissant en très bas âge. Il prit des nouvelles de ma mère. Le contact venait de se nouer, cela me permit de quitter mes habits de la timidité. Comment ne pas être impressionné par un tel personnage. Sa voix grave était faite pour écraser n'importe quel interlocuteur. Il faisait partie des hommes les plus instruits des plateaux Batéké. Il était dense et il avait de l'étoffe. Je crois que beaucoup de médecins en avaient fait leur modèle.

Comme je ne me doutais de rien, je vis mon grand frère lui solliciter un aparté de quelques instants, me laissant seul à la terrasse, contemplant son magnifique jardin, où poussait un gazon méticuleusement entretenu.

Je n'étais de toute mon existence, jamais entré dans une si belle concession. C'était la vie des palaces telle que nous voyions dans des films américains. Manifestement, il avait beaucoup d'argent pour être si confortablement installé.

Une vingtaine de minutes s'étaient écoulées avant qu'ils ne réapparaissent tous les deux, m'enjoignant de les rejoindre à une autre table, qui était dressée à l'autre bout de la terrasse. D'une voix faite d'autorité, il me demanda, ce que je souhaiterais faire après le baccalauréat. Sans hésitation aucune, je répondis en disant que je voudrais être pilote de chasse. Il éclata de rire, une façon de me dire que mon choix n'était pas le meilleur. Il me parla des études de médecine, qui sont certes longues, mais prestigieuses. Pour lui, cela aurait été un gâchis de me voir m'engager dans l'armée. Il prononça un discours très compliqué, pour m'expliquer comment entreprendre les études de médecine et les réussir. Tout cela me paraissait ésotérique.

J'étais à mille lieux de comprendre ce qui se tramait. Mes deux grands frères s'étaient entendus dans la maison, lorsqu'ils s'étaient isolés, pour enfin m'imposer des études médecine. En fait, comme tout bon enseignant, il m'entrainait dans sa bulle pour que j'arrête de penser à autre chose qu'à la médecine.

Comme il m'avait mis en confiance, je lui demandais où je ferai ces études longues et peut-être laborieuses. Sans perdre de temps, il me parla de l'école de médecine de Brazzaville, l'Institut supérieur des sciences de la santé

(INSSSA). Je n'avais jamais entendu parler de cette école. L'évocation du nom de cette école sonna comme une blague. Il m'avait informé qu'il y enseignait, depuis sa création, et que le directeur était le professeur Bouramoué, un nom connu de tous les Congolais.

Ossébi Douniam avait contribué avec les professeurs Bernard Galiba, Christophe Bouramoué, appuyés par l'équipe de l'OMS Afro incarnée par le professeur Alfred Quénum, à créer cette école de médecine depuis 1975. Ils avaient déjà 2 promotions à leur compteur. Je n'avais point manifesté mon enthousiasme sur le moment, prenant pour blague, ou aventure de mauvais goût, la création d'une école de médecine en Afrique. J'étais simplement ignorant, car je ne savais pas que la médecine était enseignée depuis belle lurette, dans plusieurs villes africaines, et que le Congo s'y était pris un peu tard.

Appelé à rejoindre quelques membres du gouvernement de l'époque pour une réunion, il s'excusa et nous demandât de revenir le lendemain dans l'après-midi pour que nous poursuivions notre échange.

Pendant tout le trajet du retour, mon grand frère en me ramenant à Poto-Poto, chez ma mère, ne prononça aucun mot, préférant bredouiller des chansons de l'orchestre Ok Jazz de Franco Luambo Makiadi.

Ce fut un moment bizarre. Je n'arrêtais pas de me poser des questions. J'avais de l'appréhension. Une fois à la maison, je rendis compte à ma mère qui, d'un ton enjoué, me dit que je venais de rencontrer le membre de la famille, le plus capé intellectuellement. Pour elle c'était une fierté, que son fils ait rencontré Ossébi Douniam.

Le lendemain, je fis un tour à Ouénzé pour rencontrer Pierre Matali, un ami avec lequel nous parcourions le chemin ensemble depuis la classe de 6ème au collège, afin de lui raconter ce que j'avais appris hier soir sur l'école de médecine de Brazzaville. Il me surprit, car il la connaissait, et son père avait déjà entamé des démarches pour son inscription. Ma surprise fut grande en l'apprenant. Je me dis soudainement pourquoi je ne m'inscrirais pas en médecine comme mon ami. Ce serait une façon de continuer notre compagnonnage.

Le soir, comme prévu, mon frère et moi, nous nous étions rendus de nouveau chez le docteur Ossébi Douniam. L'accueil fut jovial. Décidément ce monsieur a de la classe. Il me mit aussitôt à l'aise et m'offrit une limonade en guise d'accueil, pendant qu'avec mon grand frère ils buvaient un bon verre de scotch.

Sur un ton enjolivé, il reprit la causerie là où il l'avait interrompue la veille. Il m'avait convaincu de faire des études de médecine. Il me donna un maximum d'informations. Il m'assura que les 3 premières années se dérouleraient au Congo, et que la suite de la formation se ferait en France. Je marquai enfin mon accord.

Il entra dans sa maison, appela le professeur Bouramoué qui arriva assez vite.

Autant j'ai été impressionné par Ossébi Douniam, autant Bouramoué ne m'avait pas fait beaucoup d'effet. Il lui parla de moi, et calla mon inscription en médecine.

Mon grand frère était l'homme le plus heureux. Dans la foulée, il m'annonça avoir obtenu un logement au camp militaire de la milice, à Bacongo, et qu'il devrait y aménager très rapidement. Je devrai donc quitter Poto-Poto pour aller faire mes études de médecine à ses côtés. Il tenait à m'offrir un environnement idéal pour étudier. J'allais donc devenir carabin à la rentrée universitaire, fixée au mois d'octobre 1977.

Ma mère était contente de savoir que je n'irai pas dans l'armée. Devenir médecin lui rappelait les tristes moments de fin de vie de mon père, en 1966.

Serai-je vraiment médecin à la fin de mes études, je ne le réalisais pas. Je n'étais pas conscient de ce que je deviendrai quelques années plus tard. J'étais beaucoup trop jeune pour le comprendre.

En attendant la rentrée scolaire, sans savoir à quelle sauce je serai dévoré à l'INSSSA, je prenais le temps de me promener, et de jouer au football avec mes amis de Poto-Poto. C'étaient mes derniers moments avec eux, puisque je devrais déménager pour Bacongo en septembre, et commencer une nouvelle vie, la vie d'un étudiant en médecine.

Le simple fait de penser à ce mot médecine, me faisait atrocement peur. Le garçon courageux que j'étais, montrait parfois des signes de faiblesse, voire de panique, ne connaissant pas le monde qui allait m'accueillir.

Je me satisfaisais cependant à l'idée que je serais avec mon pote, Pierre Matali, et que, à deux, nous pourrions peut-être affronter ce monde inconnu.

Chapitre-II : le tronc commun

Au début du mois d'octobre, nous étions convoqués à l'INSSSA, dans les locaux de Tcheulima prévus pour abriter un autre institut en devenir : c'est la rentrée universitaire. Nous étions une quarantaine en 1ère année. Nous rencontrions des étudiants des 2ème et 3ème années, qui nous méprisaient totalement. Ils n'avaient aucun regard bienveillant sur nous. Tout était nouveau.

Nous découvrîmes un nouveau vocabulaire. Les emplois du temps étaient lourds et massifs. Les cours se déroulaient de 7 h à 12h et de 14 h à 20h. Le rythme était infernal. Il était fait pour bourrer le crâne. La cadence était insoutenable. Il fallait s'y accrocher pour celui qui voulait absolument poursuivre les études dans la filière médicale au lieu d'une autre.

En fait la 1ère année correspondait au tronc commun parce qu'à la fin d'année, il y avait une séparation des étudiants dans plusieurs filières de santé. Les plus brillants poursuivaient leurs études dans la filière médecine, les moyens étaient orientés dans les filières courtes, à savoir licences en sciences infirmières, en santé publique et en laboratoire.

Nous découvrîmes un enseignement de type présentiel. Les évaluations étaient trimestrielles, et portaient sur des unités de valeurs, qui n'étaient qu'un ensemble de matières issues de plusieurs enseignements distincts, mais complémentaires. Je ne me souviens plus, je crois que nous devrions avoir 12 unités de valeurs.

Pour passer en année supérieure, il fallait en valider au moins 10 sur 12, et n'avoir aucune note en dessous de 6/20, dans l'une des matières constitutives d'une unité de valeurs. L'environnement universitaire est un monde fait de rudesse ; il est impitoyable.

Personne n'apprend à l'autre comment s'organiser pour prendre des notes, ni comment étudier.

Nous venions du lycée, où tous les cours étaient dictés, pour affronter un enseignement barbare, délivré souvent sous forme de conférences, par des professeurs qui ne se souciaient guère de la compréhension de la leçon par les étudiants. Tout le monde était perdu. Il fallait s'accrocher.

Mon nouvel univers était très composite. Nous étions un mélange d'étudiants venus d'horizons différents. Il y avait dans ma classe les enfants des hauts fonctionnaires, et des diplomates tels que le professeur Quénum, des enfants, cousins ou neveux des hommes politiques, et des enfants du lumpen prolétariat. J'étais rangé dans cette dernière catégorie. Enfin, fils de pauvre ou de riche, nous étions embarqués sur le même navire.

« Le mérite vaut bien la naissance. » (Marivaux)

L'uniforme du lycée avait laissé place à d'autres vêtements, et il fallait en avoir suffisamment pour demeurer propre. Mon grand frère avait compris le caractère élitiste de l'INSSSA, et il m'assurait le minimum, pour que je ne paraisse pas comme un étudiant misérable, quoique mon mental s'y était préparé. Il m'avait tout donné. Il s'était retrouvé là, à un moment clé de ma construction. Il faisait l'effort de prendre quotidiennement de mes nouvelles. Il avait fait des études militaires supérieures à l'étranger, donc il comprenait l'organisation d'une structure universitaire qui se voulait élitiste.

Nous étions perdus pendant le premier mois, ne sachant pas comment organiser ou planifier notre travail. La masse d'informations à ingurgiter faisait peur. Je n'avais pas le droit de décevoir mon grand frère qui vivait selon mon rythme, et je devais honorer le docteur Ossébi Douniam qui m'avait inscrit en médecine. J'avais réalisé qu'il avait usé de son influence, pour que le professeur Bouramoué m'accepte dans son école, oui, c'était son école, et il le disait à qui voulait l'entendre.

Les cours prenaient fin souvent à 20 h, et il fallait se dépêcher pour rentrer à la maison. J'étudiais de 22 h à minuit, car le matin à 7 h, je devrais être à l'INSSSA.

Je perdais du poids à vue d'œil. Je n'avais plus le temps pour les miens. Des petits groupes de travail naissaient spontanément, et, là aussi, j'observais une catégorisation en fonction de nos appartenances sociales. C'était terrible, mais c'est cela la vie.

Pierre Matali et moi avions un avantage sur les autres, car nous étions les seuls à avoir fréquenté la même école pendant que nous étions enfants. C'est tout naturellement que s'agrégèrent, autour de nous, quelques étudiants que nous trouvions sympathiques et qui avaient fini par devenir des frères. Sans le savoir, il s'était installé une forme d'émulation entre les groupes ainsi constitués. Progressivement, nous découvrions la rigueur et la rapidité des prises de notes.

Nous apprenions la culture de la synthèse qui nous permettait de retenir l'essentiel, pour ne pas s'encombrer du dérisoire, car nous avions des enseignants qui, manifestement, ne prenaient pas le temps de préparer leurs cours. Ils lisaient littéralement tout ce qui était contenu dans le livre. C'était barbant. Avec le temps, étant devenu enseignant moi-même, je me suis rendu compte que ces gens n'avaient pas bénéficié d'une formation pédagogique, encore moins des techniques élémentaires de l'enseignement.

L'université me paraissait par moment glauque et maussade. Il m'arrivait de regretter ma vie de lycéens. Je n'avais plus de temps pour chahuter les professeurs, cela me manquait.

Notre groupe s'étoffait au fur et à mesure que les jours passaient. Nous nous retrouvions pour étudier, souvent chez un copain, qui habitait là où se trouve l'actuelle résidence du président de la république, au Plateau. Ses parents étaient sympathiques, et ils nous laissaient travailler jusque tard dans la soirée.

Mes déplacements, pour me rendre à l'INSSSA, avaient été facilités par mon grand frère qui avait mis à ma disposition son chauffeur, qui me déposait le matin et l'après-midi. Je m'organisais pour rentrer à la maison à pied, car nous habitions non loin de mon école.

Être étudiant en médecine nous conférait de la fierté, et surtout une idée de supériorité sur d'autres étudiants. En tout cas, c'est comme cela que nous le ressentions, et l'idée de ne pas réussir son année nous hantait. Ne pas réussir était synonyme de renvoi. C'est ça le tronc commun. Nous avions donc un pied dedans, et un pied dehors. La bataille était rude, il nous fallait travailler, et encore travailler. Ma mémoire était sollicitée sans cesse.

J'avais l'impression de ne plus profiter de la vie, tellement j'étais accaparé par des études de médecine, alors que nos collègues d'autres facultés, avaient beaucoup de temps libre, et pouvaient s'adonner à des activités ludiques.

L'étudiant du tronc commun de médecine était prisonnier de ce système savamment mis en place par les fondateurs de l'INSSSA. Tout cela donnait l'impression que nous n'arriverions jamais à franchir le cap de la 1ère année. Nous nous demandions comment avaient fait les étudiants, plus anciens que nous, pour se retrouver en 2 et 3ème années. Cela paraissait sorcier, alors qu'ils y étaient arrivés.

Le climat de l'époque fait d'un bizutage qui ne disait pas son nom, nous interdisait de nous rapprocher des étudiants des années supérieures. D'ailleurs, ces derniers faisaient tout pour entretenir cette distanciation. Ils avaient, avec le recul, un comportement mystificateur. Ils voulaient nous faire croire que nous n'étions que des bons à rien, et que nous n'y parviendrions jamais.

Décembre arriva, c'était le moment de préparer les évaluations du 1er trimestre. L'heure de vérité était là. Nous nous activions, tous, pour affronter ces fameuses unités de valeur, tant redoutées, car il y avait à mon avis trop de matières à apprendre. Avions-nous le choix ? La réponse était non. Certains de nos collègues qui avaient repris l'année, et que nous avions trouvés en 1ère année, donnaient l'impression d'être très à l'aise, et cela nous complexait quelquefois. Nous étions là, et nous devrions réussir coûte que coûte.

Nous n'avions pas le temps de fêter ni noël, ni le jour de l'an, car nous étions en immersion totale. Nous enviions nos collègues qui allaient se défouler dans des boites de nuit, et danser le disco, la danse de l'époque. Quoi qu'il en soit, nous n'avions pas d'autre choix que d'en faire abstraction. Il fallait bosser dur pour se classer parmi les meilleurs. J'étais mon propre challenger. Je voulais me prouver, à moi-même, qu'un enfant du lumpen prolétariat, pouvait se hisser parmi les meilleurs étudiants.

Cela devenait une obsession, car je voulais prouver à mon grand frère qu'il ne s'était pas trompé sur mes capacités à affronter les études universitaires. J'étais sa fierté. Il n'arrêtait pas de parler de moi à ses amis. J'avais une autre obligation, celle de réussir pour honorer le docteur Ossébi Douniam, qui s'était donné la peine de faire venir Bouramoué chez lui, pour mon inscription. Ce double engagement me motivait et en même temps me stressait. J'avais peur de ne pas être à la hauteur. Je redoutais l'échec.

Début janvier, nous passâmes les examens. C'était notre premier test à l'INSSA. Quel moment palpitant. Nous attendions tous, les résultats avec anxiété. Nous devrions savoir quels seraient les étudiants qui se détacheraient du lot, pour devenir des leaders de la classe. Ferais-je partie de ce sous-groupe ? Il fallait croiser les doigts.

Les résultats tant attendus étaient là. J'avais réussi à valider 4 unités de valeur sur 4. Dans la classe, 6 étudiants avaient réussi toutes les 4 unités de valeur. Plus de peur que de mal. J'avais réussi à me situer dans le peloton de tête. J'étais fier de l'annoncer à mon grand frère. Le docteur Ossébi Douniam avait pris connaissance des résultats à l'école, puisqu'ils étaient affichés sur des pancartes réservées pour cela.

Il m'avait demandé de passer chez lui le week-end qui suivait la proclamation pour que nous déjeunions ensemble. Je m'y étais rendu avec mon grand frère. Il était fier de moi. Dans l'ensemble, il me congratula et me prodigua de nobles conseils, qui m'ont été utiles pour la suite de mon parcours.

Désormais en classe, la stratification était faite, et chacun savait qui était qui, avec tout le respect que cela imposait. Les groupes s'étaient modifiés, les meilleurs se mettaient entre eux, et c'est comme cela que j'intégrai le groupe du fils Quénum, garçon au demeurant brillant. Malgré notre différence de classes sociales, je réussis à m'imposer dans le groupe par ma témérité. J'avais un petit avantage sur les autres, car je communiquais avec aisance ; un héritage des cours politiques, que j'avais reçus au collège et au lycée.

J'avais commencé à réaliser que j'étais sur le bon chemin, pour rester dans la filière médecine. Il me fallait réussir les deux autres trimestres.

En janvier 1978, nous touchâmes notre première bourse. Je me souviens de ce moment comme si c'était aujourd'hui. Enfin, j'avais désormais un peu d'argent pour moi.

Beaucoup d'étudiants en avaient profité pour s'acheter des mobylettes, ces compagnons de la mobilité. Les enfants des fonctionnaires de l'OMS et des hommes politiques, avaient plutôt des motos, franchissant encore un cap dans la différenciation sociale. Cela complexait nombreux d'entre nous, mais moi, tout cela me laissait de marbre. L'école de Poto-Poto avait forgé mon caractère, et rien ne pouvait m'ébranler.

Je m'étais passé de la mobylette, faisant plutôt des économies pour m'offrir aussi une moto à la rentrée prochaine. J'avais la chance d'être déposé à l'école et de plus, je n'habitais pas loin. Ma seule préoccupation étant de terminer l'année, à la session de juin, et profiter des grandes vacances.

Nous maitrisions de mieux en mieux des codes, pour mieux suivre les enseignements délivrés par des enseignants talentueux pour certains, et très moyens pour d'autres. Nous avions à l'époque un jugement sévère. Certains professeurs nous impressionnaient, et d'autres moins. Chacun avait son rituel. Parmi ceux qui ont marqué mon existence à ce moment-là, je peux en citer quatre :

- le professeur Quénum : il était impressionnant par son physique, et par l'étendue de son savoir. Il était directeur de l'OMS afro, membre créateur de l'INSSSA. Il était professeur d'histologie-embryologie. Grace à lui, l'OMS mettait à notre disposition des manuels et fascicules d'histologie-embryologie. Cela ne se fait plus aujourd'hui. Il avait comme assistant, le docteur Jacques Silou Massamba, fils d'un de ses amis congolais, fonctionnaire de l'OMS installé en RDC. Ses enseignements se déroulaient dans le laboratoire qu'il avait réussi à aménager, grâce à l'appui du bureau régional de l'OMS. Ses cours se déroulaient selon le même rituel, bien orchestré, assimilé et mis en scène, par monsieur Tchibinda, ce bout d'homme, était un technicien supérieur, homme à tout faire professeur Quénum, ancien militaire, très dur de caractère.

  Cinq minutes avant le début des cours, tous les étudiants devraient prendre place au laboratoire, les retardataires ne pouvaient oser se présenter, sans subir les foudres de Tchibinda.

Le professeur Quénum arrivait à l'INSSSA à 6h30. Il se faisait conduire par un chauffeur qui portait une tenue d'apparat de couleur blanche, assortie d'une paire de gants blancs.

Il disposait donc d'une heure pour préparer le scénario de sa leçon, qui débutait à 7h30 minutes

A 7h 27 minutes, le docteur Silou faisait son entrée, suscitant notre admiration. Il était beau, frais et jeune, nous rappelant ces fils à papa, qui ont bénéficié d'un bel environnement parental, et qui ont fait de bonnes études en Europe. Il inspirait également le respect, car il nous respectait aussi.

Nous avions tous, compris qu'il s'adonnait à cette spécialité pour en faire carrière ultérieurement.

A 7h30 minutes, monsieur Tchibinda annonçait de façon solennelle, l'entrée du professeur Quénum dans la salle. Ce monsieur grand et costaud, faisait son entrée en salle toujours en souriant. C'était impressionnant. Aucun professeur n'a jamais été aussi impressionnant que lui. Il puait la puissance d'un grand chef.

Il inspirait le respect, tellement qu'il dominait sa matière. Un pédagogue hors pair comme on n'en trouve plus aujourd'hui. Il rendait la compréhension du cours aisée. Il aurait pu susciter beaucoup de vocation.

Le 2ème enseignant qui m'avait marqué positivement, est le professeur Gibirila Oséni Bazou. Il enseignait la biochimie à la faculté des sciences et à l'INSSSA.

Il était petit et trapu, l'opposé de Quénum. Ils avaient en commun, leur appartenance à l'Etat béninois.

Contrairement au directeur général de l'OMS Afro, il n'avait aucun rituel particulier entourant ses leçons. Il s'installait derrière le pupitre, et nous distillait pendant 1h30 minutes sa leçon dans un français châtié, digne du 17ème siècle. Il aimait aligner des vers dans son discours. Ses vers ressemblaient aux holorimes ou aux strophes. Il prenait un malin plaisir à nous impressionner par la fluidité de sa communication. Le seul reproche que nous lui faisions était le manque d'explications claires. Il nous donnait l'impression de vouloir vite expédier son cours. Il restait accroché au manuel, et nous débitait tout son contenu.

Par moment ses cours étaient ennuyeux, mais son logos nous plaisait. C'était un grand bonheur que d'écouter monsieur Gibirila. Il était très cultivé. Il nous donnait l'impression de maitriser la littérature française. Il ne supportait pas que nous lui parlions d'autres professeurs. Il les méprisait et cultivait de la jalousie, surtout à l'endroit du professeur Quénum. Bien que très jeunes, cela nous sautait aux yeux, et nous avions réussi à déceler cette antipathie.

Il aurait voulu être meilleur que son compatriote. Ce monsieur aura influencé l'intérêt que j'ai pour le français bien parlé, et je m'y efforce sans pourtant avoir la prétention de l'égaler. Je sais que ce n'est pas chose aisée. Il était trop fort.

Le troisième est le médecin commandant Anselme Makoumbou : chirurgien à l'hôpital militaire de Brazzaville, ancien étudiant de l'école de santé navale de Bordeaux. Il était mon professeur d'anatomie générale.

Comme tout bon militaire, il était psychorigide. Il ne souriait jamais. Il était beaucoup trop sérieux pour chercher à connaitre ses étudiants. Il dominait sa matière, et s'organisait pour rendre facile la compréhension de l'anatomie. Il assurait ses leçons toujours dans un uniforme militaire impeccable, avec ses galons rouges, dignes d'un Etat communiste. Il avait une expression simple, qui tranchait clairement avec celle de l'académicien Gibirila, ou du savant Quénum. Ses cours étaient très appréciés par les étudiants, et tout le monde s'efforçait à n'en manquer aucun. Son coté d'homme discipliné me fascinait. J'en ai gardé de très bons souvenirs.

L'unité des valeurs associant l'immunologie, la bactériologie, la virologie et la parasitologie, était dispensée par le docteur Fidèle Yala, un pharmacien biologiste, formé à Reims, ancien de l'institut Pasteur. Nous le voyions régulièrement, un peu trop, à notre goût. Il avait tendance à mystifier ses cours, cherchant quotidiennement à nous mettre sur orbite. Il nous donnait l'impression d'être un enseignant casse-pied, prompt à coller les étudiants.

Il se faisait péniblement savant, parlant sans cesse de lui, comme s'il était en quête de reconnaissance et de notoriété. Il nous donnait l'impression d'être un enseignant brouillon, parlant le français avec un accent très prononcé de son terroir. Comment pouvait-il maitriser toutes ces disciplines ! Le professeur Bouramoué qui enseignait dans des années supérieures, s'en étonnait. Nous lisions d'ailleurs derrière ses exclamations, un fond de moquerie.

Peu importe, Fidèle Yala était assidu et faisait son possible, pour que nous ayons des bribes d'informations, concernant les matières relevant de son unité des valeurs.

Le quatrième est le docteur Théophile Hondissa. Il était maitre-assistant de biochimie comme son patron Gibirila. Il enseignait la biochimie et en assurait les travaux pratiques. Ya Théo comme nous l'appelions affectueusement, était très brouillon. Son enseignement était totalement décousu, au point où nous nous posions la question de savoir, s'il comprenait ce qu'il mettait à notre disposition. En définitive, il était bouffon et très avenant. Il avait du succès auprès des étudiants, parce qu'il les amusait. Nous l'aimions bien.

L'école de médecine de Brazzaville n'avait pas beaucoup d'enseignants locaux, et pour meubler les disciplines qui en accusaient le déficit, les autorités académiques avaient eu l'intelligence, dans le cadre de la coopération interuniversitaire, de faire venir ceux que nous appelions enseignants coopérants.

Ils venaient essentiellement de la France et du Canada. Parmi ces professeurs, l'un m'avait très marqué par l'étendue de ses connaissances. Il nous apprenait la physiologie humaine, j'ai nommé le professeur Assenmacher. Il venait pour une mission d'enseignement d'une semaine. Nous avions 3 heures de cours le matin et 3 heures le soir, soit 6 heures par jour, ce, pendant 5 jours.

Le rythme était infernal et très soutenu. La leçon était tellement bien faite que nous ne voyions pas le temps passé. Il portait le même ensemble chaque jour, et ce n'est que plus tard, que nous avions su qu'il avait 3 ou 4 uniformes identiques.

Il était infatigable, et cela nous motivait d'avantage, chacun rêvant de devenir physiologiste demain, comme l'érudit Assenmacher.

Nous ne voyions pas le temps passé, et très vite, nous devrions passer les examens du 2ème trimestre. Nous maitrisions de plus en plus les codes. Nos ainés des 2ème et 3ème années se montraient de plus en plus ouverts à l'endroit de ceux qu'ils considéraient comme des bons étudiants. Nous commencions à bénéficier de leurs conseils, qui étaient plus que précieux.

Les étudiants en médecine avaient un statut spécial, créé à l'issue du mythe que Bouramoué entretenait autour de notre formation. Il se faisait aider par sa propre aura, car il faisait partie des rares professeurs de l'université Marien Ngouabi. Il n'était pas facilement accessible, et cela accroissait son mythe.

Nous étions fiers de notre statut. Il nous conférait un petit avantage sur d'autres étudiants, auprès des filles qui par moment venaient nous harceler.

Malgré la sérénité installée chez certains d'entre nous, et sachant que nous n'échapperions pas au verdict de l'exclusion de l'INSSSA en fin d'année, il nous arrivait d'avoir des moments d'insomnies. Les cauchemars étaient quotidiens. Certains de nos camarades avaient intégré le fait qu'ils avaient fait un mauvais choix, en venant faire des études de médecine.

Certains nous le disaient ouvertement au point, où ils commençaient à négocier des bourses militaires. La plupart d'entre eux ont d'ailleurs eu une belle carrière, et ont excellé dans l'art militaire par la suite.

Les examens du second trimestre se déroulèrent comme ceux du 1er trimestre confortant la hiérarchie dorénavant établie. Il n'y a pas meilleur bonheur que de se savoir brillant. Cela donne des passe-droits et nous le vérifiions régulièrement, lorsque nous allions déjeuner au restaurant universitaire, qui se trouvait dans l'enceinte de notre école. En fait c'était un campus universitaire qui hébergeait la plupart des étudiants venus de provinces, et qui n'avaient pas un soutien à Brazzaville.

Nous étions souvent les premiers servis arguant notre statut d'étudiants en médecine, car nous avions un calendrier des plus tendus de toute l'université, et que les cours reprenaient à 14 heures. Il nous fallait donc vite manger, et regagner nos salles de cours. Quelle vanité.

Je crois que la condescendance des médecins sortis de notre école, a commencé en 1ère année de médecine. Nous étions arrogants, vaniteux et méprisants. Nous ignorions que nous blessions les autres, avec nos postures, alors que nous n'étions que de pathétiques déserts qui s'ignoraient.

Aujourd'hui, je dispose de la distance amusée et nécessaire, pour comprendre le sens de l'inculture que nous incarnions à l'époque. Oui nous n'avions aucune culture. Nous passions notre temps à confondre la mémorisation des leçons, au savoir de l'esprit, que nos collègues des sciences humaines acquéraient.

Le milieu universitaire est merveilleux. Il a la magie de mettre ensemble des jeunes gens appartenant à des facultés différentes, et relevant des couches sociales aussi différentes les unes que les autres, que ce soit dans un restaurant universitaire, ou dans un dortoir commun.

C'est dans cet environnement, que je fis la connaissance des amis qui étaient en droit, en sociologie, en philosophie, bref, d'un peu partout. Cet univers, fait d'étudiants venus de partout, était le lieu par excellence des débats de société, politiques et quelquefois philosophiques.

Certains amis, aujourd'hui ministres, ont bénéficié de cette éducation. Je me souviens de voir quelques amis qui arrivaient à l'école tôt le matin, fatigués parce qu'ils avaient passé toute la nuit à discuter de tout et de rien.

Nous qui avions un objectif, celui de réussir nos examens en 1ère session, nous ne prenions presque jamais part à ces messes.

Avec le temps, je réalisais que nous avions eu raison, car la plupart de nos camarades qui passaient leur temps dans ces kermesses, ont malheureusement changé d'orientation, année après année, et c'est comme cela que certains étudiants ont pu obtenir la licence 7 ans, après leur admission au baccalauréat. Ils ont simplement eu des parcours tortueux pour ne pas dire sinueux.

Le monde universitaire développe la solidarité et surtout l'altruisme. Il inhibe toutes les velléités grégaires, sectaires et tribalistes. Cette une vie fusionnelle.

Le tribalisme est un mot quasiment absent de notre vocabulaire. Nous sommes des citoyens du monde et notre rêve était de vouloir changer le pays. Nous avions du mépris pour nos gouvernants. Nous les trouvions insuffisamment préparés pour gérer la nation. Ils avaient des cursus personnels peu reluisants. Leur indigence intellectuelle faisait l'affaire des enseignants du supérieur. Ils le leur faisaient savoir subtilement, et cela nous faisait marrer. Il y avait manifestement une forme d'incompatibilité de ses sachants à cohabiter avec ceux qu'ils qualifiaient d'arrivistes, et même d'imposteurs, ce qui n'est d'ailleurs pas faux. Pour tout dire, nous nous en délections.

Nous étions à un trimestre avant les examens de fin d'année. Nous étions une poignée d'étudiants très motivés, car nous voudrions continuer à faire des études médicales, et non partir vers des filières courtes, ni faire l'objet d'une exclusion.

Les emplois du temps se corsaient avec l'enseignement de notre initiation aux soins infirmiers.

Nous avions bénéficié d'un agréable encadrement de ces Congolais, férus et rodés aux sciences infirmières.

Ceux qui avaient la charge de nous conduire sur le terrain du malade, venaient du Canada et du Congo.

Tout se passait dans la bonne ambiance, car nous avions hâte d'apprendre les signes vitaux, la pratique des injections sous cutanées et intramusculaires.

Regarder comment nos encadreurs nous apprenaient à faire des pansements était délicieux. Nous ne réalisions toujours pas que nous cheminions lentement, mais surement vers une carrière médicale, même si le chemin était encore long.

Je me souviens que certains soirs après les travaux pratiques des soins infirmiers, habillés de blouses blanches, certains étudiants prenaient leurs mobylettes, pour aller parader au centre-ville de Brazzaville, une façon de montrer à ceux qui les croisaient qu'ils étaient les élèves du professeur Bouramoué, car l'INSSSA se confondait à notre directeur.

Quelle stupide arrogance, et nombreux qui s'exhibaient en faisant ce désordre ont fini, exclus de l'école en raison d'un travail jugé médiocre. Ils étaient simplement, comme l'a dit Beaumarchais, ambitieux par vanité, laborieux par nécessité, mais paresseux avec délices.

Nos formateurs en soins infirmiers étaient méticuleux et rigoureux. La notion d'asepsie planait toujours dans la salle. Chacun devrait avoir conscience qu'un soin mal exécuté pourrait entrainer la mort d'un patient. Il nous fallait être à la hauteur de ce que l'on nous demandait comme geste à pratiquer.

Je redoutais l'apprentissage des pansements. La dextérité avec laquelle madame Markovitch faisait des pansements nous laissait pantois. Nous étions émerveillés de la voir exécuter plusieurs types de pansements avec une minutie, dont elle avait le secret. Elle était bienveillante avec nous, mais sans tomber dans la trivialité. Elle nous respectait, et nous le lui rendions bien.

Nous avions aussi beaucoup d'admirations pour les autres encadreurs, je citerai volontiers monsieur Gervais Okouéré et madame Fouty Soungou. C'est toujours un bonheur de revoir certains d'entre eux, qui sont encore en vie, car les ¾ sont décédés. Ces gens ont été nos premiers maitres. Ils avaient eu la primauté de nous mettre au contact du malade. Ils nous avaient appris le respect, que chaque étudiant devrait à un malade.

Notre profession n'existe que parce que nous avons des vies à réparer, et des malades à soigner.

Les examens du 3ème trimestre eurent lieu au début de la 2ème quinzaine du mois de juin. Nous étions interrogés sur les 4 dernières unités des valeurs. Il se fait que ces unités de valeurs étaient composées de plus de matières que d'habitude. Les épreuves étaient difficiles, certes, mais abordables.

Nous étions contents d'avoir terminé, et nous attendions la sentence vers la fin du mois, le temps pour les enseignants de corriger les copies, et pour le décanat de délibérer, avant de procéder à la proclamation.

J'observais que nous gagnions en maturité, chacun ayant identifié un tuteur pour en faire son modèle. Il fallait les affronter pour aller chercher en quelque sorte la protection d'un grand frère. Cela se passait difficilement au départ, mais dès que la confiance était installée, les rapports étaient cordiaux et empreints de respect.

J'étais frappé par le calme de ces ainés. Ils me donnaient l'impression d'appartenir à un autre monde. Ils étaient silencieux, voire taiseux, accentuant encore un peu plus leur énigme. En fait ils n'étaient pour la plupart que des mystificateurs, et on pouvait imaginer de qui ils tenaient tout cela.

Le jour J arriva ! C'était la proclamation. Tous les résultats des 3 années de médecine et des filières courtes, étaient affichés au tableau. Tout allait se savoir, petits comme grands, nous étions tous logés à la même enseigne.

En tronc commun, nous étions un tiers à passer en 2ème année de médecine. Les autres camarades devraient revenir pour la 2ème session en septembre. J'avais pitié de ceux qui devaient repasser 7 à 10 UV. C'était mission impossible, mais il faut savoir qu'il y a un adage qui dit qu'à l'impossible nul n'est tenu.

En effet un camarade, qui avait fini par devenir l'un de mes meilleurs amis, avait réussi l'exploit de valider 10 UV/12, à l'issue des examens de la deuxième session. Il a fini par avoir un cursus scolaire brillant, se hissant parmi les meilleurs de sa génération.

Pendant que les étudiants des autres facultés avaient pris leurs vacances, certains ayant rejoint leurs parents en province, nous avions l'obligation d'aller en stage d'initiation d'un mois dans une structure de santé, quelle qu'en soit la nature.

Mon ami Pierre Matali, dont le papa était directeur général des postes et télécommunications (PTT), dénicha pour nous deux, un stage auprès du docteur Alphonse Gando, médecin chef du centre médico-social des PTT, un grand dispensaire d'entreprise.

Notre stage devrait se dérouler du 15 juillet au 14 aout 1978. C'était notre première grande rencontre avec les malades, alors que nous n'avions que des notions vagues de sémiologie, et aucune connaissance en pathologie.

En revisitant le passé, je crois que notre place se trouvait plutôt dans le local des infirmiers, où nous aurions pu nous exercer aux soins infirmiers, qu'auprès du médecin chef de cette structure médicale d'entreprise.

Le docteur Gando était très avenant. Il avait conscience d'avoir entre ses mains des gamins que nous étions, car nous n'avions que 19, voire 20 ans. Il avait décelé en nous cette soif d'apprendre. Nous voulions à chaque fois bruler des étapes de notre apprentissage.

Avec élégance et courtoisie, il nous remettait à notre place. Notre maitre avait des qualités d'un très bon père de famille, et nous l'avions vérifié et confirmé dans le temps.

En effet il l'était. Il avait engrangé une expérience humaine et professionnelle riche.

Il avait débuté sa carrière comme infirmier puis, pendant le pouvoir du président Marien Ngouabi, il avait bénéficié d'une bourse pour entreprendre des études de médecine à Bordeaux, qui furent sanctionnées par l'obtention d'un doctorat.

Ce courage d'avoir accepté d'aller étudier en Europe, alors qu'il était déjà père de famille nous fascinait. Il avait notre admiration. Il nous a donné les bases du savoir-être et du savoir-faire. Il était allé au-delà en nous inculquant une dose d'humilité, que nous n'avions pas avant de le rencontrer. Je lui dis encore merci aujourd'hui.

Notre maitre de stage était à la fois affable et sévère. Avec lui, nous avions appris à maitriser l'usage des signes vitaux, et à comprendre à quoi ils servaient réellement, et comment les intégrer dans une démarche diagnostique, même si nous n'avions pas encore des notions de pathologie.

En bon pédagogue, il nous apprenait la pathologie. Cet apport fut fondamental, car il nous avait conféré un petit avantage sur nos collègues, lorsque nous abordions enfin les cours de pathologie. Le docteur Gando avait fait de moi, le médecin que je suis devenu par la suite.

Non seulement nous l'admirions, en plus nous l'aimions. Il savait gérer des enfants, surtout le turbulent et rebelle que j'étais. Il avait toujours des mots justes et affectueux pour mon ami Pierre Matali et moi-même.

Je retrouvais en lui la même prestance que j'avais relevée chez le docteur Ossébi Douniam. Ce bel homme était propre et il en faisait une exigence, je dirais un comportement. Il nous assurait que la propreté du toubib est le premier critère de respect que le médecin devrait vouer à ses malades. Il changeait de blouse chaque jour. C'était impressionnant de voir un monsieur aussi méticuleux qu'une belle femme, qui veut s'offrir les meilleurs hommes de la planète.

Il était allé à l'école secondaire avec le président Sassou-Nguésso, avec lequel il avait conservé des profonds liens d'amitié. Il ne faisait jamais l'économie de nous exhiber leurs photos lorsqu'ils étaient jeunes. Ils étaient non seulement forts, mais aussi beaux, oui le docteur Gando dans sa jeunesse fut un bel homme. Nous ne l'étions pas moins, et il nous le faisait remarquer aussi. Cela nous faisait plaisir.

A la fin de l'heure, il nous prenait dans son bureau pour faire le point de la journée, et nous faire des petits résumés pour chaque malade, qu'il avait examiné en notre présence. Cette façon de transmettre le savoir aux jeunes m'émouvait. Il prenait tout son temps pour nous expliquer des choses qui nous paraissaient compliquées. Simplement, avec pédagogie, il rendait fluide ce qui pourrait paraitre complexe.

Nous n'étions plus ses élèves, mais plutôt ses enfants. Mon côté garçon mal élevé de Poto-Poto lui plaisait. Pour tout dire, cela l'amusait. Je crois qu'il devait retrouver une partie de sa jeunesse en moi.

Mon histoire familiale l'avait beaucoup perturbé. Il admirait mon abnégation à vouloir faire de bonnes études, parce que je lui avais confié que je faisais tout cela pour aider ma mère à sortir de la pauvreté.

Il était épaté par mon dynamisme, et par le sens de mon engagement. Un jour, il me dit : fiston, tu iras loin. Tu feras une grande carrière et ma maison te restera toujours ouverte, et elle le fut ; j'y reviendrai.

En définitive Gando était devenu, sans le vouloir, le père que j'avais perdu en 1966. En dehors des heures de stage, je passais beaucoup de mon temps avec lui, avec toujours cette soif d'apprendre et encore apprendre. Je m'abreuvais de ses délicieux conseils de père de famille. Il m'offrait des repères pour mieux affronter des études de médecine.

Les vacances tendaient à leur fin quand je revis quelques années plus tard un ami, Mag. Nous avions passé le brevet d'études générales ensemble, au collège Matsoua de Moungali en 1974. J'avais 15 ans à cette époque, et lui un peu plus. Il appartenait à une grande famille d'artistes de Poto-Poto, les Diaboua.

Nous avions comme camarade à cette époque, un grand joueur de football, international, sociétaire du club Etoile du Congo, j'ai nommé Jacques Géomètre Ndomba. Ce garçon me rappelle aujourd'hui, le grand joueur barcelonais, Léo Messi. Ce fut un grand artiste, et tous les Congolais qui ont connu cette époque peuvent l'attester.

Ma rencontre avec Mag fut un grand moment. Nous évoquions avec nostalgie notre magnifique passé. Nous passions en revue ce qu'étaient devenus nos copains, et naturellement nous nous attardions sur Ndomba.

Je lui appris que j'avais commencé des études de médecine et que cela se passait bien.

Lui de son coté, avait repris la terminale. Il combinait sa scolarité avec un travail de réceptionniste dans un petit hôtel, La Pergola, propriété d'un couple de français, les Décuyper originaires de Roubaix, une ville du nord de la France.

Il y travaillait depuis un an et gagnait bien sa vie. A son salaire, il fallait ajouter tous les pourboires en provenance des clients. Il était épanoui et manifestement heureux. Il avait pu s'acheter une mobylette, alors que ne se permettaient de s'offrir cet engin dans la plupart du temps, que des étudiants ou des fonctionnaires de l'État. Comme il possédait ce motocycle, cela le confondait aux étudiants, et il prenait un malin plaisir à entretenir ce flou. Cela était très important d'avoir le statut d'étudiant, car il nous ouvrait la voie pour conquérir facilement des filles. D'ailleurs, Mag se vantait d'entretenir une égérie. En tout cas, il pouvait se le permettre, ce qui n'était pas mon cas, car ma bourse ne pouvait en aucun cas servir d'appât pour la drague.

Nous prenions l'habitude de nous revoir tous les jours. Il ne prenait son service que le soir. Il m'arrivait de le rejoindre sur son lieu de travail, pour lui tenir compagnie. Ce fut à cette occasion qu'il commença à me présenter sa brochette de copains, tous quasiment des fils à papa, qui pour la plupart étaient en bute avec leurs études.

Les facilités familiales ne les incitaient guère à faire des efforts pour s'élever, attendant certainement la rente parentale. D'ailleurs, nombreux d'entre eux sont ultérieurement décédés du sida au milieu des années 90, tellement ils raffolaient la bagatelle.

Mag rassemblait donc autour de lui beaucoup de monde. Nous passions notre temps à construire le monde, à faire des rêves, et surtout à envisager de quitter le pays pour la France, où nombreux croyaient trouver une meilleure vie, et de meilleures opportunités pour le travail. Ils voulaient déjà intégrer le monde du travail, ce que n'était pas mon cas, car j'avais commencé des études médecine, auréolées par mon passage en année supérieure. J'observais que mon statut faisait des envieux, et certainement des jaloux. Inconsciemment, j'avais l'impression de dominer tout ce monde. Certains vicieux avaient eu l'outrecuidance d'aller se renseigner sur moi, au bureau de la scolarité de l'INSSSA. Mes résultats scolaires les agaçaient, et cela me procurait encore un peu plus de poids. Je devins malgré moi, le leader de ce groupe, relevant Mag au rang d'adjoint.

Un soir, madame Décuyper fit ma connaissance. Elle semblait enchantée de rencontrer un étudiant en médecine. Elle connaissait Ossébi Douniam et Bouramoué qui avaient ramené de France, dans leurs bagages, deux épouses françaises. Par solidarité, les Français de Brazzaville se voyaient fréquemment, et ils avaient quelquefois des projets communs. Elle m'avait raconté comment son mari et elle s'étaient retrouvés à Brazzaville, sans pour autant me dire toute la vérité, car plus tard, j'appris, sans le vérifier, que son mari avait joué un rôle crucial dans la collaboration avec l'occupant allemand, pendant la Deuxième guerre mondiale. Quoi qu'il en soit, je me plaisais bien à échanger avec cette dame, qui m'apprenait beaucoup de choses sur mon pays, que j'ignorais. Elle connaissait tous les dignitaires du Congo, et les plus influents d'entre eux. Elle parlait du professeur Lissouba avec admiration. Ce monsieur était vraisemblablement le meilleur de sa génération, l'histoire finit par se vérifier quelques années plus tard, car en 1992, Lissouba fut élu démocratiquement président de la république du Congo.

Je crois avoir marqué cette dame qui ne cessait de me demander, quand elle ne me voyait pas. Elle m'avait présenté son fils Michel, un enfant né avec une cuillère en or dans la bouche. Il avait été en décrochage scolaire, et cela avait beaucoup attristé ses parents. C'était un motif de souffrance intérieure pour sa mère. Cela n'ébranlait pas Michel, puisqu'il avait rejoint la gestion de l'hôtel familial avec ses parents. Voilà encore un autre rentier. Sa mère n'était pas très fière de lui. Michel avait une sœur mariée à un Grec, et ils vivaient en Grèce. Ce couple passait rarement des vacances au Congo.

L'hôtel La Pergola était très achalandé. Situé derrière l'actuel bâtiment de la CRF, il bénéficiait d'un emplacement géographique qui faisait sa discrétion. Plusieurs hauts cadres, des politiques et des chefs militaires, le fréquentaient régulièrement sans que cela transpire. C'était, par excellence, leur endroit de débauche.

Madame Décuyper était toujours dans la connivence, et je suspectais qu'elle entretienne une liaison avec un chef politique de l'époque. De quoi allais-je me mêler ?

Mag et moi devenions de plus en plus inséparables. Pendant que je préparais ma rentrée scolaire, il se préparait à reprendre son baccalauréat, et il en avait fait une fixation. L'idée de devenir étudiant l'obsédait. Comment veux-tu fréquenter le milieu des étudiants, si tu ne l'es pas. Je comprenais son malaise et il en souffrait. Je m'efforçais de le rassurer et en même temps de l'encourager, à franchir ce cap combien important à ses yeux.

Être étudiant à la fin des années 70, était un statut très envié. Cette posture nous fixait dans la grille des meilleurs de la société. Tous les jeunes à cette époque étaient à la quête de ce graal.

La rentrée approchait à grands pas, et je voulais améliorer les conditions de ma mobilité en m'offrant une moto. Cela faisait classe à l'INSSSA, car la mobylette était pour tout le monde, et la moto, réservée à une poignée d'étudiants. Mes économies m'avaient permis de m'acheter une moto d'occasion. Pour ce faire, j'avais bénéficié d'un coup de main de Mag, qui m'avait apporté un soutien financier. Un acte chaleureux, généreux et surtout fraternel de sa part. Je pouvais quitter Bacongo et me retrouver très facilement à Poto-Poto. C'était une nouvelle vie qui commençait avec toutes les exigences que cela conférait.

Avoir une moto est une bonne chose probablement, acheter le carburant et assurer son entretien, quand on a une toute petite bourse, en est une autre. Il me fallait donc trouver un petit boulot, que je pouvais exercer tous les soirs après 20 heures. Il n'y avait aucune opportunité, jusqu'à ce que madame Décuyper me propose de remplacer un collègue de Mag, qui venait d'avoir des ennuis de santé. Banco !

Très rapidement, je donnais mon accord et nous nous étions accordés sur mon salaire. Je devrais commencer mon job de réceptionniste à 20h pour finir à 7 h, car mes cours à la rentrée auront dorénavant lieu les après-midis, les matinées étant réservées aux stages dans les hôpitaux de Brazzaville.

Je baignais en plein bonheur avec un salaire qui était le double de ma bourse.

Mon emploi du temps avait été callé en fonction de celui de Mag, et nous travaillions un jour sur 2. J'avais fini par comprendre que Mag était l'artisan du choix, que madame Décuyper avait porté sur moi. Nous formions dorénavant un tandem sûr et puissant.

J'étais excité à l'idée de combiner mon travail à mes études de médecine.

Madame Décuyper me surprit en me faisant une avance de 2 mois de salaire, pour que je puisse préparer ma rentrée académique. Ce geste d'une pure bonté m'aida à me procurer des classeurs et feuilles, sans attendre la bourse. Décidément ce travail était une chance extraordinaire qui s'était présentée à moi.

Début octobre, nous nous présentions à l'INSSSA pour la nouvelle rentrée académique. Nous vîmes arriver de nouveaux étudiants. Ils étaient plus nombreux, que nous ne l'étions l'année précédente. Il y avait beaucoup plus de filles que de garçons. L'école devenait de plus en plus élitiste, car la plupart de ces nouveaux arrivants, appartenaient à des familles aisées. Des signes ostentatoires de pouvoir le prouvaient à suffisance. Ils étaient bien habillés, alors que nous avions des camarades qui étaient mal fagotés, traduisant leur appartenance à une couche sociale modeste. Les nouveaux étudiants étaient déposés, presque tous, par des voitures officielles.

Ma promotion avait été décapitée. Beaucoup de mes camarades avaient été exclus. Quelques-uns avaient été autorisés à reprendre l'année, et d'autres orientés en filières courtes.

Avec les redoublants de la 2ème année, nous avions une classe de 30 étudiants. Nous notions dès le début, la formation de 2 groupes distincts, le nôtre et celui de ceux qui reprenaient l'année. Le top concurrentiel était donné, et nous voudrions leur prouver tout de suite que nous mènerions la barque. Ils n'auraient pas d'autres choix que de s'y conformer. Tout de suite, j'avais compris que nous étions plus armés qu'eux, et que mon stage en immersion chez le docteur Gando m'avait beaucoup façonné.

Avoir de plus un petit pouvoir financier me plaçait légèrement au-dessus de la moyenne, car je pouvais m'offrir ce que la moitié de la classe ne pouvait pas.

Comme l'année écoulée, le professeur Bouramoué avait réuni tout le monde. Il avait souhaité la bienvenue à ceux qui venaient de mettre pied à l'INSSSA, et une nouvelle et bonne année à nous qui étions dorénavant, considérés comme des carabins.

Chapitre III : Le carabin

Les emplois du temps étaient affichés. Les matières phares que nous avions commencées à étudier en tronc commun étaient de nouveau au programme. Les mêmes enseignants étaient de retour toujours, avec la même grâce pour certains et la nonchalance pour d'autres.

Les enseignements théoriques étaient tous été programmés de 14h à 20h.

Tous les matins, nous devrions nous adonner au rituel des stages, l'hôpital général de Brazzaville étant le lieu par excellence d'apprentissage. Il fallait une véritable organisation pour placer tout ce monde dans les différents services, et permettre leur rotation sans couac. Le maitre d'orchestre de ce vaste chantier était le professeur Victor Agbessi, pédiatre, fonctionnaire international de l'OMS Afro, détaché par les bons soins du professeur Quénum pour épauler le professeur Bouramoué, patron incontesté de l'école de médecine.

Le tandem Bouramoué-Agbessi avait réussi l'exploit de former dans un petit pays d'Afrique centrale, une poignée de jeunes gens en médecine. Le regard que j'ai aujourd'hui de ce binôme est fait d'étonnement ! Comment avaient-ils pu mettre en musique tout le savoir qui était le leur, pour former en 6 ans des médecins, alors que partout, la formation exigeait 7 voire 8 ans.

Ce n'est que plus tard, que je compris qu'Agbessi avait une formation canadienne, et il s'était inspiré des crédits horaires, sans pour autant le déclamer. Il était compétent et extrêmement secret. En fait le professeur Agbessi était en compétition avec lui-même, recherchant inexorablement le meilleur de lui-même. C'est une permanente autoflagellation. Il voulait que l'école de médecine de Brazzaville, compte et figure parmi les meilleures écoles d'Afrique, et je crois sans fanfaronnade aucune, qu'il avait réussi son pari.

Les groupes étaient constitués, celui des stages et celui des travaux pratiques. Nous étions au nombre de 6 dans chaque groupe. Cela permettait à chaque responsable d'UV d'avoir un œil sur tout le monde. Il me semble que les enseignants avaient reçu des consignes pour avoir le moins de déchets possibles. Nous, de notre côté, nous donnions le maximum de nous-mêmes, créant de facto une rude compétition entre ceux qui avaient repris l'année et nous qui venions d'arriver. Cette compétition saine nous boostait, avec à la clé le vœu d'être le meilleur.

Appartenir à un groupe d'anciens redoublants était une chance pour les travaux pratiques de biologie et de laboratoire, car ils avaient compris et intégré les différentes démarches pré-analytiques, ce que nous ne savions que de façon parcellaire.

J'eusse eu la chance de siéger dans le groupe de Victor Otsasso, qui était de loin plus âgé que moi, et qui savait ce qu'il voulait obtenir à la fin de notre formation, ce qui n'était pas vraiment notre cas, car nous étions beaucoup trop jeunes, pour réellement comprendre, ce qui nous attendait à la fin. J'avais beaucoup appris auprès de ce frère affable, et qui se comportait comme un tuteur. Ce n'était qu'un bonus.

Nos premiers moments de stage à l'hôpital général furent pénibles. Il fallait commencer par comprendre l'organigramme du service, et enfin, savoir qui était qui. Quelle était la préséance dans le service ? Qu'attendaient nos encadreurs de nous ?

Nos stages ne duraient que 3 mois dans les différents services habiletés à nous accueillir

Il fallait donc faire vite pour comprendre leur fonctionnement. Les services étaient gérés par des mandarins brutaux, condescendants, méprisants et impatients.

L'homme sans patience, c'est comme une lampe sans huile (Musset).

Nous étions très étonnés de voir toutes ces hordes de médecins et infirmiers derrière eux. Ils se prenaient pour des petits dieux. C'était très frappant de voir des médecins, pères de famille, se faire humilier devant tout le monde.

J'avais beaucoup de respect pour ces médecins, qui ne bronchaient nullement, devant autant d'agressions gratuites. Ils avaient le cuir épais.

Nous étions répartis par secteurs sous la responsabilité de l'assistant, lui-même sous l'autorité du chef de service.

Nous commençâmes à comprendre les codes. On nous apprenait régulièrement à rédiger les observations médicales, sous l'œil vigilant des externes. Les débuts furent laborieux, étant donné que nous n'avions aucune notion de pathologie, car son enseignement se passait en 3ème année de médecine. Nous devrions nous débrouiller avec ce que nos encadreurs nous apprenaient au lit des malades, en faisant souvent appel à la sémiologie.

Après avoir enfilé une blouse blanche, nous roulions les mécaniques devant le personnel infirmier et administratif, mettant souvent en exergue le stéthoscope accroché autour du cou. C'était de la vanité. Comme l'a dit Hugo, les grands hommes font leur propre piédestal. L'avenir se charge de la statue.

Il me semble que nombreux d'entre nous, qui se prenaient pour des petits seigneurs, n'ont pas réussi leurs études. Ils seraient au chômage plus de 40 ans après notre passage à l'INSSSA.

Les stages devenaient de plus en plus intéressants, au fur et à mesure que nous avancions dans le temps. L'un des moments phares était le jour de la visite générale. Nous voyions bien comment le chef de service manipulait et instrumentalisait ses assistants, quand il ne les opposait pas.

Chaque secteur voulait être meilleur que l'autre, en conduisant des meilleures mises au point diagnostiques. Les malades étaient présentés par des externes, que nous écoutions dans un silence de cathédrale. A la fin de chaque présentation, l'assistant responsable du secteur prenait la parole pour faire la synthèse du cas clinique, avant que le chef de service n'émette un commentaire, soit pour appuyer l'argumentaire développé par l'assistant, soit pour le défaire, ou reformuler des hypothèses diagnostiques, proposant ensuite un bilan complémentaire. Enfin il s'en suivait une série de questions qui nous étaient adressées. Devraient répondre en priorité aux questions posées, les externes et accessoirement les étudiants de 2ème année, que nous étions.

La visite générale s'apparentait à une grande kermesse. Avec le recul, tout cela ne me parait pas nécessaire, car quelques médecins ont quitté certains services, dégoutés par l'art de guérir, avec de très mauvais souvenirs des patrons.

Enfin, c'était la période du mandarinat sauvage ou le chef voulait s'affirmer par la violence intellectuelle, alors qu'il avait plutôt une obligation de formation, dans un cadre courtois et civilisé. Le pouvoir absolu a cela de commode qu'il sanctifie tout aux yeux des peuples. Qu'à cela ne tienne, nous avions hélas intégré cette violence, que malheureusement d'aucuns d'entre nous, devenus patrons de médecine à leur tour, infligent à leurs jeunes assistants. Je considère simplement que nous avions plutôt affaire, à des patrons à l'éducation douteuse, pour ne pas dire mauvaise.

Je ne veux surtout incriminer personne. Loin de moi l'idée de me comporter en donneur de leçons. Le contexte de l'époque permettait-il que l'on violente ainsi les gens ? Je n'en suis pas convaincu. On rabrouait pour abaisser. Je suis persuadé que les patrons des services s'en amusaient.

Les cours étaient intenses et denses. Des nouveaux enseignants étrangers rentrèrent dans la danse, je pourrai citer le professeur Notch kaptué, un missionnaire en provenance du Cameroun, qui nous dispensait les bases de l'hématologie. Je me souviens de son look agrémenté d'une voix doucerette et fluette. Il paraissait sévère. Nous avions du mal à l'approcher pendant des moments de pause, pour poser des questions afin de meubler notre compréhension. Son sérieux nous rappelait le docteur Makoumbou qui nous enseignait l'anatomie.

Un autre professeur qui m'avait marqué était monsieur Mongo, physiologiste de son état, enseignant missionnaire en provenance de l'université de Kinshasa. Il était jeune et dominait sa matière. Nous prenions beaucoup de plaisir à l'écouter. Il était didactique. Ses cours avaient l'avantage d'être clairs et concis. Il ne fallait pas beaucoup d'effort de compréhension pour s'approprier l'essentiel de la leçon. Il était l'énantiomère du docteur Jacques Silou. En effet, ils avaient des traits de ressemblance sans plus.

L'école de médecine faisait souvent appel aux médecins militaires et cette année, nous fîmes la rencontre du médecin commandant Bemba, un autre ancien de santé navale de Bordeaux. Il nous dispensait des cours de sémiologie dermatologique. Il était grand, avec une voix rauque. Son enseignement était très illustratif. Il prenait le temps de nous montrer des lésions cutanées sur des photos, qu'il avait prises avec son appareil kodak. Il était jovial, ouvert et gentil. Le genre d'enseignant que l'on souhaiterait avoir tout le temps. Il nous prenait pour ses enfants. Il était très appliqué dans la préparation du scénario de ses cours. Je crois qu'au sortir de la leçon, que tout le monde avait compris son enseignement. Cela se vérifia d'ailleurs pendant l'évaluation du premier trimestre, puisque nous avions tous validé sa matière. Autant Fidèle Yala était casse-pied, autant David Bemba était l'enseignant gentil et très avenant. Il nous plaisait bien cet officier supérieur.

Le cours de biologie était le seul qui était programmé le matin à 7h30. Pour rien au monde, Agbessi aurait pris le risque de faire venir le professeur Quénum l'après-midi. Il écrasait tout le monde et il le montrait. Son rituel n'avait pas varié d'un iota.

Tchibinda et Silou étaient toujours en place, continuant à servir leur maitre. Nous notions des progrès accomplis par Jacques Silou pendant les travaux pratiques d'histologie-embryologie. Le gars avait vraiment bossé pendant les vacances. Il avait gagné en assurance. Cela se voyait. Il était beaucoup plus à l'aise et sûr de lui. Cette métamorphose était frappante. Avait-il été drillé par son boss pendant les vacances ? Il n'y a que lui-même qui connait la réponse. Nous étions heureux de constater les progrès qu'il avait accomplis.

L'INSSSA était la seule structure de l'université Marien Ngouabi qui comptait, en 1979, moins de 300 étudiants. Nous formions une famille et nous nous connaissions tous, en prenant bien soin d'ignorer les étudiants du tronc commun. Nous avions aussi bien des amis dans la filière médicale, que dans les filières courtes. Nous échangions souvent entre nous au restaurant universitaire. Nos collègues des filières courtes étaient préoccupés par leur cursus, car à l'époque, ils ne pouvaient s'arrêter qu'à la licence, et ceux qui souhaitaient continuer leurs études, étaient appelés à chercher, par eux-mêmes, des pays qui pourraient les accueillir. Ce n'était pas facile pour eux, et ils en souffraient. Le décanat ne faisait rien non plus, pour leur dénicher des pôles de formation, et je crois que cela était fait à dessein. Je peux me tromper. Dans tous les cas, tous ceux qui ont fini avec leur licence en poche, ont été intégrés dans la fonction publique, et le plus souvent affectés à l'intérieur du pays. Quelquefois, ils étaient abandonnés à eux-mêmes. Il fallait être un battant pour revenir en ville, et commencer à prospecter des pays d'accueil en vue d'une formation complémentaire. Très peu de nos amis ont pu sortir du pays, résignés ils se sont contentés de la formation que le Congo leur avait donnée. C'est franchement dommage, car nous aurions pu avoir des grands biologistes et des experts en santé publique. J'ai toujours regretté le fait qu'on leur ait fait subir l'épreuve de l'entonnoir bouché.

Mon travail à l'hôtel se déroulait bien. Je m'étais organisé à être à mon poste un quart d'heure en avance. Cela me permettait de faire le point avec madame Décuyper sur l'occupation des chambres, la logistique de la soirée, et les arrivées très tard dans la nuit des clients fidèles qui avaient voyagé par l'avion d'Air Afrique. C'était un autre monde et cela me changeait de ma vie de carabin.

Ma complicité avec Mag m'avait fortement aidé à m'approprier les bases rationnelles de l'hôtellerie. Il fallait combiner les appels au téléphone des clients, et l'installation des arrivants. Cet environnement était très riche, car il m'avait permis de faire la connaissance des ministres, des directeurs d'entreprises, des chefs militaires, des hommes politiques de premier plan. J'étais devenu sans le demander leur confident. Nombreux me confiaient des missions qui n'avaient rien à avoir avec mon travail.

Certains clients avaient loué leurs chambres pour toute l'année alors qu'ils les occupaient pour une, voire deux heures le week-end. Le reste du temps, ces chambres toujours propres et bien tenues restaient inoccupées. C'est beaucoup plus tard que Maga me transmit un secret, appelons-le comme ça. Il m'avait appris que nous pouvions louer ces chambres consignées à des clients de passage, qui y venaient pour passer un moment agréable avec leurs copines.

D'ailleurs, il m'arrivait de surprendre certaines femmes mariées, mères de famille, qui venaient s'offrir à leurs amants, en toute clandestinité.

Les premiers moments, cela me choquait bien que mon silence soit souvent monnayé à coup d'argent. C'était douloureux de voir comment ces grandes dames, qui se passaient pour des personnes insoupçonnables et insoupçonnées, pouvaient tromper à ce point leurs maris, eux-mêmes aussi très volages. J'étais confronté violemment à ce problème. Je compris que la fidélité, tant prônée par les uns et les autres, ne relevaient que d'une vue de l'esprit. Les Congolais sans exception menaient une double vie, et tout le monde s'en accommodait.

Un patron d'entreprise me réquisitionnait presque tous les week-ends pour lui servir de couverture. Il avait réussi moyennant quelques billets de fcfa, à faire de la fille ainée de son meilleur ami, sa maitresse. Comme elle était fort jeune, je jouais le jeu en me faisant passer pour son copain afin de pouvoir la sortir de sa tanière.

J'étais très apprécié de ses parents, mon statut de carabin m'y aidait. Ce comportement me révulsait, et pourtant j'avais pris l'engagement d'accompagner cette forfaiture, que je faillis payer cash le jour où ses parents avaient découvert le pot aux roses.

J'avais réussi à me sortir de cet engrenage, en me faisant passer pour l'ami cocu. Sa famille m'avait pris en pitié doublée de compassion. En fait cette situation cocasse m'arrangeait, car ce patron d'entreprise avait besoin de mes services.

Il voulait que je le protège également de son épouse, en prenant tout sur moi, après avoir démenti que cette fille, pour laquelle il était incriminé, était plutôt mon ami, et que tout ce qui se disait à la cité était fait pour le discréditer et le salir. Cette situation ubuesque me faisait rigoler et en même temps me procurait de l'argent.

Mon silence était d'or, et il coûtait cher. Cette fille qui avait perturbé non seulement ses parents, mais également l'épouse de son amant, finit par avoir sa licence. Ses parents l'envoyèrent en France, pour poursuivre ses études, et je perdis définitivement la trace.

Certains hommes politiques de premier plan étaient très portés sur le sexe. Ils avaient une libido très prononcée. Il m'arrivait de les voir arriver toutes les 3 heures avec, à chaque fois, une autre femme aussi belle que la précédente. Je me posais la question de savoir comment faisaient-ils pour entretenir autant de relations sexuelles dans la même soirée. Quel était leur secret. Cela m'amusait et en même temps me décontenançait.

Tous ces clients assidus de l'hôtel, presque tous amis de madame Décuyper, étaient fiers d'apprendre que j'étais carabin, et que je faisais ce job pour payer mes études, ce qui était vrai en partie. Oui, ce job en dehors de mon salaire, me procurait de l'argent par des services que je rendais aux uns et aux autres. Unanimement, les clients avaient une très bonne opinion de moi, et ils le faisaient savoir à madame Décuyper qui, à son tour, me félicitait. M'ayant pris en sympathie, ma patronne se confiait de plus en plus en moi. Elle me parlait de leurs investissements au Congo, et de ce qu'ils projetaient de faire, son mari et elle, dans les années à venir.

Ils étaient préoccupés à l'idée de se réinstaller dans le nord de la France pour passer leur retraite, mais ils appréhendaient ce moment. Elle se posait la question de savoir s'ils pouvaient faire le saut, car ils avaient perdu quasiment toute leur famille. Mon égoïsme aidant, je l'en dissuadais en lui disant qu'elle était devenue plus Congolaise que la Congolaise de souche, et l'idée de repartir en France me paraissait saugrenue. Je m'appuyais sur la belle qualité de vie qui était la leur au Congo. Pourquoi brader tout ce qu'ils avaient pu bâtir en 50 ans au Congo, pour aller tenter une aventure ailleurs, alors qu'ls prenaient de l'âge. Mes conseils finirent ultérieurement par payer, le couple ayant décidé de terminer leur vie au Congo.

Mon ami Mag était condamné à réussir cette année à son baccalauréat et, pour cela, il me céda certaines de ses heures de travail, pour lui permettre d'étudier. Quant à moi, le calme aux environs de 22h, que me procurait mon environnement de travail, me permettait d'étudier jusque tard dans la nuit.

Au départ c'était éprouvant. Il me manquait des heures de sommeil. Très vite, j'avais fini par m'y habituer. Les week-ends quand l'hôtel était rempli et que personne ne sollicitait mon service, à l'insu de tout le monde, Dieu merci car le couple Décuyper ne s'en est jamais aperçu, je quittais l'hôtel pour rejoindre mes copains d'abord au Blow up, puis au scotch, deux boites de nuit très branchées de la ville. Nous nous amusions comme des dingues et l'alcool coulait à flot. Je pouvais me le permettre en utilisant tous les pourboires que me donnaient des clients bienveillants et généreux. Ces moments étaient merveilleux. Quelle insouciance !

Mon travail à l'hôtel était de plus en plus apprécié et j'en étais fier. Je prenais du galon. Je connaissais de plus en plus les dignitaires de la république, et d'autres puissants d'Afrique qui venaient à Brazzaville, pour des missions de travail.

C'est là que je fis la connaissance du professeur Bédaya Ngaro, chirurgien, homme politique important de la RCA. Il était venu rencontrer les autorités politiques du Congo. Je ne savais pas davantage sur ses activités. Il fut émerveillé lorsque que je m'étais présenté à lui, en disant que j'étais étudiant en médecine. Il me félicita et m'encouragea.

J'avais de l'admiration pour ce monsieur qui dégageait une certaine classe, comme celle que j'avais décelée chez Ossébi Douniam, ou chez le professeur Quénum. En tout cas, ce monsieur ne pouvait laisser personne indifférent. Il était charmant et captivant. J'imagine la razzia qu'il a pu faire dans la communauté des belles femmes à Bangui. Je me fais peut-être des illusions.

J'ai été aussi fortement impressionné le jour où je reçus le professeur Alpha Condé, un grand opposant du pouvoir de Sékou Touré. Il était connu de tous les cercles politiques du Congo, pour avoir été un grand animateur politique dans la communauté des étudiants africains de France. Grand et bel homme, ce Guinéen avait du charisme. La plupart des hommes politiques de mon pays le rejoignaient à l'hôtel pour des échanges qui n'en finissaient pas. J'étais heureux de leur servir à boire régulièrement. Pendant son séjour à l'hôtel, j'avais surpris dans sa chambre, un de nos enseignants qui était venu discuter avec lui, en compagnie d'autres personnes que je ne connaissais que superficiellement, et qui officiaient à la faculté des lettres. Alpha Condé était un leader qui faisait autorité, d'ailleurs l'histoire a fini par le confirmer. Il fut un grand combattant de la démocratie dans son pays.

Il y a consacré toute sa vie. Son vœu a fini par être exaucé. Il a été pendant plus de dix (10) ans, président de la république de Guinée. Malheureusement le démocrate que nous connaissions et qui avait toute notre admiration, a pris une ligne autocratique, bafouant la constitution de son pays et cherchant à s'octroyer un 3ème mandat présidentiel. Il a aujourd'hui 80 ans révolus. Le temps n'était-il pas arrivé pour qu'il tire sa révérence, et enracine pour toujours cette démocratie tant recherchée pendant des années dans son pays. Au lieu de cela, il se désacralise en apprenant à devenir un apprenti dictateur.

> « En politique, on ne flétrit le mensonge d'hier que pour flatter le mensonge d'aujourd'hui. » (Rostand)

Monsieur le président de la Guinée, qui a suscité de l'engouement politique auprès des générations africaines en quête de démocratie, car il était devenu la figure tutélaire de ce combat et en même temps notre icône, nous a trahis, galvaudant ainsi tout le capital sympathie, que nous avions placé en lui.

La faiblesse des démocraties comme l'a si bien dit Rostand, c'est qu'il leur faille trop souvent se renier pour survivre.

Mon travail combiné à mes études m'avait transformé. Je me rendais compte que je gagnais en maturité, profitant de mes échanges permanents avec l'énorme panel d'hommes et de femmes, aussi intéressants les uns que les autres. Je profitais de leurs savoirs et connaissances. Tous m'avaient pris en sympathie. Je gagnais de l'argent, beaucoup d'argent pour l'époque, pour me permettre d'avoir le train de vie des fonctionnaires. Cependant, je m'étais juré de ne pas enfler, priorisant mes études de médecine. J'avais pris un engagement vis-à-vis de moi-même, pour terminer mes études dans le temps imparti.

Je me sentais beaucoup de responsabilités vis-à-vis de mes amis de Poto-Poto, qui n'avaient jamais su se départir de leur environnement, et qui les tirait davantage vers le bas. La plupart de mes copains d'enfance avaient connu un décrochage scolaire, et leur vie ne présageait rien de bon. Ils étaient condamnés à vivre avec des parents, sans possibilité aucune d'en sortir. Ils étaient condamnés à vivre misérablement. J'en éprouvais de la peine, mêlée à de la tristesse. Le monde est paradoxalement injuste.

Le peu d'argent que j'avais par devers moi était distribué à quelques-uns d'entre eux, lors de mes tours éclairs dans mon quartier d'enfance. Donner me procurait de la satisfaction, car cela me rappelait ce que nos encadreurs de Mwana foot nous avaient inculqué, lorsque nous étions beaucoup plus jeunes, à savoir : générosité et altruisme devront être des mots que vous utiliserez sans en faire l'économie. Généreux l'étais-je devenu ? Je n'en sais rien.

Je sais que partager le peu que j'avais par devers moi, avec les autres, me procurait de la satisfaction. J'avais le sentiment de rendre à la société ce qu'elle me donnait gracieusement.

A l'INSSSA, quelques camarades étaient au courant de mon nouveau statut, et ils n'arrêtaient pas de me chahuter, histoire de me demander, ce que nous appelions dans notre jargon, un dépannage, car la bourse ne passerait qu'à la fin de l'année. Entre-temps, il fallait vivre et payer le transport pour se rendre tous les matins à l'hôpital.

Je me montrais également disponible à les aider. Cette posture financière privilégiée me procurait un statut de leader. Je n'en demandais pas plus.

Les examens du premier trimestre approchaient, l'école retrouvait toute son excitation. Mon confinement le soir à l'hôtel La Pergola m'aidait à étudier et à être à jour. J'abordais donc ces épreuves en toute sérénité. Nos amis qui avaient repris la 2ème année de médecine, étaient de plus en plus fébriles, car ils avaient l'obligation de réussir, sinon c'était la porte assurée, sans possibilité de rejoindre la filière courte. Pour s'assurer qu'ils avaient mis toutes les chances de leur côté, ils n'hésitaient pas à questionner les uns et les autres, pour savoir où est ce qu'ils en étaient avec la préparation des examens. Cela ressemblait à du voyeurisme. Mais je les comprenais, car ils n'étaient guidés que par la peur.

Mi-décembre 1978, nous bénéficions des congés du 1er trimestre. Les examens auront lieu à la rentrée c'est-à-dire dans la première quinzaine du mois de janvier. Je réussis à obtenir un congé de mon travail. Mag avait fraternellement accepté de me remplacer pendant 15 jours, sans que cela ait pu grever mon salaire.

Madame Décuyper n'arrêtait pas de prendre mes nouvelles. Elle était vraiment gentille avec moi. J'étais une sorte de trophée pour elle. Mon grand frère était là également pour me soutenir. J'observais comme de l'inquiétude dans son regard. Il se posait mille et une questions quant à ma capacité, de passer dans les meilleures conditions mes examens, étant donné que je m'étais dispersé, en acceptant d'avoir un job à côté, au lieu de me consacrer exclusivement à mes études.

Au camp de la milice, notre résidence, tout le monde s'était mis à mon service. J'étais chouchouté. Mes résultats étaient très attendus. Contrairement à toute cette excitation, ma mère à qui j'avais annoncé l'imminence de mes examens, feignait de ne rien comprendre. Ce n'est que plus tard que je compris qu'elle ne voulait pas faire partie du camp de ceux qui stressaient à ma place.

Nous étudiions jusque tard la nuit. Les jours de noël et de nouvel an, nous étions par groupes, installés dans des salles de classe de l'INSSSA, pour revoir nos notes. C'était très frustrant, car nos collègues étudiants d'autres facultés se permettaient de festoyer. Cette privation était injuste, et pourtant c'était le prix à payer si nous voulions réussir.

Pour la deuxième fois, je compris qu'en choisissant des études de médecine, je me priverais de beaucoup d'activités ludiques à cette période.

Début janvier, nous étions tous appelés à affronter les différentes UV, qui reprenaient des matières des enseignants que nous ne verrons plus, si nous les validons.

En toute décontraction, pendant une semaine, j'affrontais toutes ces épreuves. Beaucoup de camarades étaient inquiets. Ils avaient peur de ne pas valider les matières proposées par le docteur Fidèle Yala. Cet enseignant posait souvent des questions vicieuses qui, malheureusement, se retournaient contre lui-même. Ses questions étaient souvent mal formulées, témoignant ainsi d'une envie délibérée de nuisance. Il se faisait plaisir à faire le petit malin.

Une semaine après les examens, les notes furent placardées sur le mur de l'école. C'était le moment de vérité. Une fois de plus, la hiérarchie était respectée. Les redoublants n'ont pas su capitaliser ce qu'ils avaient appris l'an dernier. Le peloton de tête dont je faisais partie avait raflé la mise. J'éprouvais un sentiment de fierté et de puissance. Je venais de valider mes 4 UV. Mon travail à La Pergola n'avait pas impacté négativement mes études, bien au contraire.

Je pris ma moto et me rendis aussitôt à l'état-major général de l'armée, là où travaillait mon grand frère, pour lui porter la bonne nouvelle. Il me prit dans ses bras et versa quelques larmes, marmonnant des mots incompréhensibles. Je crus comprendre qu'il s'adressait à mon défunt père. Il était heureux. Il me présenta à son chef hiérarchique. Je venais de l'honorer. Le soir, il me prit à bord de sa voiture et nous nous étions rendus chez Ossébi Douniam, qui nous attendait.

Dès que nous arrivâmes, il cria en ma direction : Jean Bernard comment ça a été ?

Mon grand frère répondit, à ma place, en lui disant que j'avais validé toutes les matières.

Il me lança un grand bravo. Il était visiblement soulagé, se disant probablement, qu'il n'avait pas confié à son ami Bouramoué un cancre. Il entra dans sa villa et en ressortit avec une enveloppe dans laquelle il avait glissé la somme de 100.000 fcfa.

Je m'étais rendu compte que je faisais vraiment leur fierté. Le lendemain, je me rendis chez ma mère pour lui porter aussi la nouvelle. Elle était simplement radieuse. Cette mère que j'aimais tant, et qui m'avait donné ses meilleurs gènes.

Le lendemain, j'avais repris le chemin de mon travail. Madame Décuyper m'attendait. Mag lui avait donné de mes nouvelles. Je fus reçu comme un prince. Une bouteille de champagne fut ouverte en mon honneur. Je n'étais plus l'employé, mais plutôt l'enfant qu'elle venait d'adopter. Elle donna quelques coups de fils à ses amies, pour leur dire que j'avais réussi mes examens de janvier, et que j'étais sur la bonne voie pour conclure mon année. J'en éprouvais de la fierté. Je sus, ce jour, que ma patronne parlait régulièrement de moi à son entourage.

Les chambres de l'hôtel demeuraient réquisitionnées pour la plupart. Des responsables politiques qui s'adonnaient à la bagatelle, avaient pris congé tout le temps, où j'étais en blocus pour mes examens. Comme s'ils s'étaient passés le mot, ils revinrent quasiment tous pour s'offrir quelques moments de joie. J'étais dans le secret, et celui-ci était bien gardé. Ils me faisaient tous confiance, et je le leur rendais bien.

Un ministre de la république avait fait de moi son confident. Il ne souhaitait pas être vu lorsqu'il venait à l'hôtel, me donnant le pouvoir d'accueillir sa maitresse, de l'installer et de ne l'appeler que dès que tout était en ordre. Qui pouvait se douter que ce bon père de famille, catholique pratiquant, amoureux de son épouse, pouvait régulièrement donner des coups de canifs à son ménage ? Il incarnait le respect et la vertu. En fait, il ne me revient pas à moi de porter un jugement de valeur, car tous les hommes surtout les Congolais sont passés maitres dans l'art hypocrite.

D'ailleurs Victor Hugo a dit : Un hypocrite est un patient dans la double acceptation du mot ; il calcule un triomphe et endure un supplice.

Cela est tellement exact, et je pense que tous ceux qui se livraient aux joies du sexe, en rentrant chez eux, étaient certainement malheureux lorsqu'ils affrontaient le regard fait de bonté et d'amour de leurs épouses.

Je crois que depuis que le monde existe, ces pratiques, qui sont loin d'être perverses, ont toujours existé, et nous faisons souvent semblant de les ignorer. Peut-on les éviter ? La réponse est oui, surtout quand on se voue totalement à l'autre. Le recommander aux Congolais, serait une insulte à leur endroit.

Une fois dans la chambre, ces puissants se comportaient comme des enfants devant leurs conquêtes, à qui ils promettaient tout et n'importe quoi. Il est tragique de voir comment un homme peut devenir pitoyable devant une femme.

Lorsque les promesses n'étaient pas honorées, je devenais le souffre-douleur de toutes ses femmes à la moralité souvent douteuse, qui entretenaient quelquefois trois, voire quatre amants.

Il m'était arrivé de voir arriver à l'hôtel, dans la journée, la même femme aux bras de deux hommes différents, à intervalle et horaire différents. Quand c'est comme ça, elles faisaient comme si elles ne me connaissaient pas, et je jouais le jeu. J'étais tenu par une obligation de confidentialité. J'avais appris à me taire devant des choses qui ne me concernaient pas. N'étais-je pas en train d'expérimenter ce que j'allais devoir apprendre dans le cadre mes études de médecine, à savoir le secret médical, qui lie le patient à son médecin.

J'étais vraiment au service de tous ses grands frères qui menaient une double vie, et je m'organisais à les rendre heureux. Nombreux se montraient généreux. Je me munissais de beaucoup de patience, car de tout ce monde, peut être qu'un jour, l'un d'eux me sortirait d'une mauvaise passe, la vie étant tellement complexe. La patience est la vertu du juste (Lamartine).

Passé le moment d'euphorie après la proclamation des résultats, les enseignements avaient repris selon la même cadence. Les travaux pratiques se multipliaient avec le docteur Silou. De la même façon, nous reprîmes le chemin de l'hôpital général. Les groupes constitués au début de l'année n'avaient pas bougé. Nous nous retrouvions dans un autre service, qui avait ses habitudes et son rituel. Si au premier trimestre, nous étions dans le service pneumo-phtisiologie, chez le docteur Kaoudi, un pneumologue, au second trimestre, notre affectation nous avait conduits chez le professeur Bouramoué, dont la spécialité est la cardiologie. Il avait plusieurs collaborateurs dont Ossébi Douniam.

Son service obéissait à un ordre qui frisait celui des armées. Le chef était incontestable et autoritaire. A l'hôpital, le directeur de l'INSSSA n'était pas le même homme. Il savait garder la distance avec ses assistants, et encore plus avec les étudiants. A cette époque, la grande exploration en cardiologie était l'ECG, le tracé électrique du cœur. Bouramoué nous donnait l'impression que nous ne saurions jamais l'interpréter, faisant croire que son interprétation n'était réservée qu'aux initiés. Monsieur Bouramoué inspirait l'autorité et se comportait comme ces mandarins que nous avions précédemment décrits.

Le service de cardiologie était le meilleur service de l'hôpital général. L'enseignement au lit du malade constituait l'une de ses activités intellectuelles phares. Nous apprenions beaucoup de choses durant notre séjour en cardiologie. Nous avions été fort marqués par la manière dont Bouramoué auscultait ses malades. Il entendait des souffles au cœur que personne d'autre n'entendait.

Avec le recul, j'ai fini par comprendre que ce n'était rien d'autre que la mystification. J'ai été aussi frappé par l'entre soi, entretenu par les médecins formés en France. Comme leur chef, ils n'avaient quasiment aucun regard, pour les autres médecins en stage d'immersion de 18 mois, qui venaient de l'ex-Union Soviétique, de Cuba, de Roumanie et de Chine. Ces compatriotes m'inspiraient la pitié. Ils étaient régulièrement méprisés. Nous étions sous la responsabilité directe des étudiants des années supérieures, qui exerçaient une fonction de tutorat. J'observais qu'ils essayaient de cultiver cette arrogance que leur insufflaient leurs maitres. A la limite, eux aussi, n'avaient aucune considération pour les médecins venus d'autres pays, alors que ces femmes et ces hommes avaient terminé leurs études de médecine dans des pays, autres que la France. J'avais du mal à le comprendre, car notre bagage était encore très limité pour porter une critique objective. Ces médecins vivaient leur présence dans ce service comme un supplice. Ils se sentaient mieux lorsqu'ils se débarrassaient de leurs blouses. Ils étaient victimes d'une intolérance insoutenable.

Les étudiants de l'INSSSA avaient une prééminence sur eux, alors que nous étions en plein apprentissage, et loin de terminer nos études, alors qu'eux, ils avaient déjà été consacrés médecins, et qu'à l'issue de leur stage de 18 mois, l'Etat les affecterait dans d'autres services, surtout ceux de l'intérieur du pays. Malheureusement, cette arrogance saupoudrée de condescendance, nous avait été transmise par hérédité collective.

Jusqu'à ce jour, la plupart des médecins venus d'ailleurs sont souvent ostracisés. Il nous faut mener ce combat pour intégrer tout le monde, et exploiter ce brassage pour pouvoir tirer le meilleur de nous tous. C'est le sens que j'ai ultérieurement donné à mon combat. Nous y reviendrons.

En 2ème année de médecine, il n'y avait pas beaucoup de filles. On pouvait en recenser moins d'une dizaine. Elles paraissaient plus matures que nous, s'acoquinant plutôt avec les enseignants. Elles étaient pour, tout dire, inaccessibles. Nous nous servions plutôt au lycée technique, à côté, surtout les grands dragueurs de notre classe. Aujourd'hui, ils ont tous vieilli et se reconnaitront sans difficulté. Il nous arrive encore d'évoquer ces beaux souvenirs de l'université.

Un dimanche de janvier ou de février 1979, nous étions frappés par la disparition d'une camarade de classe. Personne n'osait le croire, et très peu d'étudiants de l'INSSSA n'étaient au courant de ce drame qui avait eu dans l'après-midi au Djoué, plus précisément là où le fleuve Congo se rétrécit avec un courant extrêmement rapide, en raison de la présence d'énormes pierres qui s'y trouvent. Cet endroit est appelé, les cataractes. Oui, Viviane Moé Poaty y avait perdu la vie par noyade. Que s'était-il passé ?

Lundi matin, tous les étudiants étaient invités à se retrouver à l'INSSSA pour se voir confirmer la triste nouvelle. Notre collègue était décédée par noyade, et le corps n'avait pas été retrouvé. La consternation était grande dans notre communauté. Nous apprenions que notre collègue était partie en ballade avec son amant, un enseignant dans la filière laboratoire.

Personne n'était au courant de cette relation. Pourquoi avoir choisi de sortir avec un enseignant de l'école qui, de plus, était largement plus âgé ? L'incompréhension était totale.

Le corps enseignant était aussi affligé que les étudiants. Sortir avec une étudiante, ne relève-t-il pas de la forfaiture ? N'utilise-t-on pas une position dominante pour assujettir une jeune fille ? Quoi qu'il en soit, cette relation à l'époque nous paraissait hors norme.

Comment une si belle fille, élégante et de bonne famille, s'était-elle acoquinée d'un homme marié et père de famille ? L'avait-elle fait par amour ou pour des questions d'intérêt financier ? Personne ne saura répondre à cette question. Nous étions en colère d'avoir perdu une collègue si jeune d'une part, et d'autre part, parce que ce décès a été imputé à une escapade amoureuse qui avait mal tourné. Pouvait-on confirmer qu'il s'était agi d'un accident ? Là encore, personne n'apportera la réponse.

Le monsieur, par qui le drame était survenu, était un pharmacien militaire appartenant à une famille des dignitaires. Il était donc difficile de recueillir la moindre information, encore moins diligenter une enquête, pour pouvoir préciser, voire déterminer les conditions de cette noyade. Notre colère était à la hauteur de notre frustration.

Je me souviens d'un ami qui avait des sentiments inavoués pour cette splendide fille, que tous les garçons admiraient sans le montrer. Quelle perte et pour sa famille et pour l'école. Cette colère s'était répandue dans toutes les facultés. De façon unanime, tous les étudiants voulaient connaitre la vérité, mais de quelle vérité s'agit-il ? La famille de la défunte n'avait entrepris aucune démarche, pour la faire triompher. Cette famille était résignée, et détruite par la mort de leur enfant, qui aurait fait ultérieurement sa fierté.

Le directeur de notre école, le professeur Bouramoué, avait encaissé le coup, et cela se voyait. Il avait perdu de sa superbe, car il nous considérait tous comme étant ses enfants. En perdre un dans ces conditions, l'avait beaucoup attristé.

La reprise des cours s'était faite dans la douleur. Le banc qu'elle occupait avec une autre fille était resté inoccupé, et ce pendant le restant de l'année, comme pour lui témoigner notre attachement. Chaque enseignant avant de commencer son enseignement, plongeait un regard inquisiteur sur le banc où s'asseyait Vivianne. C'était extrêmement douloureux, et cette douleur avait laminé son groupe de stage, et des travaux pratiques pendant toute l'année.

Le professeur Quénum nous avait surpris en voulant savoir ce qui s'était passé, et pourquoi la justice ne s'était pas saisie de dossier. Il ne s'expliquait pas qu'une grande fille glisse bizarrement et se fasse engloutir par les eaux du Djoué. Faisait-il clairement allusion à un meurtre ? Pourquoi pas ! L'amant malheureux de Vivianne s'était vautré dans un mutisme coupable. Selon son entourage, il était ravagé. Il se sentait responsable, mais pas coupable de la mort de notre collègue. Le distinguo est important à saisir, car la nuance est importante. Pourquoi n'avait-il pas été à la police pour raconter ce qui s'était passé, pour que nous ses collègues fassions le deuil ?

Il nous était atroce de penser que le corps de Vivianne serait coincé entre les grosses pierres du Djoué. Ne pas avoir vu son corps allait de supputations en interrogations. Quels éléments avions-nous réellement pour attester la noyade de notre collègue ?

Les thèses complotistes se faisaient jour après jour. Nous en voulions clairement à ce monsieur qui avait accompagné à la perte notre collègue. D'aucuns le traitaient de criminel, d'autres de charognard.

Nous étions envahis chaque jour en arrivant en classe par de l'amertume. Nous étions devenus taiseux et cela a duré un bon moment. Nous guettions tout le temps l'arrivée de la voiture de celui qui avait détruit nos cœurs. Plus un signe de vie de ce monsieur à l'INSSSA. Il avait tout simplement taillé la zone et pendant longtemps, on ne le reverra plus. Il ne se passait pas un seul instant que le décès de Vivianne ne soit évoqué à la faculté. C'est à la suite de ce drame qu'était née l'association des couples de l'INSSSA (ACI), dont chacun voulait devenir membre.

Les étudiants de 3ème et 4ème années, encouragés par je ne sais qui, essayaient de conscientiser des étudiantes afin qu'elles se détournent de ces hommes matures, qui voulaient profiter de leur jeunesse. La tendance était de se trouver un copain à l'école et commencer à bâtir quelque chose de solide. Cette démarche engagée par nos ainés s'était avérée fructueuse.

Dans ma génération, beaucoup de couples étaient nés de cette entreprise. Ils vivent en paix et comptent à ce jour de nombreux petits enfants. J'en connais qui sont heureux dans une relation magnifique et épanouie.

Voltaire a dit, je cite : le bonheur est souvent la seule chose qu'on puisse donner sans l'avoir, et c'est en le donnant qu'on l'acquiert.

Je crois savoir que l'ACI est restée active, et que des jeunes carabins continuent à se mettre ensemble de manière solide et durable. Quelle histoire !

Nous nous orientons vers la fin du 2ème trimestre, et les examens devraient avoir lieu après les congés de paques. Manifestement, il nous manquait du fuel dans les moteurs. La mort de Vivianne était trop présente dans nos esprits. Il avait fallu que le professeur Agbessi en fin psychologue monte au créneau pour nous secouer, et nous faire comprendre que nous devrions avancer et laisser au passé nos chagrins.

> « Ne regarde pas derrière toi en te demandant pourquoi. Regarde en avant et dis-toi pourquoi pas » (Fermat)

Le professeur Agbessi avait compris notre souffrance. Il avait trouvé des mots justes, simples et forts pour nous relancer. Au fur et à mesure que le temps avançait, nous nous éloignions de ce souvenir, ô combien pesant.

La mort de Vivianne avait secoué toute la ville de Brazzaville. On en parlait partout.

A mon travail, madame Décuyper l'évoquait régulièrement, et voulait se tenir au courant de l'évolution de l'enquête, croyant qu'une enquête avait été ouverte. Je lui avais fait comprendre qu'il n'y avait aucune enquête en cours en lien avec ce décès.

Elle en était très surprise, ne comprenant pas pourquoi la justice ne s'était pas occupée de ce dossier extrêmement grave, car il y avait eu mort d'homme.

Enfin, elle comprenait mieux que moi, le fonctionnement de nos institutions fort gangrenées par des pratiques d'un autre âge. No comment comme elle aimait le dire.

Elle m'avait cité Corneille en disant : le temps est un grand maitre, il règle bien des choses. Comment ne pas croire cette grande dame qui avait à son actif beaucoup d'expérience.

Les vacances arrivèrent et tous les étudiants entrèrent en blocus. La préparation des examens était difficile. Tout le monde était concentré pour essayer de ne pas louper ses UV.

Comme c'était devenu le cas, je prenais congé de l'hôtel pour me consacrer à étudier mes leçons. Les examens eurent lieu dans un climat apaisé. Tous les enseignants s'étaient montrés compréhensifs. Ils n'avaient posé aucune question piège, qui aurait pu nous déstabiliser. La proclamation des résultats avait eu lieu 10 jours plus tard. La hiérarchie établie, avait été respectée.

J'avais validé mes 4 UV. Il n'y avait aucune place à l'exubérance, ni au triomphalisme. Il nous manquait quelqu'un, Vivianne, pour que nous savourions comme cela aurait dû l'être, nos bons résultats.

> « La condition de ceux qui restent est toujours plus triste que celle des personnes qui s'en vont. S'en aller, c'est un mouvement qui dissipe, et rien ne distrait les personnes qui demeurent. » (Marivaux)

Mon grand frère fut informé de mes prouesses et informa à son tour le docteur Ossébi Douniam, qui s'en émerveilla, comme la fois passée.

Madame Décuyper a été informée le soir de l'affichage des résultats, quand je repris mon travail. Si la fois dernière, une bouteille de champagne avait été sabrée, cette fois-ci, elle me remit une enveloppe fermée sur laquelle, elle avait écrit : Fiston : aie la force de tourner la page de la perte de votre collègue. Aie la patience d'attendre ce que tu mérites. A quoi avait-elle fait allusion ? Je n'en saurai rien. Avait-elle pensé à la violence de la douleur que nous avait infligée la disparition de Vivianne ?

C'est quelques années plus tard, que je sus que cette citation était d'un écrivain français du 17ème siècle, Pierre De Fermat, un érudit qui était à la fois artiste, écrivain, magistrat, mathématicien, physicien, homme de science, en définitive, un savant.

Finalement, madame Décuyper était une femme de culture, alors que je pensais qu'elle venait plutôt d'un ghetto culturel du nord de la France. Il faut faire attention aux apparences ! Elles sont souvent trompeuses.

Ma patronne me bichonnait. J'avais attendu qu'elle s'en aille pour ouvrir l'enveloppe. Là-dedans, il y avait 2 billets de 10.000 fcfa. J'étais attendri par cette marque d'affection qu'elle éprouvait pour moi. Symboliquement, je décidais d'ouvrir un compte épargne à la poste, où j'avais logé cet argent. C'était le premier compte épargne de ma vie, compte ouvert grâce à la générosité de madame Décuyper. Comment ne pas se souvenir éternellement de cette femme !

Après la proclamation des résultats, les cours reprirent normalement, cependant le professeur Bouramoué nous accorda une semaine de repos pour notre stage. Ce geste fut apprécié par chacun d'entre nous, car nous pouvions dormir tard, et nous lever plus tard que d'habitude.

Sacré Bouramoué, ce contemporain qui a su tisser une relation fusionnelle avec son école, qu'il considérait d'ailleurs, de plus en plus comme son bébé. Son double statut d'intellectuel et de professionnel inspirait respect et admiration. Il n'y avait qu'une bande d'imposteurs qui ne l'appréciaient pas, parce qu'il occupait, à leurs yeux, trop d'espace sur le plan social.

Cette minorité sociologique sans intérêt, était composée, pour la plupart du temps, par des membres du comité central du parti fondé par Marien Ngouabi, et notre directeur n'y était pas affilié, et il avait raison à mon avis.

Se référer à Bouramoué était un bonheur pour tous ses étudiants. Comme Quénum et Bernard Galiba, ils étaient des exemples à suivre.

En pensant au comité central du Parti congolais du travail (PCT), je me suis souvenu d'un monsieur qui nous enseignait les sciences sociales. Il était je crois, avec Marien Ngouabi et bien d'autres, membres fondateurs du PCT. Il faisait partie des grands leaders politiques de notre pays. Je crois que c'est à ce titre qu'il s'était cru légitime et compétent pour dispenser cet enseignement, que nous suivions depuis la 1ère année de médecine.

Cet enseignement était insipide, indigeste, creux, vague et surtout sans intérêt. Nous y prenions part pour écouter ses bouffonneries. Il nous distillait des anecdotes qu'il tirait de la manière dont ils conduisaient au sommet, les affaires de l'État. On avait l'impression d'écouter un gourou sans densité. Nous aurions dû plutôt bénéficier d'un cours sur la philosophie de la médecine, au lieu de nous abreuver des balivernes provenant de quelqu'un, qui n'a peut-être jamais mis pied dans une université. Je me demande aujourd'hui pourquoi le professeur Agbessi ne nous avait pas proposé en lieu et place des sciences sociales, un cours d'épistémologie. Cela aurait été en phase avec l'enseignement de la médecine.

Nous bénéficiions aussi des cours de la part des enseignants de la faculté des sciences. J'ai à l'esprit trois noms : Anaclet Tsomambet, recteur de l'université Marien Ngouabi, professeur de physique. Il avait la réputation d'avoir été le précepteur du défunt président Marien Ngouabi. Ses enseignements étaient laborieux, teintés d'une transmission difficile des contenus.

Il fallait s'y faire. Comment contester l'homme qui était notre recteur et qui de surcroit, avait été un des enseignants du président Marien Ngouabi ! Cela n'était pas envisageable.

Deux autres enseignants, messieurs Onanga et Mawandza nous dispensaient des cours de chimie organique pour l'un, et de chimie minérale pour l'autre. Ils étaient disponibles, car ils se prêtaient volontiers à nos questions, et se donnaient du temps pour nous expliquer des choses que nous ne comprenions pas.

C'étaient des hommes totalement acquis à la science, contrairement à notre enseignant des sciences sociales qui me semble-t-il incarnait à l'époque, une forme d'imposture intellectuelle, tolérée pour des raisons que nous ne saurons jamais.

Monsieur Mawandza avait connu l'un des pires drames de sa vie, il avait perdu 2 ou 3 de ses enfants par noyade au Djoué, encore ce fleuve carnassier, qui n'arrête pas d'engloutir des vies humaines. Le choc était tellement puissant, que son épouse antillaise l'avait quitté. Elle était retournée en France, après avoir perdu une partie de sa chair.

Mawandza n'a jamais pu remonter la pente. Il s'était affolé. Il est jusqu'à ce jour un monsieur malade, qui arpente chaque jour les artères de Brazzaville dans un état lamentable.

Le voir ainsi m'est toujours douloureux. Quel gâchis pour le Congo qui a perdu il y a quelques années le professeur Onanga décédé probablement d'un infarctus et Mawandza devenu porteur chronique d'une pathologie mentale.

Une semaine après notre repos, nous reprîmes avec joie le chemin du stage. Nous nous plaisions bien pendant notre séjour en immersion à l'hôpital général. Nous réussissions à prendre nos marques. Nous connaissions de plus en plus de monde, aussi bien les médecins, le personnel infirmier, que le personnel administratif.

Nous étions animés par la soif d'apprendre. Chacun s'était muni d'un carnet, pour noter tout ce qui pourrait lui paraitre important. Tous les matins, nous voulions montrer à nos encadreurs que nous progressions, car nous connaissions davantage de choses.

En fait c'était une façon d'attirer leur attention, pour qu'ils s'impliquent davantage dans notre formation.

Autant le contact était facile et fluide avec des médecins, qui bénéficiaient de l'attention et surtout de la protection de Bouramoué, autant le dialogue était difficile, avec les médecins qui venaient des pays de l'Est et de Cuba.

Nous comprenions la réticence de ses frères qui avaient étudié la médecine dans une autre langue que le français. De plus, ils ne bénéficiaient d'aucune indulgence de la part de ceux qui étaient censés les accompagner, avant qu'ils ne volent de leurs propres ailes. Je les voyais souffrir en silence. Si j'avais le pouvoir, j'aurais tout fait pour unir ces femmes et ces hommes qui venaient d'horizons différents, car il n'existe qu'un seul mal : la désunion (Chardin).

Je me souviens de mes multiples causeries avec ces frères qui venaient surtout de Chine. Ils jugeaient sévèrement les professeurs Bouramoué titulaire de la chaire de cardiologie, et Assori Itoua Ngaporo, titulaire de la chaire d'hépato-gastro-entérologie.

Ils étaient, à eux deux, l'incarnation du diable, pour ces frères qui avaient beaucoup hâte à vouloir quitter leurs services, pour aller exercer ailleurs. Ils vivaient leur présence, dans ces services suscités, comme un enfer, et ils le faisaient savoir à l'extérieur de l'hôpital.

Que pouvaient risquer ces deux mandarins, qui écrasaient littéralement leurs contemporains. L'attitude des patrons pourrait, par moment, paraitre excessive à l'endroit de ces autres fils, qui nous venaient d'ailleurs, après avoir été envoyés en formation par notre pays.

> « Il ne suffit pas d'être savant, mais il faut surtout être aimable. » (Baudelaire)

Manifestement, ces médecins demandaient simplement un peu d'affection, mais surtout de respect. Je m'étais lié à certains d'entre eux, car c'étaient des frères avec lesquels j'avais grandi dans notre moule de Poto-Poto. Je les avais perdus de vue, le temps qu'ils soient allés étudier à l'extérieur du pays. Ils se confiaient en moi. Les mots qu'ils prononçaient à l'endroit des patrons étaient quelquefois violents et indécents. Je mettais tout cela dans le panier de la colère.

La plupart de ces médecins avaient été dégoutés par l'exercice de la médecine, au point de faire carrière dans l'administration. Ils avaient trouvé leur refuge, à savoir le ministère de la santé. Ils étaient tous animés par un esprit de revanche. Ils déclaraient à qui voulait les entendre, qu'ils contrôlaient l'administration, donc nos carrières, pendant que nos maitres faisaient du zèle à l'hôpital.

Cela était non seulement stupide, mais faux. Les étudiants de l'INSSSA étaient devenus leur cible. Ils voulaient déverser leur haine sur nous, comme pour se venger, alors que nous n'avions rien à avoir avec leur calvaire.

Je serai enclin à leur partager une citation de Fermat : ne confond pas ton chemin avec ta destination. Ce n'est pas parce que le temps est orageux aujourd'hui que cela signifie que tu ne te diriges pas vers le soleil.

Le temps a passé, nombreux de ces frères, aigris d'hier, ont réussi avec brio des carrières universitaires, et je m'en réjouis. Il m'arrive encore d'évoquer, avec eux, ces moments qui les tourmentaient. Je suis aujourd'hui en contact avec certains d'entre eux, et nos échanges sont toujours empreints de convivialité et de fraternité. Pour ces autres frères qui ont réussi dans l'administration, je fais mienne cette réflexion de Ferlat, décidément ce savant m'a beaucoup inspiré à travers ses écrits : n'ayez jamais honte de qui vous êtes. Vous avez le droit de ressentir n'importe quelle émotion et d'emprunter n'importe quel chemin, si celui-ci vous rend heureux.

L'hôpital était le lieu par excellence où se poursuivait notre formation. Nous côtoyions beaucoup de malades. Ceux qui quittaient les lieux guéris, nous remplissaient de joie. Ceux qui décédaient, nous désolaient.

C'est la vie que nous avions choisie, celle d'être au contact de la fragilité humaine et de la souffrance. Nous étions condamnés à vivre des atrocités au quotidien.

Chaque jour qui passait, nous endurcissait. Nous réalisions que nous étions sur la bonne trajectoire, et il fallait donc tenir et arriver à bon port.

Deux mois avant la fin de l'année, je fus terrassé par une fièvre, de violents maux de tête, des courbatures, le tout accompagné d'une fatigue intense. Je m'étais automédiqué sans succès.

Mon grand frère prit l'initiative de me conduire à l'hôpital où je fus aussitôt admis.

Voilà l'homme qui prenait les signes vitaux des malades, se retrouver dans un lit, étalant aux yeux de ses collègues et de ses maitres sa misère.

J'étais mal en point. Après une prise de sang, très rapidement le diagnostic tomba. Je faisais une malaria que j'avais tentée de soigner moi-même. Attitude non conseillée.

Je reçus la visite du professeur Bouramoué qui donna des instructions pour qu'une perfusion de quinine soit montée. Je m'étais senti valorisé en voyant le professeur Bouramoué venir himself s'enquérir de mes nouvelles, et prendre les choses en main. Mon statut d'étudiant en médecine me conférait certains avantages dans la prise en charge de ma maladie. J'avais été exempté de payer mon lit. J'avais été installé dans une chambre individuelle, réservée aux grandes personnalités. Cela traduisait l'affect qu'avait le chef de service pour ses ouailles.

J'avais passé au total 3 jours à l'hôpital, avant de regagner mon domicile du Camp de la milice. J'avais été entouré, pendant cette période difficile, du soutien de ma famille. Ma mère était à mon chevet 24 heures sur 24. J'avais également bénéficié de la sympathie de tous mes collègues déjà échaudés par la mort il y a quelques mois de Vivianne.

J'avais compris que tout le monde avait la trouille de me voir partir vers une direction inconnue. Madame Décuyper, contre toute attente, était passée me voir le lendemain de mon admission à 19 heures, avant de rentrer chez elle à Kinsoudi, un quartier sud de Brazzaville. La veille, elle avait contacté le professeur Bouramoué pour prendre de mes nouvelles, et c'est à cette occasion qu'il avait su que j'étais réceptionniste à l'hôtel La Pergola. Son épouse était une de ses relations, car toutes les Françaises installées à Brazzaville se connaissaient, et s'entraidaient mutuellement. Ce n'est que beaucoup plus tard que Bouramoué me félicita, parce que je réussissais à combiner mes études avec un travail de nuit. Il savait que j'étais chahuteur, mais en miroir, il avait en face de lui un bon étudiant, peut-être un futur grand médecin comme lui-même. L'histoire allait s'en charger.

A mon retour à la maison, j'étais aux petits soins de ma belle-sœur. Tout le monde me couvait. Ma mère avait regagné Poto-Poto, mais elle venait tous les matins pendant ma convalescence qui dura encore une semaine. Mon ami Victor Otsasso, notre chef de classe, me fit parvenir les notes de cours, pour que je ne sois pas largué. Les études de médecine comportaient trop de matières, et je pense, à titre personnel, que l'on pourrait supprimer certaines d'entre elles, car je les juge, avec les yeux de maintenant, totalement inutiles. On nous bourrait le crâne.

Progressivement, je repris le chemin de l'hôpital et de l'école de médecine. J'avais mesuré combien la vie de quelqu'un pouvait basculer brutalement. Depuis cette crise de paludisme, jusqu'à ce jour, je n'ai plus fait la malaria. C'est étonnant. Aurais-je développé une immunité solide face à cette maladie ? Je n'en sais rien.

La récupération physique, contre toute attente, s'était vite faite. J'avais retrouvé l'essentiel de mes moyens, et ma gouaille habituelle. Le leader était de retour. J'avais repris également mon travail auprès de madame Décuyper. Tous les travailleurs étaient venus me dire bonjour et me témoigner leur solidarité. Qu'est-ce qu'il est bon de se savoir aimé.

J'avais retrouvé mes repères et tous mes automatismes. Mon ami Mag avait bien rempli son rôle. Son aide fut précieuse, car j'avais peur de perdre mon boulot, malgré la relation particulière que le couple Décuyper entretenait avec moi.

Il est capital de compter sur des amis sincères et loyaux dans ce monde fait de brutalité, et de jalousie. Mon amitié avec Mag me remplissait de joie, et je priais sans cesse pour qu'il s'admette à son baccalauréat, car il en faisait une fixation, au point où cela tournait à l'obsession. Dans nos échanges, le mot baccalauréat revenait tout le temps et je le comprenais. Il se battait à vouloir devenir étudiant, comme la plupart de nos amis.

Le mois de juin était arrivé très vite, sans que l'on se rende compte que nous allions passer les examens de fin d'année. C'était l'heure de vérité pour quelques camarades qui avaient repris l'année. Aucune dérogation n'était autorisée pour pouvoir reprendre la même année deux fois de suite. Ils étaient dans une situation inconfortable. Comment dire aux parents et aux amis, que l'on a été exclu de l'école de Médecine, après un autre échec, alors que l'on est étudiant dans cet institut depuis 3 ans.

> « Dans la vie, on ne fait pas ce que l'on veut, mais on est responsable de ce que l'on est » (Sartre)

Nos amis étaient donc condamnés à réussir. Je les voyais à la peine, suscitant de la pitié. Décidément, il faut un sacré culot et beaucoup de courage, pour affronter les études médicales, auxquelles rêvaient beaucoup de gosses. Nous ne nous imaginions pas la chance qui était la nôtre pour avoir été choisis pour devenir médecin demain, si tout se passait bien. Des étudiants angoissés blanchissaient des nuits à Tcheulima, pendant que je me concentrais dans mon studio à La Pergola, qui me servait en même temps de bureau. Il n'y avait jamais de coupure d'électricité, ni d'eau, ce qui n'était pas le cas au campus universitaire, ou à la cité. J'avais donc grâce à mon travail, bénéficié d'un environnement plus qu'idéal, pour réviser mes leçons.

Madame Décuyper prenait de mes nouvelles assez régulièrement. Mon grand frère avait vu ses inquiétudes être dissipées, après ma réussite aux épreuves du second trimestre.

Les révisions se déroulaient sans encombre. Je ne quittais plus mon gite avec cette volonté de finir mon année, à la première session comme l'an dernier.

Nous étions convoqués dans la deuxième quinzaine du mois de juin. Beaucoup d'étudiants avaient maigri, présentant parfois des faciès émaciés. C'était le combat. Les épreuves se déroulèrent dans un environnement austère. J'avais du mal à comprendre cette peur qui habitait la plupart des carabins. De mon côté, j'étais confiant, car tout se déroulait bien sauf le dernier jour, où il m'avait manqué un peu de concentration. Dans l'ensemble, je pouvais considérer le match comme gagné. Il ne fallait surtout pas montrer ses signes d'autocongratulation. Je m'étais rapproché de mon ami Victor Otsasso, qui avait la bienveillance et l'amitié de me procurer ses notes pendant la période où j'étais malade. Je lisais sur son visage des marques de satisfaction contenue, car il était très secret.

Une semaine plus tard, les résultats tombèrent. J'avais validé 3 UV sur 4, ce qui me faisait pour toute l'année un total de 11 UV sur 12. Or pour passer en classe supérieure, à la première session, il fallait avoir validé 10 UV sur 12. Je venais donc de réussir avec brio mon année pendant que d'autres amis étaient en larmes. Une fois de plus, le rang était tenu et respecté. Sur une trentaine d'étudiants que nous étions, 5 avaient validé l'année en juin. Mais, plusieurs redoublants devraient repasser la session de septembre, leur ultime chance.

La nouvelle se répandit dans les quartiers comme une trainée de poudre. Comme l'an dernier, je donnais la primauté à mon grand frère. Je me rendis sur son lieu de travail pour lui porter l'information. Comme l'an dernier, il était fier de son protégé que je suis. Par la suite, il informa les autres membres de la famille. Le docteur Ossébi Douniam, quant à lui, était au courant la veille, car il avait participé à la délibération. Il leur était interdit de communiquer les résultats avant qu'ils n'aient été affichés. J'étais heureux. Le soir quand je rejoignis mon poste de travail, j'ai été surpris que madame Décuyper soit déjà au courant de mes résultats. En fait elle avait appelé en fin d'après-midi, le professeur Bouramoué qui lui avait communiqué mes résultats. Elle était très contente. Elle fit venir le personnel qui était encore en poste ce soir pour venir me féliciter. Le moment était émouvant. Moi, Jean Bernard, j'étais en train de me faire une place sans bruit dans la société. J'avais du mal à contenir ma joie. J'étais un homme heureux.

Il n'y a au monde que deux classes d'hommes : ceux qui gagnent. Les premiers se couchent, les autres se remuent (Vigny).

J'appartenais à la classe des hommes qui gagnent. J'ai toujours cru en moi depuis que je suis enfant. L'adversité et les vicissitudes de la vie m'ont toujours fortifié. J'ai toujours puisé ma force dans le regard de ma mère. Je n'avais pas toujours respecté les codes de bonne conduite établis par la société, car je n'ai jamais été un océan calme. J'ai toujours été un orage. Une putain de tempête.

> « Il n'y a pas de bonheur sans courage, ni de vertu sans combat. » (Rousseau)

L'intromission de mon grand frère très tôt dans ma vie, a permis de remodeler l'homme que je suis. Il m'a appris une valeur cardinale, et partout où que j'aille, j'ai l'obligation de m'en souvenir. Il m'a appris à n'être en compétition qu'avec moi-même.

Comme l'a dit Fermat, je ne suis en compétition avec personne. Je n'ai aucune envie de jouer le jeu d'être mieux que quiconque. J'essaie seulement d'être meilleur que la personne que j'étais hier.

Tous ceux qui m'ont connu il y a quelques années, s'accordent tous aujourd'hui, pour dire que le vilain canard que j'étais, a radicalement changé. Il est devenu un autre homme. Oui, grâce à mon grand frère que je ne remercierai jamais assez, je suis devenu un autre homme, avec cette envie constante d'aller plus loin, et encore plus loin. Je dois me prouver à moi-même que les limites sont là pour être repoussées. Il faut se fixer des objectifs et relever des défis, si on doit rester dans le peloton de l'excellence. Il faut apprendre à souffrir.

> Rien n'est jamais gagné d'avance. Les choses les plus souhaitées n'arrivent point. Ou si elles arrivent, ce n'est ni dans le temps ni dans les circonstances où elles auraient fait un extrême plaisir (Bruyère).

J'avais réussi mon année, qui ne fut pas une année de tout repos. Elle fut grevée par la perte d'une camarade, dans des conditions jamais élucidées, et par ma maladie. Il m'avait fallu avoir un mental pour surmonter ces deux épreuves, et ne penser qu'à la médecine.

En réussissant mon année, j'avais voulu rendre hommage au docteur Ossébi Douniam, qui avait cru en moi, en m'inscrivant à l'école de médecine de Brazzaville.

Ma réussite honorait ma famille, surtout ma mère, cette femme qui a eu le courage d'élever ses enfants seule.

Ma réussite enfin conférait un statut à mon quartier de Poto-Poto. Cette partie de Brazzaville où la plupart des gamins sont élevés dans la rue, se forgeant ainsi un solide caractère, pour affronter les grandes épreuves de la vie.

Le baccalauréat avait eu lieu, une fois de plus, mon associé dans le boulot était passé à côté. C'était dramatique. Ne devrait-il pas tirer les leçons de ses multiples échecs, pour se construire autrement ?

Le boulot dans l'hôtellerie se présentait comme quelque chose de dérisoire, voire de superficiel, surtout si l'on a envie de s'élever socialement.

A vue d'œil, Mag fondait comme beurre au soleil. Il était malheureux. Il avait perdu confiance en lui, et il se dévalorisait, surtout qu'il avait en face de lui quelqu'un qui réussissait sans difficulté aucune, ses examens.

Cette réussite scientifique qui me donnait l'impression d'être déifié, et en même temps faisait de moi, le centre de la terre. Quelle stupide vanité. Tous les miens faisaient de moi un puissant, alors que j'étais quelqu'un d'insignifiant. Que diront-ils, le jour où j'aurai l'étoffe d'un Quénum ou d'un Bouramoué ?

C'est Rostand qui l'a si bien illustré, en disant, je cite : la science fait de nous des dieux, avant même que nous soyons dignes d'être des hommes.

Il n'y a pas meilleure formule pour retrouver un peu de sérénité, et de modestie. Il fallait à tout prix sauver le soldat Mag qui voguait parmi les étudiants, alors qu'il était le seul de notre groupe qui n'avait pas réussi à franchir le cap de l'université. Il en souffrait énormément. Il fallait que je m'implique personnellement à le sortir de cette mauvaise passe, surtout qu'il avait baissé dans l'estime de madame Décuyper, qui commençait à le juger sévèrement. Je n'avais jamais douté de ses capacités intellectuelles. Sa démarche conceptuelle était fine. Dans nos échanges, il apportait du répondant. Son discours était toujours cohérent. Je m'étonnais de ses échecs multiples. Perdait-il ses moyens pendant les épreuves ? Mag était un garçon intelligent, il lui manquait simplement cette force pour marquer l'essai, comme on le fait au rugby.

Je décidais de rencontrer madame Décuyper, pour que nous envisagions ensemble une solution pour mon ami. Je l'avais trouvée dubitative, pour ne pas dire indifférente. Je lui proposai qu'elle lui négocie une bourse pour aller suivre une formation d'officier de police en Roumanie. Elle avait souscrit à mon idée. C'était une femme de relations. Elle tutoyait tous les chefs politiques, militaires, et que sais-je encore. Elle pouvait obtenir tout et n'importe quoi, en usant d'un trafic d'influence.

Elle affichait la puissance. Je suis convaincu qu'elle devrait être au courant de beaucoup de secrets d'Etat. Elle était aussi bien à l'aise avec les dignitaires du pouvoir, qu'avec les opposants. Elle me parlait souvent de la densité intellectuelle du professeur Pascal Lissouba, que je ne connaissais que de nom, et surtout à travers tout le mythe qui s'était construit autour de sa personne.

Je me trompe peut-être, je crois que madame Décuyper a eu à jouer un rôle puissant dans le cadre de la françafrique. On serait étonné de découvrir dans des archives, gardées encore secrètes quelque part, qu'elle était au centre de la manipulation de nos politiques.

Un soir en arrivant au boulot, je vis le véhicule du patron de la police garé devant le bureau de ma patronne. J'étais loin de me douter ce qui se tramait. J'entrais dans la pièce où ils étaient installés, pour leur dire bonjour avant de rejoindre mon bureau, qui me servait également de studio. Je trouvais Mag, le visage défait et les yeux gonflés. Je crois qu'il passait son temps à ruminer ses échecs ou à pleurer.

Je ne l'avais pas associé à ma démarche, lorsque j'avais été discuté avec madame Décuyper. Lorsque le chef de la police quitta les lieux, on nous fit appel tous les deux. Madame Décuyper venait d'arracher une bourse de 18 mois, pour une formation d'officier de sécurité en Algérie, et cela concernait Mag. Quelle extraordinaire aubaine, partir étudier sans avoir obtenu son baccalauréat, et revenir aspirant ! Cela aurait fait pâlir n'importe qui. Je pensais que Mag allait saisir cette opportunité, hélas ! Contre toute attente, il déclina l'offre, s'accrochant à l'idée de repasser le baccalauréat. Quelle ne fut ma déception !

> « S'incliner devant la raison des sceaux, c'est l'héroïsme des gens d'esprit. » (Rostand)

Déçue et très certainement énervée, madame Décuyper ne nous adressa plus la parole, elle prit son sac et s'en alla à Kinsoudi. J'avais honte. J'avais l'impression d'avoir placé la charrue avant les bœufs. Je vécus ce moment comme un échec personnel. J'avais le sentiment d'avoir manqué à un devoir, celui de se taire quand on n'est pas sûr de ce que l'on veut entreprendre. Mon action était certes blâmable, même si elle fut inspirée par ma pensée.

Je m'en étais voulu d'avoir fait perdre le temps à madame Décuyper, qui par souci de vouloir aider un de ses agents, avait réussi à déplacer une autorité de la police, et qui lui avait fait l'amitié en mettant à sa disposition, un poste pour un futur élève officier. Je compris que Mag n'était pas capable de voir la gamme infinie des nuances. Son regard était tout, sauf moderne.

> « L'orgueil est en nous comme la forteresse du mal. » (Hugo)

Mon ami venait de se passer d'une occasion inespérée, s'accrochant à une hypothétique réussite au baccalauréat. Le temps malheureusement a fini par avoir raison de lui. Il a passé cet examen plus de 5 fois, sans réussir à s'admettre.

Le lendemain, je fus convoqué à la direction de l'hôtel par madame Décuyper, qui excédée par ce qu'elle a considéré comme un affront la veille, voulait se débarrasser de mon ami. Je lui fis observer que si Mag s'en allait, je m'en irais également, car il n'avait commis aucune faute en refusant sa proposition. De plus l'idée ne venait pas de lui, mais plutôt de moi. Si quelqu'un devait être sanctionné, ce serait plutôt moi. Je profitais de cette occasion pour lui présenter des excuses pour le désagrément que je lui avais fait subir. Elle acquiesça et me dit merci pour avoir voulu aider quelqu'un, qui n'a pas compris que je voulais l'aider par altruisme.

J'avais essayé d'aider mon ami qui avait refusé de saisir la perche qui lui fut tendue. Je pris la résolution de ne m'occuper que de moi et de mes vacances.

Mon salaire à La Pergola avait sensiblement augmenté. Je vivais mieux qu'un fonctionnaire, sans les dépenses en plus. Mon grand frère avait catégoriquement refusé que je donne ma contribution pour des frais domestiques. Il avait pris ma proposition pour une insulte, un manque de respect, me poussant à m'agenouiller, et lui présenter toutes les excuses du monde. Mon grand frère était un prince. Il était mon idole. Un grand Gangoulou.

Madame Décuyper me faisait de plus en plus confiance. Je montais en grade. Il m'arrivait d'aller faire des versements d'argent, pour le compte de l'hôtel à la banque. Cela me rendait fier. Je passais de merveilleuses vacances, en attendant la nouvelle rentrée académique, qui devrait avoir lieu 2 semaines après les examens de la deuxième session. J'allais ainsi débuter l'externat.

Chapitre- IV : L'externat

Comme les fois précédentes, la nouvelle année démarra sur des chapeaux de roues. Le rituel académique cette fois n'a pas eu lieu. Aucun mot d'accueil ne fut prononcé. Une nouvelle promotion venait de prendre ses quartiers en première année. J'avais l'impression de voir arriver des enfants, tellement ils étaient frêles et minus.

Il y avait beaucoup de bruit dans les étages. Les plus jeunes courraient dans tous les sens. On ne leur avait pas encore transmis les codes de l'école, et le bizutage subtil auquel ils seraient forcément soumis, n'avaient pas encore débuté. Ils se croyaient encore au lycée pour la plupart, affichant cette insouciance juvénile. Les prochains jours allaient venir à bout de leur retard à l'allumage.

A l'INSSSA, il fallait prendre ses marques dès le premier jour. Les places en année supérieure ne courraient pas les rues. Il fallait apprendre à se battre tous les jours pour ne pas se faire éjecter de l'école en fin d'année.

La filière médicale comptait désormais 5 années, et nous étions en 3ème. Nous appartenions désormais à la cour des grands. Les filières courtes comptaient aussi beaucoup de monde. Nous devenions nombreux, et je crois que c'était le pari de Bouramoué. Montrer aux Congolais qu'il pouvait donner à la nation des médecins formés localement, qui de plus, devraient être compétents.

Nous étions attendus au tournant. Mais quelque chose nous disait que notre formation était bonne, et cela se savait, tant les échos en provenance de la cité, nous étaient favorables.

Nous avions fini avec ces cours parfois très barbants, qui en réalité étaient de peu d'intérêt. Qu'allait nous apporter l'enseignement des sciences sociales pour la suite de notre cursus ? Evidemment rien de spécial, si ce n'est que pour densifier notre culture générale.

Nous disions adieu à nos professeurs qui nous avaient beaucoup marqués par leur éloquence et leur savoir-être. Nous n'aurions plus cours avec les professeurs Quénum et Gibirila. Les docteurs Yala, Silou et Hondi Assah avaient aussi disparu de notre écosystème. Aurions-nous encore d'autres bouffons pour rigoler de temps en temps ? Peut-être !

J'avais retrouvé mes copains. Les retrouvailles étaient délicieuses. J'observais que trois étudiants qui n'avaient pas réussi leur session de septembre, alors qu'ils étaient des redoublants, avaient été exclus de l'école.

J'étais triste pour eux. La vie est ainsi faite. Elle est souvent belle, mais quelquefois rugueuse. On n'arrive à rien sans effort.

Les emplois du temps avaient été distribués et, comme en 2ème année, nos cours se dérouleraient les après-midis exclusivement, et les matinées étaient consacrées au stage obligatoire. Les nouveaux groupes se formèrent sans trop de modification. En fait, nous nous étions retrouvés dans les mêmes groupes de l'an dernier, à quelques exceptions près.

Nous réalisions brutalement que quelque chose venait de changer, et que notre vie d'insouciance venait de prendre fin. Les vraies choses allaient enfin commencer. Les nouvelles matières auxquelles nous devrions faire face allaient nous servir pour le restant de notre carrière. Il fallait oublier l'essentiel des sciences fondamentales, et apprendre à s'habituer à de nouvelles terminologies, telles que l'anatomie pathologique et la pathologie. Eh oui, nous entrions dans le vif du sujet.

Nous étions excités d'apprendre les maladies afin d'aller fanfaronner à l'hôpital, et faire le petit malin devant des étudiants des années inférieures. Nous étions à des années lumières du tronc commun et de la 2ème année, où le risque d'exclusion était énorme, car l'épée de Damoclès restait suspendue au-dessus de leurs têtes. En 3ème année de médecine, sauf accident de parcours, nous avancions sûrement vers le titre de docteur en médecine. Le chemin était encore certes long, mais le ciel n'était plus nuageux. Les perspectives de terminer notre formation, dans les temps, étaient bonnes. Le tout dépendait de la motivation et de l'engagement de chacun.

Nous vîmes arriver de nouveaux enseignants parmi lesquels, on peut citer les professeurs Bouramoué, Galiba, Itoua Ngaporo, Agbessi et surtout un jeune médecin, le docteur Ngolet qui, l'année suivante, avait été consacré maitre de conférences, agrégé d'anatomie pathologique.

Comme enseignant missionnaire, nous recevions le professeur Alihonou. Il était un ancien de la maison. Il était le patron de la chaire de gynécologie obstétrique à l'université d'Abomey Calavi de Cotonou. Il formait depuis quelques années des spécialistes en gynécologie obstétrique dans son pays. Il accueillait beaucoup de candidats résidents Ouest-africains.

L'enseignement de la cardiologie était assuré par le professeur Bouramoué, assisté des docteurs Ossébi Douniam, Nkoua, Ekoba et madame Obénga. L'essentiel des cours était effectué par le patron de la chaire de cardiologie.

L'entrée en scène du professeur Bouramoué était attendue de tous. Ce monsieur qui incarnait, à lui tout seul, le savoir nous émerveillerait.

Grand fut, malheureusement, notre étonnement de ne pas retrouver la même rhétorique, à laquelle nous avaient habitués Quénum et Gibirila. On peut cependant souligner la clarté des cours, assortis de beaucoup d'explications, basées sur des exemples tirés de la vie courante. Il rendait facile tout ce qui paraissait de prime abord inaccessible. Il possédait d'extraordinaires capacités de pédagogue, et cela nous l'apprécions vraiment. Nous étions malgré tout subjugués. Il avait réussi à nous captiver, imprimant de ce fait son autorité, sa légitimité et sa compétence.

Les docteurs Ossébi Douniam et Nkoua, ses collaborateurs immédiats, dominaient nettement aussi leur matière, suscitant un engouement pour la cardiologie, comme future spécialité, pour certains d'entre nous. Madame Obenga et le docteur Ekoba officiaient plutôt en 2ème année, où ils excellaient dans l'enseignement de la sémiologie cardiovasculaire, et très peu en 3ème année.

Madame Obénga était une femme exceptionnelle. Elle avait la classe, l'éloquence et surtout la beauté. Quel est l'étudiant qui n'a jamais fondu d'admiration pour elle. Nous convenions, tous, que son mari avait beaucoup de chance, pour l'avoir eue comme épouse. C'était une perle rare. Son époux, le professeur Obénga, était ministre. Un grand intellectuel, philosophe, anthropologue et surtout grand égyptologue, disciple de Cheik Anta Diop.

Les cours de cardiologie se déroulaient dans un silence où l'on pouvait entendre le bruit émis par une mouche. Tout était minuté et réglé comme une horloge. Le professeur Bouramoué ne s'était jamais encombré de trivialités. C'était le boss qui vous abreuvait de connaissances. En plus de l'enseignement qu'il nous dispensait, il gérait avec maestria l'école de médecine. Il avait autorité sur tout le monde.

> « Celui qui sait commander trouve toujours ceux qui doivent obéir. » (Nietzsche)

En effet Bouramoué savait commander.

Le deuxième professeur qui nous avait impressionnés était le professeur Galiba. Anatomo-pathologiste de son état, il avait fait ses études de médecine au Sénégal. Il faisait partie de cette crème des médecins africains, qui allaient remplacer les médecins coloniaux. Il avait, par la suite, poursuivi ses études à Bordeaux, où il avait obtenu le titre de maitre de conférences agrégé en anatomie pathologique.

Pendant ses enseignements en France, il avait eu comme étudiant le docteur Gando, mon premier maitre de stage, qui m'avait pris depuis la 1ère année de médecine, sous sa protection. Le professeur Galiba avait, par le passé, occupé des postes ministériels dans le gouvernement Massamba Débat. Il était un haut cadre de la république. Il avait, au milieu des années 1970, ouvert une clinique médico-chirurgicale, qui avait pignon sur rue à Brazzaville.

Le professeur Galiba était le titulaire de la chaire d'anatomie pathologique. Il était assisté de deux jeunes pathologistes, les docteurs Ngolet et Pellegrin.

Madame Pellegrin était une française venue au Congo dans le cadre de la coopération. Elle rendait d'énormes services à la population, en nous apportant des diagnostics qui relevaient de sa spécialité.

Le professeur Galiba était le premier à lancer cette année l'enseignement d'anat-path. Il avait de la bouteille. Il nous impressionnait en faisant son cours sans support. Il posait sur le pupitre son manuel, écrivait les titres au tableau, et se lançait dans sa conférence. Il possédait la matière. Il nous rappela Quénum et Gibirila qui étaient devenus, malgré eux, les dépositaires de la rhétorique. Ses explications étaient claires, précises et concises.

Il avait manifestement accumulé une très grande expérience, lorsqu'il officiait à Bordeaux. Nous étions tous admiratifs. Le professeur Galiba restera dans les annales de l'INSSSA, comme le plus grand enseignant d'anat-path de tous les temps. Le dire ne signifie pas que les autres ne sont pas bons. Il avait simplement un art communicationnel au-dessus des autres. Il suscitait l'envie de devenir comme lui, sans peut-être l'égaler, encore moins le dépasser.

Le docteur Ngolet avait des allures de Play boy. Il passait son temps à frimer, et à brûler des cigarettes. Tout le monde cherchait à l'imiter. Il avait ramené de France une voiture Peugeot 505. C'était le prototype utilisé par les membres du gouvernent. Il nous rappelait notre docteur Silou. Il était brillant. Je le voyais comme l'héritier du professeur Galiba.

Le professeur Itoua Ngaporo nous donnait l'impression d'un homme secret, sévère et peu ouvert. Il était différent des autres. Il sortait de l'école d'hépato-gastro-entérologie de Lille, élève du professeur Paris père, puisqu'il avait fait sa spécialité avec le fils de son patron, et qui l'avait pris en amitié.

Comme un moine, il se tenait debout derrière son pupitre, les yeux rivés sur son texte, et déroulait son cours. Il ne quittait son pupitre que pour aller au tableau écrie les mots essentiels, que nous étions censés maîtriser. Il n'avait aucun assistant universitaire. Il assumait la totalité de son volume horaire. Il était assidu et prompt. En revanche, sa froideur sautait à nos yeux, sans pour autant nous perturber.

Nous aurions souhaité que son cours soit animé, et qu'il ait un peu plus de chaleur. Cet enseignant du supérieur était incontestablement brillant, hormis cette froideur du concombre. Nous aurions aimé qu'il introduisît un peu de gaité.

Voltaire, dans l'une des innombrables pensées et citations, a dit : il faut savoir s'instruire dans la gaité. Le savoir triste est un savoir mort. L'intelligence est joie.

Toute l'année, sans nullement varier, nous avions été servis de la même façon par le professeur Itoua Ngaporo. Personnellement, pour rien au monde cette spécialité, pourtant alléchante ne m'aurait attiré.

La froideur avec laquelle le cours était rendu m'avait quelque peu déçu. Cela n'enlève en rien la puissance intellectuelle qu'affichait le patron de la chaire d'hépato-gastro-entérologie. Quelques années plus tard, il avait réussi à avoir des adeptes, et à créer l'école congolaise d'hépato-gastro-entérologie, qui a mis sur le marché plusieurs spécialistes de premier plan.

Le professeur Agbessi, pédiatre de son état, avait formé avec le professeur Bouramoué un duo extrêmement solide. Leur complémentarité administrative avait fait de l'INSSA l'une des meilleures écoles de l'université Marien Ngouabi. Cet enseignant de haute facture était dépositaire d'un savoir pédagogique immense. Il connaissait son sujet et suivre ses cours n'était rien d'autre qu'un bonheur. Il avait en partage le module pédiatrique avec deux maitres assistants de pédiatrie, qui ne volaient pas très haut. J'ai toujours pensé qu'ils étaient des enseignants très moyens.

D'autres enseignants avaient rejoint le cortège de ceux qui allaient commencer à formater notre logiciel. Les études de médecine venaient réellement de commencer.

Les stages avaient commencé, et nous fûmes affectés dans les différents services gérés par ces mandarins. Notre groupe avait été affecté dans le service du professer Itoua Ngaporo. Son service était composé de deux secteurs animés chacun par un assistant hospitalier, le docteur Benoit Ntari et un autre dont j'ai oublié le nom, car il n'est pas resté longtemps au Congo, avant de rejoindre sa famille en France.

Ce service était organisé de telle sorte qu'il revenait aux externes de prendre des signes vitaux, d'interroger et d'examiner les malades en hospitalisation, et de rédiger leurs observations médicales. Le chef de service était plutôt craint que respecté. Il apeurait les étudiants par ses propos directs, brutaux et parfois durs. Beaucoup de stagiaires payaient son courroux, lorsqu'il n'était pas satisfait de leurs prestations.

Les médecins stagiaires étaient sous la responsabilité de ses médecins assistants. J'étais dans le secteur du docteur Ntari. Il n'était pas spécialiste, cependant il semblait maitriser l'art de guérir. Il était passé maître de l'enseignement des étudiants au lit du malade. Il était certes moqueur, mais aussi gentil, par moment. Il était la bête noire des stagiaires.

Il nous donnait l'impression d'en faire une fixation, comme le font tous les mandarins de l'hôpital général.

Benoit Ntari avait pris tout son temps pour nous apprendre à rédiger une observation médicale, chose non aisée pour les médecins stagiaires, qui avaient étudié la médecine dans une langue autre que le français.

Apprendre auprès de ce médecin était merveilleux. Nous arrivions à l'hôpital toujours très tôt avant lui, ce, pour essayer d'arracher son estime, et ainsi échapper à ses colères noires. Derrière sa nonchalance se cachait un homme extrêmement dur, qui donnait l'impression de vouloir régler des comptes avec lui-même. Je croyais déceler en lui de la fragilité, comme s'il n'était pas bien dans sa peau. Au niveau où nous nous trouvions, il nous était impossible de jauger l'état des relations qu'entretenait Itoua Ngaporo avec ses assistants. Y avait-il une frustration non évoquée à ce niveau ? Impossible de le savoir.

Le docteur Ntari nous apprenait à interroger le malade, car pour lui, c'était ce moment qui conditionnait le reste. Nous prenions donc le temps nécessaire pour recueillir le maximum d'informations possibles, que nous logions dans la rubrique anamnèse. Les informations ainsi glanées devraient obéir à un ordre, et à une logique rédactionnelle. Il nous remontait les bretelles, dès qu'il se rendait compte que nous étions passés à côté d'une information importante ; pour cela il se faisait plutôt aider des étudiants de 4ème année, au lieu des médecins stagiaires. Cette attitude ne permettait pas à nos frères venus d'ailleurs de s'impliquer dans le fonctionnement du service. Nos observations étaient relues, corrigées et améliorées par des externes au-dessus de nous. Nous faisions une visite sectorielle tous les jours, et assistions parfois le docteur Ntari lors de ses consultations.

L'autre secteur animé par le docteur Massengo, le nom m'est revenu, fonctionnait aussi de la même façon, mais il y mettait de la joie. Nos collègues qui travaillaient avec lui avaient l'air plus épanouis que nous. Ils n'apprenaient pas dans la crainte d'être sermonnés à tout moment. Ils étaient traités comme des petits princes. Cependant, ils obéissaient comme nous au rituel du service, tel que l'avait imposé Itoua Ngaporo. Nous assistions à une forme de compétition loyale, entre ces deux assistants. Tous le deux avaient été formés, comme leur chef, en France.

Autant Ntari était caractériel, autant Massengo était conciliant, affable et peut-être trop gentil. Quoi qu'il en soit, ils étaient, tous les deux, de bons formateurs. Ils nous initiaient à la pratique des actes techniques tels que les ponctions d'ascite, pleurale et lombaire. Pour cela, ils étaient exigeants et sévères tous les deux, car leur responsabilité y était engagée.

Nous nous précipitions, chacun, à vouloir effectuer le maximum de gestes techniques possibles, afin de nous faire la main, et ainsi en acquérir la maîtrise. Il nous arrivait de nous disputer ces actes techniques avec des médecins stagiaires. Ils étaient là pour une durée précise, avant de gagner l'intérieur du pays, où ils devraient aller faire leurs armes.

Le professeur Itoua Ngaporo faisait la visite sectorielle un jour sur deux, et le mardi était réservé à la grande visite générale. C'était le grand jour. Tout le monde était là, et cela faisait un bon monde. C'était l'affirmation de la puissance des mandarins. En définitive, tous ces chefs de service avaient le même logiciel, formaté à la dimension de leurs égos hypertrophiés. Chaque externe devrait avoir son stéthoscope, son marteau à réflexe, et son mètre ruban. La blouse devrait être propre et impeccable. Oui, tout cela était passé au peigne fin, et Itoua Ngaporo y tenait.

Le chef apparaissait après que sa secrétaire avait annoncé son arrivée imminente en salle, où nous l'attendions tous dans un silence de cathédrale. C'était très protocolaire. Ce cérémonial ressemblait à ce que les soldats vivaient au cours de leur rassemblement à la caserne. La discipline était presque militaire.

La visite commençait quasi toujours par le secteur du docteur Massengo. Après la lecture de l'observation médicale par l'externe, ou le médecin stagiaire, l'assistant prenait la parole pour en faire la synthèse, avant que chef de service n'argumente. Le débat était courtois en dehors de quelques sorties quelquefois intempestives du Docteur Ntari qui, souvent, n'adhérait pas aux hypothèses diagnostiques formulées par son confrère.

C'était un moment de confrontation intellectuelle, où chacun s'appuyait sur ses arguments, et il revenait au chef de service de trancher, ce, toujours pour le bien du malade.

Il m'arrivait de prendre la parole pour glisser certaines phrases qui, vite, étaient balayées par le chef de service, qui considérait mon attitude comme discourtoise. Cela aurait pu me déstabiliser, mais au contraire, j'avais soif de donner mon point de vue, manifestement très limité par la faiblesse de l'acquisition des éléments de pathologie.

Nous prenions un malin plaisir à écouter les assistants échanger entre eux. Ils se respectaient mutuellement. La grande visite tirait souvent en longueur, et à la fin c'était fatiguant, surtout que nous avions cours à l'INSSSA tous les jours à partir de 14 heures. Il nous arrivait de ne pas déjeuner par manque de temps.

Avec le recul, j'ai un regard critique sur ce genre de kermesse, où nous nous éternisions devant un malade. Tous nos échanges, oscillant autour de leurs pathologies, n'étaient pas de nature à rassurer les malades, bien au contraire, cela les angoissait, surtout qu'ils avaient souvent la même chambre en partage. Il me semble que nous n'observions pas la confidentialité, et encore moins leur dignité. Nous étions des réparateurs des vies humaines, donc des petits dieux. Et pourtant, dans tous les services, la démarche était la même. C'était le mandarinat dans toute sa laideur. La parole du patron ne devrait jamais souffrir d'une contestation quelconque, quand bien même cela ressemblait à une bêtise. Tout cela s'assimilait à une forme de dictature intellectuelle, où les subalternes sont infantilisés à souhait, et n'ont pas droit de cité.

Les cours se déroulaient selon le rythme imposé et voulu par le professeur Agbessi qui exerçait la fonction de secrétaire académique, actuellement appelée vice-doyen, depuis que l'école avait mué en faculté des sciences de la santé.

Nous sentions un net changement entre les enseignements que nous recevions en 1ère et 2ème années de médecine. Ici, les leçons avaient un lien direct avec la pathologie. Les choses étaient plus concrètes qu'abstraites comme l'an dernier.

Les examens des différents trimestres se déroulaient toujours de la même façon. Notre appropriation des codes nous rendait moins angoissés. Les professeurs s'appliquaient aussi bien dans l'enseignement théorique que pratique. Nous nous voyions déjà médecins, alors que le parcours demeurait encore semé d'embuches.

Les travaux pratiques, sous la conduite du docteur Ngolet, se déroulaient dans les meilleures conditions. Nous apprenions à regarder au microscope les lésions à la fois bénignes que malignes, sans vraiment retenir grande chose. L'essentiel était de se familiariser avec ce nouvel univers. Le vocabulaire était souvent difficile à retenir, mais nous n'avions pas un autre choix, puisqu'à l'examen, il fallait y faire face.

Il arrivait à Ngolet d'être dans la sophistication de l'anat-path. Il voulait nous montrer que sa discipline était réservée aux hommes hors normes, par conséquent inaccessible au commun des mortels. Heureusement que madame Pellegrin, l'autre assistante de bio pathologie, rendait cette matière moins indigeste. Elle gérait bien aussi les travaux pratiques. Elle faisait l'effort de ne pas nous bourrer le crâne, avec des choses qui relevaient de la spécialité.

Elle nous donnait le minimum d'informations, qui devrait nous aider à mieux comprendre certaines pathologies. Sa méthodologie était différente de celle de Ngolet, qui s'obstinait à vouloir nous donner le maximum de connaissances en anat-path.

Comme ce fut le cas avec le professeur Quénum, où les travaux pratiques d'histologie -embryologie n'étaient assurés que par Silou, le professeur

Galiba n'avait pas dérogé à cette pratique, laissant le volet de cet enseignement à ses collaborateurs.

Le docteur Ngolet était jeune et toujours frais, dans ces vêtements que l'on trouvait difficilement sur la place de Brazzaville. Il avait l'avantage de pouvoir monter en France quand il voulait pour s'approvisionner et garnir son garde linge. Ceux qui voulaient s'inspirer de son style d'habillement étaient donc mal servis.

Depuis 3 ans, par dérogation gouvernementale, l'INSSSA accueillait en 3ème année des assistants sanitaires et des sages-femmes, pour suivre le même enseignement que nous.

Ils seront déclarés docteurs en médecine, à la fin de leur cursus. C'étaient des personnes d'un certain âge, largement plus âgés que certains de nos enseignants, tels que Ngolet ou Silou. Leur intégration était laborieuse. Leur apprentissage avait été rendue difficile par leur manque d'acquisitions des notions de base en sciences fondamentales, qui faisaient partie de nos prérequis.

Ces collègues avaient par le passé occupé des fonctions de chef de services médico-chirurgicaux en province, avant l'arrivée massive des médecins en provenance des pays de l'Est et de la Chine. Ils avaient acquis une expérience brute, basée sur l'observation des gestes techniques. Dans nos villages ils étaient considérés comme des médecins. En fait, ils n'avaient que le grade le plus élevé de la formation infirmière, obtenue dans une école professionnelle, qui forme les infirmiers congolais.

Leur profil était très différent de celui de ceux qui suivaient une formation de type licence en sciences infirmières, dispensée à l'université.

Je vous souhaite beaucoup de plaisir pour comprendre les motivations du gouvernement pour avoir permis ce genre de passerelle.

Ils avaient par devers eux, des années de pratique médicale, quasiment entachée par une méconnaissance de la pathologie.

En venant à l'école de médecine, ils devraient absolument se délester de leur logiciel infirmier, et commencer à construire un autre, où le raisonnement et l'analyse occupaient une place centrale. J'admirai leur envie d'apprendre, car il ne leur restait plus beaucoup de temps, pour faire valoir leurs droits à la retraite. Ils avaient compris que leur réussite dépendait de leur capacité à se faire petits, pour espérer intégrer un groupe de travail.

Leur gentillesse facilitait leur intégration, encore faudrait-il qu'ils apprennent nos méthodes de travail, et la manière de prendre des notes pendant les cours.

Développer l'esprit de synthèse était leur calvaire. Comme ils n'étaient jamais allés dans une faculté quelconque, le monde universitaire les apeurait. Ils s'accrochaient et cela se voyait. Ils restaient le plus tard possible à l'école pour étudier leurs leçons. Ce qui nous paraissait simple, était compliqué pour eux.

Le stage à l'hôpital, qui serait pour eux un moment d'affirmation en raison de leur pratique ancienne, leur donnait plutôt le tournis. Ils devraient apprendre à rédiger comme nous les observations médicales, et subir surtout les colères des assistants.

C'était très dur, car ils avaient les mêmes âges que les assistants. Par sadisme, les collaborateurs des chefs de services, fonctionnaient comme s'ils s'étaient passé la consigne, de les passer à la moulinette. Ils étaient essorés, pressés et fatigués. Par solidarité, nous avions de la compassion pour eux.

Très rapidement, ils apprirent les codes d'apprentissage, en se faisant souvent rattraper par leur ancienne formation d'infirmier, où le raisonnement faisait souvent défaut. Contrairement aux médecins stagiaires, les mandarins avaient un peu plus d'empathie pour eux. Ils avaient l'obligation de les former, car ils seront demain les ambassadeurs de l'école, et Bouramoué tenait à la renommée de son institut.

Quelques semaines plus tard, l'heure de vérité sonna pour eux, comme pour nous. Ils allaient affronter, pour la première fois de leur vie, des examens du premier trimestre en milieu universitaire. Ils avaient découvert les UV. Tout le monde s'affairait à mettre au point tout ce qui nous avait été dispensé. Nous devrions être évalués sur 4 UV. Nous venions d'avoir nos vacances de fin d'année. Les salles de cours étaient prises d'assaut et saturées par les étudiants qui venaient très tôt étudier, pour repartir le plus tard possible. Nos collègues étaient très présents, prêts à affronter ces épreuves.

Quant à moi, j'étudiais à La Pergola. J'étais dans mon élément, bénéficiant, comme toujours, de l'attention de madame Décuyper. Je ne quittais pas mon quartier général pour retourner chez moi, au Camp de la milice. J'avais pris soin d'informer mon grand frère pour qu'il ne se mette pas à me chercher.

Je m'étais organisé pour occuper une autre pièce dans la cour, laissant notre bureau à Mag, afin qu'il accomplisse sa journée. Je partageais le même repas que la famille Décuyper. C'était vraiment gentil de leur part. Tous les travailleurs de l'hôtel avaient compris que j'étais en blocus, et qu'ils devraient s'abstenir de me déranger. Tous ces signes montraient que tout le monde m'avait en affection. J'étais dans ma nouvelle famille. Je leur étais redevable de ma réussite. Pendant toute la préparation aux examens, je n'avais pris des nouvelles de personne. Je ne voulais surtout pas me disperser. Je m'étais concentré pour donner le maximum de moi-même, et faire plaisir à tous ceux qui comptaient sur moi. De temps en temps, j'avais une pensée pour nos collègues qui allaient vivre leur baptême de feu.

Le jour J arriva, je m'étais arrangé à arriver à l'INSSSA très tôt pour ne pas incommoder les autres étudiants, avec le vrombissement assourdissant de ma moto. A 7h30 minutes, nous fûmes convoqués en salle pour attaquer les épreuves.

Les examens avaient été calés sur une semaine. Le tout se déroulait dans une atmosphère bon enfant. Je lisais sur les visages de tout le monde de la sérénité. Les deux premiers jours, tout s'était déroulé sans difficulté. Le troisième jour, après l'épreuve d'anat-path générale, les mines avaient changé. Nos collègues qui avaient embarqué directement en 3ème année montraient des signes d'agacement et de nervosité.

Ils avaient été mis en difficulté par des questions vicieuses de la chaire d'anat-path. Ils étaient hantés par la note éliminatoire, qui plomberait leur année.

Deux jours plus tard, nous avions terminé nos examens, et nous nous soumettions au verdict des correcteurs. Nous avions bénéficié de quelques jours de repos avant que les cours et les stages ne reprennent.

J'avais repris mon boulot qui me donnait entière satisfaction. Je touchais de plus en plus de pourboires de la part des clients, qui étaient satisfaits des services que je leur rendais. Ils faisaient des rapports élogieux me concernant à madame Décuyper. Cela donnait du crédit à l'hôtel. Je contribuais ainsi au marketing sans le savoir.

Pendant que je prenais un bol d'air après mes examens, mon ami Mag s'affairait à préparer pour la nième fois son baccalauréat. Il était devenu expert, tellement il avait revu et encore revu les mêmes leçons. Je priais pour qu'il s'admette enfin. Je n'arrêtais pas de l'encourager. Il avait besoin d'être stimulé, et j'étais là, présent pour lui donner un coup de main.

Depuis qu'il avait déçu madame Décuyper, cette dernière ne prenait plus des nouvelles de sa scolarité. Il en était affecté et ruminait en silence. Il était condamné à réussir s'il voulait reconquérir l'estime du couple Décuyper, qui le traitait de pantouflard dès qu'il leur tournait le dos. Je crois que Mag s'était aperçu du sobriquet qui lui était affublé. C'était dur pour lui de continuer à travailler dans un environnement qui lui paraissait de plus en plus hostile. Je me devais par amitié d'être à ses côtés, pour le motiver et le pousser, à enfin arracher ce diplôme auquel il tenait tant.

L'INSSSA venait d'afficher les résultats du premier trimestre. Les notes étaient bonnes dans l'ensemble. Beaucoup d'étudiants, dont moi avions validé les 4 UV. Cependant, les résultats de nos collègues, qui s'étaient arrimés à nous en 3ème année, étaient mitigés, voire décevants. Il n'y avait pas péril en la demeure. C'était la première fois qu'ils étaient confrontés à cet exercice. Ils allaient prendre leurs marques et faire mieux prochainement. Ils se comportaient avec nous comme des grands frères, et nous leur témoignions, en retour, notre attachement. Ils étaient bien élevés, leurs attitudes le montraient à suffisance. Ils avaient fait abstraction de leurs âges. Ils étaient entrés dans leurs habits de carabin. Ils n'étaient animés que par le souci de réussir. Ils s'y investissaient davantage, engrangeant ainsi de meilleurs résultats aux évaluations du second trimestre. Ils avaient atteint leur vitesse de croisière.

Avoir opté pour le profil bas, leur fut bénéfique. A la fin de l'année, leurs résultats étaient bons, hormis l'un d'entre eux, qui était revenu en septembre pour la deuxième session, et qu'il valida finalement.

Ce groupe avait vraiment travaillé, et nous étions fiers d'eux. Ils venaient de nous donner une belle leçon de courage, et d'abnégation.

L'attente de mes résultats par les miens n'était plus vécue avec anxiété. Tout le monde avait compris que j'étais sur le chemin de la réussite. Ma patronne était davantage fière de moi, surtout que mon ami Mag venait encore d'échouer au baccalauréat. Je venais donc de passer en 4ème année de médecine.

J'avais toutes les vacances pour moi, avec un mois de stage obligatoire dans une structure de santé de mon choix. Tout naturellement, je choisis d'aller passer mon stage chez mon maître, le docteur Gando.

Chez le docteur Gando, je me sentais chez moi. Je me sentais protégé. J'apprenais davantage de nouvelles choses. Il était content de moi.

Notre école avait pris l'initiative d'organiser à la fin de chaque année académique, la journée de l'étudiant en médecine (JEM). C'était un moment de rencontre de tous les étudiants et de tous les enseignants. Nous souhaitions ce moment convivial, moment de partage et de fraternité, pendant lequel tout le monde serait en osmose. C'était une opportunité offerte aux uns et aux autres d'échanger en dehors des codes préétablis. Nous espérions créer un lien entre les enseignants et les étudiants pendant une rencontre festive.

Chaque étudiant s'était acquitté de sa cotisation. La direction de l'INSSSA nous avait appuyés financièrement. Le professeur Bouramoué avait jugé l'idée géniale. Un comité d'organisation avait été mis en place et j'en faisais partie.

C'était la première fois qu'un rassemblement festif de cette nature avait lieu à l'université Marien Ngouabi. Notre école se distinguait encore une fois des autres facultés par sa capacité à innover, et à proposer des activités autres que celles qui ont trait au fonctionnement de l'institution. Tous les carabins s'employaient à la réussite de cet évènement, que nous voulions grandiose. L'organisation était impeccable, chaque membre exécutait sa tâche avec bonheur. Nous donnions le maximum de nous-mêmes.

En arrière-pensée, les étudiants de 3, 4 et 5èm années attendaient ce moment, pour aller à la conquête des belles étudiantes des 1ère et 2ème années. Tout cela s'inscrivait dans le cadre du renforcement de l'ACI, dont j'étais moi-même membre, plus qu'actif. Nous avions pris le soin d'inviter tous nos enseignants avec leurs épouses respectives.

Le lieu de la fête qui avait été retenu était la piscine caïman, là où est actuellement érigée la banque chinoise, derrière le lycée Javouhey. Des doyens d'autres facultés y avaient été aussi conviés. Nous avions mis les mets dans des grands plats. Toute approximation dans l'organisation n'était pas tolérée.

Le soir de la fête, nous avions fait appel au disc-jockey du Blow-up. La musique tonnait à des décibels à la limite du tolérable. Les étudiants avaient répondu massivement présents. Les enseignants étaient là aussi, la plupart d'entre eux s'étaient montrés sans leurs épouses.

Il y avait à manger et à boire en quantité plus que suffisante.

Après un discours d'usage prononcé par le premier secrétaire de l'UJSC, une institution politique des jeunes du PCT, Il avait été demandé au professeur Bouramoué d'ouvrir le bal, sous les applaudissements nourris de l'assistance.

Les enseignants s'étaient mêlés à nous, pour esquisser des pas de danse, et partager ce copieux repas. Le moment était merveilleux, je reste persuadé que ce soir-là, de nombreux couples s'étaient formés, densifiant ainsi l'ACI. La fête s'était poursuivie jusqu'au petit matin. Nos enseignants étaient heureux d'avoir vécu un moment unique avec leurs étudiants. Ils s'étaient retirés beaucoup plus tard après avoir félicité les organisateurs.

Je venais de prendre encore un galon dans mon école. Et j'appréciais cette marque de reconnaissance.

Le surlendemain, nous nous retrouvions en mini-comité pour faire le point. Tout s'était bien passé. Nous étions très admiratifs du comportement des carabins, qui avaient eu l'élégance de ne rien dégrader. A la fin de la réunion, chacun prit sa direction. Les vacances pouvaient commencer.

Une semaine après la JEM, je me présentai à mon lieu de stage, où je fus accueilli comme un membre de la maison. Je connaissais tout le monde y compris l'adjoint du docteur Gando, monsieur Ekoundzola, assistant sanitaire, père du professeur Ekoundzola.

J'arrivais sur mon lieu de stage tous les matins, avant mon patron. Je tenais une petite réunion avec sa secrétaire, pour sélectionner les malades qui devraient être vus prioritairement par le médecin, et ceux qui seraient vus par l'assistant sanitaire. Ce tri soulageait le docteur Gando, l'empêchant d'être submergé par des malades, qui présentaient des problèmes mineurs.

J'étais toujours à ses côtés quand il interrogeait et examinait les malades. Il me donnait des notions d'éthique et de déontologie médicales. Il exigeait de moi le secret médical. Tout ce que j'avais vu et entendu en stage, devrait rester dans l'enceinte de cette structure. Beaucoup plus tard, il m'initia à l'exercice des touchers pelviens.

Gando était un seigneur. Il voulait me partager l'étendue de son savoir et de ses connaissances. C'est lui qui m'avait dit :

Fiston, quand tu examines une femme nue, ce ne sont pas tes yeux qui doivent apprécier la situation, mais plutôt ton cerveau. Ces mots étaient forts et puissants, et je ne les ai jamais oubliés. Je me les étais appropriés, les faisant miens. Je les répétais plus tard à mes externes et internes, lorsque je suis devenu médecin.

Ma proximité avec mon maître m'avait ouvert les portes de sa maison. Il avait des grandes filles. Elles étaient belles. Sa fille ainée me plaisait, malheureusement je m'étais interdit d'avoir un autre regard que fraternel. Je savais qu'il surveillait mes faits et gestes. Au finish, rien ne s'était passé, me contentant de rester dans une relation de l'ACI.

A la fin de mon stage, le docteur Gando m'offrit un dictionnaire médical, le fameux Vidal, pour que je m'habitue aux médicaments, et surtout parce qu'il savait qu'en 4ème année, j'aurai à suivre des cours de pharmacologie. Il m'avait offert, en plus, une blouse neuve qu'il avait tirée de son armoire, et un tensiomètre.

Avant de prendre congé de lui, j'étais allé dire au revoir au patriarche Ekoundzola. Il m'avait fait asseoir pour me prodiguer des conseils. Il m'avait dit que j'avais choisi un métier exigeant, un métier pour lequel je devrai être à la disposition des malades. Il m'avait parlé de son fils. Il en ressentait de la fierté. A la fin de notre entretien, il appela tout le personnel pour me saluer. Il me tendit une enveloppe fermée, dans laquelle il y avait de l'argent, et me dit :

C'est une cotisation que j'ai organisée pour toi. Il n'y a pas grand-chose, mais cela te permettra d'acheter des fournitures scolaires, pour la prochaine rentrée académique. J'en avais été ému, et je les remerciai tous, pour non seulement s'être occupés de moi, mais surtout pour toute cette attention qu'ils avaient manifestée à mon endroit. Quel magnifique environnement de travail. Ce côté humain m'avait définitivement accroché au docteur Gando, qui resta présent durant tout l'exercice de ma carrière. J'y reviendrai.

Les semaines avaient passé et la rentrée académique venait d'avoir lieu. Tout le monde était là, à l'exception de cinq étudiants qui avaient été recalés. L'atmosphère était familiale. Nous nous connaissions tous. Les mêmes groupes avaient été reconduits.

Les étudiants de la première promotion avaient quitté l'école pour, désormais, ne fréquenter que les hôpitaux. Ils venaient de commencer leur internat, et dans un an pour ceux qui auront réussi leur internat, ils deviendront des docteurs en médecine. Quel titre prestigieux, pour ses enfants de Bouramoué, ce prestidigitateur qui était très certainement en train de réussir son pari.

Ce départ massif des anciens avait été compensé par l'arrivée des étudiants du tronc commun. Nous constituions avec les carabins de 5ème année, les plus anciens étudiants de l'INSSSA. C'était une responsabilité tutorale. Nous aurions à jouer, dorénavant, un rôle d'encadrement des plus jeunes comme nous l'avions été par le passé.

> « Le temps qui change tout, change aussi nos humeurs. Chaque âge a ses plaisirs, son esprit et ses mœurs. » (Boileau)

Les emplois du temps avaient été affichés. Cette année était essentiellement consacrée à l'étude de la pathologie et de la thérapeutique générale. Une période essentielle pour l'acquisition des fondements de la médecine. Nous devrions apprendre le raisonnement médical, pour lequel nous n'avions que des notions sommaires. Là, nous entrions dans le vif du sujet, et nous étions tous excités à l'idée d'avoir dans nos mains des matériaux qui nous permettraient de participer à toutes les discussions au lit du malade.

Les jeunes carabins que nous étions avaient grandi. Les cours avaient toujours lieu les après-midis. Tous nos maitres, porteurs du titre de professeur, étaient appelés à entrer dans la danse. Ce sont eux qui détenaient les différentes chaires. Bouramoué, Itoua Ngaporo, Galiba, Agbessi avaient un important volume horaire. Ils étaient appuyés par les docteurs Massengo, Sénga, Kaoudi, Mbéré et bien d'autres. Le professeur Alihonou venait, pour la dernière fois, assurer l'enseignement de gynécologie-obstétrique.

Des nouveaux visages d'enseignants étaient apparus. Il s'était agi essentiellement de deux professeurs de l'université de Kinshasa, messieurs Kaba Sénguélé et Izia. L'un devrait dispenser des cours de pharmacologie et l'autre, ceux d'hématologie.

Nos enseignants missionnaires dominaient leurs matières. Kaba Sénguélé n'avait besoin d'aucun support pour dérouler son enseignement, nous rappelant Galiba. Izia utilisait la même technique, mais en y mettant un zeste de frime. Tous les deux, avaient passé un mois à nous enseigner. Leurs cours étaient captivants et interactifs. Ils ne ménageaient aucun effort pour que leur enseignement, soit le mieux compris possible ; il n'y avait aucune place pour les déchets.

Ils honoraient leur université par leur compétence. A travers eux, nous réalisions qu'en face de Brazzaville, il y a des hommes formés et outillés, pour transmettre des savoirs à leur jeunesse. Ils avaient non seulement notre reconnaissance, mais aussi notre respect.

Arthur Ngolet était rentré de ses vacances en France, où il venait de passer son concours d'agrégation. Il était devenu maître de conférences agrégé d'anatomie pathologique. Le graal. Il venait de faire son entrée dans la cour des grands. Nous étions heureux et fiers de lui.

Le Congo comptait dorénavant deux pathologistes de rang magistral, nationaux, et d'une assistante d'origine française. Il nous avait appris qu'il y avait un autre pathologiste congolais, qui venait de terminer sa spécialisation, et que son retour était imminent. Il s'agissait du docteur Gombé Mbalawa. Ce nom me disait quelque chose. Je l'avais vu jouer au football, à Poto-Poto pendant que j'étais enfant. Il faisait partie de nos grands frères du quartier, qui avaient fait de bonnes études en France.

Hormis l'INSSSA, nous passions beaucoup de temps à l'hôpital. Nous étions de plus en plus responsabilisés dans les services. Nous assumions avec sérieux notre charge de tuteur des plus jeunes ; dans le même temps, nous aidions des médecins stagiaires, qui avaient des difficultés d'intégration, et surtout dans la rédaction des observations médicales. Il s'agissait là d'une posture répréhensible ailleurs, car nous n'étions que des étudiants, alors qu'ils étaient médecins.

Les rôles avaient été inversés malgré nous. Il n'était pas facile pour eux, de tout traduire en français, alors qu'ls avaient fait leurs études, soit dans la langue chinoise, soit en russe pour la plupart d'entre eux. Ils trainaient ce fardeau qui constituait un handicap pour leur épanouissement.

Les plus courageux d'entre eux faisaient abstraction de leur statut, et travaillaient avec nous. Il m'arrive aujourd'hui de rencontrer certains d'entre eux que j'avais coachés, et qui ont su faire leur trou. Quelle prétention à l'époque. J'en éprouve aujourd'hui de la fierté.

J'avais gardé mon poste à l'hôtel La Pergola. Mag avait abandonné son travail pour tenter une aventure vers le Canada. Pour ce faire, il avait dépensé beaucoup d'argent, qu'il avait remis à un passeur kinois, qui devrait se charger de le faire voyager au départ de Kinshasa. Pendant plus de 6 mois, j'avais perdu sa trace et je m'en inquiétais.

Madame Décuyper m'avait chargé de trouver un ami fiable et disponible, pour remplacer Mag. Je n'avais eu aucun mal à le faire. Mon choix s'était porté sur Piazza, un ami métis à la tchatche facile. Il avait d'énormes qualités de communicateur. Il était chaleureux et prompt à rendre service. Il se faisait très facilement des amis.

Il avait rapidement compris l'essentiel de son travail. Il n'avait aucun autre engagement, contrairement à moi. Comme pour sécuriser son emploi, il s'était rapproché de Michel, le fils de madame Décuyper, devenant ainsi son meilleur copain. Notre binôme fonctionnait à merveille, comme ce fut le cas avec Mag.

A l'école de médecine, nous étions surbookés. Il y avait trop de matières à étudier. J'avais réussi à travailler un jour sur 2, pour me consacrer à mes études, sans que cela ait une incidence sur mon salaire. Hugo m'aidait et jouait pleinement le jeu.

Nous restions de plus en plus tard à l'INSSSA. Quitter les lieux au-delà de minuit, pouvait m'exposer aux agressions, lorsque je rentrais à la milice chez mon grand frère.

Dans mon groupe de travail, outre Victor Otsasso, il y avait Deby Gassaye, un ami et frère qui était un responsable politique de premier plan à l'UJSC. Il avait une chambre au campus 1. Il avait usé de son statut pour me faire attribuer une chambre à côté de la sienne. Cela nous arrangeait tous, puisque Victor Otsasso était également logé dans le même campus. Désormais, nous pouvions travailler jusqu'aux heures indues, sans pourtant que je ressente l'angoisse et la peur des voyous, en rentrant à la milice.

La vie au campus avait quelque chose de très stimulant. Il y avait des débats tous les soirs, et cela me plaisait. Mais je ne disposais toujours pas de beaucoup de temps, pour y prendre part. Je m'étais fait beaucoup d'amis qui fréquentaient d'autres facultés. Ma moto était un signe distinctif d'opulence. Mes moyens financiers m'autorisaient à vivre plus que décemment. Ce n'était pas le cas de mes amis campusards, qui très vite avaient compris que j'avais d'autres sources de revenus.

Les étudiants, à travers leur organe politique, avaient mis en place une caisse de sécurité sociale, pour venir en aide à tous ceux d'entre nous, qui étaient confrontés à des problèmes de santé. La souscription était obligatoire, et il fallait s'acquitter de la somme de 1000 FCFA, à chaque fois que le gouvernent versait notre bourse mensuelle. Les prélèvements se faisaient à la source pour que personne n'y échappe.

Cette action était salutaire, car elle avait permis à certains étudiants, qui n'avaient pas de parents à Brazzaville, de bénéficier des soins totalement supportés par notre mutuelle. L'étudiant de 5ème année de médecine, Tété

Jean Mathieu, en était le président, et moi, je le secondais. Nous prenions notre rôle à cœur. Nous n'avions jamais trahi la confiance qui avait été placée en nous, ce, pendant les deux années où nous étions en responsabilité. Ce fut une belle aventure collective.

Après notre départ, des collègues qui nous avaient remplacés, s'étaient montrés irresponsables, en payant des prescriptions qui ne relevaient pas de la mutuelle, occasionnant *de facto* une crise de confiance, jusqu'à ce que l'organe soit rendu évanescent.

Les jours avançaient, et nous nous appropriions de plus en plus des outils intellectuels, pour affronter l'avant-dernière année précédant celle de l'internat.

En juin les examens de fin d'année eurent lieu dans des bonnes conditions Les résultats étaient au rendez-vous. Les ¾ des étudiants avaient validé leur année en juin. Comme l'an dernier, nous organisions de nouveau la JME, avec le même succès. Tous ceux qui étaient passés en 5ème année, quittèrent le comité d'organisation de cette fête, et passèrent la main aux plus jeunes.

Les vacances étaient là. Nous avions du temps pour nous amuser. Je venais d'acheter une nouvelle moto, plus puissante que la première. Tous les soirs, je rejoignais mes copains au Scotch ou au Blow-up, les deux boites branchées de la ville. Je m'étais arrangé avec Piazza pour que je remplisse mes obligations à l'hôtel la journée, afin d'avoir quartier libre le soir.

Les carabins avaient beaucoup de succès auprès des jeunes femmes, et on ne s'en privait pas. C'étaient des petits amours sans lendemain. Chacun avait sa copine dans le cadre de l'ACI. Apparemment, cela ne nous suffisait pas. Cette folle période nous perdait. Nous nous prenions pour le centre du monde. Effet de mode !

Certains jeunes de Brazzaville, que nous ne connaissions pas, forçaient notre amitié, et en réponse, ils avaient droit à un regard condescendant, pour ne pas dire méprisant.

Nous devions, tous, effectuer un stage obligatoire dans un service d'obstétrique, pendant un mois. On nous avait laissé la liberté de choisir la période du stage. Je n'avais aucun enthousiasme particulier, à me retrouver dans un bloc d'accouchement. J'étais plutôt intéressé par le stage dans un service de médecine, surtout qu'en 5ème année, nous serions affectés dans des services autres que ceux de médecine et de pédiatrie.

Je finis par choisir le bloc d'accouchement de l'hôpital Général. J'effectuerais ce stage, validant pour la 5ème année de médecine, d'août à septembre 1981. A la fin du stage, il fallait rédiger un rapport, que le chef de service devrait valider. Nous avions donc l'obligation de nous appliquer.

Contre toute attente, je m'étais retrouvé à apprendre l'obstétrique auprès des sages-femmes, qui se montraient très avenantes. Le chef de service, un expatrié français, prenait soin de nous. C'était une façon de susciter en nous de l'engouement à la spécialité de gynécologie obstétrique.

La rentrée académique 1981-1982 se dessinait. Chacun dans son coin affutait ses armes pour être fin prêt le jour J.

J'avais repris, de façon plus ou moins soutenue, mon travail à l'hôtel. Il me fallait travailler davantage la nuit, qui était le moment propice pour se faire des pourboires, en raison des multiples services hors cadre, que nous rendions à nos clients. Vous avez compris à quoi je fais allusion.

Un soir pendant que j'étais en discussion avec Piazza qui souhaiterait proposer un produit marketing au couple Décuyper, je vis surgir un homme, très amaigri, les orbites cernées, avec beaucoup de cheveux. Je retins mon souffle et en dévisageant cet individu, je m'étais rendu compte que j'avais en face de moi Mag, mon ami duquel je n'avais plus eu de nouvelles depuis bientôt un an.

Quel ne fut pas mon étonnement ! Piazza le connaissait vaguement.

J'avais mal au cœur en le voyant dans cet état. Il était vraisemblablement en détresse et en très grande difficulté. Il prit le temps de nous expliquer le calvaire qu'il avait enduré.

Son passeur l'avait escroqué et il l'avait surtout abandonné à Kinshasa, ville où il ne connaissait personne. Il vivotait, accumulant des petits boulots, aussi minables les uns que les autres. Mag était en définitive malheureux. Mon bienfaiteur était descendu de son piédestal.

Il me fallait trouver une solution de toute urgence. Visiblement, il ne s'était plus bien alimenté depuis des lustres. Piazza sortit de sa poche un billet de 10.000 FCFA qu'il lui tendit et il prit aussitôt congé de nous.

Je scrutais les yeux de mon ami qui avait du mal à croiser mon regard. Il était déchiré par un profond chagrin. Il avait fait le mauvais choix, en refusant l'opportunité que madame Décuyper lui avait offerte, pour aller suivre une formation d'officier de police à l'étranger. Ce n'était pas le moment des récriminations, mais plutôt celui de la compassion.

Nous échangions sur ses projets d'avenir, et comme je pouvais le deviner, mon ami s'était figé en mitose, bloqué sans idée et sans perspective.

Il fallait sauver le soldat Mag en le réinsérant dans la vie sociale, cette vie qui était la sienne avant qu'elle ne bascule dans la misère.

Le lendemain soir, j'avais donné l'information à madame Décuyper. Elle était visiblement abasourdie et décontenancée. Je lui avais décrit l'état physique de Mag. Je lui fis la proposition de récupérer mon ami, en l'affectant à la gestion du magasin des couronnes mortuaires.

En effet, le couple Décuyper avait, comme activité commerciale annexe, la vente des fleurs et couronnes mortuaires. Elle ne me répondit pas et je compris qu'elle était réticente à l'idée de réemployer Mag. Je comprenais sa position, mais cela ne m'avait pas découragé à la relancer. Je voulais, à tout prix, arracher quelque chose pour cet homme qui m'avait permis, quelques années auparavant, de dénicher le boulot que j'exerçais en parallèle avec mes études de médecine. C'était le retour de l'ascenseur.

Deux jours plus tard, madame Décuyper accéda à ma doléance. Mag fut réinséré à La Pergola.

J'étais soulagé d'avoir contribué à réhumaniser un homme, qui avait fait le choix de s'écarter de la société, en voulant aller chercher l'eldorado au Canada.

La réinsertion de Mag était en route. Il ne me parlait plus du baccalauréat. Il prenait à cœur son travail. Il s'efforçait de croiser le moins possible la patronne de l'hôtel. La plaie était encore vive. Madame Décuyper n'avait pas oublié le camouflet, qu'il lui avait fait subir en refusant la proposition qu'elle lui avait faite.

Je m'en occupais comme s'il était mon petit frère. Il était devenu un homme triste. Il avait perdu de l'éclat et surtout son panache. Il sortait très peu, voulant se faire encore oublier un moment, le temps de se réaffuter. Il était passé de la lumière à l'obscurité. Je savais qu'il avait des ressources pour rebondir, et c'était le souhait de tout le monde.

La rentrée académique venait d'avoir lieu. Nous reprîmes avec nos habitudes. Les codes étaient connus. Nous étions dorénavant les plus anciens de l'école avec tout le respect que cela inspirait à nos jeunes. Les emplois du temps avaient été affichés et des lieux de stages clairement notifiés. Je devrais effectuer un stage de 3 mois chacun en Orl, stomatologie et en psychiatrie. Comme par le passé, les cours débutaient à 14 heures pour prendre fin à 20 heures. Nous avions en plus de nos anciens enseignants, des nouveaux qui allaient assurer des cours de : orl, stomatologie et psychiatrie.

Pour la première fois dans l'histoire de l'INSSSA, un enseignement de cancérologie aurait lieu. Ce cours serait dispensé par un jeune médecin spécialiste, que le professeur Ngolet attendait pour en faire un chef des travaux. Gombé Mbalawa avait plutôt choisi de se lancer dans la cancérologie. Il avait en effet, bénéficié d'un enseignement en cancérologie expérimentale, à l'hôpital Paul Brousse de Villejuif, chez le professeur Georges Mathé, un des papes de la cancérologie française.

Manifestement, il avait subtilement changé d'orientation, pour n'exercer que la cancérologie. Pourquoi avait-il décidé ainsi, alors que le professeur Ngolet n'arrêtait pas de nous dire qu'il attendait un collaborateur avec lequel ils allaient fonder un tandem pour développer l'anat-path. Il n'y a que les deux qui savent réellement ce qui s'était passé.

Gombé Mbalawa était probablement doué, pour avoir réussi de passer brutalement de la paillasse au lit du malade. Son enseignement était rempli d'illustrations. Nous découvrions une pathologie faite d'horreurs. Les malades se présentaient à la consultation avec une maladie très avancée, grevant ainsi toute chance de guérison.

Cet enseignement était captivant. Toutes ces choses horribles que nous voyions à l'hôpital, nous étaient maintenant enseignées.

Nous découvrions que certains cancers diagnostiqués tôt, pouvaient guérir, alors que depuis toujours, nous pensions que le cancer rimait toujours avec la mort. Il fallait être mentalement solide pour supporter la souffrance des hommes et des femmes, qui décédaient de cette maladie.

Toute la complexité qu'entourait cette pathologie me subjuguait. Je commençais à m'intéresser à cette spécialité d'avenir. J'avais tout le temps pour porter un choix, sur ce que je ferai un jour, après l'obtention du doctorat en médecine.

Le docteur Winter était un ancien interne des hôpitaux de France, spécialisé en orl. Il était venu faire son service militaire de 18 mois au Congo. Il nous dispensait l'enseignement d'orl.

Le docteur Ndéli, qui avait été recruté pour l'enseignement de la stomatologie, était un médecin spécialiste formé en France également.

Quant à la psychiatrie, elle était enseignée par le docteur Bilongo Manégé. Nous l'avions déjà eu comme enseignant en 2ème année de médecine, pour la sémiologie neurologique.

Durant nos différents stages, j'avais été surtout marqué par celui de la psychiatrie.

Le docteur Bilongo Manéné nous impressionnait par sa culture, et par sa façon d'aborder ses malades. Son approche clinique était différente de celle que nous avions connue, quelques années plus tôt, dans des services médicaux et chirurgicaux. Il était d'un calme déconcertant. Il utilisait un vocabulaire qui était nouveau pour nous. Il s'employait à toujours dominer ses malades, qui pouvaient brutalement devenir extrêmement violents.

Sans coercition aucune, Bilongo Manéné arrivait à les calmer, pendant que nous ressentions de la peur. Pour rien au monde, je n'aurais choisi d'exercer cette spécialité. Elle me paraissait compliquée, et au-dessus de ma force psychologique.

Nous apprenions beaucoup auprès de ce monsieur, au demeurant, très bien élevé et généreux. Il n'était pas vantard, comme c'était le cas de certains de nos enseignants. Il n'avait pas besoin de se valoriser. Ses résultats parlaient pour lui.

Son service était situé en dehors de l'hôpital général. Il était à quelques encablures de l'hôpital, en plein quartier populaire de l'OCH. Son service avait un aspect lugubre, voire austère. Il y avait des pièces d'internement, où les malades étaient admis et condamnés à y rester, tant qu'ils n'avaient pas surmonté leur crise maniaco-dépressive, ou autres.

Les infirmiers qui y exerçaient avaient un logiciel différent de celui de leurs collègues qui officiaient dans des services de médecine. Il arrivait que certains d'entre eux soient agressés par des malades violents.

Je voudrais ici leur témoigner mon respect et ma gratitude, car s'occuper des malades dans un univers aussi difficile que celui de psychiatrie en Afrique, n'est pas une chose aisée.

J'ai une anecdote à raconter à propos de mon stage en psychiatrie.

Il s'est agi d'un matin de novembre où il faisait chaud, le docteur Bilongo Manéné au cours de sa très longue consultation, oui, en effet elle était très longue, parce que le pays ne comptait que 2 psychiatres à ce moment, avait reçu un malade impeccablement vêtu. Il avait mis un costume bleu de nuit, et parlait un français digne d'un universitaire. Il portait par devers lui un sac

Tout l'entretien s'était déroulé sans incident. Bilongo Manéné avait renouvelé son traitement, et il devrait le revoir 3 mois plus tard. Le malade était content de la façon dont il avait été accueilli. Avant de partir, il dit à son psychiatre, qu'il lui avait apporté un cadeau.

Bilongo Manéné était quelqu'un d'expérimenté, et je crois qu'il devrait se méfier de ces cadeaux, qui provenaient de ses malades.

Sur un ton sec, il demanda à son patient de déballer le cadeau, pour que nous en prenions tous connaissance.

Patatras, dans la boite, ce malade avait glissé ses excréments du matin. C'était l'horreur. J'étais tétanisé.

Sans broncher, le docteur Bilongo Manéné appela trois infirmiers qui firent irruption dans son bureau, et embarquèrent ce malade. Ils le placèrent en isolement. Ce patient venait de rechuter de sa maladie.

C'était cela hélas, l'univers de la psychiatrie. Il nous expliquait que pour pouvoir travailler dans cet environnement, il fallait parfois adopter la posture des patients, en se mélangeant quelquefois à eux. Il fallait en plus, avoir du courage et de l'autorité. Être très dur et en même temps affable, avec ces malades difficilement cernables, quand on n'a pas la formation nécessaire.

Le docteur Bilongo Manéné était un fin psychologue. Il avait un mot juste pour chaque étudiant. Il nous encourageait à entreprendre, par la suite des études spécialisées, car le pays n'avait pas beaucoup de médecins spécialistes.

Il m'a toujours rappelé le docteur Gando.

Le service d'orl de l'hôpital général m'était inconnu. Je passais dans les couloirs sans y prêter aucune attention.

Nous étions arrivés le premier jour du stage vers 8 heures. Le chef de service était au bloc opératoire depuis 7 heures du matin, pour pratiquer une amygdalectomie.

Chaque membre de son équipe était à son poste. Nous redoutions une forme de dirigisme, car s'il nous demandait d'être là, tous les jours à 7 heures, il n'aura certainement pas grand monde.

Nous l'attendions dans la salle de réception, et vers 10 heures, le docteur Winter s'amena. Il nous salua et fit notre connaissance. Il avait l'air d'aimer les gens. Il ne nous prenait pas de haut. Il nous présenta son service, où il était le seul médecin. Le Congo n'avait aucun spécialiste en orl en 1981. Il nous parla de l'essentiel de ses activités, et des pathologies les plus couramment rencontrées. Il était amusant et brillant. Il nous appelait par nos prénoms, et nous faisait l'amitié de nous tutoyer.

Nous l'accompagnions souvent au bloc opératoire, pour assister à ses interventions chirurgicales, qui étaient très souvent délicates. Il opérait souvent des cancers orl, ces tumeurs souvent très avancées pour lesquelles, il n'y avait pas grand-chose à faire.

Je voyais ces malades porteurs de canule de trachéotomie, affaiblis, fortement désemparés, pensant sans cesse à leur proche finitude. Que c'était dur pour eux, mais aussi pour le personnel soignant qui prenait soin de ces canules, souvent recouvertes par une compresse sale.

Mon stage en orl m'avait fait prendre conscience, que nous n'étions pas égaux devant la maladie. Les gens les plus pauvres avaient du mal à réaliser des petits bilans, tandis que les plus fortunés venaient chercher un dossier médical, en vue d'une évacuation sanitaire à l'étranger. C'était injuste et révoltant.

Depuis la nuit des temps, des sociétés moins évoluées démocratiquement, ont toujours fonctionné comme cela. Tout, pour les puissants, et rien pour les faibles, et nous devrions nous en accommoder sans réagir.

Les trois mois de stage en orl passèrent très vite. Le docteur Winter était devenu notre ami. Nous nous retrouvions souvent les Week-ends pour échanger autour d'un verre, ou bien pour danser le funky en boite de nuit. Il était jeune, et il profitait pleinement de la vie. Il était issu d'une grande famille alsacienne assez fortunée.

Winter s'était entiché d'une de nos collègues. Ce couple s'entendait bien. Certains enseignants dragueurs, qui n'avaient pas pu obtenir gain de cause auprès de notre collègue, manifestaient clairement des signes de jalousie, parfois usant des mots orduriers, à connotation raciste.

C'étaient des petits messieurs. Le temps a fini par les confondre, car nombreux ont quitté les corridors de l'INSSSA, au grade d'assistant. Des petits minables sans envergure.

Quant à notre ami Winter, il nous avait donné le maximum de lui-même, et il s'était retiré avec notre collègue en France. Ils s'étaient mariés et ils eurent des enfants.

Comme en psychiatrie, nous avions effectué un très bon stage. Je me souviendrai toujours de ces patients misérables, qui me montraient à quel point l'être humain était si fragile.

Mon troisième stage avant d'aborder l'internat fut celui que j'avais effectué en stomatologie, auprès du docteur Ndéli.

Il y avait à l'hôpital général une floppée de dentistes tous venus des pays de l'Ex-Union soviétique. Ils n'étaient pas médecins, alors que Ndéli avait d'abord fait la médecine avant de se spécialiser en stomatologie. Il nous avait clairement expliqué la différence qui existe entre stomatologue et un dentiste. Il se battait seul dans cet environnement qui fonctionnait comme un cartel.

Tous les dentistes se connaissaient, et témoignaient clairement leur hostilité à Ndéli, qui les prenait pour des moins que rien. Ils s'étaient ligués contre lui, mais Ndéli bénéficiait de la bienveillance de Bouramoué, et de celle de Itoua Ngaporo. C'était plus que suffisant comme soutien, pour qu'il écrase ces détracteurs.

Ce climat malsain nous plaisait, parce que nous passions tout notre temps à écouter des inepties proférées par les dentistes, qui étaient très mal dans leur peau, acceptant difficilement le leadership d'un médecin spécialiste, qui venait de rentrer de France.

En somme, nous nous tournions les pouces à ne rien faire, sinon à écouter le bruit des fraises, qui s'acharnaient sur les dents cariées.

A la fin contrairement à ce que nous avions vécu ailleurs, ce stage en stomatologie avait très peu d'intérêt pour nous.

J'aurai un seul regret, c'est celui de ne pas avoir effectué un stage en ophtalmologie. Nos collègues, qui avaient eu l'occasion de fréquenter ce service, nous parlaient abondamment du docteur Nkaya Ngadziami. Comme les autres, il venait également de France, plus précisément de Besançon.

Il nous avait dispensé les enseignements d'anatomie, de physiologie et pathologie oculaires. Nous avions passé des moments agréables avec lui. Tous les étudiants le respectaient. Il ne se défaussait jamais devant l'avalanche de questions qui lui étaient posées. Il avait réponse à tout. Pendant ses cours, il était aussi amusant qu'il l'était à l'hôpital. Il fut un très grand sportif avant de s'envoler pour des études en France. Il était costaud avec des airs d'un joueur de rugby. Il avait été, dans les années 1960, le capitaine de l'équipe football Diables noirs de Brazzaville.

Il avait semble-t-il marqué les esprits des Congolais, par sa technique et son agressivité. Il fut semble-t-il, pour ses contemporains, un bon joueur qui avait marqué son époque.

Le docteur Nkaya Ngandziami avait une mémoire phénoménale. Il connaissait tous nos noms. Nous l'appréciions beaucoup.

Nous avions passé avec succès les examens des deux premiers trimestres. Nous nous apprêtions à affronter ceux du troisième. La cadence des cours était accélérée. Nous devrions terminer tout le programme, avant d'être lâchés dans la nature.

La direction nous avait demandé de choisir les endroits, où nous devrions passer l'internat. Je choisis le service du professeur Itoua Ngaporo pour la médecine, et les services de pédiatrie et de chirurgie de l'hôpital Adolphe Sicé de Pointe- Noire. Mon choix sur Pointe-Noire avait été motivé par la présence de nos anciens collègues, qui étaient là-bas depuis une année. Ils me parlaient assez régulièrement du bien de leur encadrement. J'avais hâte de découvrir un autre univers.

Mi-juin, tous étudiants de l'INSSSA avaient été convoqués pour passer des examens de fin d'année. Les épreuves s'étaient déroulées sur une semaine, avant que nous ne passions les épreuves orales.

Tout se déroulait bien, sauf lorsque j'eus un accrochage avec un enseignant d'endocrinologie, le docteur Badinga Mupangu, qui m'avait demandé de lui parler du syndrome de Sheehan, qui n'est rien d'autre qu'une nécrose de l'hypophyse, secondaire à une hémorragie du post partum, ou à un traumatisme crânien. Le premier symptôme, classiquement décrit, est l'absence de montée laiteuse dans le post partum. Il y a ensuite une insuffisance antéhypophysaire. Je me souviens de ce moment qui date de 40 ans, comme si cela s'était passé hier. Je ne m'étais jamais souvenu avoir eu des problèmes avec ce monsieur, sauf qu'une fois pendant son cours, j'avais pris position pour relever une contrevérité, dans son propos. Il m'en avait gardé dent, et je ne savais pas.

Après avoir tiré le sujet, je m'étais isolé pour traiter la question, avant de revenir vers lui. 10 minutes plus tard, il m'interrompit, pour que j'expose le contenu de ce que je savais de ce syndrome, que je connaissais fort bien, et que je continue à bien connaitre encore aujourd'hui, tellement ce fait m'avait marqué.

D'ordinaire, nous disposions de 15 minutes de préparation, avant de nous présenter devant l'examinateur. A ma grande surprise, ce monsieur avait jugé que je ne devrais disposer que de 10 minutes. Qu'à cela ne tienne, j'avais fini et me voici face à mon bourreau. Pendant que je déroulais ce que j'avais écrit sur ma copie, Badinga Mupangu feignait de dormir.

Quand j'avais terminé mon exposé, avec un sourire narquois, il me dit, avec toute l'ironie des médiocres, qu'il croyait que j'étais un grand endocrinologue, malheureusement je n'avais pas été capable de répondre à la question.

Il me colla un zéro. C'est le zéro que j'avais eu de toute ma vie, depuis que j'avais été inscrit à l'école primaire par mon père en 1966, à la grande école de Poto-Poto.

J'étais sorti de la salle traumatisé. J'avais raconté la scène à tous mes collègues, qui en étaient dégoutés.

Je venais de découvrir que j'avais rencontré un monsieur malpropre, sale, tordu et incompétent, qui m'en voulait. Il venait de prendre sa revanche sur moi, alors que je ne lui avais jamais rien fait de mal.

> « Tout obstacle renforce la détermination. Celui qui s'est fixé un but n'en change pas. » (Vinci)

Badinga avait revêtu les habits du bourreau pour me déshonorer devant toute l'école, en me flanquant un zéro. Il m'avait déclaré la guerre, et je la lui rendrai dès que l'occasion se présentera sous un meilleur angle. Quoi qu'il en soit, cet affront appelait à une réponse au prorata de cette agression gratuite.

Quand le déshonneur est public, il faut que la vengeance le soit aussi (Beaumarchais).

Notre école, reconnue de tous comme une structure élitiste, venait de me montrer que, en son sein, il y avait des enseignants qui y avaient été admis par effraction. Des enseignants au demeurant incompétents pour ne pas dire bêtes, y dispensaient des cours, dont ils ne comprenaient pas eux même la substance.

Badinga faisait partie de ces cancres qui auraient pu contribuer à avilir l'institution.

J'étais allé me plaindre auprès du professeur Bouramoué. Ce dernier avait convoqué Badinga, lui intimant l'ordre de motiver cette note insolite. Ce pseudo-endocrinologue n'avait pas su se justifier.

> « Il y a des gens d'une certaine étoffe ou d'un certain caractère avec qui il ne faut jamais se commettre. » (Bruyère)

Badinga s'était trompé sur ma personne. Je crois qu'il n'avait jamais su que j'appartenais à la caste des meilleurs étudiants de l'INSSSA, les élèves qui faisaient la fierté du professeur Bouramoué. Il avait été tristement désavoué. Son zéro comptait pour du beurre. On avait considéré la note de 17 sur 20 qu'il m'avait donnée à l'écrit, ne sachant pas qu'il avait corrigé ma copie. Un petit minable.

> « Les affronts à l'honneur ne se réparent point. » (Corneille)

La proclamation des résultats avait eu lieu. J'étais admis à commencer l'internat sans tarder. Contrairement aux années précédentes, nous n'aurions pas de vacances. On s'était organisés pour souffler pendant deux semaines, avant de vivre désormais à l'hôpital ; car l'internat, c'était la vie en permanence à l'hôpital.

Toute ma famille était contente de me voir à l'avant-dernière porte, avant d'être consacré médecin. Madame Décuyper était fière de moi. Ma mère était en admiration pour son rejeton, se posant parfois la question de savoir, si j'étais réellement son fils. Cela ne pouvait être autrement, je lui ressemble tellement.

Mon grand frère était aux anges. Il avait réussi à accompagner un gamin à qui il avait tout donné. Il s'appelait Mbon OKana, car il est décédé, il y a deux ans dans mon service.

Le docteur Ossébi Douniam était aussi aux anges. Bref tout le monde était fier de moi.

Je venais de dire adieu aux locaux de l'INSSSA, et à mon bourreau Badinga qui avait négativement impacté la fin de ma 5ème année de médecine.

Jalousies, soupçons, défiance, cruels bourreaux des hommes du monde, et sources de mille injustices, à quels excès les engagez-vous ? (Bossuet).

J'espère que Badinga avait retenu la leçon. Un homme sans intérêt. La suite de sa carrière fut tellement médiocre, au point où, après sa mort, beaucoup d'années plus tard, personne ne se souvient encore de lui, sauf naturellement sa famille.

Ma vie allait être bouleversée dans quelques mois. Je devrais me préparer à libérer ma chambre du campus 1, car dans 6 mois, je ferais le déplacement de Pointe-Noire.

J'avais pris la précaution d'informer madame Décuyper de mon avenir immédiat. Je lui avais annoncé que j'arrêterai mon boulot à l'hôtel dans 6 mois, et que, théoriquement, tout devrait bien se passer. Je pensais à la capacité de Mag pour me remplacer. En fait, il ne reviendrait qu'à ses premiers amours.

Au camp de la milice, j'avais opté à garder ma chambre, car il me fallait un gite quand je reviendrai à Brazzaville, pour les examens des cliniques.

Il ne me restait plus qu'à trouver un client pour ma moto, que je devrai libérer avant mon départ, prévu dans 6 mois. L'argent généré par sa vente et mes économies me permettraient d'aborder l'internat en toute sérénité. J'avais appris la méthode à l'école de médecine et à travers nos multiples débats au campus. J'avais appris à être réactif et anticipatif.

Chapitre-V : L'internat

Une nouvelle ère venait de s'ouvrir. L'internat venait de commencer. Nous avions été amenés à remplir un certain nombre de formulaires administratifs. Nous avions désormais droit à une prime que verserait l'hôpital général, en complément de notre bourse. Ce nouveau statut nous faisait gagner assez d'argent pour vivre.

L'intendance de l'hôpital nous dotait en savon et en gamelles. Nous étions nourris et certains internes avaient pu être logés dans l'enceinte de l'hôpital. C'était le cas de Deby Gassaye. Son gite était devenu notre QG.

Pour la première fois de notre existence, tout le monde nous appelait docteur. C'était à en rire, car nous n'étions que des internes, et la soutenance des thèses de doctorat était prévue pour beaucoup plus tard. Nous étions conscients de notre responsabilité, en devenant des mini-patrons des services.

Les assistants des différents services pouvaient désormais s'appuyer sur une main d'œuvre servile, que nous étions, pour améliorer la qualité de la prise en charge des malades.

Nos frères médecins stagiaires avaient vu leur rôle baissé d'avantage. Désormais, ils étaient devenus, de façon informelle, nos collaborateurs. Il nous avait été demandé clairement de les piloter. C'était une charge supplémentaire, en plus des externes que nous avions en tutorat.

Progressivement, nous prenions nos marques. Officiellement, nous avions le droit de prescription, et nous l'exercions pleinement.

L'hôpital était devenu notre maison et nous étions heureux d'y être tout le temps. La direction nous gâtait. Nous étions franchement heureux, et cette vie motivait les carabins des années inférieures.

Nous passions tout notre temps dans nos services d'affectation respectifs. A chaque fois que le professeur Itoua Ngaporo faisait un tour dans le service, il nous trouvait soit en train d'interroger des malades admis dans l'après-midi, soit en train de peaufiner des dossiers des malades, car nous ne voulions pas être pris en défaut le lendemain matin par nos encadreurs. Tout ce que nous n'avions pas pu faire le matin, nous le faisions dans l'après- midi.

Nous avions une très bonne collaboration avec le laboratoire et le service d'imagerie médicale. Des examens demandés en urgence étaient exécutés, et les résultats communiqués par téléphone. Nous avions rendu performante la prise en charge des malades. En gastro-entérologie, le major du service et le personnel infirmier étaient en joie. Nous étions deux internes dans le service. Notre complémentarité était bénéfique pour le service.

Nos collègues, qui se trouvaient dans d'autres services, excellaient également par la qualité de leurs prestations.

Les internes en chirurgie se disputaient les malades, tellement ils voulaient participer aux actes chirurgicaux. L'ambiance était bonne. Leurs prestations étaient appréciées du chirurgien Jean Taty, qui était chef de service de chirurgie IV, à l'époque, situé au premier niveau du bâtiment à 5 étages, alors que le service de chirurgie I, II, III était localisé dans le bâtiment à deux étages. Le docteur Couliboeuf, un coopérant français, en était le chef. Ce dernier était également émerveillé par l'engagement des jeunes internes.

Nos collègues étaient devenus sans le vouloir des stars comme nous qui évoluons dans des services de médecine.

La troisième promotion des internes de l'INSSSA était, sans nul doute, plus opérationnelle et plus performante que les deux premières. Cela était normal, car nous avions profité de leurs erreurs et errements.

Il s'était installé, à l'hôpital, une sorte d'émulation. Nous étions en compétition loyale, le tout dans le but de faire en sorte que nos services respectifs, soient plus compétitifs. Cela faisait le bonheur de nos maitres.

Brazzaville est une petite ville, nos prouesses avaient trouvé écho à la cité.

Un jour mon grand frère me dit qu'il était vraiment fier de ce que je faisais à l'hôpital. Il était au courant de nos activités hospitalières à travers un ami du professeur Itoua Ngaporo, qu'il rencontrait dans leur petit cercle de réflexion politique.

Mon frère bien que militaire aimait la politique. Il était très critique à l'endroit du système politique de l'époque. Il ne supportait pas les manipulations, encore moins les mensonges. Vous comprenez pourquoi je suis un homme animé de vérité, car je n'ai connu qu'un environnement où l'on dit la vérité, même si elle fâche souvent.

Ma mère, comme mon grand frère, rencontrait beaucoup de personnes à la cité, qui lui parlaient de moi. Ma maman a toujours été une femme pudique. Elle ne manifestait jamais en public, son bonheur d'avoir un enfant qui faisait des études de médecine. J'étais sa raison de vivre, et elle l'affichait clairement, sans que cela choque mes frères et sœurs. Elle avait fait de moi le chef de famille. Elle avait toujours poussé mes frangins à suivre mon modèle. C'est une autre histoire.

Les semaines passaient, nous gagnions en grade, devenant des pièces maitresses de nos services. Nous étions devenus incontournables, chacun dans son service. Nous voulions chaque jour monter en puissance intellectuellement, au point où nous eûmes l'idée de créer un petit cercle des internes, pour réfléchir, et quelquefois proposer des idées pour la fonctionnalité de nos services. Nous avions réussi à faire du cercle un organe qui recevrait des médecins qui, en fonction de leur disponibilité, viendraient nous présenter une question sous forme de conduite à tenir devant telle pathologie. Cette idée connut un très grand sucés à l'hôpital.

> « Dans les grandes actions, il faut uniquement songer à bien faire, et laisser venir la gloire après la vertu. » (Bossuet)

Nous avions fait du logement de Deby Gassaye notre secrétariat. Adolphe Siékélé, qui était interne en gynécologie et notre représentant, centralisait les sujets et coordonnait les invitations des différents orateurs.

Les exposés avaient lieu en cardiologie dans le service du professeur Bouramoué.

Beaucoup de médecins se bousculaient pour s'inscrire afin de participer à ce commerce intellectuel. Nous voudrions nous améliorer, pour apporter des solutions à nos patients et battre en brèche la formule ironique et assassine de Furetière, un écrivain du 17ème siècle, qui avait dit :

Un médecin est un homme que l'on paie pour conter des fariboles dans la chambre d'un malade, jusqu'à ce que la nature l'ait guéri ou que les remèdes l'aient tué.

Nous aurions été heureux que ce monsieur soit de ce monde pour voir ce que nous étions capables d'apporter à nos malades.

Nous passions des moments merveilleux, entre nous, avec cette idée de faire de notre école un modèle pour l'Afrique. Nous étions très idéalistes. Le succès de ces réunions allait grandissant.

Certains médecins se mêlaient à nous pour profiter de ces moments, et ainsi remettre à jour leurs logiciels.

Tous nos maitres avaient souscrit à cette idée de mutuelle intellectuelle. Sans le montrer dans les services, nous comprenions qu'ils étaient fiers de leurs rejetons.

Pendant la visite générale qui avait lieu chaque mardi, nous présentions, avec autorité et assurance, nos dossiers avec à la clé, un projet thérapeutique pour chaque malade.

Nous cranions littéralement, et les assistants nous reprenaient rarement, car ils savaient que nous avions, quasiment tous, souscrit à des revues médicales françaises, et que nous étions au courant de certaines choses, qu'ils ignoraient.

Nous étions de plus en plus respectés. Nos chefs immédiats nous faisaient confiance. Il nous arrivait de les remplacer au pied levé, et assurer leurs consultations.

J'avais conservé mon job chez madame Décuyper. J'y retournais tous les soirs éreintés. C'était le seul moment où je pouvais faire le break.

L'hôtel était rempli. Toutes les chambres étaient occupées. Nos amis, qui venaient pour un moment de joie, étaient en difficulté, car ils avaient leurs habitudes chez nous. Il fallait donc jongler avec des réservations qui avaient été faites pour héberger des clients qui arrivaient tard dans la nuit, par l'avion La Côtière d'Air Afrique.

Nous nous arrangions, avec les visiteurs de très courte durée, pour que les chambres soient libérées au plus tard à 22 heures. Cela nous donnait le temps de rafraichir et refaire les chambres. C'était quelquefois un exercice compliqué, mais nous réussissions toujours à nous en sortir.

Madame Décuyper était tout le temps surprise de voir que nous avions fait des recettes, dont elle ne saurait soupçonner la source. Elle était contente de trouver cette manne le matin en arrivant de Kinsoudi. C'est avec cet argent qu'elle nous motivait.

Nous nous sentions utiles, car nous avions réussi à créer un service dans le service, comme le disait si bien notre patronne, en percevant pour la même chambre, et pour la même nuitée, deux fois la même somme d'argent. Nos clients payaient sans rechigner. Ils trouvaient leur compte chez nous, car nous étions dans leurs secrets. Notre attitude d'hommes taiseux leur convenait.

Mon ami Mag s'était refait la santé à mon grand bonheur. Piazza était de plus en plus heureux. Il avait réussi à s'acheter une voiture. En gros, tout roulait pour tout le monde.

Le mois de décembre approchait. Nous serions évalués par nos maîtres. Cette épreuve s'appelait les cliniques. Nous étions prêts. Dans le même temps, il y aurait une soutenance des thèses de doctorat en médecine par les étudiants de la deuxième promotion.

L'hôpital était en ébullition. Tout le monde était affairé.

Une note avait été affichée à l'INSSSA, nous demandant de choisir, chacun, un sujet de thèse et nous rapprocher de notre futur directeur de thèse. Mon premier choix était porté sur le professeur Bouramoué, mais je me rétractais, car il avait beaucoup d'impétrants à coacher. Je pris un moment avant de me lancer dans cette aventure. Il y avait quelques sujets de cancérologie affichés à la l'INSSSA. Les gens ne s'étaient pas bousculés au portillon.

Je pris rendez-vous dans la foulée avec monsieur Gombé Mbalawa, qui nous avait dispensé l'enseignement de cancérologie. Nous nous étions accordés pour que je traite un sujet relevant de la chimiothérapie anti-cancéreuse au Congo.

Les cliniques avaient commencé, et nous étions programmés pour les passer tous, endéans les trois jours.

Le succès était au rendez-vous pour tous ceux qui affrontaient la clinique médicale. Cependant, il avait été enregistré des recalés pour les cliniques de chirurgie et de pédiatrie.

Le jury de pédiatrie avait la réputation d'être une institution difficile ; le docteur Sénga semblait être l'homme qui déstabilisait les impétrants, alors que les autres membres se montraient compliants.

Les étudiants recalés n'avaient pas compris la raison de leur échec, alors qu'ils s'étaient montrés assidus, motivés et brillants pendant les 6 mois de stage, effectués dans les différents services de pédiatrie. Ils avaient simplement subi le diktat d'un homme qui portait dorénavant la triste réputation du colleur d'étudiants.

La soutenance des thèses de doctorat était imminente. Beaucoup d'impétrants accusaient assez de retard par rapport au calendrier, qu'ils avaient concocté avec leurs directeurs de thèse. Ils nous inspiraient de la pitié. Nombreux étaient à la peine, surtout ceux dont les patrons étaient submergés par les travaux multiples, qu'ils avaient accepté de diriger.

Les médecins qui avaient soutenu leur thèse une année avant, s'étaient improvisés directeurs adjoints de thèse, pour soutenir et accompagner leurs futurs collègues. C'était une marque appréciable de solidarité.

Je suivais particulièrement l'état d'avancement de la rédaction du travail de mon ami, et frère Jean Mathieu Tété. J'avais été son second hiérarchiquement, lorsque nous gérions la caisse de sécurité sociale de l'université. Nous avions, en partage, un goût prononcé du folklore américain, la country music. Il était passé maître dans la connaissance de cet art. Il m'inspirait beaucoup. Ce garçon était cultivé et bien élevé. Il était le neveu d'un homme politique de premier plan.

Il ne le revendiquait jamais, alors que tous ceux qui étaient neveux ou frères des politiques s'en vantaient en longueur de journée. Tété était sobre et très affable. Son altruisme le perdait par moment. Bref, il était un vrai gars.

Quelques jours plus tard, tous les impétrants avaient soutenu. Nous étions là pour apprécier le dérouler de l'événement, et prendre nos marques, car dans un an, nous serions appelés à vivre la même situation.

Tous ceux qui avaient soutenu leur thèse étaient consacrés docteur en médecine, s'offrant désormais une carrière dans l'exercice de l'art de guérir.

Je me préparais à quitter Brazzaville pour aller poursuivre l'internat à Pointe-Noire. J'avais réussi à vendre ma moto. Mes économies m'offriraient une vie de qualité dans la ville océane, comme celle que j'avais eue à Brazzaville durant tout mon cursus universitaire.

Madame Décuyper m'avait apprêté une enveloppe conséquente. Tous les travailleurs de l'hôtel étaient tristes de me voir partir.

Au camp de la milice, chez moi, mon grand frère n'était pas rassuré de me voir quitter le cocon familial, pour aller affronter un monde inconnu. J'avais conservé ma chambre pour ne pas à chercher un gite, à chaque fois que je serais de retour à Brazzaville

J'avais réussi à obtenir la bénédiction de ma mère. C'était la première fois que je quittais les miens, pour une période assez longue. C'était le prix à payer pour que je me fasse une place dans notre société. J'étais devenu un homme.

J'avais été rencontré Gombé Mbalawa avant mon départ. Nous avions élaboré un programme selon lequel je devrais me rapprocher de la bibliothèque du bureau régional de l'OMS Afro, pour passer la commande des publications, qui meubleraient ma revue de la littérature.

Pour cet exercice, je pouvais compter sur le soutien du docteur Tété Jean Mathieu, qui venait de passer avec brio cette épreuve.

Je devrais revoir mon directeur de thèse, tous les 3 mois pour faire le point sur les différents chapitres rédigés. Le premier chapitre de mon travail, que je devrais lui envoyer était celui des généralités. Pour cela, il me fallait des bouquins de cancérologie, que nous ne trouvions pas à la bibliothèque de l'INSSSA.

De retour de ses vacances à Lille, madame Décuyper, m'avait ramené quatre manuels de cancérologie. Elle me les avait achetés. J'étais gâté, car j'avais toute la cancérologie dans ces manuels.

Finalement, cette dame aura fait partie des artisans de ma réussite. Je n'aurai jamais assez de mots pour lui dire merci.

Ceux qui avaient choisi d'aller passer l'internat à Pointe-Noire constituaient un groupe de copains qui se connaissaient bien, et qui s'appréciaient mutuellement.

Mon ami Pierre Matali était du lot. Décidément, nous aurions tout fait ensemble depuis le collège jusqu'à devenir médecins.

Désiré Paraiso faisait partie également de notre groupe. Camille Poaty, un autre collègue, avait commencé son internat à Pointe-Noire, 6 mois auparavant.

Chacun d'entre nous avait de la famille à Pointe-Noire. Donc nous n'étions vraiment pas seuls.

Les étudiants qui nous avaient précédés avaient laissé une très bonne impression. Les nouveaux étaient très attendus. Nous avions conscience que, à la moindre faute, le directeur de l'INSSSA serait au courant. Nous ne souhaitions pas perdre ce capital confiance, dont nous bénéficiions de la part de la direction de l'école de médecine.

Un lundi de la première semaine de janvier 1983, nous prîmes le vol de la compagnie aérienne, Lina Congo, pour Pointe-Noire.

Nous étions arrivés dans l'après-midi sous un soleil accablant. Nous ne connaissions pas l'hôpital Adolphe Sicé. Personne ne nous attendait à l'aéroport. En revanche, il y avait un comité d'accueil à l'hôpital, qui était positionné devant la direction, pour nous conduire vers nos studios respectifs.

Nous avions été logés dans le bâtiment qui, plusieurs années plus tard, abritera les services de cancérologie et d'hématologie clinique.

Le lendemain de notre arrivée, Camille Poaty nous accompagna à la direction où nous fûmes reçus par le directeur, Monsieur Kader, entouré de tout son staff.

Après des civilités, il nous présenta l'organigramme de la direction, en insistant sur l'intendant qui devrait se tenir à notre disposition, pour tout ce qui relève de la logistique.

Nous avions pris connaissance également du règlement intérieur de l'hôpital. Nous sentions que nous étions respectés, et le climat empreint de fraternité de cette matinée avait été assaini par nos prédécesseurs qui s'étaient montrés à la hauteur de la tâche. Ils avaient fait du bon boulot et Kader insistait là-dessus, une façon de nous dire que nous devrions faire mieux, sinon autant.

Après nous avoir présenté son équipe administrative, il fit venir tous les chefs de services de l'hôpital.

Ils étaient nombreux et je n'en citerai que quelques-uns, avec lesquels nous serions amenés à travailler.

Je citerai volontiers le docteur Anna Wilson de la pédiatrie, mon maître de stage, le docteur Filet, médecin militaire d'origine française, qui était venu au Congo dans le cadre de la coopération. Il était le chef de service de médecine interne, et maître de stage de mon ami Pierre Matali. Enfin le docteur Fila que nous connaissions, car il participait à l'enseignement de la chirurgie générale à l'INSSSA, et le docteur Dykoka, également chef de service de chirurgie I, II, III. Ils étaient les barons de l'hôpital, en même temps dignitaires de la ville de Pointe-Noire.

Ce beau monde était respecté par la population pour des services qu'il leur rendait.

Les présentations se déroulèrent dans un très bon climat, autour d'un apéritif improvisé.

Nous étions émus par cet accueil chaleureux, digne de celui que l'on réserve aux super stars de la NBA.

Le docteur Fila avait pris la parole pour nous souhaiter la bienvenue. Il nous connaissait tous pour nous avoir rencontrés à l'école de médecine.

Avant de nous séparer, le directeur financier nous pria de le rejoindre dans son bureau, pour signer un lot de formulaires administratifs, qui avaient essentiellement trait à nos émoluments. C'était une question importante, car l'argent non seulement stimule, mais en même temps motive.

Toutes ces présentations terminées, chacun avait rejoint son service d'affectation, où d'autres présentations eurent lieu.

Je pris connaissance de la liste du personnel du service de pédiatrie. Madame Lawson était secondée par une jeune dame médecin généraliste, belle et dynamique. Le vice avait voulu que je la dévisage, et que je sache sur quel terrain je me trouvais. J'avais compris qu'elle était une femme mariée, et que je ne devrais m'attendre qu'à une relation professionnelle, c'est ce qui fut le cas.

Après m'avoir présenté le personnel, le docteur Lawson me remit le document qui régissait le fonctionnement de son service. Cela me convenait. Il y avait la dimension scientifique qu'il fallait densifier, car il y était organisé une formation continue des médecins, et du personnel infirmier.

Je pourrai peut-être apporter ma contribution en me fondant sur mon expérience de l'hôpital général. Ma première journée s'était bien passée. Je m'étais très facilement intégré, et cette intégration avait été rendue facile par madame Lawson.

J'avais rejoint mes camarades pour m'enquérir de leur situation tout allait bien pour le meilleur du monde.

Pierre Matali, qui n'avait jamais caché ses velléités de devenir cardiologue, avait trouvé chaussures à ses pieds. Sa rencontre avec Filet s'annonçait fructueuse. Cet interniste, avec une grande compétence en cardiologie, était le formateur dont il rêvait. Son service était organisé comme ceux de Brazzaville.

Cela permettrait à Pierre Matali de vite rentrer dans le bain. Il ne devrait pas chercher longtemps ses repères.

Son chef avait ses consultations les après-midis. Il était assisté de ses deux assistants. Il avait demandé à son interne de les rejoindre, avec une tache supplémentaire, celle qui consistait à faire la contre-visite tous les jours, le week-end y compris. C'était le plein internat. Je lisais le bonheur dans les yeux de mon ami.

Désiré Paraiso de son côté avait été accueilli également chaleureusement par le docteur Dykoka. Il se distinguait, des autres praticiens, par la qualité de ses relations au sommet de l'Etat. Très grand chirurgien, il était de plus, l'ami du président de la république, et quasiment de tous les puissants. A Pointe-Noire, il faisait partie des intouchables.

Il s'était montré très avenant avec notre ami. Il avait organisé son travail, et il l'avait confié à l'un de ses assistants.

Paraiso était un garçon calme et discipliné. Il ne sortait jamais des codes. Il était heureux comme nous tous, d'avoir pu trouver un endroit où il ne se disputerait pas les actes chirurgicaux. Il pourrait également travailler avec l'équipe du docteur Fila, sans que cela soit un problème. La chirurgie constituait une grande famille à l'hôpital Adolphe Sicé.

Nos débuts s'annonçaient sans inquiétude. Il nous fallait régler certains détails pour notre fonctionnement.

Nous avions dans l'après-midi, ensemble envisagé unc sortie en ville, pour nous acheter des petites choses pour notre quotidien. La ville n'était pas grande. Elle était animée à l'image des villes portuaires. Il y avait plus d'expatriés français à Pointe-Noire qu'à Brazzaville. Les restaurants et les boîtes de nuit étaient nombreux. Un cadre idéal pour conjuguer l'essentiel avec le ludique. Les futurs jours étaient prometteurs.

A notre retour, nous découvrîmes nos gamelles dans lesquelles il y avait notre repas. Personne n'y preta attention, car nous avions copieusement dîné en ville.

Le lendemain matin, Kader fit chercher Matali. Il venait de recevoir un coup de fil de son père. Il venait d'apprendre que l'interne, qui était dans ses murs, était son fils. Kader tenait donc à le dire à Pierre Matali. Il lui fit remarquer que son bureau lui était ouvert. Il avait sa bénédiction, ce que n'était pas notre cas.

Monsieur Kader était un homme puissant. Administrateur des services de santé, il avait exercé par le passé, des fonctions de surveillant général à l'hôpital général de Brazzaville, où il les avait remplies avec dextérité.

Le personnel qui l'avait connu reconnaissait ses talents d'organisateur.

Tout le monde s'accordait pour dire qu'en réalité, c'était lui le vrai directeur général, tant il était honnête et rigoureux. Il avait toujours élevé les meilleurs travailleurs, et n'hésitait pas à mettre, hors de l'institution, des petits malfrats. Il avait la réputation d'un homme dur.

Cette réputation s'était répandue, à Pointe-Noire, comme de la fumée. Il était respecté et craint.

Kader avait été aussi un grand acteur dans le monde sportif. En effet, il avait été le président de l'équipe de football Etoile du Congo. Il était connu de tous. Cet homme, ô combien influent, avait connu un drame personnel que je ne me permettrai pas de relater ici. Il s'était reconstruit, faisant l'admiration de ces contemporains.

Ce monsieur était respecté et craint de tout son personnel, et nous étions invités à partager son environnement.

Nous avions commencé de façon effective notre internat. L'assistante du docteur Lawson était ma tutrice. J'avais l'obligation de la suivre dans la prise en charge des malades. Elle était très ouverte. Elle acceptait de répondre à toutes mes questions. Elle se montrait disponible. En revanche, ma cheffe était dure et un peu autoritaire, me rappelant ces grandes dames qui ont participé aux différentes luttes de libération de leur pays. Madame Lawson était angolaise, je suppose qu'elle avait milité dans le MPLA, parti d'Agostino Neto.

Sa sévérité contrastait avec sa gentillesse. Elle éclatait souvent de rire, quand son assistante lui racontait des anecdotes croustillantes.

Malgré sa cinquantaine, elle était restée une belle femme éclatante, pouvant encore séduire les dignitaires de la ville, qui rodaient autour d'elle, comme des vautours. Tout ce cirque m'amusait, et elle s'en délectait. Elle les éconduisait tous, le plus souvent sans ménagement, en prononçant quelquefois des paroles ordurières.

Cette dame était propre ; elle avait fait de son service, l'un des plus propres de l'hôpital, malgré le statut social de ses malades. Oui, la plupart des enfants étaient issus des familles pauvres.

La malnutrition, le kwashiorkor, les diarrhées, les infections pulmonaires et le paludisme étaient les pathologies les plus courantes.

Comme à Brazzaville, la pharmacie hospitalière d'Adolphe Sicé était défaillante. Les malades recevaient des ordonnances que nous leur prescrivions, et partaient chercher les médicaments à l'extérieur de l'hôpital. Il m'était arrivé d'assister à des scènes insolites, où il s'écoulait parfois quatre jours, avant que l'on apporte les médicaments aux malades. C'était atroce comme scénario.

J'avais pris mes marques. Je participais aux différentes activités du service. J'avais surtout réussi à imposer le dossier médical, pour rester dans la dynamique de Brazzaville.

Au début, j'avais senti comme une forme de résistance de la part de Lawson et de son assistante. Elles finirent par comprendre que nous travaillions dans un hôpital, et non dans un dispensaire.

Le dossier médical était devenu l'élément indispensable du service. J'insérai tous les résultats aussi bien biologiques, que radiologiques des patients à l'intérieur. La chronologie des faits était respectée, et tout le monde se retrouvait facilement, lorsque nous décortiquions le diagnostic de nos malades.

Madame Lawson s'était approprié mon idée. Elle en avait parlé à Kader pour que son service soit dorénavant doté des cartons d'observations, selon le modèle que j'avais conçu, et du papier.

Modestement, j'apportai du changement dans le service. Je m'étais abonné à des revues françaises qui arrivaient régulièrement. Nous nous partagions ces moments d'érudition avec ma cheffe et son assistante.

Les rapports dans le service avec le reste du personnel étaient excellents. J'étais aux bons soins des infirmières, ces dames dévouées qui vivaient pour les autres.

Mes collègues avaient pris également leurs quartiers dans leurs services respectifs.

Nous travaillions comme des forcenés, car nous voulions surclasser nos prédécesseurs. Nous vivions parmi les malades et pour les malades. Pour rien au monde, nous n'accepterions que l'on nous dise, que nous avions manqué à notre devoir. Nous essayions de donner le maximum de nous-même.

Autour du docteur Filet, et à l'instar de ce que nous avions fait à Brazzaville, nous avions réussi à mettre en place un cercle médical, pour la formation continue. J'en assurais la coordination, et en même temps le secrétariat.

Cet espace était le lieu par excellence, où le docteur Filet nous informait sur les innovations en chirurgie, mais aussi un lieu de débat permanent, pour essayer de pratiquer la médecine par les preuves, et sortir de l'empirisme.

Tout cela était nouveau pour tous les médecins de l'hôpital Adolphe Sicé. Ils avaient été ébranlés.

Leur quotidien allait-il changer ? Quelques-uns avaient compris le bien-fondé de ce cercle de réflexion, créé par cette jeunesse qui était arrivée de Brazzaville, et qui voulait changer les choses. Nous avions été appuyés par Filet, Fila, Dykoka et Lawson.

Le directeur général suivait l'évolution de notre démarche avec attention, avant enfin de la valider. Il était devenu l'un de nos fervents défenseurs. Il trouvait notre idée lumineuse. Il se permettait de culpabiliser les médecins qui avaient du mal à s'arrimer à notre capsule Il les traitait de ringards. Il était devenu honteux de ne pas participer à nos rencontres scientifiques, qui avaient lieu le lundi et le vendredi.

Nous avions pris cependant la précaution de garder le samedi matin, comme un moment à nous, moment au cours duquel nous réfléchissions à notre avenir.

Nous avions eu la merveilleuse idée de tout mutualiser. Nous nous partagions tout.

A la cité, nos noms étaient de plus en plus cités. Le succès était là, faisant oublier nos prédécesseurs, et les anciens médecins assistants de l'hôpital, qui pour la plupart avaient versé dans des activités peu reluisantes.

La course à l'argent les avait perdus. Chacun d'entre eux voulait devenir riche comme Dykoka, qui incarnait cette richesse.

L'hôpital Adolphe Sicé avait meilleure réputation et nous avions modestement contribué à cela.

La vie à l'internat se déroulait comme nous l'avions envisagée, cependant, notre alimentation laissait à désirer. On prenait très peu soin de nos gamelles. La nourriture était infecte. Nous avions du mal à la consommer jusqu'au jour où je décidai de ramasser toutes les gamelles, pour les remballer à la cuisine.

L'effet fut immédiat. C'était la panique chez les cuisiniers. Ils n'avaient jamais vécu une réaction aussi violente de la part des internes. Très rapidement, l'intendant fut saisi. Il convoqua, dans l'heure qui suivait, tous ceux qui travaillaient à la cuisine pour comprendre la composition des différents menus qu'ils nous proposaient.

Nous avions compris que nos prédécesseurs mangeaient beaucoup plus à l'extérieur qu'à l'internat. Ils avaient fini par bouder cette nourriture qui leur était proposée, sans le signaler à la direction. Avec nous, les choses se passeraient autrement, car nous ne quittions quasi jamais l'internat, sauf le samedi soir pour aller rendre visite à quelques parents à la cité. Tout le reste du temps, nous étions scotchés dans nos services, au grand plaisir de leurs chefs.

L'intendant s'était rapproché du délégué du groupe que j'étais, sans n'avoir été ni choisi, ni nommé par qui que ce soit. Je m'étais imposé par la force des choses, et cela convenait à tout le monde. Aucun de mes collègues ne se serait permis de prendre le leadership de notre groupe, et assumer nos revendications.

En effet Pierre Matali était censé être le neveu du directeur de l'hôpital, Monsieur Kader étant l'ami de Matali père, Camille Poaty était le neveu d'un homme politique puissant, originaire de Pointe-Noire, donc il aurait été inconvenant que l'un des deux puisse organiser quoi que ce soit comme révolte. Quant à Paraiso, il était l'homme sans histoire. Donc, il ne restait que moi pour poser nos problèmes à la direction.

Mon entretien avec l'intendant avait tourné essentiellement autour de nos déjeuners et dîners. Il avait compris que ce que l'on nous proposait n'était pas digne de ce que nous attendions de cet hôpital, pour lequel nous nous investissions tant.

Il me fit comprendre que l'enveloppe qui lui avait été allouée, par la direction, ne l'autorisait pas à pouvoir faire plus que ce que la cuisine nous proposait. Cette explication était de nature à nous énerver, car il croyait avoir affaire à des enfants, alors que nous avions, dans la sacoche, 6 mois d'internat passés à Brazzaville, où le problème de la restauration ne s'était jamais posé.

Je lui proposai que nous rencontrions, tous les deux, Monsieur Kader afin qu'une solution soit trouvée, et que nous tournions la page de cette ridicule péripétie.

Nous nous étions accordés pour rencontrer le directeur de l'hôpital, qui était au courant de notre renvoi des gamelles à la cuisine. Il semblerait qu'il s'y était offusqué.

Monsieur Kader nous avait invités à le rejoindre dans son bureau. Il fit venir le maître d'hôtel qui avait pris soin de prendre, par devers lui, le menu de la semaine.

Le directeur avait pris la parole et il demanda à voir le menu ; il s'exclama en disant :

C'est quoi ça que vous donnez aux internes. L'hôpital engage suffisamment d'argent pour qu'ils mangent matin, midi et soir. Là, j'observe qu'ils n'ont pas droit au petit déjeuner. Il fixait des yeux, dans un état second, l'intendant qui avait perdu ses moyens.

Sans m'écouter, il s'excusa et me dit que, à partir de cet instant, cet intendant sera muté à un autre poste, et votre menu connaitra des évolutions.

Kader était un chef. Il ne transigeait pas.

Le lendemain de notre entretien, un autre intendant avait été nommé. Le précédent avait perdu, de ce fait, sa manne d'argent, car il se faisait du beurre sur notre dos.

Le menu avait changé. Le petit déjeuner nous était servi à 7 heures dans nos chambres, au grand bonheur de tout le monde.

Je venais de mettre en pratique une des recommandations de Musset :

Pour réussir dans le monde, retenez bien ces trois maximes : voir, c'est savoir ; vouloir, c'est pouvoir ; oser, c'est avoir.

Si je n'avais pas refoulé les gamelles, on nous aurait gérés comme nos prédécesseurs.

Le temps avait passé, nous étions devenus des ponténégrins. Nous nous étions faits beaucoup d'amis, surtout des douaniers et des gens qui travaillaient dans le secteur du pétrole. Avec eux, nous nous retrouvions tous les week-ends, à organiser des fêtes qui se terminaient souvent tard dans la nuit, avec tout le désordre que cela pouvait occasionner.

Je n'ai pas besoin de vous faire un dessin. C'était une période insouciante, et tout allait pour le mieux du monde.

Notre travail à l'hôpital donnait satisfaction à notre directeur, qui ne tarissait pas d'éloges sur nous.

Les différentes rencontres de remise à niveau du personnel médical, que nous organisions autour du docteur Filet, avaient pris beaucoup d'ampleur. Nous accusions la présence de certains médecins relevant d'autres structures médicales, qui venaient assister à nos discussions. Ils en sortaient édifiés et contents, avec l'envie de revenir souvent.

Ces rencontres avaient permis à beaucoup de personnes de la corporation de se connaitre. Des liens très forts avaient été noués à ces occasions. Nous éprouvions la fierté d'avoir réussi à mettre ensemble des médecins qui se regardaient en chien de faïence.

L'école de Bouramoué était entrée dans l'histoire de la ville de Pointe-Noire, par ses élèves.

Au mois d'avril 1983, j'étais le seul qui accusait un retard considérable sur l'observance de mon agenda par rapport à mes travaux de thèse. Je n'avais pas respecté l'agenda que m'avait imposé mon directeur de thèse.

Je m'en voulais parce que tous mes camarades avaient fini de rédiger le chapitre des généralités, de leur travail.

Madame Décuyper m'avait ramené des bouquins de cancérologie, et tout y était. Je pris quatre jours pour écrire les généralités, que j'envoyai à Monsieur Gombé-Mbalawa, pour des corrections.

Je venais de rattraper mon retard. Les cliniques du mois de juin approchaient. Je devais passer celles de la pédiatrie, considérées comme les cliniques les plus compliquées. J'avais un handicap, c'était celui de ne pas avoir été dans les services des ayatollahs du savoir pédiatrique de Brazzaville. J'étais quelque peu inquiet, sans plus.

Une semaine avant le déplacement de Brazzaville, Kader nous avait reçus pour dire qu'il avait échangé avec Bouramoué à notre sujet, et qu'il l'avait félicité pour le travail qu'il accomplissait à Brazzaville, en offrant à la nation des médecins de qualité, pour un pays qui en avait tant besoin.

Il nous avait pris des billets d'avion aller-retour, alors qu'avant, les internes qui nous avaient précédés, prenaient le train. Cette disposition de sa part était une réelle marque d'attention, et de reconnaissance.

Deux jours avant notre départ, madame Lawson m'avait invité dans son bureau pour un dernier briefing. Elle avait confiance en moi, et elle ne pouvait douter un seul instant, que je sois recalé à l'épreuve de pédiatrie. Ses conseils m'avaient beaucoup réconforté.

Camille Poaty, Pierre Matali et Désiré Paraiso avaient bénéficié de la même attention de la part de leurs patrons respectifs.

Il était extraordinaire de voir à quel point nos encadreurs étaient préoccupés par nos cliniques, car leur responsabilité était engagée. De nos résultats, dépendrait l'attitude de la direction de l'INSSSA à leur envoyer des futurs internes.

Nous avions compris que les différents services médico-chirurgicaux ne sauraient désormais se passer des internes qui étaient devenus leurs véritables chevilles ouvrières.

La veille de notre déplacement, le directeur financier nous avait apporté la bourse dans nos chambres. Cette marque d'attention m'avait beaucoup touché.

Nous avions rejoint Brazzaville depuis deux jours. J'avais rejoint le camp de la milice, où j'avais retrouvé les miens, en très bonne santé. Ma mère était passée me rendre visite.

Elle me trouvait un peu enrobé, et me le fit savoir. En effet, j'accusai une légère surcharge pondérale due à une alimentation grasse, que nous consommions à Pointe-Noire, le tout sur un mode vie sédentaire.

Nous consommions et accumulions sans dépenser. Grossir était la conjugaison de tous ces facteurs. J'en étais conscient.

La vieille des cliniques, tous les internes avaient été convoqués à l'INSSSA, par le professeur Agbessi, le secrétaire académique, pour un briefing qui portait sur le retard que beaucoup d'internes, en poste à Brazzaville, avaient accumulé dans leurs travaux de thèse. Différents encadreurs s'en plaignaient. Dire qu'il y a quelques jours, je m'en étais inquiété.

L'ambiance était bon enfant. J'avais mon esprit ailleurs, ma tête plongée dans la clinique de pédiatrie que j'allais passer le lendemain.

Nous étions une dizaine d'internes à nous soumettre à cet exercice important, qui conditionnerait le reste du cursus.

Je pensais à madame Lawson qui m'avait rassuré. J'avais confiance en moi. Je m'étais résolu à valider cette clinique absolument, afin de me débarrasser de cette charge angoissante.

Le passage devant le jury se faisait selon l'ordre alphabétique. Ceux qui m'avaient précédé sortaient de la salle avec une tête d'enterrement, synonyme d'avoir vécu un calvaire. Ce jury, réputé pour être difficile, n'avait pas changé ; il continuait à torturer les étudiants.

Lorsque mon tour arriva, j'observais une petite fatigue des membres du jury, ils baillaient quasiment tous. Il était 14h30 minutes. Je fis mon entrée avec solennité. Une fois le dossier médical en ma possession, je m'isolais pour rédiger mes hypothèses diagnostiques. Ma démarche intellectuelle était bonne. Nous avions bénéficié de la méthode que nous avait inculquée le docteur Filet à Pointe-Noire.

Une fois devant le jury, je m'étais mis à dérouler mon topo sans vaciller. A la fin de ma communication, je subis les assauts répétés des membres du jury, sans leur présenter des signes de faiblesse, ou d'hésitation lors de mes réponses. Les membres du jury me regardèrent et ils me demandèrent le nom de mon maître de stage. J'avais compris que ma prestation était bonne. Je répondis : Lawson.

Le docteur Sénga s'écria pour me demander des nouvelles d'Anna ! Oui, Anna était le prénom de madame Lawson. Je venais de comprendre que je leur avais fait une très bonne impression. Le jury me libéra et je rejoignis mes collègues de lutte qui avaient été malmenés par ces bourreaux quelques heures auparavant.

Vers 17 h, le jury nous rappela pour nous communiquer les résultats. Malgré l'angoisse de certains d'entre nous, nous avions tous validé la clinique de pédiatrie tant redoutée.

Je venais de me délester d'un énorme poids, car j'étais l'un des ambassadeurs de l'hôpital Adolphe Sicé, émissaire du docteur Lawson.

Tous mes amis de Pointe-Noire avaient passé, eux aussi, haut la main leurs cliniques. Pointe-Noire avait réalisé le grand chelem, au grand bonheur de monsieur Kader, et surtout de nos maîtres de stage, car notre réussite les avait consacrés.

Nous étions venus pour les cliniques et pour rencontrer nos différents directeurs de thèse, car il ne nous restait plus que 6 mois avant la soutenance de nos thèses. Nous étions donc dans la dernière ligne droite, avant d'être définitivement consacrés docteurs en médecine. Nous avions mûri, j'avais 24 ans et j'avais conscience que mon destin se jouait maintenant.

Le lendemain, je me rendis à l'hôpital général pour prendre rendez-vous avec monsieur Gombé Mbalawa, afin que l'on fasse le point sur l'état d'avancement de la rédaction de ma thèse.

Nous étions un mercredi, il me fixa rendez-vous le vendredi suivant, car il avait un impondérable le jeudi, qui est le jour dédié à la visite générale de ses malades.

Vendredi, je fus reçu vers 13 h, après sa consultation. Il me présenta son service qui se résumait à un petit cajibi, dans ce que nous appelions DCRF, sans savoir exactement à quoi correspondait ce sigle. Avec le recul, je crois qu'il s'agissait d'un embryon d'un service d'urologie, car le nombre de malades porteurs de sondes urinaires, était élevé.

Monsieur Gombé Mbalawa attendait d'être installé dans un service digne de ce nom.

Il n'avait aucun assistant. Il faisait tout seul, en ne s'appuyant que sur son personnel infirmier. En jetant un coup d'œil furtif dans l'une des salles, j'aperçus des femmes fort amaigries. Elles étaient là pour recevoir un traitement, ou pour un bilan.

L'atmosphère de ce lieu était triste et morose. Je me demandais comment il faisait pour travailler dans ce milieu, et gérer ce genre de malades ! Il fallait être solide mentalement.

Dès que nous avions rejoint son bureau, il me donna la liste des noms de tous les patients qui étaient sous chimiothérapie, pour que je revienne régulièrement compulser leurs dossiers.

Nous discutions essentiellement de la méthodologie. Il m'avait proposé un certain nombre de variables à étudier. Tout cela me paraissait sorcier, car c'était mon premier travail scientifique. Il insista que la méthodologie et la synthèse des articles, qui constituaient ma base de discussion, lui soient présentées le vendredi prochain. Le temps me paraissait court, et je n'avais pas une autre alternative.

Je lui avais demandé la permission de revenir le lendemain samedi pour commencer à regarder les dossiers des malades. Sa réponse fut oui, car il travaillait tous les jours, les week-ends inclus. Il était seul, et s'il devait avancer dans ses mises au point diagnostiques, il devrait se sacrifier.

Le lendemain, une fois arrivé dans son service, je pris place au secrétariat, et je me mis à regarder les dossiers, les uns après les autres. Le style rédactionnel me paraissait télégraphique. Les observations n'avaient pas été rédigées telles que nous l'avions appris auprès de nos maîtres. Il manquait beaucoup de renseignements. Je devais surtout me focaliser sur la chimiothérapie. Je devrais comprendre pourquoi ces malades en avaient bénéficié. Quels étaient les éléments constitutifs des bilans d'extension et pré-thérapeutiques ? Quels étaient les protocoles utilisés, les doses, les voies d'administration, le rythme, les effets secondaires observés, et les différentes réponses obtenues ? Cela faisait un gros paquet de choses à décortiquer, et à mettre en relief, avant de commencer à écrire le chapitre des résultats.

Je me posais la question de savoir si je ne m'étais pas trompé dans le choix de mon sujet de thèse, car celui que j'avais retenu ne me conduirait-il pas vers des sentiers compliqués ?

Ce sujet était nouveau. L'enseignement de la cancérologie datait de moins d'un an. Aucun médecin n'avait d'informations concrètes relatives à cette pathologie orpheline. Je ne pouvais donc espérer l'aide de personne, sinon celle de Gombé-Mbalawa, qui se montrait à cet effet disponible.

J'avais passé plus de 10 jours à Brazzaville, pour essayer de faire avancer mon travail. C'était pénible de rester dans cet environnement glauque, de 8h du matin à 18 h. A la fin, j'étais éreinté.

Mes collègues étaient tous rentrés à Pointe-Noire, et ils avaient repris l'internat. Ils avaient changé de services, tel que le plan de stage l'avait envisagé. Je devrais me dépêcher pour les rejoindre, car j'étais attendu par le docteur Dykoka, pour commencer l'internat de chirurgie.

Une semaine après ce travail d'arrachepied dans l'univers des cancéreux, j'avais bien avancé dans mon travail. Je comprenais et je maitrisais, de mieux en mieux, les concepts de la cancérologie générale. Je m'étais habitué au discours que me tenait mon directeur de thèse.

Ma curiosité me poussait à creuser et à savoir pourquoi Gombé-Mbalawa avait choisi de pratiquer la cancérologie, alors qu'il était prédestiné à l'anat-path. Ses explications ne m'avaient jamais convaincu. Je pensais fortement qu'il s'était passé quelque chose de pas bien, entre Ngolet et lui. Ils étaient, tous les deux, deux hommes de caractère, et chacun voulait certainement avoir son territoire, et exercer une influence sur son champ d'action.

Quoi de plus normal, pour un pathologiste, que de se lancer dans la clinique oncologique. Cela était une suite normale.

Cette vision, qui me paraissait être une suite logique, s'avéra fausse deux années plus tard et j'y reviendrai.

Les qualités humaines et l'empathie que Gombé-Mbalawa avait pour ses patients m'éblouissaient. Je n'avais pas connu, depuis que je passais mes stages dans les hôpitaux, un médecin qui avait des rapports fusionnels, aussi forts avec ses malades, que lui. J'en étais subjugué.

Après avoir réuni suffisamment d'informations et complété ma bibliographie à l'OMS, j'avais pris congé de monsieur Gombé-Mbalawa. Le prochain rendez-vous avait été fixé pour le mois de septembre, soit 3 mois avant la soutenance des thèses.

Avant de retourner à Pointe-Noire, j'étais allé rendre visite à madame Décuyper que je portais énormément dans mon cœur. Cette dame s'était montrée présente durant toutes mes études de médecine. Elle m'avait chaleureusement accueilli dans son hôtel. C'est elle qui m'avait fourni les bouquins avec lesquels je m'initiais à la cancérologie. C'est grâce à ces bouquins que j'avais écrit les généralités de mon sujet de thèse. Quoi de plus normal que d'aller lui dire bonjour.

Madame Décuyper n'avait pris aucune ride. Malgré son âge qui avançait, elle était restée jeune et dynamique.

Les activités de l'hôtel avaient progressé ; mon ami Piazza y était certainement pour quelque chose, car il était très entreprenant, n'hésitant pas à proposer des produits nouveaux à l'entreprise. Il avait gagné du galon, et il avait davantage la confiance de madame la patronne, ce que n'était pas le cas de Mag, qui n'avait pas réussi à faire le deuil de son immigration ratée au Canada.

J'avais revu mon ami Mag et les autres membres du personnel. Je n'étais plus leur collègue, mais plutôt leur futur médecin. Cette rencontre fut chaleureuse et surtout fraternelle.

Michel Décuyper s'était séparé de sa compagne, au grand bonheur de sa mère, qui n'avait jamais validé cette relation.

Madame Décuyper m'en parlait avec un air amusé. Je voyais le bonheur transpercer ses yeux, tellement elle était heureuse de voir cette relation s'arrêter. Pourquoi n'avait-elle jamais aimé cette dame, qui aurait pu devenir sa belle-fille. Elle était brillante, belle et bien élevée. Elle faisait des études de lettres modernes ou de droit, à l'université Marien Ngouabi. Des atouts pour être une belle fille. Michel n'avait pas un bagage aussi fourni que celui de sa compagne. Elle lui aurait été d'une aide considérable.

Madame Décuyper aurait-elle des a priori sur des femmes noires, car la compagne de son fils était une très belle femme noire.

Aurait-elle quelque souci avec du sang mêlé, si par extraordinaire son fils était amené à faire un enfant avec sa compagne ?

Se poser ce genre de questions me pousserait à douter, de la capacité qu'avait madame Décuyper à dépasser les clivages raciaux, encore que ceux-ci n'ont en fait, jamais existé, la race étant une, et une seule.

J'avais donc souhaité garder tout le côté positif de ma patronne, et me remémorer son affection, ses bienfaits et sa générosité.

Je n'oublierai jamais les moments merveilleux que j'avais passés aux cotés de cette grande dame.

La veille de mon départ, j'étais allé dire aurevoir à mes copains d'enfance qui, hélas, s'enfonçaient dans la misère. Leur léthargie les avait plombés. Ils étaient tous là, assis sous un arbre qui était aussi le mien lorsque je fus enfant à Poto-Poto. J'en éprouvais des sentiments mitigés. Autant j'avais de la compassion pour eux, autant je me disais qu'ils pouvaient bouger et chercher du travail, quelle que soit la nature de celui-ci.

Ils étaient jeunes, ils pouvaient encore apprendre un métier, et prendre leur destin en main. La vie de pantouflard n'a jamais rendu un homme heureux. Tout ce que je pensais, je ne pourrai jamais l'exprimer de peur d'abimer la relation fraternelle, que j'entretenais avec eux. Ils étaient mes frères, et quoiqu'il advienne, ils le demeureront.

J'étais donc condamné à faire avec, sans nullement les culpabiliser. Ils n'avaient peut-être pas eu la chance que la vie m'avait donnée.

Je passais ainsi toute ma journée avec eux autour de la bière, évoquant nos souvenirs d'enfance. Ils m'avaient annoncé la mort de quelques amis, dont certains m'étaient très proches.

Après les avoir quittés, je partis dire au revoir à ma mère, ainsi qu'à mes frères et sœurs. J'étais content de les revoir.

Le jour de mon départ à Pointe-Noire, mon grand frère me prit de côté pour me tenir informé des difficultés qu'il avait dans son ménage. Il avait l'honnêteté de reconnaitre qu'il avait créé un peu de désordre à la maison. Son épouse n'avait pas toléré cette pagaille, et souhaitait quitter le domicile conjugal. Mon grand frère m'avait demandé de supplier sa femme pour qu'elle ne quitte pas le foyer conjugal.

C'était une tâche délicate, car cette dame était ma deuxième maman. Elle m'avait élevé et j'ai vu tous ses enfants venir au monde. J'étais considéré comme leur premier enfant.

Vous imaginez la délicatesse de la mission que mon grand frère venait de me confier, avant que je ne prenne mon avion dans l'après-midi.

J'étais devenu un homme avec un statut particulier. J'avais pris mes responsabilités et je pus aborder calmement et en toute confiance, ce sujet combien délicat avec ma belle-sœur.

Elle avait pris tout son temps pour m'écouter, et m'assura qu'elle ne partirait pas, car l'autre, comme elle l'appelait, n'attendait que ce moment, pour venir la remplacer dans le ménage. Elle avait compris l'enjeu et la capacité de nuisance de celle par qui son malheur était arrivé.

Je venais de réussir ma première négociation. J'avais appelé mon grand frère pour lui faire état des résultats de ma négociation. Il s'était fendu de mille mercis. L'après-midi, je m'envolais pour Pointe-Noire, et ainsi rejoindre mes collègues.

Le lendemain de mon retour, j'allais présenter non seulement mes civilités, mais aussi le document qui justifiait mon absence, pendant un bon moment à l'internat, au directeur de l'hopital. Monsieur Kader était content de me voir. Il me félicita comme il avait fait pour mes collègues.

Je me rendis enfin dans le service de pédiatrie pour dire bonjour, et surtout merci à madame Lawson et à son assistante, pour la formation qu'elles m'avaient donnée.

Je leur dis au revoir avant de me rendre en chirurgie I, II, III où m'attendait l'assistant du docteur Dykoka, qui s'était absenté de Pointe-Noire.

J'avais été fraternellement accueilli. Tout le personnel médical d'Adolphe Sicé nous connaissait, pour les innovations que nous avions apportées dans cet hôpital.

J'avais été présenté au personnel du service qui se tenait à ma disposition.

L'organisation dans un service de chirurgie était très différente de celle de la médecine. Paraiso m'avait briefé la veille, et nos différents stages d'externat à Brazzaville m'avaient beaucoup aidé, pour que je ne sois pas totalement largué.

Je rencontrais des malades qui étaient là, pour la plupart, depuis plus d'un mois, sous traction, en attente d'être opérés.

Le docteur Dykoka pratiquait beaucoup de chirurgie traumatologique, ce avec d'excellents résultats. J'étais le seul interne du service, et il y avait du boulot. J'étais devenu un rat du bloc opératoire. Dorénavant, ma vie se confondrait avec les activités du bloc. Cela n'était pas fait pour me déplaire, bien au contraire. Je prenais tranquillement mes marques. J'améliorais l'apprentissage de la confection des nœuds chirurgicaux, car cela n'était pas mon fort.

J'avais eu la modestie de dire à tout le monde que je comptais sur eux, pour apprendre le travail.

> « La fausse modestie est le dernier raffinement de la vanité. » (Bruyère)

En valorisant le personnel infirmier, je ne réalisais pas que je venais de motiver un monde subalterne, qui allait se plier en quatre pour m'apprendre à poser des plâtres, et à effectuer des grands pansements. L'environnement de travail était convivial.

Je m'appliquais à tenir les dossiers chirurgicaux à jour. Je prenais soin de transcrire, dans tous les dossiers, les comptes rendus chirurgicaux, car j'avais conscience que cela était fondamental pour nos futurs collègues, qui seraient appelés à choisir des sujets de thèse, dans le service du docteur Dykoka.

J'avais la bienveillance de tout le personnel des deux services de chirurgie. Il appréciait mon humilité, ma disponibilité et surtout ma soif d'apprendre.

Quelques jours plus tard, mon nouveau chef de service était de retour. Il constatait avec amusement que je reproduisais les comptes rendus chirurgicaux, ainsi que les conclusions des examens biologiques et radiologiques dans les dossiers. Il avait apprécié cette façon de faire, car cela lui permettait de mettre clairement en évidence la chronologie des événements. Je m'en sentais flatté. Je ne demandais pas mieux que ça, comme appréciation.

Un soir, pendant que nous étions dans le service de médecine interne, j'ai été interpelé par une dame, qui voulait avoir des renseignements sur l'état de santé de sa maman, qui était admise dans ce service depuis un moment.

Je lui avais dit que je n'étais pas plus au courant qu'elle, car je ne travaillais pas en médecine interne. Elle insista pour que je m'approche d'elle. Elle m'invita à la rejoindre à l'écart de tout le monde, ce que je fis tout en pensant qu'elle était culottée de le faire.

Quelle ne fut pas ma surprise quand je l'entendis me dire que je lui rappelais un de ses amants togolais, qu'elle avait connu, lorsqu'elle faisait ses études à Nice, en France.

Je ne voyais pas le rapport avec moi. En fait, la dame était dans une procédure de la drague. J'étais très étonné de voir une femme mature, car elle devrait être plus âgée que moi d'au moins 10 ans, prise d'un coup de foudre, pour un monsieur largement plus jeune.

Cette dame appartenait à la classe des dignitaires de Pointe-Noire.

Son époux était un directeur général d'une grande entreprise de la place. Il était l'ami du directeur de l'hôpital Adolphe Sicé.

Cette demande d'amour non ordinaire, faite par une dame à l'endroit d'un homme, me paraissait insolite. Je n'avais jamais entendu parler d'une histoire pareille.

J'en avais parlé à mon ami Pierre Matali qui s'en était étonné.

Les jours passèrent, puis un jour pendant que nous étions dans nos chambres, je vis un monsieur arriver avec un sac dans lequel, il y avait 4 bouteilles de vin et 1 bouteille de scotch. Il me tendit une enveloppe où il était écrit : de la part de la dame qui vous avait importuné à l'hôpital.

Derrière l'enveloppe, il était mentionné son nom, sa fonction et le numéro de téléphone de son bureau.

Cette histoire m'inquiétait, car je tremblais à l'idée qu'elle prenne de l'ampleur. Je n'avais commis aucune faute, bien au contraire je devenais victime d'un harcèlement. J'en fis part à Pierre Matali qui me demanda de relancer la dame, et un rendez-vous fut callé un vendredi après-midi, et c'est elle qui devrait choisir le lieu.

J'avais pris la précaution de me faire accompagner de mon complice, pour éviter tout piège.

Le lieu indiqué était un restaurant bar chic situé au centre-ville. L'intérieur était décoré à l'européenne. L'endroit était sublime. Une table nous était réservée. La classe dans sa splendeur.

Nous étions installés depuis au moins un quart d'heure, puis arriva la dame, escortée par deux autres femmes, qui visiblement devraient être ses employées. Je ne l'avais pas reconnue. Elle avait porté un tailleur bourgeois. Elle voulait très certainement étaler sa surface financière, afin de mieux me conditionner.

Elle parlait posément et, sans se gêner, elle déclara, devant mon ami, que je lui rappelais son prince charmant dont elle avait perdu la trace. Elle voulait ainsi faire de moi son prince par substitution. Je jugeais cette formule, non seulement déplacée, mais surtout offensante. Elle avait compris mon agacement, en revanche Pierre Matali jouait le jeu à fond, pour voir jusqu'où allait-elle nous entrainer.

J'avais peur de ce que je vivais. Elle commanda le repas et nous fit comprendre qu'elle se chargerait de l'addition, cela ne saurait être autrement, car nous n'avions pas prévu dîner ce soir dans un restaurant huppé de la ville. C'est bien après qu'elle nous fit comprendre que nous étions accueillis dans ses installations. Elle avait un hôtel et quelques restaurants dans la ville. Cette dame appartenait à une couche sociale aisée de Pointe-Noire.

Pendant que je m'étais rendu aux toilettes, elle avait remis à Pierre Matali une enveloppe, qu'il devrait me transmettre à l'internat.

Nous passâmes une excellente soirée. Elle nous laissa consommer le champagne qu'elle avait commandé en notre honneur, et s'en alla avec la promesse que nous nous revoyions le plus rapidement possible.

Rien de tel, ne m'était déjà arrivé. Beaucoup de questions se bousculèrent dans ma tête. Je voulais comprendre pourquoi son choix s'était porté sur moi, alors que nous étions nombreux, et que parmi nous il y avait Camille Poaty, un garçon du même coin qu'elle et qui, de surcroit était le neveu d'un puissant de Pointe-Noire comme elle. L'histoire est parfois insondable.

Arès avoir consommé notre champagne, mon ami s'était permis une provocation, en commandant, à la charge de la dame, une seconde bouteille de champagne.

Nous regagnâmes l'internat un peu éméchés. Les mélanges d'alcool avaient eu raison de nous.

Une fois arrivés à l'internat, Pierre Matali me tendit une enveloppe, en me disant : mon pote, c'est de la part de notre amie.

Cela commençait à devenir très sérieux. Je n'avais pas ouvert l'enveloppe tout de suite. Je rejoignis Paraiso pour lui parler de ce qui m'arrivait, et il en avait ri à gorge déployée, en me disant de quoi as-tu peur ? Quel mal as-tu commis, pour être pris de panique ?

Il faut observer la suite des évènements, et pousser le vice un peu plus loin. Nous devrions être simplement vigilants, pourque tu ne tombes pas dans le panneau.

Paraiso était légèrement plus âgé que nous. Il avait un peu plus d'expérience que nous. Il m'encouragea fortement à ne pas capituler devant ce que j'appelais agression.

Une fois dans ma chambre, je m'étais précipité à ouvrir l'enveloppe. A ma grande surprise, il y avait 200.000 FCFA à l'intérieur. J'étais pris d'un mouvement kinétique. Un peu superstitieux par moment, le lendemain, je rendis compte aux trois autres collègues de l'internat. Je remis à chacun 50.000 FCFA. J'avais fait des heureux ce matin, car le mois de juin était largement entamé, et que nous ne percevrions notre bourse que dans une semaine.

Mon stage se déroulait sans anicroche. Les docteurs Dykoka et Fila s'étaient accordés pour me faire travailler plus que d'habitude, parce qu'ils avaient compris que j'étais lent dans l'exécution de certaines taches en chirurgie. Ils avaient eu raison. Grace à leur vigilance, j'avais pris de l'assurance. Je devenais de plus en plus audacieux, jusqu'à prendre quelquefois des risques. Je réalisais des appendicectomies et des cures herniaires sans difficulté, toujours sous le regard vigilant des assistants de chirurgie. Je me voyais chirurgien, alors que je ne savais pas encore grand-chose de cette spécialité envoutante.

J'étais emporté par la chirurgie, rêvant même d'en faire plus tard une carrière. Il n'y a pas meilleur bonheur que lorsque l'on pose des actes osés, et que cela se passe bien.

Mes maîtres m'encourageaient à aller plus loin. Ils voyaient, en moi, un futur chirurgien. Le temps avançait vite, je me devrais de m'organiser afin que je travaille également ma thèse. Monsieur Gombé Mbalawa prenait de mes nouvelles. Cette amabilité était un moteur qui me propulsait pour vite terminer le chapitre, qui portait sur les résultats de mon travail.

J'avais d'ailleurs réussi à terminer la rédaction de ce chapitre, au milieu du mois de juillet.

Je lui avais fait parvenir mon travail par monsieur Kader, qui s'était rendu à Brazzaville pour une réunion au ministère la santé.

Notre amie se faisait de plus en plus pressante. Elle était plus présente à l'internat qu'auparavant. Elle nous faisait parvenir la nourriture par un des traiteurs de ses restaurants. Nous étions gâtés, car nous consommions de moins en moins la nourriture qui provenait de l'hôpital. La dame avait perdu les pédales. S'amouracher d'un jeunot, qui n'était là que pour son stage interné, relevait de quelque chose d'inexplicable. Personne n'osait deviner son plan.

Un samedi matin, elle se pointa devant ma chambre avec un couturier qui était chargé de prendre mes mensurations. J'étais très étonné et en même temps ravi, car nous filions droit vers la soutenance des thèses, et il me fallait des costards, mais aussi des chaussures.

Je me demandais bien si ce n'était pas une façon de m'épater simplement.

Quelques jours plus tard, le même couturier m'apportait 3 costumes, 3 chemises, 2 cravates, des chaussettes, 1 ceinture et 2 paires de chaussures de type mocassins.

Je m'étais interdit de faire allusion au prix de toutes ces emplettes. Il n'y avait aucun doute, j'avais perturbé cette femme mariée, qui ne cachait plus notre relation au point où, un jour, Dykoka attira mon attention. Il me recommandait d'éluder au plus vite cette relation parce que son mari était un homme brutal et peu affable. Apparemment, c'est lui qui avait donné les moyens pour que son épouse fasse le commerce. Comment expliquer à Dykoka que je faisais l'effort pour que cette relation n'aille pas au-delà du pensable.

Notre amie passait de plus en plus à l'internat. Elle me voyait le matin avant de se rendre à son travail, puis vers 14h et le soir quand elle se rendait à ses restaurants.

Certaines infirmières, probablement ayant des liens de parenté avec son mari, avaient attiré l'attention de monsieur Kader sur notre relation naissante. Ce dernier ne savait pas comment m'en parler. Il comprenait le danger auquel je m'étais exposé. Il avait convoqué mes maîtres

Pour aborder ce sujet très délicat, car une femme mariée, à un gros bonnet, s'était prise d'amour pour un jeune, qui avait l'âge des enfants de son mari. C'était une histoire insolite.

La ville était de plus en plus au courant de cette idylle, alors que je n'en parlais jamais. Cette relation, plus qu'éphémère, était pour moi un non-évènement. Pendant que je minorais l'impact de cette affaire, son mari avait été tenu informé. Il s'était rapproché de Kader et du docteur Dykoka, pour essayer de cerner ma personnalité, et savoir réellement qui étais-je.

Une réunion avait eu lieu dans le bureau de Kader, associant Dykoka et Fila.

Un ordre m'avait été intimé pour que je rompe cette relation. Mais ce qu'ils ne comprenaient pas, c'était le harcèlement dont j'étais victime. J'avais pris donc, devant eux, l'engagement de ne plus revoir cette dame, mais c'est sans compter avec la ténacité de cette dame, qui avait peut-être une ardoise à faire payer à son mari, se servant de moi comme bouc émissaire. J'étais interne de l'hôpital Adolphe Sicé, donc sous l'autorité administrative de monsieur Kader qui visiblement s'était engagé à me protéger. Je ne quittais plus l'internat. Je m'inquiétais de plus en plus de la tournure qu'allait prendre cette histoire. Cette angoisse avec des répercussions sur mon rendement au bloc opératoire. Visiblement, c'est tout l'hôpital qui était au courant de mon cauchemar.

Un mercredi, je m'en souviens comme si cela s'était passé maintenant, un ami aspirant de la police qui travaillait à la direction départementale de la surveillance du territoire, au Kouilou, avait eu vent d'un plan ourdi par le mari de la dame, pour me faire mal.

Vers 11 h, on vint me chercher au bloc par un sergent de police, que cet ami avait dépêche.

Il me dit sans langue de bois que ma vie était en danger. Monsieur X s'était senti déshonoré par son épouse qui entretenait une relation plus qu'amicale avec moi.

Il me conseilla de prendre le premier vol et quitter définitivement la ville. La situation s'était complexifiée. Qu'allais-je devenir ? Je courus rencontrer le directeur de l'hôpital pour le tenir informé du message que je venais d'avoir. Il avait compris la situation. Il appela son directeur financier et lui ordonna afin que celui-ci me prenne un billet aller simple pour Brazzaville. Il m'avait recommandé de n'en parler à personne, pour des raisons de sécurité.

Je rassemblai mes affaires dans mes 2 valises, et je rangeais tous les traités de médecine et pédiatrie dans une cantine, que j'entreposais chez Pierre Matali. J'avais pris la précaution de mettre tous mes collègues dans le coup.

Le lendemain matin, j'embarquai à Brazzaville au grand étonnement de tout le monde. Mon frère était préoccupé par mon retour. J'étais dans l'obligation de tout lui dire. Il me fallait maintenant trouver des éléments de langage, pour inhiber la curiosité des uns et des autres. Je finis par trouver la parade en me servant de ma thèse, qui accusait un retard considérable dans sa rédaction. Il me fallait être au plus près de mon directeur de thèse.

Tout le monde avait fini par gober ce mensonge.

Mon internat avait connu une fin inédite à Pointe-Noire. Il avait été interrompu par une double agression dont j'avais été victime, à savoir le harcèlement d'une femme qui voulait faire de moi son amant sans succès, et d'autre part, la menace non voilée de son mari qui voulait régler mon compte.

Grace à une relation personnelle, j'avais réussi à m'exfiltrer, et me mettre à l'abri auprès des miens, où ma sécurité était garantie.

Mon départ précipité de Pointe-Noire était devenu un sujet de conversation, semble-t-il dans les restaurants et cafés huppés de la ville océane. Je n'étais plus là malgré moi.

J'avais réussi à joindre les docteurs Dykoka et Fila pour leur dire merci pour tout ce qu'ils avaient fait pour moi, et surtout pour leur disponibilité. J'étais désolé de me séparer d'eux dans des conditions quelque peu rocambolesques. Ils avaient suivi avec attention les péripéties de cette tragi-comédie. Je crois qu'ils étaient soulagés par ma décision de quitter l'hôpital, cela leur avait évité d'être en porte à faux avec le mari de cette dame, qui était aussi leur ami.

Le lendemain de mon retour à Brazzaville, j'allais immédiatement rencontrer le professeur Agbessi, pour lui expliquer la mésaventure qui m'était arrivée, et que je souhaitais être redéployé dans un autre service de chirurgie de l'hôpital général, pour poursuivre mon internat de chirurgie.

Il avait pris tout son temps pour écouter le dérouler de mon histoire. Soudainement, il éclata de rire. Il me dit qu'un homme ne devrait jamais abdiquer devant une épreuve, aussi difficile soit elle, et que le médecin que je deviendrai, dans quelques mois, sera appelé à résoudre les équations plus complexes.

Ce qu'ignorait le professeur Agbessi, était le statut social de celui qui voulait me faire la peau.

Un homme trahi, et blessé dans sa chair, peut être capable d'une violence terrible.

J'avais préféré battre en retraite que d'être une victime expiatoire.

Le secrétaire académique finit par me trouver un lieu de stage, et me remit un courrier que je devrais remettre au docteur Jean Taty, qui était le chef de service de la chirurgie IV.

Avant de quitter le professeur Agbessi, il me rassura en me disant : Tu ne l'as pas voulu, mais retiens que cet événement vient de vous faire rentrer dans la cour des grands. Je n'avais pas compris, et jc n'ai jamais cherché à comprendre cette métaphore.

J'avais, à la demande du secrétaire académique, été rencontrer le docteur Jean Taty, un homme ordonné, prompt et méticuleux. Il m'avait posé des questions, pour savoir ce que je savais déjà faire, afin qu'il me mette au niveau des autres.

Après m'avoir écouté, il s'exclama en me disant que Dykoka et Fila t'avaient appris autant de choses en 3 mois ? Je crois que je ne l'avais pas convaincu. Il croyait que je lui racontais des craques.

Comme tout patron, pour s'assurer que j'avais dit vrai, il avait contacté ses collègues de Pointe-Noire, qui lui confirmèrent ce que je lui avais dit la veille.

Le jour du programme opératoire, il me choisit pour faire l'aide au cours d'une des deux interventions chirurgicales. J'étais l'homme le plus ravi, car il y avait beaucoup d'internes qui se disputaient pour apprendre à opérer.

Les pauvres, s'ils pouvaient savoir qu'à Pointe-Noire, j'étais le seul interne des 2 services de chirurgie, et que les cas à opérer, il y en avait à volonté.

Le jour J, nous devrions être au bloc opératoire à 7h. J'avais fait l'effort d'arriver à l'hôpital à 6h30 minutes. J'étais arrivé avant le surveillant du service, qui devrait préparer le malade et apprêter les boites chirurgicales. Le docteur Jean Taty était arrivé un quart d'heure après moi. Il était surpris de me voir dans ma tenue verte bloc. Il me dit bonjour sans plus. C'était une façon, pour lui, de vouloir banaliser ma détermination.

A 7h, nous nous retrouvâmes au bloc tous les deux, et plus précisément dans la salle d'eau pour nous laver les mains, et puis enfin enfiler nos casaques.

Il avait minutieusement suivi mes faits et gestes, lorsque je me lavais les mains.

Le malade avait été installé, l'anesthésiste était occupé à faire une rachianesthésie.

Le docteur demanda à l'anesthésiste s'il pouvait commencer ; le top fut donné.

Mon maître se saisit des instruments et débuta l'opération. J'étais son aide opératoire. Après 5, voire 10 minutes tout au plus, il me demanda de prendre sa place, afin qu'il me serve d'aide opératoire. J'acceptais volontiers cette proposition et, contre toute attente, je conduisis avec maestria cette cure de hernie.

Quand nous eûmes terminé, il me remercia, et me demanda de céder ma place à un autre interne, qui lui servirait d'aide opératoire, pour le prochain malade.

Je rejoignis le service sur la pointe des pieds. J'étais convaincu d'avoir marqué l'esprit de mon maître. Je jouais au modeste.

Vers 14h, nous avions été appelés à rejoindre le maître dans son bureau pour un enseignement après chaque traitement chirurgical.

Certains amis étaient surpris de me voir parmi eux. Cerise sur le gâteau, le docteur Jean Taty leur annonça que j'avais réalisé ce matin une cure herniaire, en respectant les différentes phases que constituent ce traitement, et qu'il était content de ma prestation.

C'est après cette réunion que j'appris que la plupart des internes se limitaient à faire l'aide opératoire. Très peu de mes collègues avaient déjà fait une cure d'appendicectomie.

C'était très étonnant, qu'on ne leur ait pas donné cette opportunité jusqu'à présent.

J'étais en joie d'avoir pu atterrir quelque part pour poursuivre mon stage interné.

Pierre Matali m'avait appelé pour prendre de mes nouvelles. En quittant Pointe-Noire, j'avais semble-t-il fait une victime. Cette dame, par qui mon internat avait été écourté, était inconsolable. Avais-je réussi à tourner la page de Pointe-Noire ? Rien n’était moins sûr.

Chapitre-VI : La thèse

J'étais redevenu Brazzavillois par la force des choses. Ayant vendu ma moto avant mon déplacement de Pointe-Noire, ma mobilité se trouva brutalement réduite. Il fallait absolument y remédier. Quoi de plus simple que de rappeler Madame Décuyper, et essayer de retrouver quelques vacations à La Pergola, mon hôtel adoré.

Je décidai de recontacter madame Décuyper pour lui annoncer mon retour, en occultant les raisons pour lesquelles j'étais de retour au bercail.

Ma rencontre avec la patronne de La Pergola s'était bien déroulée. Elle était ravie de pouvoir de nouveau compter sur ma collaboration. Je ne pensais pas moins. Ce fut une belle ouverture pour me relancer dans le monde de la nuit de Brazzaville. J'avais négocié et obtenu un crédit conséquent de la part de l'hôtel. Cela m'avait permis de m'offrir une moto de marque Honduro 750. C'était une belle bête, cette machine. Je ne pouvais pas passer inaperçu dans la ville. Elle ne laissait personne indifférent. Mes collègues ne me comprenaient pas. Ils se posaient, tous, la question de savoir comment je m'organisais, pour avoir autant de liberté d'actions ! Les pauvres, s'ils savaient que, très jeune, j'avais pu tisser un réseau solide qui me venait régulièrement en aide.

Mes horaires à La Pergola étaient modulables en fonction de mon calendrier de l'internat.

Le travail en chirurgie se déroulait en parfaite harmonie avec mes collègues. Nous nous entraidions. J'avais retrouvé le cercle de réflexion que nous avions créé tout au début de l'internat. Il avait pris du volume et de la densité. Il était devenu une véritable institution, lieu par excellence de confrontation des idées. Des médecins de bonne facture continuaient à venir nous donner leurs points de vue sur des sujets d'actualité. Avoir contribué à monter, avec quelques collègues, cet outil de l'expansion intellectuelle me rendait ivre de bonheur. Les générations futures penseront certainement à ses fondateurs.

Le succès une conséquence et non un but (Flaubert).

Nos maîtres avaient compris et intégré, le sens profond de notre cercle de réflexion.

Certains se proposaient de venir nous assister, pas en tant que conférencier, mais plutôt comme modérateur.

Cette instance avait permis, à quelques collègues, de progresser dans le raisonnement clinique, et dans la compilation des résultats en vue de l'établissement des diagnostics de certitude. Même ceux qui en avaient éprouvé la réticence, au début, étaient devenus les fervents défenseurs de ce cercle.

Un regard moderne ne sait-il pas voir la gamme infinie des nuances (Guy de Maupassant).

Nous étions heureux que nos collègues se soient arrimés à la modernité, pour améliorer leur niveau. J'avais retrouvé notre quartier général que notre ami Deby Gassaye avait bien voulu mettre à notre disposition. Nous tenions toutes nos réunions subversives là-bas.

Le but n'était pas de vouloir changer les institutions politiques de l'époque, mais c'était celui d'amener les politiques à comprendre que notre système de santé était l'un des plus fragiles d'Afrique.

L'état devrait donc, dans une politique courageuse, entreprendre un plan massif de formation des spécialistes, qui couvriraient toutes les disciplines, afin d'améliorer la santé des populations.

> « Un intellectuel est quelqu'un qui est fidèle à un ensemble politique et social, mais qui ne cesse de contester. » (Sartre)

J'avais fait, de notre quartier général, mon bureau. Je m'y installais tous les après-midis, y compris le week-end, pour travailler ma thèse. Je partais chercher les dossiers dans le service de carcinologie pour leur exploitation.

J'accusais beaucoup de difficultés à colliger les données indispensables, pour le chapitre des résultats. La chronologie des évènements n'était souvent pas respectée. J'avais compris que le chef de ce service ne pouvait pas faire autrement. Il était seul et débordé ; il avait fait de l'oralité une forme complémentaire de gestion des dossiers. Comme il avait une bonne mémoire, il se remémorait très facilement certaines données cliniques, qui ne figuraient pas dans les dossiers.

J'avais l'avantage de le voir souvent les après-midis pour améliorer la compilation des données.

L'internat connaissait une grande effervescence vers le mois d'octobre 1983.

Tous les internes s'activaient à travailler leurs thèses. Il y avait des retardataires qui venaient de se lancer dans la bataille de l'écriture. Je lisais la misère sur leurs visages. Ils étaient nombreux à être suivis par un même directeur de thèse. Il n'était donc pas étonnant qu'ils soient à la traine.

Avec Gombé-Mbalawa, nous avions de commun accord convenu d'un planning.

Nous devions nous revoir tous les samedis matin. Cela m'arrangeait pour le suivi de mon travail. Je m'employais à respecter l'agenda pour ne pas lui donner l'impression d'être un paresseux, qui cherchait à expédier son travail, et se faire déclarer facilement docteur en médecine.

Dans le service de chirurgie, le docteur Jean Taty attirait de temps de temps notre attention, car il avait constaté un relâchement dans notre activité. Cependant, il nous comprenait, puisqu'il était lui-même aussi co-directeur de thèse. Il était régulièrement confronté aux difficultés qu'accusaient ses impétrants. Nous étions des grands garçons pour ne pas remplir nos obligations. Nous avions mis en place un système pour remplacer nos collègues qui avaient un empêchement, pour assurer leur permanence.

La bibliothèque de l'OMS Afro était régulièrement prise d'assaut par les thésards. Je pense que nous devrions être les seuls à fréquenter cet espace, qui nous donnait l'opportunité d'accéder à toutes les publications de notre choix.

Le bibliothécaire, monsieur Ikama, se montrait presque toujours disponible.

Il était respectueux de tous ceux qui consultaient son lieu de travail. Il rendait service avec beaucoup de gentillesse. De nos jours, il devient extrêmement difficile de trouver un personnel aussi dévoué et avenant.

La préparation de la thèse nous occupait de plus en plus, au point où ceux qui se bagarraient hier, pour voir leurs noms au programme opératoire, se faisaient désormais rares. Heureusement qu'une autre vague d'internes avait commencé leur internat, et ces jeunes gens occupaient l'espace, que nous avions quelque peu abandonné en raison des contraintes rédactionnelles des thèses.

Se résoudre à parcourir et à lire, entre les lignes, les différentes publications que monsieur Ikama avait gracieusement mises à ma disposition, me prenait un temps fou.

En fait, c'est parce que nous n'étions pas habitués à la recherche, et nous ne savions pas comment réellement parcourir un document scientifique.

Après avoir lu une publication, je la classais en fonction de l'organe concerné. Mon sujet portait sur la chimiothérapie anticancéreuse. Il était vaste, car il parcourait tous les cancers pour lesquels la chimiothérapie était indiquée.

A vrai dire, il s'agissait plutôt d'écrire un manuel de chimiothérapie, qu'une thèse de doctorat en médecine. Un sujet bateau, comme aimait me le dire un collègue qui, d'ailleurs, me demandait instamment de l'abandonner.

Le moment n'était plus au regret. Je devais ma partition, et oublier, ce que je considérais comme un calvaire.

Je me faisais aider d'un magnétophone pour enregistrer des mini discussions, lorsque j'avais fini de lire une série de publications relatives à un organe. Je ne savais pas si cette technique était bonne, mais dans tous les cas, elle s'avéra efficace, lorsqu'il s'était agi de comparer mes résultats à ceux de la littérature.

Cette technique était fastidieuse, mais elle m'avait permis de gagner du temps, en m'évitant de replonger dans la lecture des publications, que j'avais déjà décortiquées.

Je voulais me prouver, à moi-même, que j'avais déniché le bon filon pour avancer très vite, ce qui était par ailleurs vrai.

Dans la vie, il faut parfois un peu d'ingéniosité, pour rendre facile, tout ce qui peut paraitre difficile.

> « L'imagination est la reine du vrai, et le possible est une des provinces du vrai. » (Baudelaire)

En effet, pour le chapitre discussion ou commentaires, j'étais persuadé que le travail s'exécuterait facilement.

Mes différentes rencontres avec mon directeur de thèse avaient lieu comme nous l'avions décidé de commun accord dans son service, et selon le même rythme. J'avais fini par comprendre que ce monsieur était très ambitieux. Il voulait avoir une grande carrière universitaire. Son choix pour l'oncologie n'était pas le fait du hasard. Il avait pris soin d'éviter l'anat-path pour ne pas à se conformer aux exigences administratives, car pour progresser, il aurait dû avoir le quitus de celui qui voulait faire le lui, son chef des travaux. Voilà qu'en se retrouvant en oncologie, la voie lui était grandement ouverte. Donc diriger des travaux de thèse, élargissait son assiette. Cela lui permettrait de prendre rendez-vous avec l'histoire.

Plus nous échangions, plus mon vocabulaire oncologique prenait du volume. Finalement, je m'étais mis à calculer comme lui.

N'était-il pas possible, après la soutenance de thèse, que je le rejoigne en préformation, avant d'aller me spécialiser à l'étranger.

Il jouait sur mon terrain en m'utilisant pour sa carrière, et moi je m'étais aussi installé dans le sien, car je voulais utiliser son carnet d'adresses, pour mon ascension propre.

Nous formions un couple de joueurs d'échec ou de poker. J'avais l'impression de vivre une grande occasion, si je pouvais mettre à profit ma relation naissante avec mon directeur de thèse, pour me faire un nom demain dans le gotha des grands médecins du Congo. Je nourrissais une ambition qui me conduirait peut-être à la perte. De toutes les manières, si vous n'osez pas, vous n'aurez aucune chance d'y parvenir.

Je me convainquais que je devrais tout mettre en œuvre, pour ne pas abimer cette opportunité.

Ce sont les grandes occasions qui font les grands hommes (Rousseau).

Mon directeur de thèse avait publié certains articles, quelques-uns en rapport avec le cancer, souvent en partenariat avec nos maîtres de Brazzaville tels que Itoua Ngaporo.

Par son travail, il avait su captiver le regard du directeur de l'école de médecine, qui avait fini par le prendre sous son aile.

Il leur était poli et obéissant. Il avait bien compris et intégré les codes du mandarinat, qu'incarnaient les patrons de la médecine du Congo.

L'état d'avancement de mon travail était satisfaisant selon mon coach. L'agenda fixé de commun accord était respecté. Je passais plus de temps à la bibliothèque de l'OMS qu'à l'hôpital. Nos patrons toléraient nos absences répétées. Le motif évoqué était quasiment invariable. Les jours filaient à la vitesse grand V. Nous étions de plus en plus excités à l'idée de vite terminer avec cette histoire de soutenance de thèse, qui encombrait nos esprits.

Les dernières cliniques pointaient à l'horizon. Je passerai celle de chirurgie.

Notre jury était considéré comme le jury d'hommes raisonnables, car ses membres savaient qu'ils n'auraient pas en face d'eux des chirurgiens, mais plutôt des futurs médecins généralistes, à qui on avait exigé de maitriser des actes courants de chirurgie générale. Malgré le relâchement induit par la préparation de la thèse, j'étais prêt à affronter, sans aucune peur, cette épreuve.

Nous étions convoqués, quelques jours plus tard, dans le service de chirurgie I, II, III. Tous les enseignants qui dispensaient les cours de chirurgie étaient en place. Ils se donnaient des airs de savants, sans réussir à nous impressionner.

J'avais tiré le dossier d'un malade qui avait une double fracture non ouverte du tibia et du péroné. Il était sous traction. Après la présentation de ce cas clinique, une question extrêmement banale me fut posée. J'en étais étonné.

Je fis appel à mes connaissances engrangées chez les docteurs Dykoka et Fila. J'avais tellement rencontré cette situation, et je ne pouvais que traiter la question.

Les membres du jury n'avaient observé aucun déchet pendant mon laïus. Ils étaient satisfaits de ma prestation.

J'avais ainsi validé les dernières cliniques, qui nous autorisaient à défendre dans les semaines à venir notre thèse de doctorat.

Ce moment fut parsemé d'émotions. Je me rappelais que, quelques semaines plus tôt, j'avais précipitamment quitté la ville de Pointe-Noire, pour des raisons que j'avais déjà évoquées.

Nous n'avions plus d'obligation à nous retrouver tous les matins à l'hôpital. Il ne nous restait plus qu'une seule épreuve, celle de la soutenance des thèses, pour enfin être déclarés docteurs en médecine. Nous étions 27 dans notre promotion.

J'avais repris à temps plein mon travail à l'hôtel. Madame Décuyper attendait le jour de ma soutenance de thèse avec enthousiasme et fébrilité. Elle prenait régulièrement des nouvelles sur l'état d'avancement de mon travail. J'avais sollicité qu'elle lise les chapitres rédigés et validés par mon promoteur, et au besoin réaménager certaines phrases. Elle avait accepté avec empressement de jouer ce rôle, ô combien appréciable. Tout le personnel de l'hôtel était également impatient de me voir être couronné. J'avais l'impression de vivre dans un autre monde.

Mes amis internes de Pointe-Noire, après les dernières cliniques, étaient repartis chercher leurs affaires. Ils étaient de nouveau de retour à Brazzaville, pour ne plus y repartir. Ils avaient clos comme nous à Brazzaville, leur stage.

Pierre Matali avait ramené ma valise de bouquins que je n'avais pas pu prendre lorsque j'étais dans la débâcle. Il me donna des nouvelles de notre amie par qui le scandale était arrivé. Elle lui avait confié une correspondance, dont je ne révèlerai pas le contenu.

Je peux simplement dire qu'elle avait perdu le goût de la vie. Elle projetait de divorcer, accusant son mari d'être devenu tyrannique et irascible. Ce dernier passait son temps à l'espionner. Il avait réussi à la faire suivre partout où elle se rendait par deux flics, que lui avait confiés un de ses amis, patron des services de sécurité de l'époque.

Son courrier m'avait fait de la peine. Elle envisageait clairement venir assister à ma soutenance de thèse. Cela ne me gênait pas, car j'étais à Brazzaville dans mon écosystème. Je me disais que, dans mon fief, j'étais inattaquable.

J'avais jugé inutile de répondre à son courrier, car il pouvait tomber dans des mains malveillantes, et cela aurait pu me créer des ennuis supplémentaires. Ce n'était pas le moment de chercher d'autres problèmes.

Je ne m'arrêtais pas de me poser la question de savoir, ce que j'avais par devers moi, qui aurait perturbé à ce point cette grande dame. Elle n'avait pas l'air de s'interroger sur notre différence d'âge. Cela ressemblait à de la fiction. Il y avait des moments où je me demandais, si cela ne relevait pas tout simplement d'un rêve de mauvais goût.

Avec mon directeur de thèse, nous avions revu ensemble la méthodologie et les résultats. Il m'avait suggéré de faire quelques corrections. Je devrais lui ramener très rapidement le texte corrigé, afin que je puisse aborder le chapitre des commentaires.

Quelques jours plus tard, après qu'il eut validé le document, je le remis à madame Décuyper pour avoir son avis, sur la forme et non sur le fond. Elle avait donc entre ses mains les ¾ de mon travail.

Comme elle lisait vite, elle me rendit le travail le lendemain avec quelques annotations. Elle s'était autorisée de reformuler certaines phrases qu'elle trouvait boiteuses, d'autres, imprécises.

Elle avait aimé mon travail. Elle m'avait en quelque sorte rassuré.

Le chapitre sur les commentaires fut rédigé sans difficultés. Je m'étais servi des enregistrements que j'avais eu à faire, lors de la revue de la littérature. J'avais il y a deux mois environ, commenté les résultats des différents travaux, que j'allais utiliser dans mon travail. L'exercice fut très simple. Cette astuce m'avait aidé à gagner du temps.

Je m'étais rendu, quelques jours plus tard, dans le service de carcinologie, pour déposer mon travail afin qu'il soit corrigé.

Pour la première fois, je dis à Gombé-Mbalawa que j'étais intéressé par la cancérologie. Je lui demandais s'il trouvait un inconvénient pour que je sois son assistant après la thèse. Cette demande lui était inattendue et surtout inespérée. Il ne s'imaginait pas un seul instant qu'un jeune futur médecin puisse s'intéresser à une spécialité médicale, où la mort serait le compagnon au quotidien.

Sa réponse avait été oui. Il avait ajouté, qu'il entamerait les démarches auprès du directeur général, pour que mon recrutement à l'hôpital se fasse aussitôt après la proclamation des résultats des thèses.

Moi qui redoutais sa réaction, me voici enfin muni d'une très belle carte, avec la possibilité de voir mon destin s'accomplir. Ma stratégie avait payé. Mon directeur de thèse m'avait pris sous son aile. Il avait trouvé son homme, et il n'était pas question que je glisse vers la cardiologie ou la pneumologie.

Dans ma promotion, tout le monde avait un penchant soit pour la gynécologie, la cardiologie, soit pour la gastro-entérologie et la chirurgie. Personne n'avait su que j'avais déjà arrangé mon point de chute. Mon directeur de thèse devenait très protecteur. Je m'étais davantage rapproché de lui. Il se comportait dorénavant comme un grand frère. Il me demanda de repasser récupérer les corrections, qu'il porterait sur les commentaires, dans trois jours.

Je m'étais donné du temps pour écrire ma bibliographie telle que l'exige l'écriture scientifique, car une bibliographie mal présentée était parfois source de désintérêt par les examinateurs. Bouramoué y était très sourcilleux, surtout qu'il faisait venir beaucoup d'enseignants de rang magistral de France.

Je crois que c'était l'occasion, pour lui, de montrer, à ses collègues de Montpellier, sa merveille, car l'école de médecine était son enfant.

Ses amis avaient l'air de bien coter notre école, car depuis 2 ans, ils avaient reçu, dans leurs différents services, quelques médecins des deux premières promotions. Ils s'apprêtaient à en accueillir d'autres. Nos collègues en France s'étaient intégrés facilement dans les équipes et faisaient un travail remarquable. Leur sens clinique était très apprécié. Cela faisait le bonheur de l'école, renforçant ainsi le prestige de l'INSSSA.

Bouramoué avait non seulement tenu sa promesse, mais il avait surtout confondu ses détracteurs.

Pendant que nous nous préparions à soutenir nos thèses, d'autres collègues des promotions précédentes s'apprêtaient à rejoindre l'hexagone pour leur spécialisation. De tous ceux qui avaient fini avant nous, il restait une dizaine au Congo. Tous les autres étaient partis. Quelques années plus tard, on s'est rendu compte que c'était le début de la fuite de nos cerveaux. Ils étaient partis pour ne plus jamais revenir.

Que peut-on faire devant une colonie d'experts en quête de reconnaissance ? Ils ont trouvé mieux ailleurs avec le confort en milieu professionnel et social.

Les résultats affichés par l'INSSSA à l'extérieur par ses ambassadeurs, c'est-à-dire ses anciens étudiants en France, suscitaient un engouement extraordinaire de la part des familles aisées, qui souhaitaient inscrire leurs enfants en médecine.

Il fut un moment où l'école appartenait aux enfants des nantis. Il a fallu la témérité de Bouramoué pour recadrer les choses. Ce haut cadre de la république aura beaucoup travaillé pour son pays, et je ne suis pas convaincu qu'il ait été honoré comme il le devrait.

L'INSSSA était devenue l'institution phare de l'université Marien Ngouabi.

J'avais enfin déposé ma bibliographie chez mon promoteur de thèse. Je n'attendais plus que les corrections, pour déposer le travail chez le dactylographe, qui n'était personne d'autre que mon cousin, un agent de l'hôpital général, qui avait souhaité participer à mon aventure.

Nous nous affairions tous sur l'organisation de cet évènement. Nous ne savions pas comment était prévue la cérémonie, et qu'elle était notre contribution dans sa réussite. Il y avait beaucoup d'interrogations sur les petits détails organisationnels. Nous savions en revanche que les soutenances auraient lieu à l'amphithéâtre du rectorat.

J'avais élaboré un budget prévisionnel pour ma soutenance. Il me fallait de l'argent pour le matériel d'impression. En plus de cela, il fallait prévoir l'argent pour la location de la salle, en vue de la réception des parents autour d'un apéritif, tout de suite après la soutenance, et d'un repas après la proclamation des résultats.

Tout cela avait un coût. J'en avais fait état à mon grand frère qui, à son tour, en avait parlé au docteur Ossébi Douniam.

J'avais tenu madame Décuyper informée des frais qu'occasionnait ma soutenance de thèse. Bref, j'avais mis tous les miens dans le coup.

Contre toute attente, pendant que nous étions en pleine discussion, à notre quartier général à l'hôpital, je reçus la visite d'une jeune dame. Elle était probablement moins âgée que moi. Elle était porteuse d'un colis accompagné d'une enveloppe. Elle me dit qu'elle venait de la part de madame X, sa cousine. Elle était partie de Pointe-Noire la veille par avion, mandatée par mon amie à problème.

Le colis comportait un costume et une chemise. Dans sa lettre, elle avait clairement notifié que c'était la tenue qu'elle avait choisie pour moi, et que je devrais la porter le jour de ma soutenance de thèse. Elle sera présente ce jour-là, qu'il vente ou qu'il pleuve, et que personne ne le lui empêcherait.

J'étais pris de panique, ne sachant quoi dire à la dame qui avait fait le déplacement exclusivement pour venir me voir. La vie est parfois très compliquée. Je ne trouvais pas les mots. J'étais perturbé. Je finis par me confondre à dire merci, comme si je marmonnais.

Je ne comprenais pas l'obstination de madame X.

Comment expliquer une telle fixation sur ma personne, alors qu'elle savait que notre relation était interdite. Elle semblait passer outre.

C'est quand j'ai pris connaissance du contenu de la missive, que je compris l'essentiel de sa démarche.

J'avais, malgré moi, perturbé cette femme mariée. Le jour où nos regards s'étaient croisés à l'hôpital Adolphe Sicé, tous ses merveilleux souvenirs de Nice, en France, avaient resurgi. Elle avait retrouvé l'homme pour lequel elle vouait un culte. Elle avait profondément aimé cet homme qui, en retour, l'honorait et la rendait heureuse.

De là, à vouloir embrigader un jeune homme, cela dépassait mon entendement. Peut-on lutter contre des sentiments amoureux d'une personne ? Je crois qu'il n'est pas aisé de répondre à cette interrogation.

Elle était prête à saborder son mariage, si son mari l'empêchait de venir m'assister. Elle avait réussi à trouver un compromis avec son homme. On lui aurait accordé 48 heures, pas une heure de plus, pour venir assouvir son envie de me voir.

J'avais, quelques mois plutôt, pris la précaution de tenir ma copine informée de cette relation inattendue et incongrue, qui n'a jamais été consommée. Elle s'en était étonnée et, en même temps, elle comprenait ce que je subissais, malgré moi. Elle était surprise par la ténacité de cette femme. Elle était pressée de voir cette dame qui souffrait pour un amour inaccessible. Elle devinait sa douleur et éplorait le bon dieu, pour que je sois écarté du chemin de cette dame, qui devenait quasiment folle amoureuse.

Je réalisais le calvaire de madame X. Je m'imaginais la torture morale de son mari, cet homme qui l'avait installée dans une vie où elle ne manquait de rien. Elle avait réussi à renverser les rôles dans son ménage. Cette dame était en souffrance. Quelque chose n'allait pas dans son foyer. Comment démonter ce mystère et peut-être trouver une solution qui pourrait éventuellement aider la dame ? Il ne m'était plus interdit de réfléchir à haute voix. Je finirai par percer le mystère.

L'hôtel La Pergola était surbooké en début du mois de décembre. Il y avait plusieurs réunions politiques qui y étaient prévues, sans compter les conseils d'administration de certaines sociétés.

Je devrais trouver des solutions pour nos clients habituels que je n'avais pas encore réussi à caser. Il fallait jongler avec les chambres qui se libéraient. Malgré cela, j'avais toujours sur les bras un sacré client qui nous faisait l'amitié de ne venir que chez nous, lorsqu'il venait en vacances. Du coup, j'avais songé à le loger dans une aile de l'appartement du fils de madame, qui s'était absenté de Brazzaville pour plusieurs jours. J'en avais parlé à ma patronne qui avait trouvé l'idée judicieuse.

« Plus on veut, mieux on veut. » (Baudelaire).

Madame Décuyper a toujours apprécié ma capacité à trouver des solutions aux problèmes parfois inextricables.

Je venais de mettre en location une aile de l'appartement de son fils, au prix d'une suite. Elle n'en revenait pas. Elle commençait à mijoter un coup fumant contre son enfant. Elle pensait transformer définitivement l'appartement de son fils en chambres d'hôtel, augmentant du coup sa capacité d'accueil. Elle avait proposé à Michel d'aller loger chez eux à Kinsoudi.

Cette dame avait le sens des affaires. J'étais fier d'avoir contribué au développement de l'hôtel, sans bouger un mur.

En ma présence, sans perdre une seule minute, elle fit venir un architecte d'intérieur pour lui faire part du projet. Elle avait auparavant mis son mari dans le coup. Ce dernier avait donné son quitus.

L'architecte, après une visite de moins d'une heure, nous avait proposé quelques aménagements qui furent réalisés en 48 heures.

Avec madame Décuyper, j'avais appris et développé le sens de la réactivité. Avec elle, dès que l'idée était là, et qu'elle faisait l'adhésion de tous, il fallait foncer et faire le travail. C'est cette capacité de réactivité et d'anticipation qui manque à la plupart des chefs d'entreprise du Congo. On se plaît à ne faire que le minimum. En fait, ils ne sont pas des managers.

Quelques jours plus tard, avec ma patronne, nous évoquions la logistique qui me fallait pour ma soutenance. Elle avait pris soin d'échanger avec son époux. Le couple avait mis à ma disposition une somme conséquente, pour couvrir tous mes besoins. C'était formidable. J'étais géré comme leur enfant.

Madame Décuyper m'avait associé au choix des meubles, et de toute la décoration des nouvelles chambres de l'hôtel. Après avoir compartimenté l'appartement de Michel, l'hôtel s'était agrandi de 2 studios et d'une suite, au bonheur des propriétaires, mais au malheur des travailleurs, car il y aurait plus de travail, sans que cela ait une incidence sur leurs salaires.

Je feignais ne pas entendre cette grogne qui couvait.

J'avais désormais une grande marge de manœuvre. Je pouvais loger plus de clients, surtout les plus généreux, car ils contribuaient énormément à notre bien-être, à travers leurs conséquents pourboires.

A l'hôtel, monsieur Kondé était arrivé depuis quelques jours. Il recevait beaucoup de monde, surtout les hommes politiques. Il travaillait souvent tard. Il n'hésitait pas à solliciter mes services que je lui rendais volontiers. C'était d'ailleurs une fierté doublée de plaisir que de servir une si éminente personnalité. Le respect, que lui vouait un de mes maîtres de l'INSSSA, prouvait à suffisance la domination qu'il exerçait sur eux. Il savait que j'étais étudiant en médecine, en instance de soutenance. Il connaissait tous les grands patrons de mon école et certains enseignants vacataires, hauts fonctionnaires de l'OMS.

J'aimais beaucoup sa compagnie, car à chaque fois qu'il devrait reprendre son avion pour la France, car il y était en exil, il me laissait tous les journaux qu'il avait pris dans l'avion, et un ou deux bouquins qu'il avait lus pendant son séjour brazzavillois.

Il était direct, amusant et surtout chaleureux. Je savais qu'il jouerait un rôle important plus tard dans son pays. Comme j'ai déjà eu à le dire, il fait aujourd'hui partie des hommes les plus puissants du continent africain.

Le docteur Gombé-Mbalawa m'avait enfin remis ma bibliographie. J'avais réussi à joindre mon cousin qui s'était porté volontaire, pour saisir à la machine à dactylographier ma thèse, car à l'époque, nous n'avions pas d'ordinateurs.

Il avait saisi à la machine à dactylographier le document qui comptait environ 200 pages, sans les dédicaces et remerciements.

Pour le motiver, je lui avais remis un peu d'argent, qu'il avait pris sans hésiter. J'avais compris que si mon travail devrait être fait dans les temps, il fallait remettre de l'argent à la personne qui allait utiliser son temps libre, pour saisir mon travail. Comme il n'était disponible que les après-midis, mon cousin avait promis de finir la saisie de mon travail en une semaine. Cela me donnait une marge de 10 jours, pour faire faire la reliure, et déposer en temps utile un exemplaire de thèse, chez chaque membre du jury, dès qu'ils seraient entre nos murs.

Les jours à venir s'annonçaient paisibles. J'avais fait mon travail.

A l'approche de ce qui pourrait apparaitre comme le plus grand évènement de notre modeste vie, chacun aiguisait ses couteaux.

Nous mettions au point, comme nous pouvions, nos transparents que nous poserions ce jour-là sur le rétroprojecteur, afin de présenter les conclusions de notre travail.

Malgré la répétition des entrainements, je continuais à juger insatisfaisante ma prestation. J'avais monté des jurys factices à gauche et à droite, pour pouvoir tout le temps répéter ma communication. Cela tournait à l'obsession, car je m'étais juré de faire sensation et impressionner le jury. Nous terminions nos derniers réglages en groupe.

Pour éviter un flop dans mon organisation, j'avais chargé Piazza de prendre attache avec le restaurant le Zoo, lieu que j'avais retenu pour offrir l'apéritif à tous ceux qui viendraient me soutenir.

Pour ce faire, le traiteur avait besoin de savoir le nombre d'invités attendus à la manifestation. La facture proforma en dépendait. Autant je savais le nombre de personnes attendues au diner dansant, prévu le lendemain de la proclamation des résultats, autant je ne pouvais avancer un chiffre définitif à propos des frères et sœurs, qui viendraient m'assister le jour la soutenance. J'avais avancé un chiffre aléatoire de 100 personnes, sans me douter que ce nombre serait le double.

Mon ami Piazza se faisait aider de ma copine, pour tout mettre en musique. Dans ma famille, on sentait la fièvre monter. J'entretenais des relations fusionnelles avec mes frères et sœurs. J'assumais, avec autorité et amour, mon rôle de chef de famille. Ma mère qui d'habitude ne laisse jamais paraitre une émotion quelconque, montrait des signes de frilosité. Elle était parcourue par des sentiments paradoxaux. D'une part, un enfant sorti de ses entrailles allait devenir médecin, malgré les difficultés auxquelles elle avait été confrontée pour élever ses enfants, d'autre part était-il vrai, que cet enfant, le sien, pupille de la nation, qui autrefois avait été décrié par les mamans du quartier, pour comportement difficile et violent avec les autres, le deviendrait réellement ?

Ma mère évitait de me fixer dans les yeux. Elle avait perdu tous ses moyens. Elle était dominée par cette joie que je lui procurai. Je lui avais apporté la respectabilité et l'honneur, car j'étais le premier garçon de mon quartier à avoir fait avec brio des études supérieures.

Mes amis d'enfance étaient fascinés par ma prouesse. Cette réussite était aussi la leur. Ils y avaient contribué à leur manière.

Tout le quartier était en ébullition. La nouvelle s'était répandue comme une trainée de poudre. Certaines mamans étaient admiratives, d'autres éprouvaient, tout en le refreinant, un sentiment de jalousie.

Il était de mon devoir de rendre tout le monde heureux. J'avais pris de l'étoffe sans m'en rendre compte. Piazza m'avait fait remarquer qu'il fallait que je prévoie un autre apéritif avec tous mes parents du quartier, pour leur dire merci pour avoir collectivement contribuer à l'éducation d'un orphelin, et ainsi recevoir leur bénédiction pour la suite de ma carrière.

J'avais trouvé l'idée judicieuse. J'avais demandé que l'on associe, à cette rencontre, tous mes amis d'enfance. Nous callions cette rencontre deux jours après la proclamation des résultats.

Tout se mettait en ordre sous la direction de Piazza, le chef d'orchestre.

Ma petite amie, pour soulager Piazza dans ses multiples tâches, était chargée de contacter un photographe, pour le mini-reportage qui se ferait pendant ma communication.

Je m'étais souvenu que, depuis mon retour de Pointe-Noire, je n'étais pas allé dire bonjour à mon premier maître de stage, le docteur Gando. Il savait que la soutenance des thèses était imminente.

Trois jours avant les hostilités, je m'étais rendu chez lui, à la maison, pour lui présenter mes civilités, et lui dire que j'étais prêt à affronter l'épreuve de la soutenance de thèse.

Je lisais beaucoup de bonheur dans ses yeux embués de larmes. Il était mon papa. Il m'avait appris à marcher. C'est encore lui qui m'avait appris à faire mes premiers touchers pelviens. On ne peut pas oublier ces choses-là. Ce sont des marqueurs de la vie professionnelle d'un toubib.

Je l'avais invité personnellement à venir suivre la prestation de son élève, car je tenais tant, à l'honorer.

Les docteurs Ossébi Douniam et Gando, par leur savoir-être et leur savoir-faire, m'avaient inoculé le virus de la médecine, j'allais dire de la bonne médecine, celle qui fait de vous un être à part, un demi-dieu à la limite, vénéré par ses contemporains. Ce sont eux qui m'ont fait. Les autres m'ont instruit. Ce distinguo me parait nécessaire et important à relever. Je dis merci à ces deux seigneurs de la médecine bien pensée et bien faite.

Deux jours avant l'évènement, les membres du jury étaient arrivés des pays suivants : Cameroun, Centrafrique, Côte d'Ivoire, Gabon, France et Zaïre, l'actuelle République démocratique du Congo.

Le président de mon jury était le professeur Yagni Angaté de l'université de Treichville à Abidjan, chef de service de chirurgie. Il était très impliqué dans le traitement des cancers, et son service était d'ailleurs une référence en la matière.

Le docteur Gombé-Mbalawa, mon directeur de thèse, y était membre. En termes de préséance, il était le plus jeune et le moins gradé. Il lui reviendrait, lors de la prise de paroles des membres du jury, de se lancer avant tout le monde.

Savoir qu'il faisait partie de mon jury me rassurait, ce d'autant qu'il prendrait la parole en premier et par conséquent pourrait déjà gommer les aspérités de mon travail.

J'avais vécu sa présence dans mon jury comme un cadeau de dieu. Ce jury me rassurait, pendant que mes collègues thésards redoutaient les leurs, car personne d'entre nous ne connaissait la clause qu'avait introduite dans le rendu des résultats, la direction de l'INSSSA qui stipulait qu'aucun impétrant, dès lors où son travail avait été accepté pour être soutenu, ne devrait être recalé.

Nous ne le savions pas et c'était bien ainsi pour empêcher les partisans du moindre effort de dormir et venir présenter un travail bidon, insipide et mal élaboré.

Certains anciens thésards, désormais docteurs en médecine, nous assistaient dans ces derniers moments et leurs conseils étaient les bienvenus. Nous avions apprécié cette collaboration empreinte de beaucoup de fraternité.

Quelques-uns de nos anciens en spécialité depuis deux ans, d'autres depuis un an, nous avaient fait parvenir des mots de soutien et d'encouragement. Nous comprîmes que toute l'école s'était mobilisée auprès des siens, et cela nous apportait du baume au cœur.

La ville de Brazzaville était en ébullition. La troisième promotion de l'école de Bouramoué allait soutenir leurs thèses.

La ville respirait et vivait au rythme des thèses. C'est incroyable de voir une telle agitation pour un évènement académique, aussi important soit-il.

Une école, créée il y a à peine 10 ans, était devenue la vitrine de l'université Marien Ngouabi, grâce à une poignée de compatriotes engagés, pour placer le Congo dans le peloton des grandes nations universitaires.

Le plus grand mérite revient incontestablement à deux hommes, les professeurs Bouramoué et Agbessi. Ce binôme fait de deux enfants d'Afrique avait montré à la face du monde que l'Afrique avait des hommes et des talents. Il venait de confirmer ce que d'autres pays africains à l'instar du Sénégal avaient réussi.

Le Congo leur devrait être éternellement reconnaissant, car ces deux hommes ne sont plus ordinaires. Quel que soit ce que nous deviendrons, nous leur devons toute la reconnaissance méritée.

En ouvrant l'école de médecine de Brazzaville, Bouramoué avait réussi, non seulement à convaincre ses contemporains de son idée, mais surtout il avait fait preuve de beaucoup de courage, car le chemin était certainement parsemé d'obstacles, et certains politiques frileux, le plus souvent intellectuellement limités, n'y croyaient pas. Ils étaient victimes d'aliénation coloniale, qui les enfermait dans des préjugés.

Bouramoué quant à lui avait fait de brillantes études de médecine. Bien qu'étant né sous la colonisation, il s'était affranchi du diktat du colonisateur, pour se mettre au même niveau que ceux qui nous avaient asservis.

Le courage consiste à choisir le moindre mal, si affreux qu'il soit encore (Beyle).

Les soutenances débutaient un lundi, au milieu du mois de décembre. Tous les membres des jurys étaient en possession de nos thèses. La tension était au maximum. Elle était palpable. Elle ressemblait à ce que ressentent les grands joueurs de football, avant de faire leur entrée sur le terrain pour un match de la Champion's League.

J'avais, pour faire le vide autour de moi, consenti à aller dire bonjour aux docteurs Ossébi Douniam, Gando et à madame Décuyper. Je leur avais annoncé que j'étais programmé pour le lundi après-midi. Ils m'avaient tous assuré qu'ils seraient là. Leur présence supposée me galvanisait. J'aurai ainsi l'opportunité de montrer à mes mentors, que j'étais devenu un monsieur.

Je profiterai de cette tribune que m'offrait l'INSSSA, pour leur dérouler les conclusions de mon travail, que madame Décuyper avait d'ailleurs lues. Elle y avait apporté sa touche correctionnelle. Je pense que ce moment est rare dans la vie d'un individu.

Avant de rentrer à la milice, chez moi, je fis un tour chez ma mère pour la rassurer ; elle était angoissée, ne sachant pas à quelle sauce son enfant serait mangé. Je l'avais trouvée un peu amaigrie. J'avais compris que c'était le stress ; il me fallait donc être à la hauteur de cet enjeu pour la sortir de cette torture par procuration, qui la laminait malgré elle.

De retour le soir à la maison, tout le monde était là : ma belle-sœur, mes neveux et nièces, encore en bas âge, qui ne comprenaient pas ce que leur oncle allait vivre le lendemain.

Mon grand frère qui d'ordinaire rentrait souvent tard le soir était aussi là. Je n'ai pas le souvenir d'avoir dîné avec mon grand frère durant l'année 1983. Il était tout le temps dans des réunions politiques, ou dans leurs associations militaires. Mais ce soir, à la veille de ma soutenance, il était là. Je le sentais préoccupé. Il était à la fois rassuré, et en même temps inquiet.

Il avait invité ses amis officiers à venir écouter son petit frère, car il était fier de moi.

Après le repas, il m'avait demandé de le suivre à l'extérieur de la maison, où il faisait noir. Son épouse nous avait rejoints.

Il m'avait parlé de mon père, du sien qui était le grand frère du mien. Il m'avait aussi parlé de ce que ma mère avait pu leur apporter, car mon père avait élevé plus de huit de ses neveux, qui étaient tous venus du village, soit pour continuer leurs études, soit pour chercher du travail, et ainsi s'extraire de la misère du village, qui ne leur offrait aucune opportunité d'une vie meilleure. Il avait insisté sur le caractère juste et impartial de mon père. Il avait relevé sa générosité qui le conduisait souvent à dormir affamé, privilégiant ses neveux.

Ma mère leur était dévouée. Elle faisait ce qu'elle pouvait, pour que tout le monde mange à sa faim, privant quelquefois son mari de la nourriture.

J'étais très ému à l'énoncé de ce chapelet fait de petites choses, ô combien nécessaires, qui déterminent parfois l'évolution d'un homme.

Il me disait tout cela parce qu'il avait compris que j'étais en âge de pouvoir prendre le témoin à tout moment.

J'avais compris pourquoi Victorine sa femme, ma belle-sœur, plutôt ma mère, m'était très proche. Elle ne m'avait jamais privé de quoi que ce soit. Elle avait toujours été bienveillante à mon endroit. A chaque fois que j'avais besoin d'elle, elle y était.

Ce couple était fier d'avoir élevé un gamin, pour en faire un homme. J'étais devenu la référence des enfants Mbon, ce nom que mon grand frère et moi avions en commun, et qui était le patronyme de notre grand-père. Nous l'avons perpétué à travers nos rejetons, qui le portent si bien aujourd'hui, et qui le valorisent.

En fin de soirée, de façon solennelle, mon grand frère avait une prière dans laquelle il demandait à nos pères et nos ancêtres, d'être avec moi, pour la grande bataille. Cette invocation, qui relevait d'une tradition ancestrale, avait, chez les Gangoulous, une signification puissante. Il était ému et conclut en me disant : c'est bon, nos ancêtres sont debout et prêts à te soutenir. Je me retirai pour me coucher tôt, car demain c'était le grand jour.

Le lendemain matin, le temps était beau. Il faisait chaud. A la maison, tout le monde s'affairait pour participer à la fête. Mon grand frère avait pris congé pour la journée. Il me demanda de projeter mes transparents devant lui, pour s'assurer que tout était parfait. J'avais fait ma communication en 14 minutes contre 15 minutes maximum que le jury m'accorderait. Il était visiblement satisfait.

J'avais apprêté mon costume que madame X m'avait gracieusement offert ; il était de couleur bleu de France. La chemise était blanche, le tout assorti d'une cravate de couleur rouge écarlate. Les chaussures m'avaient été offertes par mon grand frère. C'étaient des mocassins du grand chausseur Jean Marc Weston. Je ne serai donc pas habillé comme un plouc, bien au contraire.

A Poto-Poto, mon fief, régnait une grande agitation. Tous mes amis d'enfance avaient émis le souhait, eux aussi, d'être de la fête.

Pendant que je me prélassais à la maison en attendant l'heure de l'évènement du jour, mon ami Mag m'avait rejoint. Je le voyais heureux. Il était porteur d'une nouvelle.

Madame X était arrivée de Pointe-Noire. Elle était accompagnée de cinq dames, apparemment des femmes de compagnie. Elles avaient toutes les six pris leur quartier à l'hôtel La Pergola. Quel symbole !

Cette amie voulait m'accrocher à tout ce que j'avais fait.

Cette nouvelle m'avait laissé sans voix. Elle avait promis d'être là, et elle l'avait réalisé, tenant ainsi sa promesse. Elle était décidément une femme de caractère.

Maudit soit à jamais le rêveur inutile qui voulut le premier, dans sa stupidité, s'éprenant d'un problème insoluble et stérile, aux choses de l'amour mêler l'honnêteté (Baudelaire).

Il me fallut beaucoup d'effort pour ne pas être décontenancé, car j'avais promis rendre ma maman heureuse. Ce jour lui était entièrement dédié. Elle le méritait, Pauline, cette brave femme qui avait tant souffert pour moi.

J'avais, pour rendre l'ambiance joyeuse et conviviale, mis de la musique du seigneur Tabu Ley, telle que Mag l'avait souhaitée. Des badinages étaient au centre de notre conversation.

A midi, j'avais pris ma douche pour me préparer à rejoindre le rectorat, où se déroulerait la cérémonie.

Mag m'avait aidé à m'habiller. J'étais sapé comme un prince. Ma belle-sœur m'avait fait des compliments, alors que d'ordinaire, elle en était avare. Elle était le genre à la joie contenue. Des compliments venant d'elle, m'avaient beaucoup touché.

A 13 heures, ma belle-sœur et tous les enfants de la maison, nous avaient précédés à l'amphithéâtre du rectorat.

Nous les avions suivis quelques minutes après, mon grand frère et moi. Mag avait quitté notre domicile pour rejoindre le lieu de la soutenance, car c'est lui qui était chargé de recevoir le couple Décuyper et le personnel de La Pergola, qui m'avaient témoigné leur amitié.

A notre arrivée sur les lieux, grande fut ma surprise. L'amphithéâtre était rempli. Ma famille autour de ma mère, avait occupé deux longues rangées.

Madame X avec ses dames de compagnie, avaient choisi un endroit où je pouvais les apercevoir sans difficulté.

Mon frère et moi avions rejoint Les docteurs Ossébi Douniam et Gando, qui se connaissaient et, ça, je ne le savais pas.

Le couple Décuyper était assis à côté de ma copine, à la première rangée.

Derrière, le peuple de Poto-Poto et les étudiants en médecine avaient pris place. Je faisais l'effort de dominer ma peur, et surtout contenir mon émotion. C'était mon grand jour.

J'avais l'obligation d'user de mon talent de tribun. Le docteur Ossébi Douniam esquissait tout le temps un sourire à mon endroit. Il m'apaisait.

Le jury était arrivé dans des véhicules mis à leur disposition par le parc automobiles de l'état. Il avait été accueilli par des filles hôtesses, recrutées pour la cérémonie. Le jury fut installé dans une pièce attenante à l'amphithéâtre.

Le professeur Bouramoué venait de faire son entrée dans l'amphithéâtre. Il s'était rapproché de moi, pour s'assurer que tout allait bien. Comme pour détendre l'atmosphère, il m'avait apostrophé en me disant, je cite : Jean Bernard, ce n'est pas le moment de faire le paon, et tout le monde en avait ri ; il continua en disant à Ossébi Douniam : tu sais que jean Bernard est un chenapan !

J'étais ailleurs, je ne l'écoutais pas. J'étais totalement dans l'évènement.

A 14 heures, monsieur Tchibinda, notre technicien du laboratoire d'histologie-embryologie de l'INSSSA à qui, il avait été confié le rôle de majordome, entra dans la salle pour annoncer, dans sa voix gutturale, l'entrée du jury.

Le président du jury était devant, suivi de ses membres. Tout le monde était debout pour accueillir ces savants, venus de partout pour me consacrer. C'était émouvant.

Ils avaient porté des toges rappelant leur appartenance à leurs différentes universités. Dès qu'ils s'étaient assis, il y avait eu un silence, au point où on pouvait entendre une mouche voler.

Monsieur Yagni Angaté prit la parole pour rappeler, à tout le monde, l'objet de cet événement. Il était aussi impressionnant, que le professeur Quénum, avec un physique qui, à lui tout seul, inspirait le respect.

Il remercia les autorités académiques de l'INSSSA de l'avoir associé à ce commerce intellectuel. Il adressa ses remerciements aussi aux autorités de la République populaire du Congo qui avaient mis les moyens à la disposition de l'université Marien Ngouabi, pour que cette cérémonie ait lieu. Il présenta chaque membre du jury avec son université d'appartenance. Il fixa les règles du jeu, car en effet il s'agissait d'une pièce de théâtre pour laquelle j'étais l'acteur principal. Il évoqua mon nom et le titre de mon sujet de thèse, en mettant aussi en relief le nom du promoteur de mon travail, qui était également membre du jury. Enfin, il m'invita à rejoindre l'espace réservé aux impétrants, afin que je puisse présenter les conclusions de mon travail.

Dès que je m'étais levé pour avancer vers le jury, tous mes amis de Poto-Poto se levèrent pour m'acclamer, comme si j'étais une super star sortie d'Hollywood.

Le président du jury avait dû intervenir, pour les ramener à l'ordre, en leur disant que nous n'étions pas dans un terrain de football.

Je me présentai, enfin, devant le pupitre sur lequel était posé le rétroprojecteur.

Le président du jury me demanda si j'étais prêt, et je répondis : oui.

Il enchaina en me disant : Monsieur Nkoua-Mbon Jean Bernard, vous avez 15 minutes pour nous présenter votre travail, et convaincre vos juges. A la fin de votre communication, je donnerai à chaque juge la parole, pour qu'il vous interroge sur la forme et le fond.

Nous sommes sept membres au total, et je vais m'organiser de telle sorte qu'ils utilisent chacun 7 à 10 minutes.

En ma qualité de président, j'ai l'obligation de voler à votre secours, si, par extraordinaire, vos juges vous mettaient en déroute. Je serai le dernier à argumenter. Puis nous allons délibérer pour vous donner une note sur 100.

Vous connaitriez votre résultat le jour de la proclamation générale, devant tout le jury international.

Vous avez la parole cher ami, pour 15 minutes, pas une de plus.

Sans hésiter, je pris la parole. Je crus, à cet instant, que ce n'était plus moi qui parlais, mais plutôt un de mes ancêtres. La parole était puissante, la diction bonne. Cette communication, avec le recul, m'avait rappelé le discours que madame Taubira avait prononcé devant l'Assemblée nationale française, lorsqu'elle proposait une loi, faisant de la traite négrière un crime contre l'humanité.

J'avais réussi à présenter mon sujet en 14 minutes 30 secondes. Lorsque ma communication fut terminée, le peuple assis derrière s'était à nouveau levé, cette fois-ci, pas seulement pour applaudir, mais aussi pour entonner une chanson guerrière de notre enfance, qui rappelait notre capacité à faire face, devant n'importe quelle épreuve.

Le jury n'avait jamais vécu une pareille ambiance. Depuis que l'INSSSA organisait des soutenances de thèse, la mienne avait une toute autre empreinte.

Une fois le silence revenu, le président du jury fit un petit commentaire élogieux en ma faveur, me remerciant d'avoir traité mon sujet avec beaucoup de clarté, et dans le temps. Il se mit à organiser les prises de parole.

Le docteur Gombé-Mbalawa, mon maître, fut le premier à se jeter dans l'arène. Il avait circonscrit les contours de ce travail. Il avait justifié l'intérêt de ce sujet, pour une discipline médicale quasiment inconnue en Afrique. Il avait souligné mon courage pour lui avoir fait confiance, et pour avoir choisi un sujet aussi complexe. A la fin, il m'avait posé deux ou trois questions, pour que je reprécise les résultats que la chimiothérapie avait induits dans les cancers du sein métastatiques, questions auxquelles j'avais bien répondu.

Le président du jury reprit la parole, pour la donner tour à tour aux autres membres du jury, qui me posèrent des questions d'ordre général. A la fin de la prise de parole du dernier intervenant, le président du jury reprit la parole pour me féliciter, et rendre hommage à ma mère, à mon grand frère, aux docteurs Ossébi Douniam et Gando, ainsi qu'à madame Décuyper qui étaient les véritables artisans de ma réussite. J'avais compris qu'il avait pris son temps pour lire les dédicaces. Il enchaina en remerciant le docteur Gombé-Mbalawa, pour la visibilité qu'il venait de donner à la cancérologie dans cette sous-région d'Afrique centrale, où pendant longtemps le mot cancer se confondait à la mort.

Il nous fit observer qu'il s'était porté candidat dans son pays, depuis une vingtaine d'année, pour lutter contre cette pathologie aux allures cruelles, et qu'il avait réussi à entrainer, dans son sillage, des jeunes médecins qui se battaient à ses côtés, pour soigner les malades porteurs de cancers. Parmi ses jeunes, il avait cité le nom du docteur Echimane, j'y reviendrai.

Enfin, il avait eu un mot gentil pour tous ceux qui étaient venus me soutenir. A la fin, il m'avait souhaité bon vent et une très belle carrière. Il voyait, en moi, un enseignant dans quelques années, et il ne s'était pas trompé. Tout ce scénario avait duré une heure et demie.

Le jury s'était levé pour me saluer, et se plia à la rituelle des prises de photos. Il s'était retiré sous les applaudissements nourris de l'assistance.

Je venais, par cette soutenance, mettre un terme à mes études de médecine, que j'avais commencées en octobre 1977, sous l'impulsion du docteur Ossébi Douniam.

J'étais dans un autre monde. Tout le monde me congratulait. Ma mère était en larmes, ne croyant pas ce qu'elle vivait sur le moment. Tout le monde était en joie. C'était de la folie.

Je m'étais dirigé vers les docteurs Ossébi Douniam et Gando, le couple Décuyper, mon grand frère et ma copine, pour leur dire un grand merci.

Je n'avais pas oublié madame X, qui avait le déplacement de Pointe-Noire à Brazzaville pour venir me soutenir. J'étais resté un moment avec elle et ses dames de compagnie.

Elle affichait, de façon ostentatoire, de l'affection qu'elle avait pour moi. Elle avait été honorée de m'avoir vu dans le costume qu'elle m'avait fait parvenir une semaine auparavant. Elle était fière de moi.

J'avais l'obligation d'aller saluer tout le monde, et dire combien j'avais apprécié leur présence.

J'avais commencé par ma mère et ma belle-sœur, mes deux mamans, suivies du reste de la famille.

Le couple Décuyper, fier de ma prestation, s'était retiré au même moment que le docteur Gando.

Mon grand frère avait retenu le docteur Ossébi Douniam, pour qu'ils regardent, ensemble, comment ajouter de l'argent à remettre au traiteur, qui allait s'occuper de l'apéritif.

Madame X, avant de se retirer, me prit à coté pour me dire qu'elle était là encore pour deux jours, et qu'elle souhaiterait que nous nous voyions à La Pergola, où elle était descendue. Le rendez-vous fut calé pour le lendemain à 17 heures.

J'avais enfin rejoint tous les amis et connaissances, qui étaient venus me soutenir. Il y avait plus de 300 personnes, alors que nous avions réservé la salle du zoo, où se donnerait l'apéritif pour 200 personnes.

Mon grand frère avait dissipé mon inquiétude, en m'assurant qu'il avait les moyens de sa politique, et qu'il ferait face à la facture du Zoo.

Ma copine avait enfin usé d'un mégaphone, pour inviter toute l'assistance à se déporter au Zoo pour un verre de l'amitié.

J'avais été loin d'imaginer que je représentais, à la fin, un symbole pour ma famille, mais aussi pour tous mes amis d'enfance. J'étais devenu, par la force des choses, leur emblème. J'incarnais ce que Poto-Poto, considéré comme l'environnement des enfants en décrochage scolaire, avait de meilleur.

Piazza, Mag et ma copine nous avaient précédés au zoo, pour préparer l'arrivée de tout mon peuple. Je ne réalisais pas ce qui m'était arrivé. J'étais dans les nuages.

Des collègues qui avaient soutenu le matin vinrent me féliciter en me disant que j'avais épaté le jury par mon discours, qui était fait d'autorité et d'assurance. Je me confondais dans des remerciements, car c'était gentil de leur part.

Le jury s'était changé, et avait repris le chemin de l'hôtel. Le docteur Gombé-Mbalawa m'avait rejoint pour me féliciter, et surtout pour me dire combien il avait été fier de me voir valoriser la cancérologie. Pour lui, ma thèse allait le consacrer, et lui donner un sacré coup de main, pour l'obtention d'un véritable service de cancérologie à l'hôpital général.

Je l'avais remercié, à mon tour, en lui disant que j'avais été heureux qu'il m'ait coaché, et qu'il m'ait donné la chance de parler d'un sujet pas aussi simple.

Le professeur Bouramoué qui attendait un autre jury, car les soutenances se poursuivaient, m'avait appelé sur le côté pour me témoigner sa fierté, et me demander de me préparer pour aller en spécialisation.

Il me conseillait d'opter pour la cancérologie, car il me voyait exceller en oncologie dans quelques années. Il m'avait trouvé excellent. Je n'avais pas fait le paon, encore moins le chenapan. Ce que monsieur Bouramoué ignorait, c'était le plan que j'avais concocté avec mon directeur de thèse quelques jours auparavant. J'avais décidé de rejoindre le service de cancérologie, pour me familiariser avec cette discipline, avant d'entreprendre une spécialisation en Europe.

Les gens se dispersaient. J'attendais mon grand frère qui échangeait avec ses amis, qui étaient venus aussi me soutenir. Ils élaboraient un programme pour m'offrir un repas le week-end. Je n'y avais trouvé aucun inconvénient, bien au contraire c'était pour moi un honneur d'être des leurs. Je laissais le soin à mon grand frère d'être à la manœuvre.

Vers 17 heures, nous quittions le rectorat pour le Zoo, où il y avait un monde fou. Ma copine pour ne pas faire attendre tout ce parterre d'amis et connaissances, avait ordonné que soit servi à boire.

En arrivant sur les lieux, je fus accueilli par une salve d'applaudissements. Je m'étais dirigé vers ma mère pour savoir si tout allait bien pour elle.

Ma maman était radieuse. Elle avait consommé très peu d'alcool, et elle avait décidé d'aller faire la fête avec ses copines dans mon quartier, à Poto-Poto.

Nous avions passé des moments mémorables.

Mes vieux copains avaient eu l'intelligence de faire des témoignages sur mon passé d'enfant. Ils avaient appris à toute l'assistance ma ténacité et ma force mentale à affronter les évènements, quand j'étais au collège. D'autres s'étonnaient de ma volonté de vouloir réussir absolument, parce que, en filigrane, je voulais changer le cours de la vie de ma mère.

Mes frères et sœurs s'étaient montrés discrets tout en étant contents. Ils savaient que j'aurais tout le temps pour eux, priorité était donnée cet après-midi à tous mes amis et connaissances venus parfois de très loin.

Piazza et ma copine, assistés de mon grand frère, faisaient régulièrement des comptes avec le traiteur, car les dépenses avaient été plafonnées, pour que le budget dont ils disposaient n'explose pas.

Les gens avaient bu sans exagérer. L'apéritif s'était mué en bal dansant.

Le peuple de Poto-Poto esquissait des pas d'une danse, que nous pratiquions lorsque nous étions adolescents.

Vers 19 heures, chacun s'était retiré pour rentrer chez lui, après être venu honorer un des leurs.

A 20 heures, avant que nous nous séparions, mon grand frère, ma copine et Piazza firent le point, et soldèrent l'addition.

J'avais demandé à mon grand frère que nous raccompagnions ma copine chez ses parents au camp de la gendarmerie de Bifouiti à Makélékélé, un des quartiers sud de Brazzaville.

Dès que nous étions de retour à la maison, j'avais été surpris par un autre apéritif que nos voisins militaires m'avaient réservé. La fête continua jusqu'à tard dans la nuit. J'étais esquinté.

La nuit fut très courte. Je devrais m'apprêter pour aller assister mes collègues d'infortune de l'internat à Pointe-Noire. Tous les étudiants en médecine étaient là. Nombreux, parmi eux, m'étaient très admiratifs. Ils avaient entendu parler de moi sans m'avoir vu. Ils me dévisageaient pendant que je m'en amusais.

Deux de mes collègues avaient soutenu, avec brio, leurs thèses. Je m'étais mis avec eux pour évoquer l'avenir qui était conditionné par le rang qu'on occuperait après la compilation des résultats de tout notre cursus académique, et la note obtenue après la soutenance de la thèse. Ne pourraient bénéficier d'une bourse de l'OMS que les lauréats de la promotion.

Il fallait donc figurer parmi les cinq premiers, pour prétendre être retenu pour la spécialisation. C'était donc très compliqué.

Ceux dont les parents étaient fortunés ne s'attardaient pas sur cette clause. Ils avaient pris des dispositions nécessaires pour quitter le pays, et rejoindre l'hexagone dans la première quinzaine du mois de janvier 1984. Ils étaient environ une dizaine.

Ma copine m'avait rejoint pour que nous formalisions la suite des réceptions, que je devrais organiser à gauche et à droite. Nous nous étions retranchés au centre-ville pour manger un petit bout et réfléchir sereinement, avant de revenir écouter mes deux autres collègues. Finalement, nos entrainements au cours de nos différentes réunions, dans nos cercles de réflexion tant à Brazzaville qu'à Pointe-Noire, nous avaient beaucoup aidés pour parler en public.

J'avais apprécié l'aisance des uns comme des autres, lors de nos prises de parole. Cette élégance oratoire nous prédestinait à affronter, avec beaucoup d'aisance, les enjeux liés à la spécialisation à l'étranger, et j'en étais définitivement convaincu.

Cette deuxième journée avait pris fin. Il ne restait plus qu'à écouter, le lendemain, une poignée d'impétrants, un mercredi, et la proclamation des résultats étaient prévue pour le jeudi après-midi.

J'avais pris congé de ma copine en lui expliquant que j'avais un rendez-vous factuel avec madame X, qui m'attendait à l'hôtel La Pergola. Elle avait déjà eu droit à mes explications concernant cette relation quelque peu anachronique.

Au lieu de 17 heures, j'étais arrivé une heure plus tard. Elle était là entourée de ses dames de compagnie. Sa fille qui travaillait dans une société du pétrole à Brazzaville l'avait rejointe.

Je n'avais jamais su qu'elle avait une fille aussi grande et belle comme elle.

Après les présentations d'usage, elle fit un petit discours pour fixer l'objet de notre discrète rencontre à l'hôtel. Elle raconta, à toutes celles qui étaient là, comment elle avait fait ma rencontre, qui l'avait beaucoup secouée émotionnellement.

Elle avait conscience du risque qu'elle m'avait fait courir, en étant incapable de contrôler sa fougue amoureuse, au point où j'avais dû m'exfiltrer de Pointe-Noire, afin d'éviter d'être une victime du courroux de son mari. Enfin, elle demanda à sa fille de comprendre sa démarche, car elle était éprise d'un homme largement plus jeune qu'elle, et qui aurait pu être son copain.

C'était émouvant d'entendre ce discours plein de franchise. Cette femme était honnête avec elle-même.

Répondant à sa mère, sa fille lui avait dit qu'elle me connaissait, car j'appartenais à un groupe d'étudiants en médecine, bons vivants qui dansaient quasiment tous les week-ends au Blow-up et au Scotch. Elle appréciait d'ailleurs mes talents de danseur, car nous étions passés maîtres dans l'exhibition du funky avec mes amis, fils des fonctionnaires de l'OMS qui habitaient une cité qui leur était dédiée après le Djoué.

Je ne savais pas que nous avions autant de succès auprès de la gent féminine.

C'était intéressant de le savoir. Cela expliquait certainement des crises de jalousie injustifiées de ma copine.

Cerise sur le gâteau, la fille de madame X avait commencé des études de médecine, sans pouvoir franchir l'étape de la 1ère année, il y a deux ans. Elle connaissait les stars de l'INSSSA et, sans vantardise aucune, j'en faisais partie.

Elle connaissait aussi ma copine, brillante étudiante et fille à papa, car son père était un colonel influent dans l'administration militaire. Il était l'un des chefs hiérarchiques de mon grand frère.

Le monde est vraiment petit. Tout le monde connait tout le monde. Madame X avait fait venir du champagne et à manger à mon honneur.

Elle avait été subjuguée par ma prestation. Elle ne s'imaginait pas que j'étais capable de captiver autant l'assistance. Ma prestance l'avait rendue davantage folle amoureuse. Elle ne contenait plus son affection pour moi devant sa fille, qui appréciait la situation sans dire mot. Son enfant ne l'avait jamais vue dans cet état. Elle me regardait furtivement, une façon de me dire qu'avez-vous fait à ma mère, pour qu'elle soit si ensorcelée.

La beauté de la fille de madame X était de nature à captiver le regard d'un homme. Je pouvais y flancher, mais je m'étais gardé de rester respectueux à l'endroit de sa maman, une grande dame raffinée, pleine de classe.

Le repas était copieux et bien arrosé. Je m'étais arrangé pour qu'aucun membre du personnel de La Pergola ne me rencontre.

Nous avions parlé de tout et de rien. Elle évoquait par moment son mari qui était profondément jaloux, et qui cédait devant tous ses caprices, jusqu'à obtenir le droit de venir m'assister à Brazzaville. Elle avait exigé et obtenu, de son mari, que tous les frais de son séjour brazzavillois soient supportés par lui.

J'avais pitié de ce monsieur. Pourquoi s'accrocher à une dame qui prenait autant de liberté dans le couple. Elle avait poussé son mari à intérioriser l'idée qu'elle pourrait avoir des relations sexuelles extraconjugales.

Comment était-il possible à un homme fortuné de tolérer cet écart dans son foyer ?

Un peu plus tard, l'alcool aidant, elle nous avait lâché une phrase qu'elle n'aurait pas dû prononcer : son mari était diabétique, et il avait été opéré d'un cancer de la prostate en France il y a 2 ans. Depuis lors, il avait des problèmes érectiles. Donc depuis 2 ans, ils n'avaient plus eu aucun rapport sexuel

Madame s'offrait de temps en temps des petits copains de passage, sans lendemain.

En me voyant, elle avait eu une pensée pour son amant togolais, qu'elle n'avait plus revu depuis des lustres. Cette femme était en manque. Elle était simplement malheureuse.

Ses dames de compagnie le savaient. J'étais même persuadé qu'elles lui servaient de rabatteurs, pour lui permettre d'avoir des petits moments de joie.

Sa fille avait marqué un grand étonnement. Elle avait écarquillé les yeux comme pour manifester sa désapprobation. J'avais cru qu'elle aurait voulu que sa maman lui fasse cette annonce sans ma présence, car elle pensait que je finirais par dévaloriser son beau-père.

Cela était faux, car j'étais devenu médecin, donc tenu par le secret médical.

La déclaration de madame X avait l'avantage de clarifier sa posture vis-à-vis de moi.

Elle avait besoin de cette fraicheur, que revendiquent les femmes cougars. Ce n'est pas une insulte que de le dire. Cela me paraissait tellement évident, que j'avais de la compassion pour elle.

Le lendemain matin, avec toute sa compagnie, elles reprendraient l'avion pour Pointe-Noire.

Ses dames de compagnie avaient rejoint, chacune, sa chambre respective. J'étais resté là avec sa fille et elle. Elle avait clairement dit à sa fille qu'elle souhaiterait que je devienne son amant, et qu'elle ferait la démarche auprès de son mari, pour que ce dernier accepte ma présence dans leur couple.

Elle était en train de vouloir faire entorse à l'éducation que j'avais reçue de ma mère, à savoir : tu ne prendras jamais la femme d'autrui. Si tu en veux une, trouve-là dans la rue, et fais-en ton épouse. Il était donc hors de question de chercher à butiner à gauche ou à droite. Cette phrase prononcée par ma maman est restée jusqu'à ce jour gravée dans mon cerveau.

Nous étions tous fatigués, et je devrais prendre congé de madame X qui montrait également des signes d'épuisement.

Avec sa fille, on s'était échangé des coordonnées. Elle était célibataire sans enfant. Je l'étais aussi.

Avant de nous séparer, sa maman me promit de revenir me voir à Brazzaville dans deux mois dès qu'elle serait de retour de Paris, car elle allait s'y rendre dans les jours à venir.

Elle me donna un peu d'argent comme contribution aux différentes réceptions, que je comptais organiser dans les tout prochains jours. Cet argent allait vraiment m'aider.

J'avais enfin pris congé de madame X, la laissant avec sa fille.

Le lendemain matin, nous entrâmes dans la dernière ligne des soutenances de thèse. La tension avait beaucoup baissé. Il ne restait plus grand monde à se confronter à cette épreuve.

Toutes nos conversations tournaient autour du classement. Je venais d'apprendre que l'hôpital général accueillerait d'office les dix meilleurs de notre promotion. Cela éviterait que beaucoup de jeunes médecins soient affectés en province, où il manquait de tout.

Ils seraient livrés à eux-mêmes dans ces coins reculés.

A 13 heures, les soutenances avaient pris fin, et nous étions invités le jeudi à partir de 15 heures, pour prendre connaissance des résultats des thèses, et du classement occupé par chaque impétrant.

Jeudi 14 heures, les impétrants étaient rangés dans un coin de l'amphithéâtre à droite. Nous occupions les premiers rangs.

Nos familles et connaissances étaient tous derrière. Il y avait tellement de monde que beaucoup de personnes n'avaient pas pu accéder à l'intérieur de l'amphithéâtre. J'avais pris la précaution la veille de dire aux miens d'être là dès 13 heures, et ils étaient là très nombreux.

A 14 heures et demie, le collège des enseignants de l'INSSSA, tous habillés de toges, fit son entrée dans la salle après l'annonce solennelle de monsieur Tchibinda qui, pour la circonstance, avait porté un joli costume noir.

La presse était déjà dans la salle pour couvrir l'évènement. Elle s'affairait à positionner les micros, et avoir des meilleurs angles de vue.

Tous les impétrants étaient stressés, car nos parents étaient venus assister à notre sacre. Nous priions tous pour que le classement nous soit favorable.

A 15 heures, Tchibinda annonça l'entrée en salle du jury international, dont le professeur Quénum était président.

Leur entrée avait quelque chose de magique. Les membres du jury étaient nombreux, chacun habillé dans la toge représentative de son université. Ils étaient tous installés au premier rang à gauche, à côté des officiels politiques que le rectorat avait invités pour la circonstance.

Les professeurs Quénum et Bouramoué avaient pris place sur l'estrade, à côté du ministre de la Santé. Tout était fin prêt pour commencer la cérémonie.

Le maître de cérémonie salua toute l'assistance. Après avoir lu un mot préliminaire, il invita le professeur Bouramoué à prononcer son allocution de circonstance.

Notre directeur avait rappelé l'esprit de l'INSSSA ; il avait vanté la qualité de la formation que son école donnait aux enfants du Congo, faisant ainsi faire des économies à notre pays, qui ne dépensait plus des sommes énormes d'argent, pour soutenir ses étudiants en médecine à l'étranger. En fait, il se valorisait d'avoir créé cette école, qu'il avait voulue élitiste, et il avait réussi.

Après l'allocution de Bouramoué, vint le tour du professeur Quénum de se lever et de se diriger vers le pupitre, installé par les organisateurs, pour dérouler son propos.

Quénum était impressionnant. Sa fonction de directeur général de l'OMS afro, lui conférait une puissance hors pair. Il dominait tous les membres des jurys.

Après un discours d'usage qui avait duré environ 10 minutes, il procéda à la proclamation d'abord des résultats des thèses par ordre de mérite, avant de terminer par le classement général.

Il commença par la mention passable, qui était la mention la plus faible. Beaucoup d'impétrants répondirent à l'appel, et montèrent au fur et à mesure à la tribune. Puis vint la mention honorable. Tout le monde quasiment, eu cette mention. En regardant autour de moi, nous n'étions restés que neuf, à qui fut décernée la mention très honorable, dont l'une assortie des félicitations du jury, avec échange de thèse. Le fils Quénum en était le récipiendaire. Il l'avait mérité. Il fut un brillant étudiant.

Je me souviens, en me levant, lorsque mon nom fut prononcé pour rejoindre le podium, qu'il y avait un vacarme indescriptible de la part des Indoubiles[1] de Poto-Poto.

Ils étaient heureux de voir leur frère faire partie des meilleurs de sa promotion.

On nous décerna temporairement nos diplômes avant de les retirer, pour que soit apposé le sceau définitif du chef de la scolarité de l'université Marien Ngouabi, monsieur Lefilastre, un Français qui était venu aider l'université, dans le cadre de la coopération franco-congolaise.

On nous fit lire le serment d'Hippocrate que nous avions tous approuvé.

Nous étions déclarés enfin docteurs en médecine, de la troisième promotion de l'INSSSA. Quelle fierté pour nos familles. J'avais eu à cet instant une pensée pour ma mère, cette femme au foyer qui ne vendait pas grand-chose au marché de Moungali pour élever ses enfants. Je lui avais apporté surtout la respectabilité.

Une fois retournés à nos places à la demande du modérateur, le professeur Quénum revint devant le pupitre, cette fois-ci, pour donner les noms des lauréats de notre promotion.

Nous étions cinq dont un ancien assistant sanitaire et une ancienne sage-femme. Les étudiants qui avaient suivi le cursus depuis le tronc commun n'étaient qu'au nombre de trois, et j'occupais le 5ème rang.

On nous convoqua sur podium. Nous avions d'abord été félicités par le ministre de la Santé, suivi des professeurs Quénum et Bouramoué. Puis vint

---

[1] Indoubiles : enfants sans éducation de Poto-Poto.

le tour de tous les membres du jury qui défilaient à la tribune, pour serrer nos petites mains.

Je venais de faire mon entrée, avec panache, dans le cercle restreint des meilleurs de l'INSSSA.

J'étais heureux, car je venais d'échapper à une affection à l'intérieur du pays.

J'avais 25 ans, je ne me voyais pas devenir médecin-chef à l'hôpital de Loutété par exemple.

La cérémonie avait pris fin et chacun avait rejoint les siens. J'étais fatigué. Il me fallait décompresser, en allant danser ce soir-là, avec ma copine et mes amis de la bringue. La soirée avait été très courte. Nous n'étions tous rentrés qu'au petit matin.

Le vendredi soir comme prévu, j'avais organisé un repas dansant sur mon lieu fétiche, le Zoo. Une bonne brochette d'invités avait répondu présente.

Les docteurs Ossébi Douniam et Gando avaient d'autres préoccupations ce soir. Ils s'étaient excusés. Mon grand frère avait invité le haut commandement. Il était fier de lui présenter son jeune frère qu'il avait élevé et qui était devenu médecin.

Le service était impeccable. Piazza l'homme-orchestre avait bien fait les choses. Toutes les tables étaient numérotées. Il avait engagé des hôtesses chargées d'installer les invités.

Une place à part m'avait été réservée.

Pour minorer le coup financier de cette réception, mon grand frère s'était accordé avec le traiteur, pour fournir le vin et le champagne.

Vers 20 heures, je fis mon entrée accompagné de ma copine, qui ne savait plus où mettre la tête. Elle était aux anges. Tous les deux, nous incarnions la célèbre ACI.

Une fois, installés dans nos fauteuils, mon ami Mag, que Piazza, avait choisi comme maître de cérémonie, prononça un discours laudatif à mon endroit. J'en étais très flatté. Puis, il ordonna que chacun aille se servir au buffet qui lui était proche.

Nous avions mangé, puis danser jusque tard dans la soirée. Nous étions rentrés, laissant mes frères et sœurs continuer la fête. Ils le méritaient après que leur frère les avait honorés. Ils avaient un des leurs qui était devenu médecin.

Le samedi après-midi, selon mon calendrier, je devrais offrir un apéritif à toutes les mamans, et à tous les papas qui m'avaient vu grandir. Ces gens simples qui connaissaient mon histoire et qui, pour la plupart, m'avaient accueilli dans leur maison pour partager leur maigre repas. Je leur devais beaucoup, pour avoir contribué aussi, à leur façon, à mon éducation.

J'avais choisi un bar du quartier pour pouvoir contenir tout le monde.

A ses parents, qui m'étaient chers, s'étaient joints mes amis d'enfance qui ne voulaient pas rester sur la touche.

Ils étaient venus nombreux, même ceux qui étaient malades. Devant ce parterre d'individus qui avaient fait mon histoire, j'avais été ému, versant une goutte de larmes.

Une amie de ma mère, baignant dans l'euphorie du moment m'avait apostrophé en me disant : Mbon, comment as-tu fait pour sortir de ton état d'enfant récalcitrant et rebelle, pour devenir médecin ! Cette interrogation m'avait positivement touché.

> « Elle me rappelait simplement que je venais de loin. Dans la vie, il ne faut jamais désespérer. Pense, crois, rêve et ose. » (Fermat)

J'avais décidé de ne pas reproduire la misère de ma mère, j'avais fortement cru en mes capacités. J'avais osé et me voilà là où je suis aujourd'hui.

Beaucoup de papas me regardaient avec étonnement. Ils n'en revenaient pas de me voir connaitre une telle ascension sociale. Ils mettaient cette ascension en miroir avec l'enfant extrêmement turbulent que j'avais été. Combien de fois ma mère n'avait-elle pas été interpellée parce que j'avais commis une bêtise ici et là.

Ce petit peuple, qui a toujours vécu avec peu, venait d'avoir son représentant, et je m'engageais à le défendre.

Cet après-midi m'avait permis de revoir mes voisins qui avaient disparu de mon radar depuis une quinzaine d'années. Je baignais dans le bonheur parmi les miens.

Ce fut un grand moment de communion. Vers 18 heures, je leur prenais congé pour aller rejoindre ma copine, qui tenait à me présenter à sa mère qui habitait à l'antipode de Poto-Poto. J'avais été bien reçu par cette maman qui s'était remariée depuis plusieurs années, après s'être séparée du père de ses premiers enfants.

Ce soir, nous avions parlé des banalités, sans aborder l'essentiel de l'affaire, c'est-à-dire les fiançailles.

Je ne tenais pas à effleurer ce sujet, car je ne me sentais pas prêt. Je me trouvais beaucoup trop jeune, pour m'encombrer d'une charge qui pourrait plomber le restant de ma vie.

Je voulais me donner du temps, et aborder le sujet quand j'aurais 30 ans. Je ne voulais surtout pas d'enfant, car je n'avais pas encore les moyens pour y faire face. Je ne voulais surtout pas que mon enfant devienne une charge pour les autres. Mon enfance avait été difficile et elle m'avait suffisamment édifié.

Nous avions passé une très belle soirée au cours de laquelle je fis la connaissance des demi-frères et sœurs de ma copine. Sa maman était très fine et gentille. Elle m'avait mis à l'aise. Moi, qui redoutais cette rencontre ! Bien au contraire elle fut agréable.

Cette femme avait donné naissance à huit enfants. Elle était mère d'une famille nombreuse, comme l'était ma mère, qui avait donné naissance à dix enfants, et en avait perdu les deux premiers. J'avais quitté cette famille accueillante, qui m'avait fait une bonne impression.

Je n'avais pas encore de maison. Je continuais à loger chez mon grand frère, qui avait exclu que j'aille louer. Il avait été très clair avec moi en disant : tu partiras de chez moi pour aller te spécialiser. Tu ne pourras aller habiter chez toi que quand tu seras rentré de l'Europe. Plus clair que ça, tu meurs.

Mon grand frère était allé plus loin, car il avait aussi exclu que je participe, dès que je commencerais à percevoir mon salaire, aux charges domestiques de la maison.

Il m'encourageait à acheter plutôt un terrain avec ce que je gagnerais comme premier salaire, me rappelant un papa de mon quartier, tata Bassaboukila qui priorisait la maison sur le reste. Ce papa m'avait inoculé une part de l'éducation issue de la contrée Kongo de Boko. Il était un grand commerçant. Il vendait le poisson salé au marché de Moungali. On lui attribuait des pouvoirs de sorcellerie, tout simplement parce qu'il avait de l'argent. Ce papa était très organisé. Il était l'ami de mon défunt père. Grace à lui, à la mort de notre père, mes frères et moi n'avions pas été placés dans des familles d'accueil. Il avait joué un rôle capital pour que nous restions aux côtés de notre mère. Merci tata Bassaboukila.

Pour mettre un terme à tout ce qui était festif, j'avais été invité, après le week-end, au Mess mixte de garnison de Brazzaville, par des amis de mon grand frère, à partager dans leur environnement militaire, un repas.

J'étais aux petits soins, bichonnés par les uns et les autres. Puis arriva leur patron, le ministre de la Défense, le colonel Raymond Damase Ngolo. Un homme discret à la carrière militaire bien rompue. Nous nous étions tous levés pour le saluer. Sur un ton ironique et amusé, il dit à mon grand frère : depuis quand les militaires reçoivent au Mess mixte de garnison des civils !

Il ajouta en me disant que je présume qu'il s'agit du docteur Nkoua-Mbon, le frère Mbon Okana ! J'acquiesçai en hochant la tête. Il s'était approché de moi pour me féliciter, et me dire que si je désirais devenir médecin militaire, la porte m'était grandement ouverte.

Il prit rapidement une coupe de champagne, et déclara que l'addition était pour lui, à la surprise générale de ses collaborateurs, puis s'en alla.

Nous avions poursuivi notre repas dans l'allégresse. J'avais compris que mon grand frère faisait partie du premier cercle du ministre de la Défense. Cela expliquait l'importante responsabilité qu'il occupait à l'armée, car il était un pion important dans le dispositif des renseignements militaires.

Vers 17 heures, nous nous séparâmes. J'étais rentré à la milice avec mon grand frère. Je venais ainsi de terminer avec tout le côté festif, qui avait agrémenté ma réussite au doctorat en médecine.

Une nouvelle vie de fonctionnaire m'attendait et je m'y préparais.

Chapitre- VII : La pré-spécialisation

Nous nous étions reposés pendant un mois afin de désinstaller le logiciel qui avait été formaté pour aborder la défense de nos thèses. Chacun vaquait à ses affaires. Quelques collègues, qui avaient pu avoir des inscriptions de spécialités, avaient déjà quitté le Congo. Ceux qui étaient restés au pays attendaient leurs affectations, pour les meilleurs d'entre nous à l'hôpital général et pour les autres en province.

Deux mois après les soutenances des thèses, j'avais été affecté à l'hôpital général de Brazzaville, dans le service de cardiologie. Cela ne correspondait ni à mon choix, ni à mon intention.

Je décidai d'entreprendre une démarche administrative, afin qu'une nouvelle note de mise en service soit prise, cette fois-ci, m'affectant dans le service de médecine et carcinologie. Quelque temps plus tard, cela fut fait et j'avais rejoint le docteur Gombé-Mbalawa.

La configuration de ce service avait connu une évolution du point de vue architectural, quoique sommaire. Il y avait un semblant d'organisation. Il y avait une salle pour les hommes, une pour les femmes et enfin une autre pour les enfants.

Il y avait en plus du bureau du chef de service et de son secrétariat, qui lui était attenant, le bureau de la surveillante du service, une salle de garde, une salle pour les pansements et une pièce fourre-tout, qui me servira de bureau. La pièce dans laquelle j'allais passer le maximum de mon temps, communiquait par le haut, avec les toilettes. Elle était par conséquent polluée par les émanations, en provenance de ce lieu d'aisance. J'y suffoquais quasiment tous les jours. Je n'avais pas d'autre choix que de subir en permanence ce désagrément, car je voulais apprendre la cancérologie.

Dans un couloir protégé, on avait installé quelques lits pour des patients ambulatoires qui venaient régulièrement recevoir la chimiothérapie. En fait c'était notre hôpital de jour, mais installé à l'air libre.

J'avais pris mes marques. Je connaissais quasiment tout le personnel que je rencontrais souvent, lorsque je venais exploiter les dossiers. L'univers de la cancérologie était pénible, surtout lorsque je voyais ces jeunes enfants dans leurs lits de malades. Cela était insupportable et surtout injuste. Qu'avaient-ils fait donc pour porter une telle croix ?

Avoir travaillé avec le chef du service de médecine et carcinologie m'avait conduit à sortir du conflit que j'aurais pu avoir avec l'appropriation des éléments sémantiques oncologiques.

Je ne savais pas encore grand-chose, mais le vocabulaire m'était familier.

Mes attributions avaient été clarifiées par mon patron. Je devrais m'occuper des malades en salle et assister de temps en temps à sa consultation.

Le profil des malades en oncologie était particulier, d'ailleurs il le demeure à ce jour, malgré les progrès extraordinaires enregistrés depuis une vingtaine d'années.

Ce mot continue à faire peur et je peux le comprendre.

Je m'étais imposé une discipline organisationnelle. Je travaillais matin et soir, les week-ends y compris. Je quittais mon studio du camp de la milice tous les matins à 7 heures, pour être dans le service à 7 heures et 15 minutes. Ma moto était mon compagnon à la mobilité.

J'étais content de mon organisation qui satisfaisait non seulement le chef de service, mais également ses collaborateurs, qui bénéficiaient désormais d'un appui considérable dans la gestion des malades Ils n'étaient plus obligés d'aller déranger le chef de service pour des petites choses, que je réussissais à régler facilement.

Dès mon arrivée dans le service, je rencontrais, avant de commencer quoi que ce soit, la surveillante du service qui me faisait le rapport de la garde infirmière. Il était fondamental que je sache ce qui s'était passé entre 19 heures, l'heure à laquelle je quittais le service et 7 heures du matin, avant mon arrivée.

Le rapport infirmier avait l'avantage de me permettre de choisir par quel bout je devrais commencer ma journée. Priorité était donc donnée aux malades en très grande souffrance et aux enfants, avant que je ne voie d'autres malades en salle.

J'examinais tous les jours sans exception mes malades, de la tête jusqu'au pied.

Je les connaissais tous. Il m'arrivait des moments où je m'incrustais dans leurs familles, pour comprendre certaines difficultés auxquelles ils étaient confrontés. J'étais devenu l'homme de confiance des familles, pour avoir beaucoup d'empathie pour eux.

Dans chaque dossier, il y avait ma note de la matinée et celle de l'après-midi. Je veillais aux résultats biologiques et d'imagerie. Tous les après-midis, je transcrivais ces résultats dans les dossiers. J'avais réussi à faire évoluer le style rédactionnel télégraphique que j'avais trouvé, à mon arrivée, en un style mieux structuré, avec des phrases précises. J'accordais beaucoup d'importance à la pertinence des mots, et à la chronologie des évènements. J'étais capable de répondre à n'importe question, concernant mes malades en salle. J'étais le seul assistant du service, et l'homme à tout faire. Je devrais courir dans tous les sens.

Le service d'anat-path était devenu mon second service. J'y étais tout le temps fourré. J'avais réussi à établir une réelle complicité avec le docteur Brigitte Koutoupot, qui était en pré-spécialisation chez le professeur Ngolet. Je lui mettais la pression pour que la gestion des prélèvements biopsiques, qu'ils soient liquides ou solides, subissent un traitement prioritaire, car mon travail en dépendait. Notre entente m'avait permis de conduire des mises au point diagnostiques en une semaine, alors que, avant, il fallait parfois attendre un mois, voire plus pour entrer en possession des résultats d'anat-path.

Le docteur Rivière-Cazeaux, un radiologue français, s'occupait des services de l'imagerie médicale et de la radiothérapie. J'avais réussi à faire de lui un allier. J'obtenais, grâce à son intervention personnelle, des rendez-vous précocement, pour mes malades et pour la mise en route des traitements radiques. Il appréciait mon dynamisme, parfois encombrant.

Enfin, je m'appuyais également sur le docteur Buambo, qui était assistant du docteur Ekoundzola, pour que mes malades, qui avaient une indication chirurgicale mammaire ou pelvienne, soient opérées dans les temps, car le cancer n'attendait pas.

Là aussi, j'avais réussi à écourter les délais d'attente pour la prise en charge de mes malades. Ma réactivité et mon anticipation surprenaient tout le personnel de carcinologie.

La visite générale des malades, contrairement à ce qui se passait dans d'autres services de médecine, avait lieu tous les jeudis.

Je me devais donc de préparer les dossiers à cet effet. J'avais, pour la présentation de mes malades, rédigé pour chacun d'eux, une fiche-synthèse courte, précise et concise, pour que la visite ne s'éternise pas.

Le jeudi, tout le monde devrait être là. Monsieur Gombé-Mbalawa, comme tous les autres mandarins, conduisait la visite, et tout le monde devrait être là pour écouter la messe.

Je présentais malade après malade. Après chaque présentation, il réexaminait le malade et me donnait des instructions que je reportais immédiatement dans les dossiers, pour ne rien oublier. Il profitait de cette messe, pour faire de l'enseignement au lit du malade, dont j'étais le principal bénéficiaire.

Mon patron m'avait initié à la pratique des ponctions cytologiques et des biopsies. A l'époque, comme le Congo n'avait pas d'hématologue, nous nous occupions totalement de toutes hémopathies, aussi bien solides que liquides.

Je pratiquais tous les lundis et vendredis, des biopsies ganglionnaires, alors que cette activité incombait aux chirurgiens. Comme ces derniers n'étaient pas prompts, pour gagner du temps, Gombé-Mbalawa s'était lancé dans cet exercice, et j'en avais été initié.

Avec le recul, je me rends compte du risque que nous faisions courir à nos malades, en faisant la petite chirurgie dans une petite salle des pansements, non conforme à la pratique de ces actes chirurgicaux. Enfin, la petite chirurgie était devenue l'une de mes activités d'assistant.

Un mois et demi après ma prise de service, j'étais éreinté. Je commençais à ressentir le contrecoup de mon activisme. J'avais besoin d'être épaulé. Cela devenait une exigence. Pour ne pas montrer à mon patron que j'étais en souffrance physique et morale, je m'organisais à trouver un collègue qui accepterait de venir travailler en cancérologie, car cette discipline offrait des possibilités réelles de spécialisation à l'étranger.

Mon choix s'était porté sur le docteur Paraiso, un ami et frère. Nous nous connaissions depuis la 1ère année de médecine, et nous avions passé l'internat ensemble à Pointe-Noire. Ce garçon calme avait le profil qui me convenait, pour que nous constituions un binôme efficace. Tant que ma drague n'avait pas encore abouti, il était exclu que le chef de service soit tenu informé de ma démarche.

Très tôt, j'avais compris que l'exercice de l'oncologie passerait forcément par une approche de mutualisation des moyens et des compétences. Les grandes armes de l'oncologie à l'époque étaient constituées de la chirurgie, la radiothérapie et la chimiothérapie, et cela est demeuré ainsi à ce jour. Fort de cette réflexion, il me fallait débaucher un troisième assistant, cette fois-ci pour aller prester ses services en radiothérapie.

J'avais ciblé un frère qui avait terminé la médecine deux ans avant moi, et qui officiait comme médecin généraliste dans la partie sud du Congo. C'était le docteur Sébastien Malonga. Je lui avais fait cette offre sans avoir reçu l'autorisation de personne, en lui disant qu'il aurait une extraordinaire occasion à l'issue de sa préformation auprès du docteur Rivière-Cazaux, d'aller se spécialiser un an plus tard en France. Je n'avais pas eu de mal à obtenir l'adhésion de ce confrère, qui était perdu dans la brousse, sans aucune perspective d'en sortir.

Il avait saisi la perche que je lui avais tendue. Entretemps, le docteur Paraiso m'avait donné son quitus pour nous rejoindre en carcinologie.

J'avais donc réussi à emmener, dans le sillage de la cancérologie, deux amis avec lesquels nous espérions développer cette discipline en Afrique centrale.

Sûr de mon coup, j'en parlais à monsieur Gombé-Mbalawa, qui avait accueilli favorablement ma proposition. Il les fit venir tous les deux pour en avoir le cœur net, et obtenir leur engagement, car mon patron était un homme de principe et d'engagement.

Pour solliciter l'affectation du docteur Paraiso en carcinologie, un courrier rédigé par le chef de service avait été adressé à la direction générale, qui n'avait eu aucune difficulté à redéployer Paraiso.

En revanche pour Malonga, la procédure fut un peu plus longue. Il fallait que le patron de l'oncologie écrive au ministre, chose qui avait été faite en temps utile, et que le ministre lui réponde favorablement. Là aussi, la réponse avait été favorable.

Nous étions donc désormais trois assistants à fréquenter le même espace, car le service de radiothérapie, qui n'était rien d'autre qu'une unité de cobaltothérapie, était mitoyen au nôtre. Le docteur Malonga, à ma demande, travaillait également avec nous en salles.

Ce moment de partage et de communion fut exaltant. J'avais déjà, à cette époque, des capacités de meneur d'hommes. J'avais compris que rien ne pouvait être décidé par un seul individu, retranché dans un petit coin en train de faire sa sauce.

Monsieur Gombé-Mbalawa était une bête de travail ; il travaillait matin et après-midi.

Il rentrait chez lui vers 17 heures. Les après-midis, il les passait à écrire ses articles. En fait, il était candidat au concours d'agrégation, qui aurait lieu en novembre 1984.

J'étais très curieux de savoir comment il s'organisait pour écrire ses papiers. Cette curiosité m'avait poussé à écrire mon premier papier avec lui ; il était l'auteur principal, Paraiso, Rivière-Cazaux et moi-même, nous étions co-auteurs.

Je me souviens que nos collègues qui étouffaient dans d'autres services de médecine, en raison d'un mandarinat dur, nous enviaient.

Il était même arrivé, à certains chefs de service, de reprocher à mon patron, pourquoi il nous laissait la latitude d'entreprendre la recherche clinique dans le service. C'était très étonnant de leur part.

Avec le recul, j'avais compris qu'ils étaient incapables d'écrire quoi que ce soit. Leur formation avait été très approximative. Ils n'avaient pu exercer des fonctions de commandement que parce qu'ils étaient les seuls à l'époque à occuper ces différents postes à l'hôpital.

Ces hommes, pour la plupart, étaient rentrés de France sans le diplôme de spécialité, qui sanctionnait la fin de leur formation, qu'on appelait à l'époque Certificat d'études spécialisées.

Pour leur permettre de travailler comme spécialistes, il leur avait été décerné, par leurs universités françaises respectives, des attestations.

Ils doivent leur carrière à la bienveillance des professeurs Bouramoué et Itoua- Ngaporo. Je ne les insulte pas, mais je crois qu'il est de notre devoir de rétablir cette vérité pour les futures générations. Ils se reconnaitront, car ils n'étaient rien d'autres que des imposteurs et petits donneurs de leçons.

Avec le recul, nous avions hélas compris qu'ils étaient à la base de la désintégration de nos hôpitaux. Leur comportement actuel qui les confine à la misère, à la fois intellectuelle et matérielle, en témoigne. Je n'ai absolument aucun respect pour ces êtres pitoyables, bêtes et méchants.

Les services d'anat-path et de carcinologie étaient devenus de fait la vitrine de l'hôpital.

Ils étaient animés par deux jeunes chefs, qui se livraient une compétition intellectuelle et scientifique. Sans le vouloir, nous étions pris dans leur jeu. Cette compétition, au demeurant loyale, nous avait permis de participer à la rédaction de quelques articles. Nous étions heureux de notre collaboration.

Ce n'est que beaucoup plus tard, que je réalisais que nos deux chefs entretenaient un conflit larvé. Je crois que Ngolet n'avait pas supporté que Gombé-Mbalawa, contre toute attente, ait fait le choix de la cancérologie médicale. Ngolet, qui comptait sur son collègue, avait vu tous ses projets se fissurer et prendre l'eau. Nous étions donc des victimes tentaculaires de cette bataille d'égos, qui à vrai dire m'avait beaucoup desservi.

Le docteur Ekoundzola gynécologue obstétricien rentré il y a quelques mois, patron de mon ami Buambo, était l'ami de Gombé-Mbalawa. Il avait reçu et encadré mon patron durant son stage interné à l'hopital général, alors qu'il exerçait déjà à cette époque la fonction de médecin généraliste. Le maître de Gombé-Mbalawa était donc devenu son meilleur ami à l'hôpital. Ils étaient inséparables. Très régulièrement, ils travaillaient ensemble. Ils étaient candidats au concours d'agrégation, et ils se préparaient dans le plus grand secret.

Personne n'était au courant, en dehors du collège des enseignants de l'INSSSA.

J'avais beaucoup d'admiration pour l'élégance intellectuelle de ce monsieur. Tout ce qu'il faisait, il voulait le démontrer, comme si nous étions dans un environnement qui ne passe pas par la démonstration mathématique.

Il avait beaucoup d'esprit. Je lui suis d'ailleurs, resté profondément attaché jusqu'à ce jour.

L'ambiance de travail était excellente. Notre rendement avait rendu la gestion de nos dossiers plus efficace. Notre complémentarité faisait le bonheur du chef de service, qui en parlait à ses collègues chefs des autres services.

Le moment était arrivé pour que nous parlions de ma spécialisation. Mon chef de service en était conscient. Il avait commencé à regarder en Europe et au Canada, où l'on formait les oncologues médicaux.

En France, ses recherches s'étaient avérées infructueuses, car ce pays n'avait pas encore organisé le diplôme d'oncologie médicale. Cette spécialité était restée encore très verticale, et essentiellement pratiquée par des spécialistes d'organes. Cependant, il y avait beaucoup de centres anticancéreux performants, qui offraient des soins de grande qualité aux patients. L'Institut Gustave Roussy de Villejuif qui venait d'être construit, et qui est le plus grand centre anticancéreux d'Europe en témoignait.

Malheureusement, il n'était pas prévu une spécialisation en oncologie médicale comme telle. Les Français devenaient oncologues par la voie de l'internat, et nous, qui n'avions pas fait nos études chez eux, étions par conséquent exclus. La porte m'était donc fermée du côté de la France. Il restait donc que mon chef regarde du côté de la Belgique ou du Canada.

J'étais rassuré par les démarches entreprises par mon chef, me concernant. Je sentais, en lui, cette volonté de bâtir une équipe solide d'oncologues au centre de l'Afrique, et prendre le leadership de cette discipline dans nos pays.

L'horizon de ma formation en spécialité se précisait. Lauréat de l'école de médecine de Brazzaville, j'avais été retenu pour bénéficier d'une bourse de l'OMS, à cela s'ajouterait mon salaire. Ces moyens financiers étaient suffisants, pour que j'aille étudier à l'extérieur de mon pays, tout en ayant des conditions de vie décentes.

Je devrais travailler, plus que d'habitude, pour m'approprier les différents chapitres de la cancérologie. Je vivais de plus en plus à l'hôpital, rentrant chez moi le plus tard possible. J'avais sacrifié ma vie sociale. Je voyais de moins en moins les miens. Ma copine, que je ne voyais que rarement, m'attribuait des infidélités, alors que j'étais beaucoup plus submergé par mon travail, et par ma préparation à la spécialité.

Je me devrais de travailler davantage, pour être au même niveau que mes futurs collègues européens. Je m'étais organisé de telle sorte que, tous les vendredis, je passasse la journée à la bibliothèque de l'OMS au Djoué. C'était le seul endroit où je pouvais trouver la plupart des revues scientifiques, qui traitaient des sujets relatifs à la cancérologie. Elles étaient, presque toutes, en anglais, rendant quelque peu difficile ma lecture, et surtout ma compréhension. Il y avait très peu de revues médicales en français. Le peu que je compulsais ne m'était d'aucun intérêt.

Le docteur Paraiso avait, depuis, intégré les codes organisationnels du service. Les vendredis, il jouait pleinement sa partition. Je le rejoignais dans l'après-midi, aux environs de 16 heures.

Notre service était de plus en plus organisé. Nous participions dorénavant à la consultation médicale, qui était notre activité secondaire, car notre première tâche était consacrée à la gestion des malades en salle, et à la supervision des chimiothérapies, alors que nous n'avions que des connaissances parcellaires, en la matière. Notre présence aux côtés de Gombé-Mbalawa, l'avait vraiment délesté de certaines charges. Je le trouvais plus épanoui et moins anxieux.

Nous avions en plus de nos activités cliniques, la charge de recevoir les familles avec lesquelles nous passions beaucoup de temps. Faute de local, ses entretiens se déroulaient malheureusement debout dans les couloirs. Nous leur donnions beaucoup d'explications et d'informations, pour susciter leur pleine adhésion aux différents projets de soins retenus pour leurs malades.

Il nous était parfois difficile de contenir le désarroi des familles, surtout lorsque nous évoquions le cancer chez des enfants.

Il nous fallait trouver des mots simples et justes, tout en nous gardant de ne rien promettre, mais en présentant la situation scientifiquement.

Un mot résonnait tout le temps : docteur va-t-il s'en sortir ? Dites-nous la vérité pour que nous nous préparions à affronter l'irréparable. Qui étions-nous pour prévoir ce qui allait arriver le lendemain, même si nous savions que le pronostic à court terme était compromis.

Il fallait aimer les gens pour accepter de pratiquer l'oncologie. Notre environnement n'était fait que de souffrance. J'étais de plus en plus confronté à la fragilité humaine.

Je vivais des moments de contradictions permanentes qui me secouaient, car j'étais souvent face à des patients qui allaient décéder très rapidement. Eux, ils ne le savaient pas, alors que moi je le savais. C'était très compliqué pour moi. Il fallait être psychologiquement fort. Il se fait que nous n'avions jamais été formé à annoncer le diagnostic de cancer au malade, encore moins à la famille. Depuis lors, les choses ont considérablement changé.

Notre service était de plus en plus connu dans la sous-région. Les différentes émissions radiotélévisées, auxquelles Gombé-Mbalawa avait pris part, avaient contribué à informer les citoyens. Ceux qui pensaient que le cancer était la maladie du blanc, réalisaient que cette maladie nous concernait également. Cependant, nous avions du mal à conscientiser les guérisseurs et les différents pasteurs d'églises de réveil, à ne pas retenir des malades porteurs de pathologie tumorale.

Il fallait un grand travail de pédagogie. Les photos des lésions tumorales extrêmement graves, montrées par Gombé-Mbalawa à la télévision, avaient impacté le subconscient des Congolais.

De ce fait, la consultation d'oncologie médicale avait enregistré une forte croissance. Les femmes venaient nous voir, parce qu'elles avaient peur d'avoir soit le cancer du sein, soit le cancer du col de l'utérus.

Le 11 avril 1984, mon ami et frère Deby Gassaye, affecté à Mossendjo comme médecin-chef, devrait incessamment rejoindre son poste d'affectation et prendre son service. Il m'avait demandé une valise que je devrais lui rapporter le soir.

En quittant l'hôpital pour me rendre à la milice, afin d'aller récupérer la valise, j'avais rencontré à la sortie de l'hôpital, une voisine qui habitait avec nous à la milice. Elle était étudiante à Bayardelle et elle rentrait chez elle à pied. Je lui avais donc proposée de la prendre sur ma moto.

Arrivés à l'entrée du camp de la milice, ma copine qui rentrait chez elle en compagnie d'autres étudiants en médecine, nous avait aperçus, et avait couru chez nous, pour me chamailler devant mon grand frère et ma belle-mère.

Je ne comprenais rien et, malgré mes explications, elle avait continué à m'agresser verbalement. Pour désamorcer sa furie, j'avais cru bien faire de faire venir ma voisine, pour qu'elle lui dise dans quel contexte elle s'était retrouvée sur ma moto. A la place des explications, la jeune dame fut plutôt victime d'insultes inqualifiables.

J'avais du mal à reconnaitre ma copine. Il a fallu l'autorité de ma belle-sœur pour la ramener au calme.

Mon grand frère, sachant où elle habitait, l'avait raccompagnée chez elle. J'avais pris la valise pour aller la remettre à Deby. Dès que je lui remis la valise, j'en profitai pour lui faire état de ce que je venais de vivre avec ma copine, un quart d'heure avant.

Il m'avait réconforté en me disant que c'était une broutille, et qu'il fallait simplement la ranger dans le casier de la jalousie.

Je n'avais pas été content, de la manière dont ma copine m'avait humilié devant les miens. Je décidai le même soir d'aller à Poto-Poto, pour en parler à Paraiso. J'éprouvais le besoin de parler à quelqu'un, tellement j'étais en colère, surtout que l'on m'accusait pour une faute que je n'avais pas commise. Je n'avais rien à assumer comme faute.

Paraiso, au-delà de notre relation professionnelle, est un ami et grand frère. Depuis l'internat à Pointe-Noire, ses conseils étaient souvent avisés. Comme Deby Gassaye, il m'avait rassuré, en prenant l'engagement de parler à ma copine le lendemain, pour rétablir le dialogue qui semblait être rompu.

Malgré ses bons conseils, je ruminais de colère. J'avais trouvé abject et rétrograde le comportement de ma copine. Moi qui pensais que nous nous faisions mutuellement confiance, je devrais vite déchanter, car je venais de découvrir une autre face, de celle qui allait peut-être devenir dans quelques années mon épouse.

Je commençais à douter de cette relation.

Je m'étais finalement résolu à rentrer chez moi. J'avais, en arrivant, trouvé au salon mon grand frère et son épouse, qui m'avaient pris en pitié. Ce couple voyait comment je travaillais, pour me préparer à affronter la spécialité à l'étranger. Ils étaient témoin de mes privations. J'avais ce soir dîné avec eux, et puis je m'étais couché plutôt que d'habitude.

Le jeudi 12 avril, comme les autres jours, j'étais arrivé dans le service à 7 heures. C'était le jour de la visite générale. J'avais le moral dans les chaussettes. Paraiso n'arrêtait pas de me secouer pour que je sois en forme, pour la présentation des dossiers.

Après notre entretien matinal avec la surveillante du service, pour prendre possession de l'état des malades en salle, mon ami s'était rendu en anat-path chercher les résultats que nous attendions depuis quelques jours.

Sur son chemin de retour, il avait fortuitement rencontré ma copine vers le service de stomatologie, car elle était en 5ème année de médecine, et passait son stage d'externat dans ce service. Ils s'isolèrent tous les deux pour échanger. Elle était de noir vêtu, avec des yeux enflés ; manifestement, elle avait dû beaucoup pleurer toute la nuit. Elle avait raconté ce qui s'était passé entre elle et moi la veille. En retour, Paraiso lui avait prodigué des conseils.

Il l'avait rassurée de ma disponibilité pour elle, tout en lui rappelant la cadence folle de notre travail en carcinologie.

Elle accusait manifestement des signes évidents de souffrance que Paraiso avait identifiés.

> « La pire des souffrances, c'est celle qu'on ne peut pas partager. » (Carrère)

Dès que Paraiso revint dans le service, il m'avait rendu compte de ce qu'ils s'étaient dit à deux. J'avais banalisé ce récit, en restant concentré sur la visite qui allait débuter d'un moment à l'autre.

A 9 heures 30 minutes, tout le monde était en place et nous commencions le tour par la salle des hommes, puis la salle des enfants, avant d'arriver à la salle des femmes. Tout se passait normalement quand subitement, je vis arrivé vers nous, un externe de 5ème année de médecine, essoufflé et en sueur, qui m'apostropha en me disant : si tu ne l'avais pas aimée, il fallait la laisser tranquille. Elle est partie.

Je mis quelques secondes avant de réaliser qu'il s'adressait à moi. Je l'avais trouvé très culotté et très impoli, car la discipline de l'école de médecine n'autorisait pas qu'un plus jeune puisse s'affranchir de notre charte pour manquer de respect à un ancien. Tout le monde était surpris par le ton irrévérencieux avec lequel cet externe m'avait parlé. Je venais de réaliser qu'il me parlait de ma copine.

Sur un temps péremptoire, je lui dis : que veux-tu que cela me fasse, si elle est rentrée chez elle. Il rebondit en me disant : non ! elle n'est pas repartie chez elle ; elle vient de se suicider.

Sur le moment, tout s'était arrêté. Tout le monde était figé. La visite générale avait été arrêtée nette. Gombé-Mbalawa me prit dans son bureau, et me demanda d'aller me planquer en attendant que l'on suive l'évolution de la situation.

Le ciel venait de me tomber sur la tête. Qu'avais-je fait au bon Dieu pour que l'on me collât une si terrible affaire. J'étais atomisé. Je ne comprenais pas ce qui avait motivé ce passage à l'acte ultime. C'était cruel.

Je travaillais depuis trois mois comme jeune médecin spécialiste en cancérologie. J'avais ma tête dans la préparation des épreuves que je devrais passer, avant d'être admis en spécialité, voilà que ma vie était en train de basculer.

L'hôpital n'était pas encore au courant de cette terrible nouvelle. Je pris ma moto pour aller rejoindre mon grand frère, et lui donner l'information.

En arrivant chez les militaires, j'avais croisé le père de ma copine qui, visiblement, n'était pas encore au courant du décès de sa fille.

Mon grand frère m'avait déconseillé de remonter au camp de la milice, en attendant qu'il ne sécurise les lieux, car en pareille circonstance, le risque absurde de revanche est très élevé. Il avait fait déplacer toute la famille pour Poto-Poto. Il avait pris la précaution d'envoyer des militaires garder notre maison. Quant à moi, j'avais rejoint un ami d'enfance, je dirais un frère en ville. Je lui avais raconté ce qui venait de m'arriver. Il avait compris le danger qui me guettait. Il prit ma moto et alla la cacher derrière leur maison. J'avais pris quartier dans son studio.

Il s'était rendu immédiatement sur le lieu de travail de son père, pour lui porter la mauvaise nouvelle. Comme un brave soldat, il passa son temps à aller vers les miens, pour leur dire que j'étais chez eux et en sécurité.

Je venais de me mettre en retrait du monde, cherchant à comprendre ce qui s'était passé dans la tête de cette fille, pour qu'elle ait décidé ne plus vivre. Rien au monde ne pouvait l'expliquer.

Nestor, mon ami chez qui j'avais trouvé refuge, s'était rendu à l'école de médecine pour sonder les étudiants, afin de glaner des informations qu'il mettrait à ma disposition dès son retour.

La ville était en émoi. Ce geste douloureux et définitif était incompréhensible.

Nestor avait réussi à avoir la version du drame par l'une de ses collègues, qui avait vécu sa mort en live.

Voici le récit : après sa rencontre avec le docteur Paraiso, qui l'avait rassurée le matin de mon affection pour elle. Elle se serait victimisée croyant qu'après m'avoir tenu des paroles aussi dures la veille, j'allais rompre notre relation. Tout ce que Paraiso lui aurait dit était, d'après elle, des propos de nature à l'endormir. Elle n'y croyait plus. Elle avait éclaté en sanglots semble-t-il devant ses camarades, qui l'avaient ramenée chez elle.

Arrivées chez elle au camp de la gendarmerie de Bifouiti, elles avaient pris la précaution de rester avec elle, sans savoir qu'elle avait préparé, dans sa chambre, un cocktail fait de lait et du contenu d'un tube de chloroquine. Elle buvait ce poison au fur et à mesure qu'elle laissait ses copines au salon, jusqu'au moment où elle était venue s'effondrer devant ses copines. Par curiosité, une de ses copines était entrée dans sa chambre. Elle avait trouvé un verre de lait presque entamé, dans lequel il y avait encore quelques comprimées non dissous de chloroquine. Elle n'avait laissé aucun mot pour justifier l'injustifiable.

Très rapidement, elle avait perdu conscience, le temps de la conduire à l'hôpital militaire, ce n'était plus qu'un corps en dépôt.

Toute l'école de médecine était en état de choc. Comment une étudiante aussi intelligente, l'une des meilleures de sa classe, pouvait-elle se donner aussi facilement la mort, ce pour avoir aimé un homme ? C'était trop facile. D'aucuns cherchaient l'explication ailleurs. Malheureusement, il n'y avait aucune explication qui tiendrait.

Gombé-Mbalawa mon chef était effondré. Il connaissait la relation que j'entretenais avec ma copine. Il savait que nous avions des projets de fiançailles, et que nous envisagions tous les deux, d'aller en spécialité. Je devrais la précéder. Elle voulait faire la pédiatrie.

En se donnant la mort, elle venait de ruiner tous les espoirs que son père avait fondés sur elle. Elle était l'ainé de sa famille, que ce soit du côté de son père, comme du côté de sa mère. Elle avait décidé de me faire mal, mais surtout de faire mal à sa famille.

Ma vie s'était momentanément figée. Je passais mon temps à passer en boucle, ce qui s'était passé la veille. J'avais perdu le sommeil. En moins de

48 heures, j'accusais une énorme perte pondérale. Je n'arrivais pas à manger sans que l'image de ma copine se plante debout devant moi, comme pour me dire coucou, je suis là.

« La souffrance et la solitude sont les maîtres-maux du chaos. » (Savigny)

Le lendemain, Nestor s'était rendu dans mon service pour rencontrer le docteur Gombé- Mbalawa, afin de savoir ce que pensait la famille de la défunte, par rapport à son décès. Comme il pouvait s'y attendre, toute la responsabilité m'incombait. J'étais traité de tous les noms d'oiseaux, en dehors de certaines personnes qui voulaient m'absoudre de cette catastrophe.

Ils jugeaient indécent que l'on puisse me coller la mort de cette fille. Ils étaient hélas très minoritaires.

Mon grand frère avait appris que les oncles de ma défunte copine étaient sur le point de mettre en place un peloton d'exécution pour me liquider. Ils avaient lancé une fatwa contre ma personne. Ils cherchaient à me localiser. C'était peine perdue, car même les miens ne savaient pas où je me trouvais, en dehors de mon grand frère et de ma mère.

Fort de cette information à caractère criminel, mon grand frère en avait parlé au ministre de la Défense, le colonel Raymond Damase Ngolo, afin qu'il interpelle le père de la défunte et le prévienne de ce que sa responsabilité serait engagée, si, par extraordinaire, il m'arrivait quoi que ce soit. Nul n'a le droit de se faire justice soi-même.

Il lui avait conseillé de porter l'affaire devant les tribunaux, s'il estimait que j'avais joué un rôle actif dans la mort de sa fille. Les paroles du colonel Ngolo avaient refroidi l'ardeur de son collaborateur qui, en fait, était l'instigateur de ce montage macabre. Mon grand frère en entrainant le ministre de la Défense dans la danse, venait de désamorcer une bombe.

J'avais été honni par tous ses camarades de promotion. Ils me reprochaient, tous, le manque de clarté et de sincérité dans notre relation. Quelle infamie ! S'ils savaient ce que nous envisagions de faire ensemble !

Dans le groupe, il y avait quelques dragueurs, qui avaient tenté leur chance sans y parvenir. Nombreux avaient été éconduits sans façon. Surtout ceux-là qui avaient été recalés pour cet exercice, ils m'en voulaient à mort.

Les jours avaient passé, et la date de l'inhumation avait été retenue. Le docteur Ossébi Douniam m'avait fait chercher un soir, pour me demander de ne pas culpabiliser, et surtout de me tenir à carreau de tout ce qui se passait. C'était chaleureux et réconfortant, malgré ma douleur.

J'avais intégré en moi la disparition de ma copine, sans toujours rien y comprendre. Dans sa famille, il y avait beaucoup des ressentiments vis-à-vis de moi, et il me fallait observer pendant longtemps un profil bas.

L'enterrement avait été décidé pour jeudi, soit une semaine après sa mort. Je ne pouvais malheureusement pas y prendre part. J'avais demandé à monsieur Gombé-Mbalawa, si je pouvais venir chez lui, pour essayer d'assister au passage de ce cortège funèbre. Il avait eu la gentillesse d'accepter.

Donc très tôt le matin, j'avais quitté ma cachette de Poto-Poto, pour le quartier OCH de Moungali, juste à côté du CHU-B, donc à quelques mètres de la morgue municipale.

J'avais beaucoup maigri. J'étais dévasté par le chagrin. J'avais perdu ma copine et tous nos projets communs. C'était atroce comme situation.

Quand je suis arrivé chez mon patron, il s'était déjà levé. Son épouse dormait encore, ainsi que leurs enfants. Il m'avait dévisagé et m'installa au salon. Je lui faisais certainement de la peine. Le moment que je vivais était le plus cruel de mon existence. Pour rien au monde, je ne pourrai le souhaiter à quelqu'un.

Devenir responsable par procuration de l'autolyse d'une personne est effroyable. Que pouvais-je faire d'autre, sinon encaisser tous les quolibets.

Vers 10 heures, pendant que j'étais resté seul au domicile du couple Gombé-Mbalawa, pendant que monsieur et madame s'étaient rendus à la morgue pour le recueillement, j'entendis le chant qu'entonnaient les étudiants en médecine pendant leurs cérémonies ordinaires.

Le cortège venait de quitter la morgue pour s'élancer vers Bifouiti. J'avais fait l'effort de me blottir contre un mur pour assister, tétanisé au passage du corbillard.

J'avais éclaté en sanglots. J'avais compris que c'était fini.

Monsieur et madame Gombé-Mbalawa étaient revenus chez eux. Ils m'avaient fait un petit compte rendu. Ils ne voulaient pas m'accabler par un long récit.

Nestor s'occupait vraiment de moi. Il était venu me chercher en taxi pour me ramener dans mon nid. Durant le trajet, nous étions restés silencieux tous les deux.

Une fois arrivés chez eux, il ressortait aussitôt pour se rendre au cimetière du centre-ville, où serait inhumée ma copine. Il ne voulait surtout rien rater. Il avait compris que ma vie ne tenait qu'à un fil, car les oncles de ma défunte copine avaient peut-être desserré l'étau, sans vraiment abandonner leur funeste projet.

Il était très prudent. Il veillait à ma sécurité. Vers 16 heures, il était de retour. Ma copine venait d'être ensevelie.

Ce fut un moment difficile pour sa mère, qui s'était écroulée pendant la descente du cercueil de sa fille chérie dans la fosse. Elle avait compris que c'était un départ définitif. Elle ne reverra plus jamais sa fille, l'ainée de ses enfants, celle qui faisait sa fierté.

Cette maman, que j'avais rencontrée quelques semaines plus tôt après ma soutenance de thèse, était dévastée. Quel est le parent qui ne l'aurait pas été ?

Quant à moi, j'étais perdu. J'étais dans un état second. J'hallucinais. J'entendais sa voix tout le temps, comme si elle était à mes côtés. J'avais surtout peur de devenir fou.

Le lendemain de l'enterrement, mon grand frère et ma mère étaient passés me rendre visite dans l'après-midi. Ils avaient aussi maigri comme moi. J'étais inquiet pour mon grand frère qui partageait le même environnement de travail que le père de ma défunte copine.

Ils étaient venus, surtout, pour dire merci aux parents de Nestor, qui avaient accepté de m'héberger, pendant une période aussi difficile, et aussi pour m'avoir soutenu.

Je devrais rester encore une semaine avec Nestor, en attendant que mon grand frère me donne le top pour repartir à la milice.

J'étais vraiment dévasté. J'avais perdu la joie de vivre. J'étais, par moment, secoué par des envies suicidaires que je refoulais au fur à mesure, surtout lorsque je me souvenais de ce que m'avait dit le docteur Ossébi Douniam.

> Toute souffrance est lâche : elle recule devant la puissance du vouloir-vivre qui est ancré plus fortement dans notre chair que toute la passion de la mort ne l'est dans notre esprit. » (Zweig)

Je devais tenir et rebondir, car la vie devrait continuer son cours.

> « C'est dans la souffrance, l'échec et la perte qu'on voit le courage et la volonté. » (Tchitembo Tchissafou)

A la fin du mois d'avril, j'avais regagné le camp de la milice, sans être totalement rassuré, car je sentais l'épée de Damoclès planer toujours sur ma tête. De façon furtive, j'interrogeais le regard des personnes qui me connaissaient, et qui étaient au courant de ce que ce je venais de vivre. J'étais tout le temps à la recherche de la compréhension, mais surtout de la compassion.

J'avais du mal à envisager mon retour dans le service. C'était trop tôt. La plaie n'avait pas encore cicatrisé et la menace de mon agression non définitivement exclue.

Je tournais en rond au camp de la milice, comme un chien abandonné dans un chenil. Les journées étaient interminables. J'avais toujours quelqu'un pour veiller sur moi.

Mon grand frère, contrairement à ses habitudes, revenait souvent à la maison, où il restait 10 à 20 minutes avant de repartir. Quelque chose le tracassait, jusqu'au jour où il m'annonça qu'il avait pu obtenir, du ministre de la Défense, la possibilité que j'aille passer un mois à Bangui, chez un officier supérieur de la république centrafricaine, qui était son frère d'armes.

Cette soudaine nouvelle était pour moi une délivrance. L'occasion venait de m'être donnée pour me mettre réellement en sécurité pendant un bon moment, et surtout faire le deuil.

Cette information était confidentielle. Ma mère n'avait été tenue au courant que la veille. En apprenant la nouvelle, elle était soulagée de voir son enfant sortir des griffes des personnes invisibles.

En bon prince, mon grand frère avait fait les choses en grand. Il m'avait remis les plis que le colonel Ngolo et le docteur Ossébi Douniam m'avaient fait parvenir. J'avais ainsi reçu suffisamment d'argent, pour tenir pendant tout mon séjour de reconstruction psychologique, à Bangui.

J'avais rassemblé mes bouquins, car j'étais décidé à quitter le Congo en octobre pour aller continuer ma formation à l'étranger. Ces bouquins m'aideraient à préparer l'examen probatoire avant d'être accepté en spécialisation.

J'embarquais un matin par un avion d'Air Afrique en partance pour Paris avec escale à Bangui. Après 2 heures de vol, nous atterrîmes à Bangui Pokou, l'aéroport de la capitale de la RCA.

C'était la première fois que je foulais le sol de ce pays frère. J'étais surpris par l'accueil chaleureux qui m'avait été réservé. Une Peugeot 504 noire était venue me chercher, suivie par une jeep des militaires. Je n'étais nullement impressionné, car j'ai toujours vécu parmi les militaires. Pour la première fois depuis plus d'un mois, je me sentais revivre après m'être délesté de tout le poids que je portais par devers moi, après le décès de ma copine.

Un poète a dit : après la souffrance vient la gloire, mais les souvenirs restent dans la mémoire.

Nous avions rejoint une grande résidence au centre-ville de Bangui. Je fus reçu par l'épouse de l'ami du ministre de la Défense du Congo. L'accueil était familial.

A 14 heures, le propriétaire des lieux était arrivé, et m'avait souhaité la bienvenue. Il avait saisi son téléphone et appela son ami à Brazzaville, en lui disant que le fiston était bien arrivé.

J'avais retrouvé la joie de vivre. Je fus installé dans l'une des dépendances de la grande villa. J'avais à ma disposition une voiture et un chauffeur pour mes courses. J'étais bichonné par cette famille. Il ne me manquait rien. Je ne sortais presque jamais, sauf pour aller boire un verre en ville. J'avais passé deux mois à Bangui.

J'étais de retour à Brazzaville en juillet 1984. La tension consécutive au drame que j'avais connue, était tombée.

Dès mon retour, j'étais allé dire merci au ministre de la Défense pour m'avoir sauvé la vie. J'avais fait la même démarche en direction du docteur Ossébi Douniam, qui était heureux de me revoir. J'avais bouclé cette série de visites par ma mère, qui avait éclaté en sanglots en me voyant arriver vers elle. J'étais en joie en la revoyant. Elle était resplendissante. Visiblement, mon éloignement de Brazzaville l'avait rassurée.

J'avais utilisé le week-end pour aller m'entretenir avec monsieur Gombé-Mbalawa, et lui annoncer que j'allais reprendre mon travail. Il avait bien accueilli cette nouvelle.

Il était donc de mon devoir de préparer les conditions pour une reprise effective de mon travail. J'étais allé voir Paraiso chez lui pour m'enquérir de la situation actuelle du service. Il n'y avait pas eu beaucoup de changement. J'étais rassuré.

Après le week-end, j'avais repris mon travail. Tout le personnel du service était fier de me voir debout et radieux. Mon retour constituait une bouffée d'oxygène pour Paraiso, qui avait donné le maximum de lui-même, pour assurer et tenir le service, car monsieur Gombé-Mbalawa était très occupé par la préparation du concours d'agrégation. Pendant toute une semaine, je me refusais d'aller dans d'autres services. J'avais jugé inutile que mes collègues et les étudiants de l'INSSSA se familiarisent avec mon retour au sein de l'hôpital. Je me cachais.

Après m'être assuré que je n'étais victime d'aucune forme d'ostracisation de la part de la corporation, je repris mes habitudes d'avant le drame. Le service tournait de nouveau à merveille. J'avais beaucoup lu la cancérologie pendant que je vivais comme un reclus. Je savais beaucoup choses, que j'avais puisées dans mes manuels de cancérologie.

Les mois avaient passé, nous voilà en novembre 1984. Le concours d'agrégation allait avoir lieu dans quelques jours à Brazzaville. Je savais que mon patron et le docteur Ekoundzola étaient des candidats déclarés. J'ignorais que les docteurs Ngalessamy Ibombo et peut-être Nkaya Ngandziami (je ne suis pas très sûr) l'étaient aussi.

Cette épreuve était organisée par le Conseil africain et malgache pour l'enseignement supérieur (CAMES). Plusieurs candidats en provenance des pays africains, membres de cette institution, avaient déjà foulé le sol Brazzavillois. Les membres des différents jurys étaient attendus dans les jours à venir.

Le Congo avait donc une occasion pour améliorer le package de ses enseignants de rang magistral, car nous n'avions que très peu de maîtres de conférences agrégés à cette époque.

L'Etat congolais avait tout mis en œuvre pour la réussite de cet évènement panafricain.

Le CAMES constituait, incontestablement, ce que les africains savaient faire de mieux ensemble. Il est l'instrument, par excellence, qui fait la promotion des enseignants du supérieur.

L'Etat congolais avait pris en charge les titres de transport, l'hébergement et la restauration de tous les membres du jury. Cela représentait un grand budget. Cet investissement conséquent devrait être rentabilisé par la réussite des candidats présentés par l'université Marien Ngouabi.

Ce concours comportait trois épreuves à savoir : l'exposé des titres et travaux, la présentation de la leçon et l'examen du malade.

La leçon était publique. Chaque épreuve était éliminatoire. Le Congo présentait, pour la première fois de son histoire, des candidats à ce concours, alors que les pays de l'Afrique de l'Ouest étaient des habitués. Ils connaissaient les codes et savaient comment préparer les candidats, ce qui n'était pas le cas du Congo.

Je voyais comment nos candidats, notamment mon patron et le docteur Ekoundzola, étaient livrés à eux-mêmes, car tous nos agrégés avaient passé ce concours en France. Les exigences et les enjeux n'étaient pas les mêmes.

En 1984, le CAMES était dans sa phase d'affirmation. Cet organe avait grandi et, dorénavant, il faudra compter avec.

Deux jours avant le concours, tous les membres du jury étaient arrivés. C'était un jury international dans lequel on trouvait des Canadiens, des Français, des Belges, des Suisses et des Africains.

La veille du concours, le jury de cancérologie médicale, conduit par le professeur Ayoub du Québec, était venu visiter notre service, et voir l'état de la tenue des dossiers.

Je crois que les membres de ce jury étaient satisfaits. Parmi ces membres, il y avait le Professeur Pape Touré du Sénégal. Il était plutôt chirurgien avec une compétence en chimiothérapie. Avec le recul, je ne crois pas qu'il avait une réelle maitrise de la chimiothérapie. A l'époque, il était incontournable en Afrique.

J'avais vécu l'arrivée du professeur Ayoub à Brazzaville comme une véritable aubaine pour ma formation à l'étranger. Je m'étais permis de l'aborder, en lui annonçant mon intention de faire la cancérologie, et que j'étais à la recherche d'un pays d'accueil. Il avait promis m'accorder une audience à la fin du concours. J'étais heureux de constater que les portes semblaient s'ouvrir.

Je devrais mettre toutes les chances de mon côté, et espérer partir en octobre 1985. La réussite de monsieur Gombé-Mbalawa à ce concours, boosterait ma candidature, j'en étais certain.

Le concours avait commencé, les candidats congolais s'étaient lancés à la conquête du parchemin. Les épreuves avaient duré une dizaine de jours.

Concernant l'épreuve du malade, le professeur Ayoub était passé dans notre service.

Il m'avait chargé de mettre à sa disposition un dossier que l'impétrant, c'est-à-dire mon maître, exploiterait devant tous les membres de son jury.

Je lui avais confié le dossier d'une dame que nous connaissions tous par cœur dans le service, apportant ainsi ma modeste contribution à mon patron. Les résultats du concours d'agrégation n'étaient pas rutilants pour le Congo.

Notre pays n'avait enregistré qu'un seul succès, celui de Gombé -Mbalawa. Les autres Congolais avaient été recalés, soit après la première épreuve, soit après la seconde.

Le climat n'était pas à la fête. J'avais accusé de la peine pour l'ami de mon maître, lequel pourtant avait fait le nécessaire pour arracher ce diplôme. Il était condamné à se représenter dans 2 ans.

Gombé-Mbalawa venait d'intégrer le cercle très fermé des initiés de la, médecine. Il devenait ainsi un professeur agrégé de cancérologie, le tout premier du CAMES. Nous partagions sa joie. Quoi de plus normal que de s'approprier sa victoire. Nous étions ses élèves, donc ce sacre était également par ricochet le nôtre. Nous aurions pu extérioriser notre bonheur, si l'ami de notre chef avait réussi. Le triomphe du professeur agrégé Gombé Mbalawa était modeste.

Brutalement, le regard que ses collègues portaient sur notre service avait changé.

Ce titre avait changé l'homme. Il avait quitté la cour des hommes ordinaires, pour intégrer celle des érudits. Il était devenu le collègue de Bouramoué, Galiba, Itoua-Ngaporo et Ngolet.

La voix de notre maître avait changé de tonalité. Il était jeune et dynamique. Nous étions fiers de faire partie de son équipe. Je crois que je ne m'étais pas trompé, en m'engageant dans la voie de la cancérologie. Paraiso et Malonga partageaient le même sentiment.

Nous avions repris d'explorer les différentes pistes pour ma spécialisation. Le professeur Ayoub qui m'avait reçu pour parler de la formation des oncologues au canada était aux abonnés absents.

Le professeur Gombé-Mbalawa avait écrit à l'Université Libre de Belgique (ULB), qui lui avait répondu. On lui avait demandé de contacter le professeur Jean Klastersky, le patron de la chaire de cancérologie. Il était le chef de service médecine interne à l'Institut Jules Bordet, Centre des Tumeurs de l'ULB.

Après plusieurs échanges de courrier entre mon maître et son collègue belge, nous avions obtenu un avis favorable pour intégrer en octobre 1985, le réseau de l'ULB.

Pour ce faire, je devrais me présenter, quelques mois avant, pour passer un test avant la confirmation de mon inscription.

Le professeur Jean Klastersky avait mis à notre disposition un dossier dans lequel tout était décrit sur les différentes spécialités qu'offrait l'ULB.

Je n'étais pas tranquille, car leur façon de procéder était calquée sur le modèle américain, alors que j'étais sorti d'une école de médecine dont le système organisationnel suivait le modèle français. Je n'avais pas d'autre choix que de m'y conformer.

Nous décidâmes définitivement pour le choix de la Belgique. Pour ne pas être débordé par ce système qui m'était inconnu, je travaillais davantage. Je rassemblais toutes les coupures des journaux qui parlaient de la cancérologie.

De temps en temps, j'étais rattrapé par le drame qui m'avait secoué en avril. J'avais décidé d'aller de l'avant sans surtout oublier ce qui m'était arrivé.

Peu de temps avant le concours d'agrégation, nous avions perçu notre premier salaire.

Couplé à quatre mois d'arriérés. Dans le jargon financier, tout ce qui relevait des arriérés était appelé rappel.

Donc je venais de percevoir un rappel de quatre mois de salaire. Pour l'époque, la somme était conséquente. J'avais réalisé que j'étais devenu fonctionnaire de l'Etat congolais.

Comme je n'avais aucune charge domestique, je m'étais permis de mettre à la disposition de ma famille, et de toutes les mamans de mon quartier de Poto-Poto, l'équivalent d'un mois de mon salaire. C'était juste un geste symbolique, à travers lequel je sollicitais la bénédiction de tous.

Je m'étais souvenu des paroles de Tata Bassaboukila, qui m'avait dit : un homme, avant de tout posséder, devrait commencer par avoir un toit. Je me devrais de mettre à exécution ce bel adage.

Avec un ami, jeune officier aspirant, qui venait de rentrer de sa formation de l'Union soviétique, nous nous étions rendus à la périphérie de Brazzaville, après Etatolo, dans un village appelé Makambadilou.

A l'époque, un terrain de 400 mètres carré ne coutait pas cher. J'en avais pris huit.

J'étais fier d'avoir acheté une concession en mon nom, exauçant, ainsi, le vœu de Tata Bassaboukila. J'avais informé ma mère et mon grand frère de cette acquisition. Ils étaient surpris que j'y pense déjà. Ma mère avait jugé excessif que j'eusse acheté autant de parcelles. Moi, je ne le regrettais pas bien au contraire, j'avais investi pour l'avenir, sans savoir que, plusieurs années plus tard, mon épouse et moi, érigerions une clinique à cet endroit. J'y reviendrai.

Le service de médecine était de plus en plus connu. Nous recevions des malades en provenance du Gabon, de l'Angola, de la RCA, du Cameroun, du Tchad et du Zaïre.

La plupart des malades venaient pour un traitement en radiothérapie. Il nous arrivait de modifier les indications après un bilan d'extension.

Le professeur Gombé-Mbalawa avait réussi à établir un bon partenariat avec les docteurs Rivière-Cazaux et Chua.

Le docteur Chua était un médecin vietnamien qui avait été affecté à l'hôpital général de Brazzaville, dans le cadre de la coopération, entre notre pays et le Vietnam.

Il était chirurgien oncologue. Ce médecin extrêmement chaleureux et le docteur Ekoundzola nous rendaient d'énormes services.

Gombé-Mbalawa avait acquis une extraordinaire notoriété dans le pays. Sa parole faisait autorité. Il était courtisé par tout le monde. Il avait connu un rythme effréné de passages sur les médias nationaux.

L'OMS l'avait choisi pour organiser un congrès de cancérologie à Bangui, au milieu de l'année 1985. Pour la réussite de cet évènement, il nous avait mis à contribution. Il nous avait proposé des thèmes à développer pendant cette rencontre. Il avait pu obtenir de l'OMS que tous ses assistants fassent le déplacement de la RCA. Cette demande, que cette institution de l'ONU avait actée, nous avait galvanisés. C'était notre premier congrès à l'étranger.

Il s'agissait pour nous non seulement d'un honneur, mais surtout d'une reconnaissance pour notre engagement total à ses côtés.

Malonga avait manifesté aussi le désir d'être de la partie, et sans difficulté le professeur Gombé-Mbalawa lui avait trouvé également une prise en charge.

Nous serions donc trois à Bangui. Je servirais de guide à mes amis, car je connaissais la ville pour y avoir séjourné pendant 2 mois.

La préparation du congrès se déroulait sans problème. Gombé-Mbalawa nous avait épargnés de faire des communications, en revanche nous avons, chacun, préparé une communication que présenterait notre chef.

Il avait au total à présenter, durant ce congrès, une conférence et trois communications.

Il avait un talent oratoire qui lui faisait des envieux. Il avait la maitrise de la communication.

Le congrès devrait avoir lieu en mai ou juin 1985, je ne me souviens plus très bien de la date exacte. Nous étions prêts. Il nous avait informés de la participation de beaucoup d'oncologues français et du professeur Pape Touré, l'oncologue sénégalais, qui l'avait agrégé en novembre 1984. Ce serait pour eux des retrouvailles moins d'un an après le concours d'agrégation. Ce moment serait intéressant à scruter, car le regard que le professeur Pape Touré aurait sur Gombé-Mbalaawa déterminerait leur collaboration future. J'en faisais le pari.

Le moment du congrès était arrivé. Notre prise en charge englobait les titres de transport, l'hébergement et la restauration.

Le professeur Gombé-Mbalawa nous avait précédés de trois jours, pour aller s'assurer que tout était en ordre, et gérer les petits détails qui pourraient faire foirer un grand événement.

Gombé-Mbalawa avait intérêt à ce que ce meeting réussisse. Il s'agissait de sa première sortie internationale, en qualité de président d'organisation d'un congrès international. Donc tout reposait sur ses épaules. Comme il était méticuleux, il avait pris la précaution de prendre ses quartiers avant tout le monde à Bangui. La précocité de sa présence sur les lieux l'aiderait, d'ailleurs, à accueillir tous les invités de l'OMS.

Un jour avant le début de la cérémonie, Paraiso, Malonga et moi prîmes l'avion pour Bangui.

Le vol s'était bien déroulé. Nous avions été accueillis, à notre arrivée, par le président du Comité d'organisation lui-même, assisté de quelques hôtesses d'accueil, pour la plupart de très jolies femmes métisses.

J'observais comment mes deux amis écarquillaient les yeux. Le séjour à Bangui s'annonçait merveilleux.

Nous étions installés dans un grand hôtel de la place, en face du fleuve Oubangui.

Les chambres étaient impeccables. C'était un hôtel de grand standing. C'était la première fois que je logeais dans un hôtel 5 étoiles. Le service était excellent. Au sous-sol, il y avait une très belle discothèque, avec des disc-jockeys de qualité. En somme, tout était nickel pour moi. Je ne pouvais rêver mieux. C'était la vie des palaces. Qui aurait cru à Brazzaville, un an auparavant, que les assistants de Gombé-Mbalawa l'accompagneraient à un congrès, entièrement financé par un organisme international à l'étranger ! Et pourtant nous étions là.

Monsieur Gombé-Mbalawa avait mis les petits plats dans les grands. Nous avions été invités à partager son repas en dehors de l'hôtel.

Nous étions surpris de découvrir qu'il avait des amis à Bangui. Il était chez lui, comme je l'étais chez moi.

L'après-midi, à notre retour à l'hôtel, nous nous attablions à la terrasse, autour d'une bonne bière, pour profiter de la vue magnifique, que nous offrait le fleuve Oubangui.

Nous étions assis là depuis au moins une heure, lorsqu'une délégation des derniers participants au congrès arriva. J'avais reconnu le professeur Pape Touré, qui était habillé en casual chic. Il était grand et mince. On sentait une lui une certaine classe, qui est la traduction d'une aisance financière. Cela ne faisait l'ombre d'aucun doute, ce monsieur devrait vivre décemment de la médecine. Autour de lui, s'était agglutinée une grappe de professeurs français, tous cancérologues.

Monsieur Gombé-Mbalawa était au four et au moulin. Il était la super star de l'évènement. Il nous avait présentés à toutes ses éminences, qui avaient en commun la gestion des patients porteurs des cancers.

Le professeur Pape Touré m'avait reconnu, car j'avais été très présent pendant le concours d'agrégation qui avait eu lieu à Brazzaville. Il était tout étonné de découvrir que notre maître était arrivé, accompagné de ses trois assistants.

Gombé-Mbalawa lui vouait un énorme respect. Pape Touré était bilingue. Dans les échanges qu'il avait avec certaines personnes, il passait sans transition du français à l'anglais ; j'en avais été subjugué.

Vers 18 heures, le ministre de la Santé de la RCA nous avait rejoints. Nous avions été priés de nous retrouver dans le hall, lieu qu'avaient choisi les autorités politiques et académiques, pour l'apéritif. Parmi ceux qui avaient accompagné monsieur le ministre, j'avais reconnu les professeurs Siopatis et Bédaya Ngaro.

Ce fut un moment convivial fait de fraternité. Pape Touré occupait la scène. Il était connu des patrons de la médecine de la RCA.

Après ce verre d'accueil, avant que les politiques ne prennent congé de nous, je m'étais rapproché du Professeur Bédaya Ngaro, pour lui rappeler que j'étais le jeune réceptionniste qui l'accueillait lors de ses différents séjours à Brazzaville. Il s'exclama et me présenta, après un petit commentaire, à monsieur le ministre de la Santé. Il avait loué mon courage pour avoir su combiner mon travail à l'hôtel, avec mes études de médecine. J'avais été flatté par les mots de ce grand professeur de chirurgie.

Une fois l'escorte partie, nous avions été invités à dîner. C'était un buffet. Les tables étaient bien dressées et bien décorées. Nous étions en train de découvrir l'univers des grands congrès avec ses paillettes. Le repas avait été excellent et copieux. Lorsque nous eûmes terminé, le professeur Pape Touré me dit doucement à l'oreille : fiston, y a-t-il une discothèque ici ?

Pour ne pas attirer l'attention des uns et des autres, j'avais secoué la tête en guise de oui. Notre complicité venait de s'installer.

Les travaux débutaient le lendemain dès 8 heures et demi. Nous avions quitté le restaurant pour rejoindre nos chambres. La nuit avait été très courte.

Au réveil, le temps était beau. La température était agréable. Il fallait se dépêcher pour prendre sa douche, enfiler un costume et se rendre au restaurant pour le petit déjeuner. J'avais traîné un peu dans ma chambre, je ne sais plus pourquoi. Quand je me rendis au restaurant, je retrouvai Paraiso et Malonga qui étaient sur le point de terminer de se restaurer. Très rapidement pour ne pas être en retard sur les autres, j'avais avalé une tasse de café au lait, accompagnée d'une brioche.

J'étais impressionné par le nombre de participants qui avaient reçu l'invitation de l'OMS. Savoir que notre patron était le chef d'orchestre de cet évènement, honorait la modeste délégation de Brazzaville.

Tous ceux qui étaient là ce matin étaient des spécialistes, tandis que nous n'étions que de jeunes assistants qui découvraient la vie des congrès.

Nous avions accusé un retard de 30 minutes, car nous attendions l'arrivée des officiels et du représentant de l'OMS à Bangui.

Une fois tout le monde en place, le modérateur de la cérémonie avait appelé le maire de la ville de Bangui à prononcer son mot de bienvenue. Il avait été suivi par le professeur Gombé-Mbalawa qui avait planté le décor, en précisant l'objet et les enjeux de cette rencontre.

Avant l'ouverture du congrès par le ministre de la Santé de la RCA, le représentant de l'OMS avait tenu à remercier les participants, et tout particulièrement le président du comité d'organisation, qui avait réussi à réunir, en un temps relativement court, autant d'experts venus d'Europe et d'Afrique. Il avait avant de terminer son propos dit ce que l'OMS attendait des participants.

Une fois les officiels partis, nous nous étions retrouvés dans la grande salle des conférences, pour suivre les communications, telles qu'elles avaient été programmées.

Vers 11 heures 30 minutes, nous marquâmes une pause-café.

C'était l'occasion pour ceux qui n'avaient pas pris la parole dans la salle de pouvoir échanger brièvement avec les orateurs.

Trente minutes plus tard, nous étions de retour en salle pour la poursuite des travaux, car nous accusions un grand retard.

Vers 13heures 30 minutes, nous terminions les sessions de la matinée, sessions essentiellement dédiées à l'épidémiologie des cancers.

Gombé-Mbalawa avait fait un topo sur les cancers primitifs du foie. Comme d'habitude, il avait dominé et maitrisé son sujet. Le climat état vraiment bon enfant.

Les travaux avaient repris vers 14 heures 30 minutes. Les communications entrecoupées des conférences se succédaient comme prévu. Nous étions captivés par les expériences des uns et des autres. Nous avions compris l'intérêt d'assister aux congrès de sa spécialité. C'était un moment essentiel de remise à niveau et d'appropriation des innovations.

La première journée de nos travaux avait pris fin aux environs de 19 heures.

Nous avions quartier libre. Ceux qui désiraient rester à l'hôtel pouvaient diner aux frais des organisateurs. Nous avions fait le choix d'aller diner à l'extérieur et profiter des activités ludiques nocturnes que la ville de Bangui propose à ses citoyens. Cette soirée fut des plus agréables. Je vous laisse deviner la suite.

Le lendemain, comme la veille, nous avions repris nos travaux. Il y avait moins de participants le matin. En revanche, ils étaient nombreux dans l'après-midi, avant la clôture du congrès.

Tous les orateurs avec communiqué. Le congrès fut une grande réussite. Gombé-Mbalawa l'avait vécu comme une victoire personnelle. Nous étions en admiration pour notre patron qui venait de montrer, aux yeux de tous, sa capacité à organiser des grands évènements internationaux.

Le soir, j'avais retrouvé le professeur Pape Touré pour écouter les conseils qu'il formulait à mon endroit, car je lui avais dit mon désir d'aller suivre une formation en oncologie en Belgique. Il connaissait le système belge. Il m'avait prévenu de la rigidité psychologique des Belges. Il m'avait prévenu aussi de leurs exigences dans le travail.

Il m'avait conseillé de faire preuve de beaucoup d'humilité, car je découvrirais peut-être une face de la cancérologie là-bas. J'avais aimé sa façon d'attirer mon attention. J'étais conscient de notre maladie, nous les anciens de l'INSSSA : arrogance et condescendance étaient les pires maux dont nous souffrions.

Tard dans nuit, nous nous étions retrouvés en discothèque. La quasi-totalité des congressistes venus de l'étranger étaient là en train d'esquisser chacun, à sa manière, des pas de danse. Nous avions oublié à cet instant qui était qui. C'était de la liesse et le godet coulait à flot. Quoi de plus normal que d'être heureux. Nous avions réussi notre congrès.

Le lendemain matin, j'avais invité mes amis à m'accompagner dans ma famille d'accueil. Ces gens chaleureux qui m'avaient pris dans leur gite, pendant ma descente aux enfers, après le décès de ma copine. Tout le monde était là et fier de me revoir. J'avais bonne mine et ils avaient tous compris que j'avais réussi à surmonter ma douleur, sans rien oublier.

C'est une souffrance à peine supportable que celle qui naît du regret. Elle instaure entre soi et sa vie une distance, que rien ne pourra combler, car ce qui est fait est fait, et ce qui n'a pas été fait ne pourra plus l'être (Devillairs).

Nous avions passé une très belle journée en compagnie de cette famille. Je leur avais tenu informés de mon intention d'aller me spécialiser en Belgique. Ils étaient heureux de me voir totalement métamorphosé. Vers 17 heures, nous nous séparâmes de cette famille, pour ne plus nous revoir que vingt ans plus tard. Le chef de famille, cet officier qui m'avait reçu, était décédé, il y a quelques années.

A notre retour à l'hôtel, un mot nous attendait. Notre maître avait souhaité que nous le rejoignions chez un de ses amis, où un repas serait servi à notre honneur.

Sans réfléchir, nous étions montés dans le premier taxi pour rejoindre notre patron, et ainsi répondre à notre invitation.

L'ambiance était chaleureuse. Il y avait du monde autour de nous. La Mocaf, une bière locale de Bangui, nous était servie. La soirée fut belle.

Je me souviendrai toujours de mon premier congrès international, organisé en dehors du Congo.

Le lendemain matin, nous devrions déjà reprendre l'avion pour Brazzaville, où les dossiers nous attendaient.

Notre participation à ce congrès avait éveillé la conscience de Paraiso et Malonga, qui étaient déterminés eux aussi à aller en spécialité.

Gombé-Mbalawa leur avait promis de faire le nécessaire, car il éprouvait de plus en plus le besoin d'avoir une équipe forte, bâtie autour des jeunes à l'engagement irréprochable.

Cette perspective de formation avait décuplé leur motivation. J'étais heureux pour eux.

Notre vol, prévu pour 11 heures, avait connu un retard de quatre heures. Ce n'est que vers 15 heures, que l'avion qui devrait nous ramener à Brazzaville, avait décollé.

Le professeur Gombé-Mbalawa était resté pour rédiger des rapports qu'il enverrait à l'OMS, et pour régler les derniers détails afférents au congrès.

Après deux heures de vol, nous étions rentrés chez nous, avec la sensation d'avoir accompli notre mission. J'étais heureux de retrouver Brazzaville avec toute sa brutalité, qui fait son charme.

Nous nous étions convenu, tous les trois, que nous ne reprendrions le travail que le surlendemain, le temps de nous débarrasser de ces verres de bière, abondamment ingurgités à Bangui, ville très accueillante et très animée, surtout le soir.

Comme prévu, nous avions repris notre travail. Les dossiers des malades s'étaient accumulés. Les problèmes aigus de notre service avaient été réglés par nos collègues des urgences. Ils avaient fait un remarquable travail. Ils avaient souvent pris les bonnes décisions pour parer aux urgences. Nous leur avions dit merci pour nous avoir assistés durant notre absence du pays.

Nous avions repris nos marques. Je m'employais à gérer les dossiers des malades, tout en ayant mon esprit déjà en Belgique. Je n'avais jamais mis pied dans ce pays, mon excitation pour le découvrir était grande.

Le 28 juillet 1985, je devenais, pour la première fois, père d'un petit garçon, né à l'hôpital général. Cet évènement était l'un des grands tournants dans ma vie. Je devenais responsable intégralement d'un enfant que je laisserais, dans quelques mois, seul avec sa mère.

J'étais heureux de devenir père. Tous mes amis étaient devenus, depuis bien longtemps, des pères de famille. Je m'étais refusé d'avoir un enfant, tant que je n'avais pas un emploi stable qui me permettrait de m'en occuper. Je m'étais interdit que cette charge incombe à quelqu'un d'autre. La mère de mon fils appartenait à l'une des grandes familles de Tongo, un village du nord Congo, situé à quelques encablures d'Oyo, ville natale du président Dénis Sassou Nguésso.

Cette famille connaissait mon histoire. Elle avait beaucoup de respect pour mon parcours et surtout pour ma volonté à ne pas me laisser ébranler par les évènements de la vie, aussi graves soient-ils.

J'avais la liberté de passer voir mon fils à n'importe quelle heure. La porte de leur maison m'était grandement ouverte.

Je continuais à me préparer pour le grand voyage. Le gouvernement avait introduit une demande de bourse me concernant à l'OMS afro, car j'y avais droit, en raison du rang que j'avais occupé après mes études de médecine.

La procédure administrative était longue. Pour que l'ULB entérine ma préinscription, il me fallait un document de l'OMS, attestant son intention de m'accorder la bourse.

Obtenir ce simple document, qui peut être établi à l'instant même, relevait pour moi d'un chemin de croix. J'avais dû attendre la fin du mois d'août pour l'avoir.

Cette pesanteur bureaucratique me paraissait être d'un autre âge, et surtout absurde.

L'OMS est dépassée par des procédures qui plombent son efficacité. Cette institution remet souvent au lendemain, ce qui peut être fait le même jour. Je crois qu'elle est même devenue le refuge des paresseux, qui refusent d'assumer des responsabilités dans leur pays, se diluant dans la masse pour échapper au radar. C'était comme ça depuis toujours que fonctionnait cette institution.

J'avais envoyé la lettre d'intention de l'OMS à l'ULB qui l'avait transférée au professeur Jean Klastersky. Ma préinscription avait été validée. J'étais très heureux de le signifier à mon patron.

A part l'OMS, je devrais me rapprocher du cabinet du Premier ministre Poungui, pour que l'on m'établisse le certificat administratif. Ce document était important pour que mon salaire, à Brazzaville, ne soit pas suspendu durant tout mon stage.

Là aussi, il fallait faire des allers-retours. A la fin c'était fatiguant. Ce document autoriserait également le service d'immigration à m'établir un passeport ordinaire. En effet, à l'époque, tous les faits et gestes des citoyens étaient surveillés. Nous étions épiés en permanence.

Il arrivait que, dans une même famille, certains frères surveillent et contrôlent d'autres, à l'image de la Securitate de Ceausescu. Ce fut une période sombre de l'histoire du Congo. Toutes ces tracasseries avaient été annulées par la force de Conférence nationale souveraine, que le congo avait organisée, ouvrant ainsi notre pays à la démocratie.

Depuis, chaque Congolais peut disposer de son passeport sans subir les affres de l'œil inquisiteur d'hier.

Je passais mes journées à suivre mon dossier et aller voir mon enfant. Il fallait absolument que je réponde à l'invitation du professeur Jean Klastersky, pour passer l'examen probatoire. Il voulait avant de prendre un engagement définitif, et que mon inscription soit totalement validée, juger mon niveau et mon aptitude à affronter les rudes conditions, auxquelles sont soumis tous les candidats résidents belges.

Je n'avais pas d'argent pour payer un billet à la compagnie Sabena, qui avait des avions qui desservaient la ligne de Brazzaville. La situation paraissait insoluble, jusqu'au moment où Paraiso eut un éclair de génie, en proposant au professeur Gombé-Mbalawa, l'évacuation sanitaire d'un nos malades, en raison de l'insuffisance du plateau technique de l'hôpital général de Brazzaville.

Tout naturellement, j'avais été désigné pour accompagner ce malade. J'avais donc, pour ce service que je rendais à ce patient, droit à un billet en classe économique, Brazzaville-Paris-Brazzaville, et des frais de mission.

Ce fut une chance inouïe. Je ne remercierai jamais assez Paraiso pour avoir été là au bon moment, et pour avoir décanté ma situation.

Quelques jours plus tard, je m'envolais pour Paris avec mon patient. J'avais pris la précaution d'informer le secrétariat de monsieur Jean Klastersky de mon arrivée. La date du probatoire était calée et le jury convoqué.

Lorsque nous étions arrivés à Paris, j'avais accompagné le malade à l'hôpital où il était attendu. J'avais passé trois jours dans cette ville, avant de me rendre à Bruxelles.

Je partais rendre visite à ce malade les après-midis, lorgnant surtout les salles des malades, et cherchant à comprendre leur organisation. C'était un dispositif impressionnant où rien n'était laissé au hasard.

Trois jours plus tard, j'avais pris le train de Bruxelles. Le voyage avait duré près de trois heures, car le TGV n'existait pas encore. Il était en développement.

J'étais descendu à la Gare de Midi, un peu perdu. J'avais pris un taxi qui m'avait conduit à l'institut jules Bordet.

Cet ensemble composite de bâtiments était impressionnant. J'avais du mal à comprendre pourquoi fallait-il autant de bâtiments pour prendre en charge les malades porteurs de cancer. J'avais été envahi par le doute. Avais-je bien réfléchi pour venir dans ce pays, qui me donnait l'impression de me piéger ! J'étais là et je devais affronter la réalité en face.

J'étais arrivé à l'accueil pour demander le chemin qui me conduirait au secrétariat du chef de service de médecine interne. En bon professionnel, le réceptionniste avait contacté le secrétariat pour savoir si j'étais attendu. La réponse était oui. Quelques instants après, un monsieur, d'un certain âge, vint me chercher pour m'y conduire.

J'avais été chaleureusement accueilli avec une bonne tasse de café. La secrétaire particulière de monsieur Jean Klastersky, madame Hasard avait tout organisé pour mon arrivée.

Elle m'avait fait réserver une chambre dans un petit hôtel, très propre et moins cher, pour deux nuits non loin de l'hôpital. Elle m'avait remis un document que je devrais remplir avant d'aller à mon hôtel. Mon examen était prévu pour le lendemain à 16 heures. J'avais pris connaissance du parterre des professeurs qui allaient me cuisiner. Nous n'étions pas à l'ère de l'internet, où j'aurais pris soin d'aller regarder leurs différents profils.

Je m'étais retiré des lieux pour regagner ma chambre d'hôtel à pied. J'y étais resté jusqu'au lendemain à 15 heures, avant que je ne me mette en route pour la potence.

Je tremblais de tout mon corps. J'étais livré à moi-même, et totalement perdu.

A mon arrivée, j'avais été reçu par une collaboratrice de madame hasard. Je fus installé dans une petite pièce assez austère, attenante à la salle des réunions stratégiques du service de médecine interne, de l'Institut Jules Bordet.

Après un bon moment d'attente, madame Hasard vint me chercher pour me conduire devant le jury présidé par le chef de service, composé de huit personnes, tous professeurs de cancérologie médicale, avec une orientation de plus, sur un organe précis.

Le moment était solennel. Monsieur Jean Klastersky était un homme frêle et raffiné. Tout ce beau monde m'intimidait. Je n'avais rien à perdre. Où ça passait, où ça cassait. Ma formation en dépendait.

Le président du jury en bon gentleman m'avait rassuré tout de suite, car il lisait la panique sur mon visage. Après quelques mots de bienvenue, il m'avait demandé ma motivation à embrasser la spécialité de cancérologie médicale. Puis, il entra dans le vif du sujet, laissant la parole à ses collaborateurs. Ils étaient tous plus âgés que lui, c'était curieux.

Les membres du jury avaient posé des questions simples sur la cancérologie générale et sur la cancérologie spéciale. Ils s'étaient attardés sur l'étude de ma psychologie.

Après deux heures environ d'entretien, le président du jury m'avait prié de les libérer, et d'attendre le résultat dans la pièce, où madame hasard m'avait conduit en arrivant.

Après un quart d'heure, on me fit chercher. Je tremblais de tout mon corps.

L'adjoint de monsieur Klastersky prit la parole pour s'étonner qu'un enseignement de médecine soit dispensé dans un petit coin méconnu d'Afrique centrale.

En Belgique, lorsqu'on évoquait le nom Congo, on faisait allusion à l'ex-Zaïre.

Il avait survolé mes réponses aux différentes questions, et me dit tout de suite qu'il ne trouvait aucun inconvénient à ce que je puisse bénéficier d'une formation hautement spécialisée à l'ULB.

Monsieur Jean Klastersky avait repris la parole pour me féliciter. Il était heureux de pouvoir mettre à la disposition de l'Afrique Centrale, un de leurs ambassadeurs au Congo.

Il appela madame Hasard qui devrait s'occuper de tous les documents administratifs, qui me permettraient de solliciter un visa d'études à l'ambassade de Belgique au Congo.

Après une demi-heure, on me remit une farde dans laquelle j'avais toutes les informations concernant mon séjour en Belgique.

Je quittais précipitamment les lieux pour rejoindre mon hôtel. J'étais, ce soir-là, l'homme le plus heureux de la terre. J'avais réussi au test que je redoutais tant.

Le soir, j'étais ressorti de l'hôtel pour le quartier Matongué, fief de la communauté noire de Bruxelles. J'étais surpris de découvrir, dans l'une des galeries de la porte de Namur, des petits restaurants africains. J'avais l'impression d'être à Kinshasa. J'avais retrouvé mon peuple. J'étais doublement heureux pour avoir réussi d'une part mon test d'admission à l'ULB, et d'autre part, pour avoir retrouvé à Bruxelles des frères, qui me ressemblaient et avec lesquels nous avions en partage le Lingala.

J'avais commandé à manger, et bu quelques canettes de bière, avant de regagner en taxi mon hôtel, car je ne connaissais pas la ville.

Une fois de retour, j'avais ressenti une terrible fatigue. Je m'étais endormi jusqu'au matin.

En début d'après-midi, après m'être acquitté des frais d'hôtel, j'avais fait venir un taxi qui m'avait conduit à la Gare de Midi, pour prendre mon train pour Paris.

De retour de Bruxelles, je reprenais le vol deux jours plus tard pour Brazzaville. J'étais rentré un vendredi soir. J'avais consacré ce week-end à mon fils. Comme mon voyage se précisait, je devrais prendre des dispositions pour qu'il ne lui manque rien. Pendant deux ans, il grandirait sans que je le voie, car l'OMS n'octroyait un titre de transport pour aller en vacances que tous les deux ans. C'était long.

Ce petit bout de chou avait quelques semaines ; il poussait bien. Sa maman et lui se portaient à merveille. Je ressentais de plus en plus le poids de la responsabilité. L'idée de penser que je ne verrais pas mon enfant me hantait. Mon départ pour l'étranger n'était pas le fait d'un coup de tête, je partais pour une formation qui changerait mon statut à mon retour.

Le lundi matin en arrivant tôt à l'hôpital, il me fallait donner l'information à monsieur Gombé-Mbalawa qui visiblement était très heureux. Il avait réussi à dénicher un pôle de formation pour l'un de ses assistants ; il lui restait à trouver pour Paraiso et Malonga des pays qui pourraient les accepter pour la spécialisation.

Le temps passait de plus en plus vite. J'avais été convoqué au milieu du mois de septembre au bureau régional de l'OMS Afro, pour remplir des formulaires qui seraient envoyés à Genève. On m'avait communiqué le montant mensuel de la bourse. Cette somme couvrirait largement mes besoins en Belgique. Cela me laissait une marge pour la pension que je laisserais à mon enfant. J'étais rassuré et apaisé. Je n'aurais pas à faire des mic mac, pour trouver de l'argent.

Une semaine avant mon départ pour Bruxelles, mon grand frère avait pu contacter un cousin qui était attaché militaire en Belgique. Il lui avait demandé de m'accueillir, et éventuellement de m'héberger, si possible, le temps pour moi de trouver un logement.

Apparemment les choses étaient en ordre de ce côté-là.

J'avais reçu dans la même période un ami et frère, le docteur François Lékaka. Il était venu me voir sur instructions de monsieur Camille Bongou. Il était porteur d'une enveloppe dans laquelle il y avait des francs français. C'était la contribution de ce grand frère, qui occupait le poste le plus élevé du bureau politique du PCT, après le président Denis Sassou Nguésso.

Je l'avais rencontré quand je faisais mes études de médecine. Ce philosophe et intellectuel congolais avait réussi à cimenter des liens profonds avec ses jeunes frères. A Chaque fois qu'un ancien étudiant de l'INSSSA quittait le pays pour la spécialisation, invariablement, il le soutenait. J'avais pu bénéficier de sa bienveillance. Cette manne, qui m'était parvenue de façon impromptue, m'avait permis de me doter d'un manteau de seconde main, acheté au marché de Moungali. Je l'avais fait porter au pressing, pour un nettoyage à sec. Il était redevenu neuf. Je l'avais porté en Belgique pendant trois ans. Il m'avait protégé du froid pendant les différents hivers très froids, que le plat pays avait connus au milieu des années 1980.

Il me restait encore beaucoup de devises pour vivre décemment, en attendant l'arrivée de la première bourse de l'OMS. Je n'oublierai jamais ce geste du grand frère Camille Bongou, un geste plein de générosité.

La veille de mon départ fut terriblement agitée. Je devrais aller dire au revoir aux différents membres de ma famille et consacrer un peu de temps à mon petit bonhomme. J'étais allé dire au revoir à ma mère, et prendre sa bénédiction. Finalement, j'avais réussi à voir toutes les personnes qui m'étaient chères.

Je ne pouvais pas quitter le Congo, sans être allé dire aurevoir aux docteurs Ossébi-Douniam et Alphonse Gando. Avant de rejoindre mon grand frère au camp de la milice, j'étais allé dire également au revoir à madame Décuyper. J'avais réussi à faire le tour de tout le monde. J'étais soulagé pour avoir réussi ce tour de force.

Arrivé à la maison, il y avait beaucoup de monde qui m'attendait pour me dire au revoir. J'avais été profondément sensible à cette marque d'attention. Le temps pressait et mon grand frère me fit signe qu'il était temps de partir. Il était le seul à m'accompagner ce soir à l'aéroport de Maya-Maya. A 22 heures, j'avais pris place dans le DC 10 de la Sabena pour la Belgique.

La durée de ma bourse était de cinq ans. Je devrais donc avoir fini ma spécialisation à la fin de l'année 1990, pour regagner mon pays et le servir.

Chapitre- VIII : Le résidanat

L'avion de la Sabena s'était posé très tôt le matin à l'aéroport de Zaventem. Après des formalités plus que rigoureuses de police, je parvins à récupérer mon petit bagage. J'étais émerveillé par la qualité des installations aéroportuaires. Chaque chose était à sa place. Cela me changeait du bordel intégral du Congo, où tout le monde est chef. Ici chacun exerçait sa fonction avec beaucoup d'enthousiasme.

Une fois à l'extérieur, j'avais aperçu au loin le colonel Mongo Akanasi, et son jeune frère qui étaient venus m'accueillir. J'étais rassuré dans un monde complexe, que je ne connaissais pas, de voir tout de suite les miens.

Après s'être embrassés, nous nous engouffrâmes dans sa voiture diplomatique. Je ne savais pas où nous allions.

Nous avions roulé pendant environ une heure, avant de nous arrêter devant un immeuble vétuste. Une énorme plaque estampillée : Maison Africaine dominait le sommet de sa porte d'entrée. Je compris que je serais logé là contrairement, à ce que m'avait dit mon grand frère, avant que je prenne l'avion.

Nous avions été accueillis par un Belge d'une cinquantaine d'années, qui avait longtemps vécu au Zaïre. Il était le gestionnaire de cette maison des étudiants, située en plein quartier Matongué, non loin de la porte de Namur, dans la commune d'Ixelles.

Apparemment, nous étions attendus, car mon cousin était passé la veille faire la réservation.

Après les formalités d'enregistrement, on me remit la clé de ma chambre.

Le gérant de la maison africaine m'avait informé de la présence des étudiants congolais en ces lieux. Il m'avait souhaité bon et long séjour, croyant que je m'installerais pour de bon, là.

Mes cousins m'avaient accompagné pour que je prenne possession des lieux. Ma chambre était austère, froide et presque lugubre. Il n'y avait ni évier pour se laver le visage et se brosser les dents, ni poste téléviseur.

Les toilettes et les douches étaient à l'extérieur. Elles desservaient tous les locataires du palier. Je fus surpris par cet inconfort. Je m'étais installé.

Mes cousins prirent congé de moi, en prenant soin de me laisser les numéros de leurs téléphones. Je venais de prendre possession de ma chambre.

Il faisait frisquet ce matin à mon arrivée en Belgique. Sans rien demander, je m'étais allongé dans ce lit conçu pour une personne, recouvert par un drap blanc doublé d'un édredon, qui avait un aspect vieilli.

Cette chambre avait dû recevoir beaucoup d'Africains. Je m'étais endormi jusque tard dans l'après-midi.

A mon réveil, je m'étais dirigé vers la salle d'eau. La maison africaine mettait à la disposition de ses résidents, deux serviettes que l'on changeait tous les trois jours, ce pour garantir un semblant d'hygiène.

Une heure plus tard, j'avais regagné le hall pour enfin prendre réellement connaissance des lieux. Il y avait une grande salle commune, dans laquelle était planté sur l'estrade un grand poste téléviseur. Cette salle faisait également office de restaurant.

Presque tous les résidents se retrouvaient là, à l'heure des journaux télévisés. Beaucoup d'étudiants boursiers de l'état zaïrois y étaient locataires. Ils y étaient venus pour faire des études supérieures. J'avais rencontré, ce soir, deux de mes compatriotes qui étaient là depuis un an, pour une formation dans l'administration financière. Ils devraient regagner le pays dans un an.

La maison africaine était un endroit pour ceux qui ne pouvaient pas s'offrir le luxe d'aller louer un appartement, compte tenu de la faiblesse des moyens financiers des uns et des autres. Je n'avais pas encore ma bourse, donc je faisais partie de ce groupe. Nous étions dans un monde où la misère était notre dénominateur commun.

Je priais le bon dieu pour qu'il me sorte de ce monde, dès que possible. J'avais besoin de confort pour travailler, surtout que j'étais là pour cinq ans, une période relativement longue.

Je m'étais installé au fond de la pièce, mangeant des œufs durs à la mayonnaise avec du pain. C'était un coupe-faim pour cette nuit, qui s'annonçait difficile tant, je pensais aux miens que je venais de quitter.

De nombreux d'étudiants zaïrois, qui avaient pris quartier à la maison africaine, étaient inscrits en droit et en sciences politiques. Je suivais avec attention leurs échanges, qui étaient parfois très violents. Les partisans de Mobutu et ceux de l'opposition étaient en confrontation perpétuelle.

J'appréciais la qualité de leurs échanges, avec à la clé des points de convergence. Au-delà de ce qui les séparait politiquement, ils constituaient une forte communauté, faite d'entraides. J'en étais très admiratif.

Un peu plus tard dans la soirée, j'avais été rejoint par des compatriotes qui résidaient là.

A leur demande, je leur avais fait un point politique sur l'état du pays. Puis, nous avions parlé des banalités. J'avais demandé à l'un d'eux, s'il pouvait m'accompagner le dimanche matin au marché, pour que je m'achète quelques vêtements chauds.

En octobre, quelqu'un qui vient des tropiques à forcement froid.

Je voulais donc commencer à m'équiper tout doucement. Un monsieur qui, d'ailleurs, finira par devenir un compagnon et ami, Kassala, s'était porté volontaire pour m'accompagner, et m'aider à choisir des vêtements appropriés à la saison. J'étais en train de m'initier aux codes vestimentaires européens. Le rendez-vous avec lui était pris pour le lendemain matin à 10 heures, à son retour de l'église, car il était catholique pratiquant.

Avant de monter dans ma chambre, la réception m'appela pour me dire que j'avais un appel de Brazzaville. Je m'empressais pour répondre. C'était mon grand frère au bout du fil qui voulait prendre mes nouvelles. Il avait auparavant appelé le colonel Mongo qui lui avait communiqué le téléphone de la maison africaine. Il voulait s'assurer de mon état psychologique, dans un monde qui m'était nouveau. Je l'avais rassuré, puis il me prit congé.

Quelques instants plus tard, je me retrouvais dans mon lit, pour ne me réveiller que lendemain vers 8 heures.

Dimanche matin, tout semblait mort. La plupart des résidents étaient soit à l'extérieur, soit encore sous leur couette.

J'étais descendu pour boire un café délivré par une machine distributrice. Là aussi, ce fut une découverte. La maison africaine n'offrait pas un service pour le petit déjeuner. J'avais introduit une pièce de 20 francs belges, et la machine m'avait présenté un petit gobelet dans lequel il y avait un mélange de café et de lait. J'étais seul, en train de savourer mon café devant la télévision.

Une fois remonté dans ma chambre, je pris la décision d'aller prendre une douche.

Chose inattendue, je devrais me plier aux lois de la cohabitation, en attendant mon tour avant d'occuper une cabine de douche. C'était effarant.

En Afrique, je n'avais jamais partagé ma toilette avec un voisin. Cette image de la maison africaine me donnait l'impression d'avoir débarqué dans un pays du Tiers-monde. Les gens qui avaient occupé les cabines des douches ne se souciaient guère de ceux qui attendaient. C'est là que j'avais appris que parmi les locataires, nombreux ne prenaient la douche que le week-end, car ils étaient frileux. Cela expliquait, semble-t-il, pourquoi ils restaient longtemps sous la douche. Cette situation était ubuesque.

J'avais enfin pu prendre rapidement ma douche, et rejoindre la salle commune pour attendre le compatriote, qui avait eu la gentillesse de me proposer ses services.

Il arriva vers 11 heures pour me chercher afin que nous allions faire des courses à la Gare de Midi. Je me souviens lui avoir dit que j'étais arrivé ici il y a quelques semaines par la Gare de Midi, et que je n'avais vu aucun marché. Il me rassura en me disant que c'est un marché qui n'est ouvert que le dimanche. Il ferme vers 15 heures pour permettre aux services de nettoyage de passer et mettre la propreté. Tout était planifié et organisé.

Nous quittâmes vers midi la maison africaine à pied, pour prendre le métro à la porte de Namur. J'avais reconnu les lieux. J'avais compris que la maison africaine était à moins de 200 mètres de la porte de Namur. J'étais logé en plein Matongué.

Arrivés au marché, Kassala m'aida à choisir quelques pull-overs, des chemises et des bas chauds. J'avais de quoi démarrer la vie à Bruxelles en toute sérénité.

Nous étions revenus à la maison africaine, pour ressortir aussitôt pour aller nous restaurer dans un nganda de Matongué. Mon apprentissage avait bien débuté.

A notre arrivée, j'avais retrouvé une ambiance bruyante comme celle Poto-Poto.

Kassala était dans son élément. Il était très connu de la plupart des dames, qui entretenaient dans un informel organisé, des petites échoppes transformées en petits snack. On y trouvait la nourriture de chez nous. Dans ces nganda aussi, les débats entre les mobutistes et opposants, battaient le pavé. Il y avait, nettement, un déphasage entre ce que j'avais entendu hier soir à la maison africaine, et ce que j'entendais ce soir à Matongué. C'était le jour et la nuit.

En fait, le milieu de Matongué était surtout fréquenté par les immigrés économiques. Beaucoup étaient des analphabètes, qui parlaient fort pour imposer leurs points de vue. J'en riais au fond du cœur. Cependant, Kassala était intéressé par leurs discussions, au point où il prenait la parole de temps en temps, tout cela autour de la bière.

C'était une ambiance chaleureuse et familiale, où l'on parlait avec beaucoup de détachement, de sexe et d'argent. C'était un lieu par excellence de libertinage.

Je prenais conscience du vrai visage du Zaïre. C'était un grand pays où l'on pouvait tout trouver, à savoir la crème et la racaille.

La racaille était surtout dominée par tous ces immigrés musiciens qui, pour la plupart, appartenaient aux groupes Viva la Musica de papa Wemba, Zaiko Langa Langa de Nyoka Longo et de Stukas Mombombo de Lita Bémbo.

Toutes ces personnes qui étaient arrivées sur le sol européen pour des concerts musicaux avaient fait le choix de ne plus retourner au pays, où ils étaient régulièrement en proie à la misère.

Les jeunes danseuses zaïroises avaient compris que, pour avoir facilement des papiers de séjour, il fallait se farcir un pigeon belge avec lequel elles feraient des enfants. Avoir un enfant, dont le père était belge, était un vrai passeport, pour espérer résider sans problème en Belgique. En effet, j'avais constaté, dans la galerie, beaucoup de gamins métis.

J'avais aussi remarqué la présence des Zaïrois qui étaient arrivés, la veille, d'autres pays européens, essentiellement de France, Hollande, Allemagne, Suisse et Royaume-Uni.

Ils venaient faire la fête avec leurs compatriotes de Belgique, et en même temps se livrer à la vente des articles de grandes marques, à des prix qui défiaient ceux pratiqués dans des grandes surfaces. C'était comme une espèce de troc qui ne disait pas son nom.

Je m'étais offert un costume en velours à un prix très bas, car le vendeur devrait reprendre le dernier train pour Paris. J'avais négocié comme nous savions le faire au pays, et j'avais pu obtenir cet article quasiment pour rien.

La police n'était pas loin. J'étais convaincu que certains agents de la police étaient au courant de ces petits trafics illégaux, mais ils laissaient faire. Pour la plupart d'entre eux, nombreux avaient des copines dans le milieu.

Cette journée que j'avais passée en plein Matongué m'avait permis de prendre conscience du phénomène migratoire zaïrois en Europe. J'étais persuadé qu'avec le trafic des êtres humains, organisé par des orchestres zaïrois, il faudrait s'attendre à une croissance non contrôlée des nouveaux arrivants, dans ces pays en difficulté avec l'immigration. J'étais convaincu que, dans les années à venir, nous serions victimes des actes de racisme les plus abjects, si nous ne faisons pas l'effort de nous intégrer dans cette société, qui nous accueillait et qui nous offrait les mêmes droits que les autochtones.

Autant les étudiants avaient compris et pris la mesure du problème, autant tous ceux qui fréquentaient Matongué ne comprenaient pas les enjeux du futur. Ils se complaisaient à consommer tout ce qui était consommable. Enfin, j'étais là pour cinq ans. A la fin de ma formation, je rentrerais au Congo pour participer au développement de mon pays.

Finalement, le débat sur l'immigration, je n'en faisais pas mien, quoique certains de mes compatriotes, qui avaient fini leur formation, tergiversaient à repartir au pays, prétextant l'absence de démocratie dans notre pays. Ils avaient en grande partie raison, car il était difficile, après avoir vécu dans ces pays, où les droits de l'homme sont respectés, pays qui vous offrent un minimum en termes de prise en charge sanitaire, il est difficile de songer retourner à Brazzaville, où tu n'as ni eau, ni électricité. C'était la triste réalité du Congo.

En même temps pour rester dans ces pays, il vous faut des papiers pour ne pas verser dans le statut des illégaux. Tout le dilemme, pour mes frères qui étaient tentés d'y rester, était celui-là.

Nous avions regagné notre résidence avant la fermeture de la galerie. Nous avions retrouvé nos compatriotes qui avaient reçu d'autres Congolais, qui résidaient en dehors de la maison africaine. Je ne connaissais personne parmi ce monde.

Par élégance et savoir être, je m'étais attablé un moment avec eux, avant de rejoindre ma chambre, car le lendemain, commenceraient les choses les plus importantes pour moi.

Je serais reçu par le professeur Jean Klastersky qui me donnerait ma feuille de route, et les objectifs de ma formation.

J'avais pris congé de mes compatriotes, tout en formulant le vœu de les retrouver le week-end prochain autour d'un verre, afin que nous fassions meilleure connaissance.

Lundi matin, il faisait froid. J'avais eu du mal à quitter mon lit. J'étais bien sous ma couette, et pourtant il fallait que je prenne mon courage pour me préparer, car j'étais attendu à l'Institut Jules Bordet.

Je connaissais le chemin pour m'être rendu la veille au marché de la Gare de Midi, et en prenant le métro, je descendrais à l'arrêt porte de hall, d'où je marcherais pendant deux minutes, avant d'arriver à ma destination. Il était 8 heures et demie, lorsque j'avais franchi le bureau de madame Hasard qui tenait le grand secrétariat du service de médecine interne. Elle était assistée par d'autres secrétaires, chacune accomplissant une tâche bien précise. Elle avait beaucoup de classe et elle inspirait le respect.

Le professeur Jean Klastersky était dans son bureau depuis 8 heures en train de compulser les différentes revues scientifiques, afin de se tenir au courant de ce qui se passait en oncologie dans le monde.

Avant de m'annoncer, madame Hasard m'avait fait l'amitié de m'offrir une tasse de café. Je sentais en elle des velléités de vouloir me protéger, pourquoi, et contre qui ? Je ne le saurai que beaucoup plus tard

Le chef de service était soudainement apparu au secrétariat. Il m'avait demandé de le suivre dans son grand bureau, que je venais de découvrir, car lors de mon interview, j'avais été reçu dans la salle des réunions stratégiques du service.

Sur les murs de son bureau, je vis un grand tableau représentant Jules Bordet. C'était un savant belge qui s'appelait en réalité Jules Jean Baptiste Vincent Bordet. Il est né le 13 juin 1870 à Soignies, en Belgique, et mort le 6 avril 1961 à Bruxelles.

Ce fut un immunologiste et microbiologiste belge. Il fut lauréat du prix Nobel de physiologie ou de médecine en 1919. Les bactéries du genre Bordetella lui doivent son nom.

Pour la petite histoire, monsieur Bordet devint docteur en médecine à l'ULB en 1892, à l'âge de 22 ans. Il avait commencé ses travaux dans le laboratoire d'Elie Metchnikoff à l'Institut Pasteur de Paris.

En 1894, il avait observé la phagocytose des bactéries par des globules blancs.

En 1898, il avait décrit l'hémolyse des globules rouges exposés à un sérum sanguin étranger. En 1895, il veillera Louis Pasteur sur son lit de mort.

Il avait quitté Paris, cinq ans plus tard, pour fonder l'Institut Pasteur du Brabant, qu'il dirigea de 1901 à 1940. Il avait découvert que l'effet bactéricide des anticorps spécifiques acquis est considérablement amélioré in vivo par la présence d'un élément du sérum, qu'il nommera Alexine, mais qui sera nommé plus tard Complément.

Ce mécanisme fut utilisé pour développer un test sérologique de dépistage de la syphilis (réaction Bordet-Wasserman), puis son emploi sera généralisé à tous les tests reposant sur la méthode de fixation de Complément, utilisée pour dépister un très grand nombre de maladies aujourd'hui encore.

En coopération avec Octave Gengou, il isola la bactérie de Bordet-Gengou (Bordetella pertussis) en 1906 et formula, à raison, l'hypothèse qu'elle était à l'origine de la coqueluche.

Il devint professeur de bactériologie à l'ULB en 1907.

Eminent pionnier de la microbiologie, Jules Bordet a été le premier scientifique belge à se voir récompensé du prix Nobel de physiologie ou médecine.

Dès 1924, il fait partie de la direction scientifique du Centre des Tumeurs de l'hôpital Brugmann à Bruxelles et par la suite, en 1935, un nouvel institut portera son nom.

Voici le grand homme qui a donné son nom au Centre des Tumeurs de l'ULB.

J'étais assis face au professeur Jean Klastersky qui voulait sonder mon itinéraire. En fait il cherchait à dénicher des petites choses, qui lui feraient penser que je serais peut-être, quelqu'un de fragile psychologiquement.

Après un quart d'heure d'entretien, il avait fini par comprendre que je ne me laisserais pas abattre facilement.

Il me décrit l'Institut Jules Bordet comme étant un centre que l'on pourrait assimiler à une usine des traitements des cancers. Il y avait en dehors du service médecine interne, d'autres services de chirurgie, de radiothérapie, d'imagerie médicale, de médecine nucléaire, des laboratoires. Les cancers étaient traités à l'Institut Jules Bordet en régie. Tout était réglé comme une boite à musique. Il me disait tout cela pour que je comprenne la complexité du fonctionnement de cette énorme machine, où je serais amené à côtoyer près de 200 médecins, tous Blancs. J'avais compris que j'étais le seul médecin noir, dans cette grande maison. Donc je ne passerais pas inaperçu.

Il m'avait parlé d'un grand malheur qui était arrivé dans son service, quelques années avant mon arrivée. Un de ses candidats résidents, d'origine zaïroise, qui était venu se spécialiser chez lui, s'était donné la mort en se défenestrant. Il n'avait pas supporté toute la pression qu'il subissait. Il était l'objet des propos malveillants, parfois à connotation racistes. Eh oui, le mot avait été lâché par mon maître qui est un humaniste. Il est juif polonais. Il était enfant pendant la deuxième guerre mondiale. Il connait les méfaits du racisme et il luttait contre ce fléau qui avait décimé les siens. Je compris pourquoi madame Hasard voulait me protéger à tout prix.

Il avait prix tout son temps pour me décrire son service, qui comprenait plusieurs unités, et à la tête de chaque unité, se trouvait soit un chef de clinique, c'est-à-dire un professeur titulaire, soit un binôme fait de deux personnes extrêmement compétentes, qui ont l'autorité et la légitimité dans leur domaine. Son service couvrait trois étages.

Au 1er étage, il y avait, en dehors des lits d'hospitalisation, une unité des soins intensifs dédiée aux patients porteurs de cancers, qui nécessiteraient de la réanimation. C'est dans cette unité où l'on administre des nouvelles molécules en cours d'investigation clinique, notamment les essais de phase I et II. Cette unité était sous la supervision du docteur Jean Paul Sculier. Il était également le réfèrent en oncologie thoracique.

Le 2ème étage ne comportait que des lits d'hospitalisation, et enfin le 7ème étage qui hébergeait l'unité stérile, unité des cancers hématopoïétiques, là où se traitaient les leucémies et les lymphomes. Cette structure était pilotée par le Professeur Stryckmans, secondé par les docteurs Debusscher et Bron. L'hôpital de jour était également logé à cet étage.

Ces structures de la médecine interne étaient contenues dans le bâtiment à 7 étages.

Le bâtiment situé sur l'avenue de la toison d'or, abritait l'unité de chimiothérapie qui était sous la supervision du professeur Kénis. Il était assisté des docteurs Dodion et Piccart.

A côté de l'unité de chimiothérapie, il y avait le laboratoire Henry Tagnon, essentiellement consacré à l'oncologie mammaire. Il avait, pour chef, le professeur Heuson. Enfin, l'unité de microbiologie dont la responsable était la professeure Meunier.

La clinique des métastases revenait au professeur Borkowsky, secondé par le docteur Body. Les autres chefs de clinique supervisaient les candidats résidents en salles.

Donc le service de médecine interne était le mammouth de l'Institut Jules Bordet. J'avais passé quasiment toute la matinée avec le professeur Klastersky. A midi, il avait réunion avec tous les patrons de toutes les unités.

Cette réunion d'ensemble avait lieu tous les lundis. C'était, à ce moment-là, que chacun faisait le point de son activité de recherche intramuros, et de la recherche collaborative avec d'autres pays, tels que les Pays-Bas, les USA, la France et bien d'autres encore.

Je découvrais un hôpital qui n'avait rien à avoir avec ce que j'avais connu durant mes études de médecine, et pendant ma pré-spécialisation.

Le chef de service de médecine interne m'avait demandé de revenir à 14 heures, pour qu'il me présente à la personne qui allait me coacher, durant mes premiers mois à Bordet, étant entendu que je ne pouvais pas encore accéder à la gestion des malades en salles.

Pour me laisser entrer dans le bain, il avait besoin que je sois encore observé, et que les demandes introduites au ministère de la Santé belge soient acceptées, avant que l'autorisation ne me soit accordée. Ces formalités me permettraient d'avoir des malades en salles. C'était frustrant, mais c'était la règle. Aucun candidat résident étranger ne pouvait y échapper.

Pour ne pas aller loin de Bordet, j'avais été manger dans un petit restaurant situé dans la rue Haute. J'étais inquiet après que le professeur Jean Klastersky m'avait présenté son service. J'étais inquiet. Je commençais à douter.

Comment allais-je me retrouver dans ce monde, que l'on me décrivait comme hostile ?

Un monde où l'on ne parlait que de la recherche, un monde où il y avait une réunion tous les jours à midi.

Avais-je fait le bon choix ? J'étais sûr d'une chose, c'est que rien ne pourrait m'ébranler au point de me suicider. Si, par extraordinaire, le système me paraissait difficile à dompter, je ne me gênerais pas de jeter l'éponge, et choisir une spécialité plus accessible en France, comme la cardiologie ou la gastro-entérologie.

J'étais arrivé en Belgique pour faire la cancérologie médicale, il me revenait donc de me donner les moyens intellectuels pour y arriver. Je savais que je serais scruté, et voire épié par tout le monde. Il fallait donc que je travaille plus que tout le monde, si je souhaitais rester pour ne pas subir l'humiliation d'être éconduit.

L'Institut Jules Bordet est une structure de pointe en matière de recherche ; aucun déchet n'était toléré et ça, je le savais.

J'étais de retour à 14 heures au secrétariat de madame Hasard, qui s'était empressée de savoir comment s'était déroulé mon entretien ce matin avec le chef. Je lui avais répondu que tout allait bien, et que je m'accrocherais pour apprendre.

Le professeur Klastersky avait fait venir le docteur Dodion, qui était l'un des plus grands investigateurs de la maison, aux côtés du professeur Kénis. Il était arrivé avec beaucoup de dossiers sur les bras. Il s'était enfermé avec le patron du service. Ils passaient en revue certains dossiers, que monsieur Klastersky devraient valider.

Dès qu'ils avaient fini de travailler, on me fit entrer dans le bureau du patron. Il me présenta au docteur Dodion et lui dit : Pierre, je te confie ce jeune homme, qui nous vient du Congo, pas du Zaïre, mais du Congo français. Tu seras son tuteur pour cette année.

Dodion avait esquissé un sourire comme pour me dire qu'il était prêt à me coacher. Quand il quitta le bureau du chef de service, il me demanda de le suivre à l'unité de chimiothérapie.

Il m'avait présenté au professeur Kénis, leur boss hiérarchique, et au docteur Martine Piccart. Il m'avait accordé un congé d'une semaine, afin que je puise faire toutes les démarches administratives, tant au niveau de l'université, où je devrais m'acquitter des frais d'inscription, qu'à la commune d'Ixelles, pour que je sois enregistré, et que la carte de résident d'une validité d'un an me soit établie.

La gentillesse, avec laquelle le docteur Dodion m'avait abordé, m'avait un tant soit peu rassuré. Je craignais avoir affaire à quelqu'un d'autoritaire, mais Dieu avait voulu que ce soit quelqu'un d'extrêmement ouvert qui, après ses études, était parti aux USA, compléter sa formation. Il était l'un des jeunes piliers du service de médecine interne.

Pendant que j'étais avec lui, son téléphone n'arrêtait pas de sonner. Tous ses entretiens se déroulaient en anglais. Cela me complexait, car je ne m'étais jamais intéressé à l'anglais, lorsque j'étais au lycée, et encore moins lorsque je faisais mes études de médecine.

Je n'avais jamais été initié à lire les revues rédigées en anglais. J'espérais trouver dans la grande bibliothèque de Bordet, des revues françaises telles que le Bulletin du cancer, la Presse Médicale, la Semaine des hôpitaux et le Concours médical, ces revues qui meublaient nos lectures à Brazzaville.

J'avais dit aurevoir au docteur Dodion, pour ne commencer à travailler avec lui que le lundi prochain.

J'avais quitté l'Institut Jules Bordet avec un sentiment fort mitigé. D'un côté la peur que j'avais de tomber sur quelqu'un qui me terroriserait, qui heureusement s'était évanouie, et de l'autre côté, comment aborderais-je, le lundi, en arrivant, toutes les informations scientifiques qui seraient mises à ma disposition.

J'avais marché jusqu'à la station de métro Porte de Hall pour prendre le prochain train qui me conduirait jusqu'à la Porte de Namur.

Il était 17 heures lorsque j'étais arrivé à Matongué, mon coin préféré du moment, pour siffler une bonne bière. J'éprouvais le besoin d'étancher ma soif, et la bière était la boisson de nature à me rendre heureux à cet instant.

J'avais regagné la maison africaine vers 19 heures pour manger, et retrouver Kassala pour que je lui fasse le compte rendu de la journée. J'en avais profité pour suivre les journaux télévisés de RTL et de la RTBF, puis celui d'Antenne 2, de France.

Décidément à la maison africaine tous les soirs, soit il y avait un débat politique, soit un débat de société. Dans tous les cas de figure, ces moments d'échange étaient animés et intenses. Je savourais la qualité des débatteurs. J'avais compris que les Congolais connaissaient mal les Zaïrois. Je pouvais en témoigner, car je n'avais vu autant de qualité dans nos échanges, lorsque j'étais étudiant au campus 1, de l'université Marien Ngouabi. Je me retrouvais dans un environnement universitaire. La plupart des étudiants que j'avais rencontrés à la maison africaine ont par la suite occupé des postes politiques majeurs, à l'instar de Shé Okitundu et de Lambert Mendé, qui venaient souvent à la maison africaine. D'ailleurs, nous avions tous suivi, avec admiration, le parcours politique de ces deux personnes politiques, qui ne représentent qu'un très faible échantillon, de cet ensemble fait d'étudiants zaïrois brillants, dans les années 1980.

Ces soirées mouvementées de ma maison africaine me permettraient-elles de pouvoir me reposer et suivre ma formation en toute sérénité ?

Je commençais à me poser des questions et à envisager le plus tôt possible de quitter ce lieu.

J'avais enfin revu Kassala à qui j'avais demandé un énième service, celui de m'accompagner demain matin au service de la scolarité de l'ULB, et ensuite à la commune d'Ixelles.

Comme je pouvais m'y attendre, il avait accepté de m'aider dans mes démarches. Je venais de trouver un allier qui m'aiderait à vite connaitre la ville.

Fatigué par une journée astreignante, je m'étais résolu de monter me coucher, pour affronter ma nouvelle journée.

Je venais de me lever, il faisait de plus en plus froid pour moi, alors que mes frères de la maison africaine continuaient à s'habiller légèrement. J'étais donc très facilement identifiable.

Je représentais ces nouveaux arrivants, non encore habitués aux températures basses de la Belgique. C'était une question de temps. Je finirais par m'acclimater comme tout le monde.

J'avais pris ma douche et j'étais descendu au rez-de-chaussée prendre un petit café.

Kassala m'avait rejoint. Nous nous étions rendus au secrétariat de l'ULB, situé à quelques mètres de l'ambassade du Congo, que je venais de découvrir. J'avais d'une pierre, fait deux coups.

Une fois les formalités d'inscription terminées, j'avais invité Kassala à m'accompagner à l'ambassade du Congo pour aller saluer mon cousin, le colonel Mongo Akanasi.

Grande était ma surprise en arrivant à l'ambassade, car j'avais rencontré des compatriotes que je connaissais, et que je n'avais plus revus depuis plusieurs années. Après avoir dit bonjour à mon cousin qui avait ses bureaux au 2ème étage, j'avais rejoint des copains qui travaillaient à l'ambassade, dans une espèce de salle commune. Ils étaient heureux de me compter parmi eux. Ils m'avaient tous assuré de leur pleine disponibilité, pour m'aider à m'intégrer rapidement dans cette société belge, qu'ils considéraient difficile, à la limite antipathique. Heureusement que mon expérience personnelle avait eu raison d'eux.

Ce n'étaient que des clichés que l'on portait sur des Belges.

Ce fut un beau moment passé auprès de ces frères que je n'aurais pas revus de sitôt, si mes études ne m'avaient pas conduit en Belgique. Kassala connaissait tout ce monde. D'ailleurs, ils avaient monté une association où ils se retrouvaient une fois par mois, pour partager leur vision par rapport à notre pays.

Décidément, l'Europe a une extraordinaire capacité de reformater les logiciels de tous ceux qui viennent des pays tyranniques, ou autocratiques. J'étais surpris par le ton et par la violence des propos formulés par mes frères. Je les comprenais, car le Congo comme Etat démissionnaire, assumait rarement ses engagements. Le gouvernement envoyait difficilement les salaires des diplomates. L'ambassadeur, pour tenir au calme ses compatriotes, faisait vivre tout le monde, des sous générés par la vente des visas. Mais cela ne suffisait pas à calmer leur colère. Ils étaient quasiment tous amers au sujet du Congo. Heureusement que je ne relevais pas de leur chapitre.

Comme nous devrions nous rendre par la suite à la commune d'Ixelles, Kassala m'avait enjoint de demander la route. J'avais promis à cette famille de notre ambassade, que je les reverrais très rapidement, quand j'aurai fini avec toutes les formalités administratives.

Nous avions repris notre métro, cette fois-ci pour la maison communale d'Ixelles. L'accueil m'avait paru des plus sympathiques, je crois à cause de leur proximité avec le peuple de Matongué qui n'avait jamais manifesté des signes quelconques de violence dans la société, contrairement à d'autres communautés.

Les formalités administratives furent rapides. La commune m'enverrait par la poste une convocation pour venir retirer ma carte de résident.

Nous étions là devant des agents communaux, qui étaient à leurs postes au service des populations. Ils n'étaient pas nonchalants comme le sont les Congolais de Brazzaville, que l'on trouve dans nos administrations communales, habitués à être corrompus jusqu'à la moelle.

A Ixelles, j'avais rencontré un personnel courtois, avenant et bien élevé, prompt à rendre service.

Je venais de finir avec la journée réservée aux formalités administratives. J'invitais Kassala dans un fastfood à Ixelles pour manger, et continuer à évoquer les sujets en rapport avec la vie courante en Belgique.

Nous étions repartis à la maison africaine très fatigués, car j'avais perdu l'habitude de me conformer aux exigences rudes de la vie.

En somme, j'avais accompli toutes les formalités essentielles, pour dorénavant pouvoir me concentrer sur ce pourquoi j'avais fait le déplacement de la Belgique.

Comme tous les jours, dès 18 heures à la maison africaine, il y avait une agglutination des hommes et femmes résidents et non-résidents qui venaient pour échanger. Ils croyaient changer le monde. Ils étaient presque tous des hommes de gauche.

Ce soir, ils avaient organisé une conférence qui serait animée par un parlementaire anversois, qui devrait parler des institutions belges. Comment les faire évoluer dans ce monde qui était, du fait de la mondialisation, en train de se rétrécir.

Apparemment, cet homme mature, quelque peu bourru, s'exprimait dans un français plus que parfait pour un néerlandophone. Il avait fait l'historique des institutions belges. Il avait évoqué la possible dislocation de la Belgique du fait des discours séparatistes que tenaient les extrémistes flamingants de droite. Il passait tout en revue. Il avait enfin abordé les relations que la Belgique serait amenée à entretenir avec ses ex-colonies dans les années futures, car l'histoire finira par la rattraper.

Pour la première fois, j'avais su que le roi Léopold 2 s'était montré extrêmement cruel à l'endroit des populations autochtones du Congo Léopoldville.

Notre orateur était un homme de culture. Il avait une lecture lucide des nouveaux rapports qui se créeraient dans ce monde en pleine mutation. Il avait prédit la relégation de la Belgique dans ses anciennes colonies au profit de la Chine et des USA.

Il parlait de la Chine comme future première puissance mondiale, au siècle prochain.

J'avoue que, avec le regard d'aujourd'hui, ce monsieur était un prophète. Tout ce que j'avais entendu, ce jour-là, se réalise actuellement.

Le discours de ce monsieur m'avait tiré de ma fatigue. J'avais été captivé par sa rhétorique. Il était dense et ordonné intellectuellement. Toutes ses déclinaisons s'enchaînaient les unes après les autres, le tout dans la cohérence.

Ce soir-là, j'avais appris énormément de choses. J'avais su que le président Mobutu n'était qu'une marionnette inconsciente au service des multinationales, et que, le moment venu, il serait lâché et jeté à la poubelle comme un torchon.

Devant l'intensité des mots qui se succédaient, la salle était plongée dans un silence total.

A la fin de sa conférence, plusieurs questions furent soulevées. Le débat était très instructif.

J'avais passé l'une de mes plus merveilleuses soirées, depuis mon arrivée en Belgique. J'étais heureux de savoir que ce pays occidental avait des hommes qui avaient la réelle capacité de se mirer et de ne pas se mentir à eux-mêmes. C'était d'autant plus étonnant que ce discours était tenu par un flamand.

J'avais appris que ce monsieur avait été professeur de droit constitutionnel à l'université de Gand. J'espérais simplement qu'il serait de nouveau invité, pour venir nous parler d'une autre question passionnante.

Il faisait tard, je m'étais retiré dans ma chambre. J'avais fait le point de ma journée, et projeté ce que j'allais faire le lendemain au réveil.

Depuis mon arrivée, je n'avais pas appelé la mère mon fils, car les communications entre la Belgique et le Congo, coûtaient toute une fortune.

Je décidais donc de commencer le lendemain par trouver une cabine et prendre des nouvelles du peuple de Brazzaville. Je devrais aussi chercher à entrer en contact avec des anciens étudiants de l'INSSSA, qui étaient inscrits à l'école de Santé publique de l'ULB.

Avant de m'enfoncer sous ma couette, j'avais demandé à Kassala, s'il était de nouveau disponible, pour m'accompagner de nouveau dans mes courses. Malheureusement, il avait cours toute la journée, en revanche il demanderait à une de ses relations, de venir me chercher le lendemain à 9 heures à notre résidence. C'était un jeune Zaïrois qui passait souvent des beaux moments avec des Congolais. Il passait le clair de son temps à ne rien faire. Il s'occupait en rendant des petits services aux uns et aux autres, contre une petite rétribution.

Le matin, avant même que je ne me sois levé, l'homme de Kassala était déjà à la maison africaine, en train de regarder la télévision. Il n'avait pas voulu m'importuner, attendant sagement que je le rejoigne.

Après une douche rapide en raison du froid que je supportais difficilement, car les cabines des douches n'étaient pas encore chauffées, la maison africaine par souci d'économie, attendait que l'hiver soit là, pour chauffer l'immeuble, une fois mes vêtements chauds enfilés, j'étais descendu dans le hall de la résidence.

J'avais croisé ce jeune homme que je ne connaissais pas, et qui m'attendait. Dans un lingala parfait, il s'était présenté, établissant ainsi le lien.

Nous avions cherché et trouvé une cabine téléphonique non loin de la maison africaine, à côte du métro Porte de Namur. Il y avait une longue file, et chacun devrait attendre son tour. Nous avions attendu au moins une heure avant d'accéder à la cabine. Ma communication avait été très brève. J'avais pu avoir des nouvelles du pays, et surtout celles de mon fils. J'étais soulagé d'avoir pu converser avec la maman de mon enfant.

J'avais demandé à mon guide de me trouver une librairie, où je pouvais acheter des manuels de cancérologie, afin de compléter la gamme des bouquins, que j'avais ramenés de Brazzaville. Après avoir accompli cette mission, il m'avait proposé que nous nous rendions à la grande place de Bruxelles. J'avais apprécié l'ingéniosité architecturale de ces bâtiments qui se dressaient devant moi.

Pendant que nous nous perdions dans des batailles inutiles de prise ou de conservation du pouvoir dans nos pays, les autres travaillaient et faisaient avancer leurs pays. Il était pathétique de constater le retard abyssal, que nous observions vis-à-vis de ces pays faits d'hommes comme nous. Comment ne pas s'en émerveiller !

Nous avions par la suite fait le tour des grands magasins situés du côté de De Brouckère.

Une fois mes courses terminées, nous étions revenus à la maison africaine. Je m'étais délesté de tous mes paquets, pour être enfin libre de mes mouvements.

Ce jeune homme m'avait montré les coins de la commune de Bruxelles 1000. La prochaine fois pour m'y rendre, je n'aurais plus besoin de guide.

Kassala était déjà rentré de ses cours. Il somnolait devant l'écran de télévision. Comme il me l'avait suggéré, j'avais remis un peu d'argent, à ce jeune frère qui m'avait accordé un peu de son temps. Il était visiblement content.

Avant de rejoindre ses amis dans la galerie d'Ixelles, il m'avait demandé si je n'aurais pas besoin de lui le lendemain, ma réponse fut non. Je lui avais demandé de se tenir prêt au cas où j'aurais encore besoin de ses services.

La maison africaine n'était pas animée ce soir. Kassala se morfondait. Il avait envie de bouger, mais il était coincé, faute d'argent. Comme j'étais arrivé avec des sous que Camille Bongou m'avaient fait parvenir avant de quitter Brazzaville, j'avais une bonne marge financière, en attendant que ma bourse ne me soit versée. Ma petite surface financière m'autorisait quelques écarts dans ma gestion.

J'invitais Kassala à m'accompagner à la commune de Forest. Elle était située à environ 45 minutes de tramway, au départ de la Gare de Midi. Cela nous ferait de toutes les façons une promenade. Je partais rendre visite à mes amis de le l'INSSSA, qui étaient venus il y a quelques années en Belgique, pour une formation en santé publique.

Mes amis de l'école de médecine étaient très heureux de me revoir. Ils étaient là avec femmes et enfants. Ils vivaient dans le même immeuble, chaque famille dans son appartement. Cela me mettait du baume au cœur pour enfin connaitre le modèle de fonctionnement administratif de l'ULB, à travers ces frères.

Pour ce qui relevait du fonctionnement des hôpitaux belges, ils ne pouvaient m'aider. Ils étaient loin des préoccupations cliniques.

Nos retrouvailles étaient très chaleureuses. Ils savaient que j'arrivais en Belgique, mais sans connaitre la date exacte. Ils étaient donc très surpris de me voir arriver chez eux.

Kassala les connaissait. Ils étaient arrivés en Belgique la même année. Ils se rencontraient souvent dans des manifestations organisées par notre ambassade, surtout pendant la cérémonie de la commémoration de la fête de notre indépendance.

Ces deux familles cohabitaient sainement. J'avais observé une sorte de complicité entre leurs épouses, deux charmantes et gentilles dames. Elles m'avaient mis à l'aise. Je retrouvais cette chaleur de chez moi, que je n'avais plus connue depuis que j'étais arrivé.

Nous passâmes notre soirée dans le souvenir de notre école, avec toutes les critiques qui allaient avec.

Sortir du pays, pour voir autre chose, est très enrichissant intellectuellement. Ils m'avaient appris la présence de deux autres frères dans la ville. Ils étaient arrivés à Bruxelles depuis bien longtemps. Il s'agissait du docteur Thierry Gombet et du docteur Hyacinthe Ingani. Le premier est docteur en médecine, formé à l'Université Catholique de Louvain, le second est pharmacien du réseau ULB.

Le docteur Thierry Gombet avait commencé ses études de médecine à Brazzaville, avant de les interrompre, pour la Belgique. Il faisait partie de la première promotion. Il m'avait été d'un grand atout, car il m'avait livré quelques clés, pour me permettre de m'intégrer assez rapidement dans ce système, qui était très différent de celui de la France.

En Belgique, la formation était basée sur le tutorat. Les tuteurs étaient des résidents, ou des chefs de clinique adjoints, eux-mêmes sous le contrôle des chefs de clinique.

Le chef de service s'appuyait sur les chefs de clinique, pour s'assurer que la formation des candidats résidents se passait comme prévu.

Avant de commencer mon stage, j'avais profité du week-end pour aller saluer mon cousin, le colonel Mongo Akanasi, son épouse et ses enfants. Son petit frère Bosca, mon autre cousin et ami d'enfance, était venu me chercher pour m'y conduire. Ils habitaient une très belle villa dans un quartier très prisé de Bruxelles. On y trouvait essentiellement des diplomates. Pour se mouvoir très facilement, il fallait avoir une voiture, car l'accès aux moyens de transport public était très limité. Là aussi, j'avais été très bien accueilli. Ce jour, nous avions évoqué les problèmes de la famille, Dieu seul sait, s'ils étaient nombreux.

Un peu plus tard dans la soirée, j'avais été reconduit à la maison africaine par Bosca. Nous avions convenu ce soir, qu'il viendrait me chercher le week-end prochain, pour me montrer Bruxelles by night.

J'avais fini avec les démarches administratives pour enfin me consacrer à ma formation. Je m'étais donc rendu à Bordet afin de rencontrer le docteur Dodion, et me mettre à sa disposition.

Il m'avait présenté à l'équipe qui s'occupe du secrétariat des investigations cliniques, c'est-à-dire, les gens chargés de l'enrôlement des malades dans les différents essais cliniques de phase I, II, III. C'était toute une organisation. En plus de ses activités de chimiothérapie en sa qualité de chef de clinique adjoint, il supervisait un médecin résident en salles.

Mon travail consistait à suivre le docteur Dodion dans tous ses faits et gestes.

Chaque matin, il commençait par s'assurer que toutes études, soit internes à Bordet, soit celles qui se faisaient en collaboration avec l'EORTC, ne connaissaient aucune difficulté dans leur exécution. Tous les jours à 10 heures, il se rendait au 2ème étage du grand bâtiment à sept niveaux pour voir les malades avec son résident. A cette occasion, il m'apprenait les bases de l'oncologie, bases que j'étais censé savoir.

Les après-midis, je l'accompagnais dans d'autres services, où il avait des malades enrôlés dans des protocoles de recherche. Le travail consistait à aller donner, dans ces services, des avis motivés, et recruter des malades à inclure dans des protocoles de chimiothérapie.

Il exploitait les dossiers des malades pour relever les toxicités, et apprécier les réponses thérapeutiques. Ce travail était très prenant. Avant de quitter l'hôpital, il retournait en salle pour voir si ses malades ne présentaient aucun souci. Le résident lui faisait le point sur les résultats du laboratoire qui étaient disponibles vers17 heures.

C'était une organisation millimétrée, quasi militaire. Le docteur Dodion avait également des consultations de chimiothérapie qui se déroulaient certains après-midis. Je me tenais à ses côtés pour l'assister.

Dès qu'un patient quittait le box de consultation, il me faisait un petit résumé du dossier, en insistant sur les éléments qui avaient conduit à ce qu'il soit décidé d'un traitement, et non d'un autre. Il m'avait fait comprendre que toutes les décisions thérapeutiques étaient prises lors de la réunion thérapeutique, qui avait lieu le jeudi pour les malades du 1er étage, et le vendredi pour ceux du 2ème étage, à 8h30. Ces deux jours étaient immuables. Prenaient part à cette réunion tous les chefs de cliniques, des chefs de clinique adjoints, les résidents, les candidats résidents, du service de médecine interne, à l'exception de ceux de l'unité stérile. Ces réunions étaient élargies aux services d'anat-path, d'imagerie médicale, de radiothérapie, de médecine nucléaire, et aux chirurgiens qui avaient des dossiers à présenter.

Cette réunion était déterminante, car elle était au centre de la décision thérapeutique, qui devrait recueillir l'aval de tout le monde. Ce n'était rien d'autre que ce que nous appelons, aujourd'hui, la réunion de concertation pluridisciplinaire.

Les dossiers étaient présentés soit par le résident, soit par le candidat résident. C'était le moment où le chef de service, après avoir écouté les uns et les autres, validait ce qui a été décidé de commun accord. Bien qu'étant chef de service, son point de vue ne s'imposait pas, car il en faisait l'économie.

C'était aussi pendant ces réunions qu'on enrôlait, dans des essais cliniques de phase, des patients en échappement thérapeutique, notamment ceux qui avaient épuisé toutes les lignes de traitement, recommandées pour leur pathologie.

J'avais compris que le système belge s'était affranchi du mandarinat, qui confinait des subalternes à être obéissants stupidement, même quand le chef de service était dans l'erreur. C'était mon premier choc culturel.

J'avais découvert également que la visite générale, telle que nous la faisions à Brazzaville, se pratiquait à Bordet, sur table autour de tous les patrons, en étudiant dossier après dossier. C'était le grand moment par excellence de la formation, étant entendu que le chef de service descendait régulièrement en salles, pour examiner certains malades qui posaient des problèmes sur le plan de la mise au point diagnostique.

Ce que je découvrais ne correspondait en rien à ce que j'avais vu et pratiqué à Brazzaville.

C'était la première fois que je commençais à douter de notre organisation au pays. En moins d'une semaine, j'avais observé des attitudes, des comportements dans la gestion des dossiers, et dans l'application des traitements, qui m'avaient ébranlé.

Tous les jeudis à midi, il se tenait le grand tour de médecine qui accueillait non seulement les médecins de Bordet, mais aussi des oncologues du Brabant Wallon qui voulaient s'informer, et se tenir à jour des innovations en oncologie, car Bordet était le centre des tumeurs de l'ULB.

Pendant le grand tour, le résident ou le chef de clinique adjoint présentait un dossier médical, souvent qui avait un lien avec la médecine interne, pour enfin en tirer un commentaire, avant d'ouvrir la discussion. Parfois, il s'agissait simplement d'une conférence, en lieu et place d'une discussion consécutive à la présentation d'un cas clinique.

J'avais été surpris que certains conférenciers, venus de l'extérieur, notamment des USA et de la Grande Bretagne, donnent leurs conférences en anglais.

C'était très courant et cela ne posait aucun problème à l'assistance, car tous ces médecins étaient bilingues. J'étais le seul à être manchot, sans naturellement le revendiquer.

Tous les jours à Bordet, il se passait une réunion à gauche et à droite. Chacun mangeait son sandwich pendant les réunions. Nous quittions rarement l'institut à midi.

Le travail reprenait toujours à 14 heures, sans savoir à quelle heure chacun s'arrêterait.

A Bordet, la clinique rimait avec la recherche. Tous ceux qui y travaillaient étaient obligés de faire la recherche. Le système était organisé de telle sorte que tous les candidats résidents, à la fin de leur formation, devraient se rendre le plus souvent aux USA, pour aiguiser d'avantage leur formation dans un domaine plus spécifique. C'est pourquoi à Bordet, il y avait des spécialistes parfois rien que pour une maladie, ou des troubles biologiques.

J'observais toute cette organisation avec étonnement. Tous les médecins de Bordet étaient en compétition non sauvage. Tout cela était organisé et encouragé par le chef de service. Les publications d'articles étaient leur passion.

Après un mois passé à suivre le docteur Dodion, je commençais à comprendre la maison.

Je m'étais fait quelques amis, pas beaucoup. J'étais considéré par la plupart des médecins comme une atypie, car je ne venais pas de leur environnement, pire, j'avais fait ma médecine dans un pays qu'ils n'arrivaient pas à identifier sur la carte du monde.

On me confondait quasiment tous les jours à un Zaïrois, et tout cela avec la condescendance qui va avec. J'avais conscience de ce que je vivais dans un monde compliqué, fait de compétition, où des places étaient sérieusement disputées.

Le docteur Dodion ne se satisfaisait pas trop de ce qu'il faisait. Il me donnait l'impression de quelqu'un qui pensait que son travail n'était pas intéressant, car cet homme voulait travailler plus qu'il ne le faisait. Il touchait à tout. Il était partout. Il était mêlé à la plupart des travaux scientifiques qui étaient conduits à l'institut. Il était un haut potentiel, c'est-à-dire un surdoué.

Pendant les réunions quotidiennes de chimiothérapie qu'organisait le professeur Kénis, un grand cancérologue francophone, de la taille du professeur Mathé, le docteur Dodion apportait une quantité impressionnante d'informations. C'était à se demander à quel moment ce monsieur se documentait. Il était époustouflant.

Je constatais que les bases que j'avais accumulées à Brazzaville étaient rudimentaires, en somme, je n'avais pas appris grand-chose. Nous étions plus dans l'oncologie-spectacle que dans la véritable oncologie, comme réelle discipline médicale relevant de la médecine interne. Je me devais donc de désinstaller mon logiciel brazzavillois, et accéder au reformatage pour acquérir le nouveau logiciel bruxellois. L'exercice était difficile.

Le docteur Dodion faisait un travail de recherche avec le professeur Frühling, chef de service de médecine nucléaire. Leur travail portait sur l'étude de la fraction d'éjection systolique du ventricule gauche, par une mesure isotopique. L'idée consistait à savoir, si les résultats obtenus par l'échographie cardiaque, étaient les mêmes que ceux que l'on pourrait obtenir par l'étude isotopique. Il fallait donc regarder dossier après dossier pour comparer cette variable. Le docteur Dodion n'avait pas le temps de retourner régulièrement aux archives, il me confia donc ce travail.

Je venais de faire mon entrée dans la recherche clinique à l'Institut Jules Bordet. J'étais heureux car cela constituait indubitablement une marque de confiance.

Cela voulait aussi dire que le docteur Dodion appréciait ce que je faisais auprès de lui. C'était, depuis mon arrivée, le seul moment où j'éprouvais un peu de fierté. Je sortais de l'anonymat, car j'étais dorénavant appelé à fréquenter deux services, seul et sans être accompagné, c'est-à-dire, celui de la médecine nucléaire et celui des archives.

Je ne remercierai jamais assez le docteur Dodion, pour m'avoir donné une chance de m'installer dans le dispositif, que j'étais encore loin de conquérir, car je n'avais pas encore accès à la salle, donc aux malades.

Comme je n'avais pas de bureau, l'unité de chimiothérapie, à la demande du professeur Kénis, avait exigé, que je sois installé dans un bureau inoccupé à la clinique Henry Tagnon. Cet ordre fut exécuté sans difficulté. Me voilà désormais installé dans un bureau, au lieu de vivoter comme c'était le cas jusqu'à présent. Je disposais d'un espace qui était mien avec toute mon intimité. J'avais rendu l'endroit convivial et joyeux. Je n'encombrais plus le bureau que j'avais en partage avec mon maître, mot que les patrons belges de médecine n'aiment pas beaucoup, car il renvoie à la servitude, et ils ont raison. C'était ça l'esprit de l'ULB.

Le libre arbitrage. Cette université encourageait ses étudiants à ne dépendre de personne, sans être anarchiste. Elle poussait ses étudiants à se construire dans le respect et la loyauté, mais en demeurant eux-mêmes. Ce qui n'est pas le cas pour la plupart de nos pays, où l'on a tendance à encourager les soumis, et à faire l'apologie de la médiocrité.

Cela se vérifie année après année par le rang qu'occupent nos universités africaines dans le classement mondial.

Les dirigeants de nos universités sont très souvent nommés par des politiques. Ils sont rarement élus par leurs pairs à travers un vote démocratique. De plus, ils brillent le plus souvent par des comportements déviants, qui ne peuvent inciter au respect. Bref, il faut espérer que cela change un jour.

J'étais de plus en plus actif aux côtés du docteur Dodion qui constatait mes progrès. Le nouveau logiciel oncologique était en cours d'installation dans mon cerveau. J'apprenais à raisonner comme un cancérologue, et non comme un oncologue d'organe.

L'oncologie, comme l'a toujours dit le professeur Jean Klastersky, relève de la médecine interne, donc il faut raisonner comme un interniste. D'ailleurs, le diplôme que l'ULB décernait, à tous les candidats qui devenaient résidents, s'appelle Licence Spéciale en Médecine Interne, Option : Cancérologie Médicale.

Après avoir suivi le docteur Dodion toute la journée, je restais encore tard le soir dans mon bureau, pour faire le recueil des données du travail que l'on m'avait demandé. Pour être crédible, je devrais m'efforcer de terminer ce travail dans les temps.

Quand j'avais une petite minute de disponible, surtout lorsque mon tuteur s'absentait pour une réunion à l'étranger, je passais régulièrement à l'hôpital de jour, pour voir comment les infirmières faisaient la chimiothérapie.

Elles étaient protégées de la tête aux pieds, mains gantées et les lunettes vissées au visage. Ces précautions devraient être observées par tout le monde. Là aussi, j'avais découvert une autre réalité, que celle que j'avais connue dans mon pays.

Avec le recul, vu les conditions dans lesquelles nos infirmières à Brazzaville ont été exposées à la nocivité des drogues anticancéreuses, si l'on s'amusait à étudier leur caryotype, on serait étonné d'observer plusieurs anomalies.

En somme, nous faisions des chimiothérapies sans prendre la moindre précaution. C'était sauvage, pour ne pas dire criminel.

Mon regard, par rapport à la chimiothérapie, venait de changer. Merci au logiciel de Bordet en acquisition.

Les infirmières de chimiothérapie appréciaient ma simplicité, et ma volonté de vouloir leur donner un coup de main. Leur travail était beaucoup facilité par l'apport de l'informatique. Les machines faisaient tous les calculs nécessaires avec les débits d'administration. Toutes les chimiothérapies étaient administrées pour la plupart via une voie centrale.

Avant de débuter toute chimiothérapie, les malades passaient par la salle d'opération, où une chambre implantable leur était placée par l'anesthésiste.

La chambre implantable où port à Cath, avait l'avantage d'éviter les extravasations des médicaments. Une extravasation est une complication induite par la fuite du produit anticancéreux à l'extérieur de la veine, infiltrant ainsi le tissu sous-cutané. Dans de rares cas, on pouvait assister à une amputation du bras. Donc ce souci n'existait pas à Bordet.

J'avais enfin découvert les seringues électriques qui distribuaient en temps réel les médicaments.

Je ne me passais plus de l'hôpital de jour, d'ailleurs j'en profitais pour lire tous les protocoles de chimiothérapie utilisés dans la maison. Je connaissais de plus en plus les noms des différents investigateurs de ces protocoles. J'avais appris comment se concevait un protocole de recherche clinique, comment on évitait les conflits d'intérêt et surtout l'intérêt de la randomisation, ou de la double randomisation.

Bordet est une machine à vous faire ingurgiter la science, et j'aimais ça, car je voulais m'abreuver le plus possible, avant de me retrouver un jour en salles, en train de m'occuper de mes malades.

Après les festivités du nouvel an que j'avais passées dans la solitude, la maison africaine étant vidée de ses occupants, car chacun était allé passer des vacances ailleurs, j'avais bouclé le travail que Dodion m'avait confié. Il avait organisé, dans le service du professeur Frühling, une réunion au cours de laquelle je devrais présenter les résultats de ma recherche. Tout le monde avait jugé pertinent l'intérêt de ce travail, qui avait d'ailleurs fini par être publié dans une revue allemande. J'étais co-auteur aux côtés de Frühling et Dodion. C'était ma première publication à Bordet

J'étais de plus en plus en confiance, même si la quasi-totalité des médecins, de l'institut, m'ignoraient royalement. Je m'étais fait construire une cuirasse, pour me passer des affres de l'indifférence. Cela n'avait aucune répercussion sur mon mental, le mental que mon quartier Poto-Poto avait réussi à forger.

Au milieu du mois de janvier, je fus convoqué par madame Binet, une citoyenne belge qui travaillait dans les locaux du ministère fédéral de la

Santé, à la place Madou, pour la bourse que l'OMS venait enfin de mettre à ma disposition.

J'avais rempli un certain nombre de papiers administratifs, puis communiquer mon identité bancaire. Quatre jours plus tard, mon compte fut crédité. On m'avait versé trois mois de bourse, soit 180.000 francs belges. C'était beaucoup d'argent. Je pouvais enfin envisager en toute tranquillité mon séjour à Bruxelles. J'étais sorti de la précarité, qui faisait souvent l'objet des railleries de certains résidents de la maison africaine. En effet, je variais rarement mon alimentation, et les gens s'en étaient aperçus. Là, j'avais un peu de blé, et je pouvais désormais manger des choses de mon choix.

J'avais exposé à Kassala mon souhait de déménager pour enfin m'installer dans un appartement, et avoir une vie plus libre et décente.

Après quelques jours de recherche, j'avais pu m'installer sur la rue de la victoire, à Saint Gilles, non loin du métro Porte de Hall, donc à côté de Bordet. Cela voulait dire que, dorénavant, je me rendrais au travail à pied.

J'avais réussi à meubler mon appartement grâce aux différents objets achetés à la brocanterie. Mon cousin le colonel Mongo Akanasi avait utilisé son statut de diplomate pour m'aider à acheter un poste téléviseur, et une chaine hifi de qualité hors taxes. J'avais enfin un chez-moi. Le seul hic, c'est que je ne pouvais pas me faire enregistrer à la commune de Saint Gilles qui, en raison de la loi Jean Gol, ne pouvait plus accueillir des étrangers, parce que son quota était atteint.

J'avais donc gardé, pour des commodités administratives, mon adresse de la maison africaine. Tous mes papiers administratifs étaient acheminés à cette adresse. Mon ami Kassala se chargeait de récupérer mon courrier et de me le transmettre.

Je venais d'être confronté à la frilosité de l'administration belge. Quelle aberration que de se voir refuser la possibilité d'une inscription de résidence, alors que j'avais des moyens pour payer mon appartement, et que ma bourse correspondait au salaire d'un fonctionnaire moyen. Derrière la loi Jean Gol, il y avait manifestement des relents de racisme voilé.

Quatre mois après mes débuts à Bordet, Jean Klastersky, entouré du collège des chefs de clinique, avait convoqué le docteur Dodion, afin qu'il leur rende compte de mes aptitudes à monter en salles, et commencer à gérer les malades. La réponse avait été sans équivoque. Dodion avait estimé qu'au regard de ce que je faisais à sa demande, il ne voyait aucune entrave à me laisser dorénavant suivre des malades. Le point de vue du Docteur Dodion avait été conforté par celui du professeur Kénis.

Le lendemain, madame Hasard me fit venir à son bureau à la demande du chef de service.

Mon entretien avec Jean Klastersky n'avait pas mis du temps. Il m'avait remercié pour avoir attendu tout ce temps pour commencer à voir des malades en salles. Par ailleurs, il avait reçu l'autorisation de l'Etat belge, de me confier le suivi des malades de son service.

Ce fut l'un des moments les plus forts de mon séjour à Bordet. Le chef de service m'avait affecté au 2ème étage, en hospitalisation. J'avais deux salles communes avec deux malades chacune. Je devrais m'occuper de quatre malades pour commencer, contre huit malades pour les autres candidats résidents. L'essentiel pour moi était de commencer, même si cela se faisait un cran en dessous. Le docteur Dodion était mon superviseur direct. Il avait donc à superviser deux candidats résidents.

Je m'étais présenté le lendemain accompagné du docteur Dodion, qui m'avait présenté à tous mes collègues candidats résidents, à l'infirmière cheffe et au reste du personnel infirmier. Je connaissais un peu les codes du fonctionnement pour avoir été aux côtés de mon tuteur pendant quatre mois.

Il me restait à savoir comment je devrais m'intégrer dans cette bienveillante équipe. Tous ces candidats résidents étaient légèrement plus jeunes que moi, cela était un facteur, en ce qui me concerne, de motivation de plus.

Madame la surveillante m'avait renseigné sur ce que je devrais faire tous les matins en arrivant.

En effet tous les matins à 8 heures, nous devrions nous retrouver, tous, à l'unité des soins intensifs du service, pour être tenus informés, de ce qui s'était passé la nuit dans le service, car le médecin de garde du service, couvrait non seulement les cas aigus qui étaient en soins intensifs (Asti), mais aussi des malades en salles.

Ce n'est qu'après ce compte rendu, que nous montions à l'étage, cette fois pour que la surveillante infirmière nous présente les problèmes des patients dans nos différentes salles. Après le briefing de la surveillante infirmière, chacun prenait son chariot pour aller examiner ses malades.

Les prescriptions devraient être déposées chez la surveillante avant 12 heures, pour permettre aux infirmières d'exécuter les soins.

A midi, il y avait des réunions à gauche et à droite. A 14 heures, nous devrions être tous en salles pour revoir nos malades, et s'assurer que, dans chaque dossier, nous avions mis une note de jour. Cette note devrait être la plus claire possible.

A partir de 16 heures, c'était le moment d'utiliser le dictaphone pour enregistrer le courrier des malades sortants. Ce courrier destiné aux assurances, aux médecins traitants, avec toutes les dates précises des futurs rendez-vous, et le traitement du malade. Les cassettes et les dossiers des malades, ayant quitté l'hôpital, étaient transmis au grand secrétariat médical de tout l'institut.

Demandez à nos secrétaires à Brazzaville de saisir le courrier à partir d'un dictaphone, vous serez très surpris. Elles en sont incapables.

Après la rédaction du courrier, nous devrions recevoir les familles pour échanger autour de la maladie de leur proche. Il fallait apprendre à donner humainement l'information. Tout ce que nous disions aux familles a toujours été décidé avec le personnel infirmier, pour éviter un double langage, qui risquerait de créer le doute dans les familles. Pour ce faire, nous étions aidés par l'unité de psycho-oncologie qui connaissait les malades.

Nous bâtissions ensemble des éléments de langage. Un langage vrai, franc et assorti d'un plan de traitement. Il nous fallait faire l'effort de ne fermer aucune porte à un malade. Autant, il nous était demandé la clarté, autant nous avions le devoir de ne faire une promesse quelconque de guérison, pour un malade au-delà de tout outil thérapeutique.

Enfin à partir de 17 heures, heure à laquelle le laboratoire nous envoyait dans l'ordinateur des résultats, chaque candidat résident, après en avoir pris connaissance, modifiait parfois les traitements.

Avant de quitter l'hôpital, nous étions tous invités à l'unité des soins intensifs du service de médecine, pour soumettre au médecin de garde les problèmes de nos malades

Une fois ce petit rassemblement terminé, et après s'être assuré de n'avoir rien oublié, chacun prenait la direction de son domicile.

Ma journée d'affectation à l'étage avait été consacrée à ce briefing, moment capital pour tenir et gérer les malades en salles, au demeurant parfois très exigeants, avec souvent des familles en raison de leur désespérance.

Je venais de m'approprier tous les codes. Je pouvais dès cet instant me sentir candidat résident, comme tous les autres.

Le matin après avoir assisté à la remise de garde, je prenais contact pour la première fois avec mes malades. Je consacrais du temps pour chacun d'entre eux. Je les écoutais attentivement avant de répondre à leurs inquiétudes. Je les plaçais dans une perspective de combat, combat pour lequel ils seraient des soldats, et moi, le fournisseur de munitions.

Cette analogie avait souvent fait mouche, car les malades se sentaient valorisés. Je remettais dans leurs mains leur destin. Ceux des malades qui étaient taiseux, depuis des mois, se livraient à moi en toute confiance. Ils me croyaient sincère. Je dégageais une chaleur humaine venue des tropiques. Je n'affectais pas un numéro à chaque malade, bien au contraire, j'essayais de rentrer dans leur intimité, afin de les connaitre réellement et obtenir leur souffrance.

Je les accompagnais à bâtir des projets futurs. Je faisais en sorte qu'ils vivent leur maladie en restant positifs et non en ruminant.

Ma méthode était semble-t-il rapportée à la surveillante du service par des malades lorsque ceux-ci quittaient l'institut. Elle était semble-t-il contente de ma démarche. Je n'avais que quatre malades, donc je pouvais leur consacrer un peu plus de temps.

Pour gérer leurs malades, mes collègues se servaient souvent des revues internationales, pour argumenter et cimenter leurs réflexions. C'est à cette occasion qu'ils se documentaient. J'entendais parler de JCO, de JAMA, de Lancet, du New England, de Cancer, etc…

Tout ce discours m'était étranger, et cela m'attristait de ne pas comprendre exactement ce que cela signifiait. Il m'avait fallu du temps, pour que je prenne mon courage à deux mains pour demander à mon tuteur, ce que tout cela voulait dire. Dodion avait ri aux éclats. Il m'avait dit qu'il ne s'agissait de rien d'autre, que des revues médicales internationales de très grande facture, publiées en anglais.

Il comprenait ma difficulté de ne pas parler anglais. Il m'avait exhorté à faire des efforts en prenant des cours du soir d'anglais. Je n'avais jamais su le faire, car j'étais de plus en plus débordé par Bordet.

Le chef de service passait régulièrement en salles pour travailler avec les résidents et les candidats résidents.

Un jour, il m'avait surpris pendant que j'examinais une dame en salle ; il s'était tenu debout sans rien me dire. Il observait tous mes gestes et écoutait tout ce que je disais à ma malade.

Il avait également examiné la dame pour que nous ayons, à la fin, une discussion sur ce cas. Dès qu'il avait fini, il m'avait invité dans le couloir pour me porter des conseils, et me faire des remarques qui me seraient très utiles pour la suite.

Le professeur Jean Klastersky avait un sens clinique très prononcé. Il avait, en plus de la cancérologie, une énorme compétence en infectiologie. Il m'avait épaté en examinant la malade. Il l'avait examinée de la tête au pied. Il avait particulièrement passé du temps à regarder les téguments et les phanères. L'examen neurologique était le clou de sa démarche. Bien entendu, il avait également examiné l'organe atteint, ici en l'occurrence, il avait regardé et palper les seins dont l'un était affecté. Il m'avait fait un bel enseignement au lit du malade. Il m'avait conseillé de ne jamais engager une discussion, avec un collègue, devant un malade, si l'état psychologique du patient n'a pas été étudié au préalable, car cela pourrait contribuer à créer une angoisse supplémentaire. J'avais compris pourquoi il m'avait invité à le suivre dehors, pour échanger. Le docteur Dodion nous avait rejoints pour ce petit tour. J'avais fini par lui présenter mes quatre malades.

C'était mon premier baptême de feu. Je pense m'être assez bien débrouillé ce jour-là, sauf quand il m'avait exhorté à aller à la bibliothèque, pour demander une photocopie du dernier *case record of Massachussetts*. J'avais acquiescé sans savoir de quoi il me parlait !

Le professeur Jean Klastersky nous avait laissés le docteur Dodion et moi. Avant de rejoindre son bureau, il m'avait dit : c'est bien ; il faut continuer à travailler.

Dans l'après-midi, je m'étais rendu auprès de la dame qui tenait la bibliothèque de Bordet, pour chercher ce document qui m'avait été conseillé par le chef.

En fait, il s'agit d'une discussion clinique qui parait dans chaque numéro du New England. J'étais le 43ème médecin à demander cette photocopie, dans l'institut.

Ma gibecière intellectuelle ne faisait que se remplir d'éléments nouveaux.

Je réalisais, ce jour-là, que tout ce que j'avais appris au pays n'était pas mauvais, mais il faut avoir l'honnêteté de dire que c'était insuffisant. Avec le recul, j'avais compris pourquoi. J'y reviendrai.

Le temps passait très vite. J'avais réalisé de véritables progrès dans la gestion de mes patients. Je m'intéressais beaucoup à la recherche clinique. J'étais associé de plus en plus aux publications du service.

Quelques médecins de l'institut avaient fait l'effort de me connaitre, tandis que d'autres me manifestaient clairement leur antipathie. Je n'étais pas venu à Bordet pour prendre le poste de qui que soi. J'étais là pour apprendre, et aller former d'autres oncologues sur place au Congo.

L'Afrique n'avait pas d'oncologues. Les jeunes médecins n'y étaient pas intéressés. Mon challenge était celui d'aller susciter de l'engouement auprès de ces médecins, pour qu'ils s'orientent vers cette spécialité d'avenir, car j'étais convaincu que l'Afrique serait confrontée dans cinquante ans, à l'éclosion des cancers.

Selon le calendrier des vacances, je prenais mes congés début aout.

J'étais parti en France du côté de la Bretagne, plus précisément au Mont Saint Michel, sur invitation d'une amie que j'avais connue deux ans auparavant à Brazzaville, à l'occasion d'une mission de médecins sans frontières. Le contact était bien passé et nous avions gardé de très bons rapports. Quand elle avait su que j'étais en Belgique, elle avait tout fait pour me contacter, et depuis là, nous échangions sans discontinuer.

Son invitation m'avait beaucoup touché. Elle travaillait comme aide-soignante à l'hôpital de Vitrée, un petit village sympathique de la Bretagne, non loin de Rennes. Pour m'y rendre, j'avais pris le train pour Rennes, en passant par Paris. Elle était venue m'attendre en voiture, à la gare. Après une demi-heure de route, nous arrivâmes dans ce village, où il y avait très peu de jeunes. La population était plutôt paysanne. Les habitants passaient le plus de leur temps dans leurs fermes. Ils avaient du mal à vivre de leur métier, cela les rendait grincheux. Beaucoup d'entre eux n'avaient jamais quitté leur village. Ils étaient étonnés de voir un homme de couleur foulé leur sol. Ce petit peuple était sympathique.

Ma copine avait pris congé également pour le mois d'août.

En dehors du Mont Saint Michel que nous avions visité plus d'une fois, nous passions notre temps à sillonner les petits villages. J'étais loin de m'imaginer que la vie pouvait être aussi rude dans certaines campagnes reculées de la France. Chaque soir au village, j'étais invité par une de ses relations. Les amis de mon amie m'avaient adopté. Nous faisions tout le temps la fête. Je pensais qu'il leur manquait des occasions de s'éclater, et mon arrivée sur leur terre, leur avait fait beaucoup de bien.

J'avais passé deux bonnes semaines à Vitrée. J'avais aimé ce monde paysan chaleureux. Lors de mon départ, nombreux avaient émis le souhait de me revoir au village à noël. Je leur avais promis que j'essaierais d'y revenir.

De retour à Bruxelles, j'avais repris mon travail à Bordet. J'avais retrouvé le même monde, en dehors de quelques rares départs. Quelques médecins étaient partis aux USA, d'autres étaient devenus oncologues, et ils avaient trouvé des postes dans d'autres hôpitaux de la Belgique.

J'étais resté au 2ème étage. J'avais désormais comme les autres candidats résidents, huit malades à gérer en salles. J'étais de mieux en mieux intégré. Je n'avais aucun souci du côté de Brazzaville.

Mon fils avait déjà un an, il grandissait normalement, et il était en très bonne santé.

Mon grand frère prenait régulièrement de mes nouvelles. Il arrivait des moments où il partait chercher ma mère pour qu'elle échange avec moi au téléphone.

L'angoisse de la première année avait laissé la place à de l'optimisme, car j'étais désormais en 2ème année de spécialisation.

Un de mes camarades de l'INSSSA était arrivé de Brazzaville pour se spécialiser en hématologie. Il était accueilli au CHU du Sart-Tilman à Liège. Il était là accompagné de sa femme et de son enfant. Je me sentais moins seul dans ce pays froid.

Les week-ends, il était avec moi à Bruxelles, où nous gouttions aux délices de la nuit du côté des discothèques, situées le long de l'avenue de la toison d'or. Je présume que cela lui faisait du bien, car il était quasiment tous les week-ends à Bruxelles, pendant que son épouse rejoignait sa mère à Paris, où elle tenait un restaurant très connu des Congolais d'Iles de France.

Notre proximité faisait de nous des grands complices. Nous passions notre temps à échafauder des projets de développement des structures sanitaires, pour permettre au Congo d'assurer des soins de qualité qui faisaient tant défaut. Jeunesse quand tu nous tiens.

Ma carte de résident devrait expirer dans deux mois, et j'aurais du mal à obtenir une fois de plus les faveurs de la maison africaine, en utilisant son adresse comme la dernière fois. Je devrais absolument déménager de Saint Gilles.

Le docteur Thierry Gombet était informé de mon projet, et comme il devrait déménager pour Lille, il m'avait proposé de reprendre son appartement, dans l'une des communes bourgeoises de Bruxelles, à Auderghem. C'était un appartement de 55 mètres carré. Pour le célibataire que j'étais, cela me convenait.

Il avait eu l'élégance et la gentillesse de ne pas récupérer sa caution. Ce fut un geste fraternel de sa part.

J'avais très vite aménagé. En raison des coûts élevés des loyers dans cette commune, très peu d'étrangers y habitaient. Je n'avais eu aucune difficulté à m'inscrire à la commune, et renouveler ma carte de résident.

Mon appartement était situé à 40 mètres de la bouche de métro, plus précisément la station Hankar. Il était situé au-dessus d'un bureau de poste, et à 20 mètres d'un supermarché. Je n'avais pas besoin d'aller très loin pour l'achat des produits de première nécessité.

Ce qui avait changé, c'était le temps que je mettrais dorénavant pour arriver à Bordet. J'étais passé de 10 minutes lorsque j'habitais Saint Gilles, à 40 minutes.

Il y avait une cabine publique de téléphone juste en dessous de notre immeuble. Cela constituait aussi un autre avantage.

Je téléphonais souvent au Congo, pour prendre des nouvelles de mon fils, celles de ma mère, et enfin celles des autres membres de la famille. J'étais mieux logé que d'où je venais. Le seul inconvénient, c'était le bruit généré par le vrombissement des automobiles, car ma chambre donnait sur la chaussée de Wavre, une voie de circulation très fréquentée par les automobilistes.

J'étais devenu un vrai bruxellois avec mes habitudes dans certains cafés de la grande place ou de De Brouckère.

J'avais eu la chance de me retrouver loin de Paris, où je comptais beaucoup d'amis, souvent désœuvrés, vivant des petits boulots, mais très portés sur l'ambiance. Je crois que je n'aurais pas eu toute la sérénité d'apprendre dans ces conditions.

J'avais appris par un ami, en spécialisation d'hématologie en France, que certaines universités à Paris avaient créé des Diplômes d'Universités (DU) de cancérologie médicale et d'hématologie. Il m'avait incité à m'y inscrire. En effet, cela densifierait mon dossier pour une future carrière universitaire, car j'y pensais de plus en plus.

Je lui avais demandé de me prendre tous les renseignements utiles, afin que je m'organise, car à Bordet, le travail était prenant et que je n'avais pas une minute pour autre chose. L'idée de m'inscrire aux DU me préoccupait. Je ne pouvais m'y inscrire sans avoir au préalable obtenu l'autorisation de mon patron.

J'avais essayé d'en parler au docteur Dodion qui n'en voyait pas l'utilité. Bien au contraire, il pensait que je ne me disperserais pour rien. Son argument était certes convainquant, mais je m'étais obstiné à participer quand même à ces deux DU.

Je m'étais par la suite tourné du côté de madame Hasard, pour lui demander ce qu'elle pensait d'une permission que je voulais demander au patron, pour me permettre, deux fois par mois, de me rendre à Paris pour suivre un petit enseignement de cancérologie et d'hématologie.

Contrairement au docteur Dodion, elle n'y avait trouvé aucun inconvénient. Cependant, elle m'avait suggéré de choisir des dates pendant lesquelles j'étais censé être absent, et de les répercuter sur mes congés. Elle avait estimé qu'en faisant tel qu'elle me l'avait conseillé, non seulement le chef de service ne serait pas au courant, et de plus, cela éviterait un ressentiment de sa part. La solution était donc toute trouvée.

Je m'étais finalement inscrit incognito à ses deux DU que j'avais réussis sans difficulté.

Les cours étaient dispensés par des jeunes oncologues qui avaient un niveau beaucoup plus bas que celui de mon tuteur. Cependant, au cours de ces enseignements j'avais fait la connaissance d'un des assistants du professeur

Jacquillat, un des papes de la cancérologie en France dans les années 1970-1980, j'ai nommé le docteur David Khayat, l'actuel chef de service de Cancérologie médicale. Ce monsieur a eu, après le décès de son patron, une brillante carrière médicale.

J'avais aussi rencontré pendant l'enseignement du Diplôme universitaire (DU) de cancérologie, le professeur Jacques Rouëssé, ancien directeur du Centre de lutte René Huguenin de Saint-Cloud, un autre grand oncologue français.

Pendant mes déplacements en France, afin de participer à ces enseignements, j'avais pris la précaution de ne pas informer mes amis de Paris. Cela m'aurait obligé à passer des nuits avec eux, pour prendre le train du matin. Je ne voulais pas de cette contrainte. Donc, dès que les cours étaient terminés, je courrais à la Gare du nord, pour prendre mon train et rentrer à Bruxelles.

Finalement, madame Hasard avait bien géré notre deal. Personne d'autre qu'elle n'était au courant de mes déplacements à Paris, pour aller suivre, comme l'avait dit Dodion, un enseignement peu utile pour ma formation. L'essentiel était de pouvoir aligner sur mon CV, ces deux DU.

A Bordet, j'avais de plus en plus du travail. Mon travail était apprécié de tout le monde, sauf du chef de l'unité des soins intensifs, un Belge un peu grassouillet, sale, qui passait tout son temps à mettre ses doigts dans le nez. Ma présence à l'institut le révulsait, et je le savais. Tout le monde avait attiré mon attention, car ce monsieur faisait une fixation sur tous les médecins qui n'étaient pas belges comme lui. Il incarnait un racisme primaire. Il était célibataire. A 40 ans, il n'avait pas d'enfant et vivait encore sous le toit de sa mère. J'avais décidé de l'ignorer, jusqu'au jour où un soir nous nous étions retrouvés à deux dans l'ascenseur. Il était 19 heures et nous quittions l'hôpital au même moment. Lorsqu'il enclencha le bouton de l'ascenseur pour le rez-de-chaussée, sans m'adresser un mot, je bloquais la machine pour lui demander les yeux dans les yeux, ce qu'il me reprochait et pourquoi était-il si méchant avec les étrangers. Il tremblait comme une feuille morte. Il croyait que j'allais le cannibaliser. Je lui avais dit de faire extrêmement attention avec moi, et que s'il continuait à observer le même comportement à mon égard, je serais dans l'obligation de le punir. Il était devenu rouge comme une tomate. Il n'y avait personne d'autre que nous deux.

Il transpirait à grosses gouttes. Je venais de prendre clairement le dessus sur lui. Il avait eu peur de sa vie.

Le lendemain, il était arrivé plus tôt que d'habitude. Il avait réuni tous les médecins du 1er étage, pour leur raconter l'agression dont il avait été victime la veille. Comme si cela ne suffisait pas, il était allé se plaindre chez le chef de service, qui me convoqua aussitôt.

Le professeur Jean Klastersky connaissait l'attitude qu'affichait ce médecin à l'endroit des étrangers. Il ne voulait pas d'une confrontation pour ne pas le heurter.

Je m'étais présenté précipitamment à son bureau. Madame Hasard m'avait accueilli en riant.

Je fus très rapidement reçu, par le chef, qui me demanda de go, ce qui s'était passé la veille avec le médecin, chef de l'unité des soins intensifs. Je fis semblant de n'avoir rien compris. Il me demanda si je reconnaissais l'avoir agressé. J'avais marqué mon étonnement. J'avais tout nié en bloc. C'était la parole du chef de clinique adjoint contre la mienne. Cette scène s'était déroulée à l'abri de tous regards et il n'y avait aucun témoin. J'avais répondu au chef de service en ces termes : comment aurais-je pu être capable d'une telle faute, alors que j'étais à Bordet pour apprendre, et que ce médecin faisait partie de mes maîtres de stage. J'avais renchéri en disant, que je ne pouvais croire d'être accusé d'une telle infamie.

Le patron m'avait regardé dans les yeux comme, pour me dire je crois en tes paroles. Il m'avait conseillé de me tenir à l'écart du rayon d'action de celui qui m'accusait. Comment l'aurais-je pu, alors que tous les soirs, nous devions présenter des problèmes aigus de nos malades au médecin de garde, dans son unité !

Le soir lorsque je fis mon entrée dans son unité, il avait baissé la tête. Manifestement, je l'avais traumatisé la veille, et il me craignait. Il s'attendait à ce que je sois sanctionné, malheureusement, j'étais là et bien debout devant lui.

Mon altercation avec ce monsieur était sue de tout l'hôpital. D'aucuns me prenaient pour quelqu'un qui avait su vaincre le colosse qui terrorisait tout le monde, d'autres m'avaient pris pour un effronté. Dans tous les cas, ce monsieur avait été démystifié. J'avais réussi mon coup, car cela me permettrait d'être formé dans le calme et non dans le tumulte.

Le docteur Dodion, mis au courant par l'un des candidats résidents qui étaient son tutorat, m'avait demandé de le rejoindre, avant de quitter l'institut, car il y serait jusqu'à 21 heures.

Je m'étais armé comme en allant rencontrer le matin le professeur Klastersky.

J'étais arrivé vers 19 heures à son bureau après avoir bouclé tous mes dossiers. Il était détendu et souriant. Il m'apostropha tout de suite en me disant : Jean Bernard, tu as osé faire ça à ce monsieur, le tout avec ironie. Comme le matin, j'avais nié les faits. Il m'avait parlé de leurs contradictions dans la maison. Ils avaient en effet des points de vue diamétralement opposés sur la plupart des sujets. Ils étaient tous en guerre, les uns contre les autres, et tout cela devrait être arbitré par le chef de service.

Hommes comme femmes, ils étaient en compétition. Ils avaient une ambition qui pouvait faire peur. Ils étaient certainement prêts à utiliser tous les coups bas, pour mettre l'autre à terre. C'était une jungle.

Pendant que j'échangeais avec le docteur Dodion, le professeur Harry Bleiberg, patron de l'unité d'oncologie digestive, nous avait rejoints. Il avait un projet de recherche à proposer à Dodion.

Lui aussi avait appris la nouvelle de la pseudo-agression du médecin-chef de l'unité des soins intensifs. Il en avait rigolé. J'étais surpris de voir une sommité de la maison rire de cela. Il avait noté mon étonnement, en me disant qui cherche trouve. J'avais tout compris.

Bordet était une maison de grands lutteurs intrépides. Il n'y avait pas de place à la compassion. Les personnes fragiles n'avaient pas leur place dans cet univers. Les rivalités étaient bien présentes que je ne pouvais le soupçonner. C'était un climat de guerre. J'apprenais à devenir un guerrier dans ce monde fait de sommités en oncologie.

Dodion, avant que je ne lui prenne congé, m'avait dit : Jean Bernard, si tu veux avancer et être respecté dans ton pays, crée les conditions pour que tu sois le meilleur, revendique-le par la suite, et deviens tueur, afin de préserver ton périmètre.

En compétition, pour être chef, il n'y a qu'une seule place. Retiens-le pour toujours. Je venais de recevoir l'une des plus grandes leçons de ma vie. Mon éducation reçue à l'école de la rue à Poto-Poto, couplée aux conseils de Dodion, ont déterminé la suite de mon combat existentiel.

Mon travail me paraissait de plus en plus intéressant. A défaut d'être respecté par la force de ses idées, on pouvait l'être par la force physique, telle que je l'avais imposée. En m'illustrant comme un brave devant un seigneur qui cultivait la crainte, je m'étais fait une place à Bordet. J'avais soif d'apprendre et peu importe auprès de qui. Je trouvais une minute pour aller assister aux réunions des chirurgiens, et j'en sortais souvent édifié. Je côtoyais également les couloirs de l'anat-path, pour savoir un peu plus sur les techniques récentes qu'ils utilisaient pour peaufiner les diagnostics. C'est pendant mes fréquentations de ce service que je devins l'ami du professeur Heiman. Il était chef de service d'anat-path et m'avait parrainé pour être membre d'une société savante européenne.

C'est en fréquentant l'anat-path, que j'avais compris que même au niveau des chefs des services, le climat était délétère. Ils ne s'aimaient pas du tout. Les pathologistes souffraient du mépris et de la condescendance des internistes. Décidément, il fallait être à l'intérieur de ces grands temples du savoir et de la connaissance, pour apprendre des choses. Finalement, toutes les images que les uns et les autres, me projetaient étaient empreintes de beaucoup d'hypocrisie. Les gens ne s'aimaient pas. Ils étaient obligés de travailler ensemble parce qu'ils étaient liés par les malades. Je n'étais pas sûr que ces gens eussent des rapports amicaux en dehors de l'hôpital.

Au 1er étage, j'observais le respect que mes collègues me devaient. Je communiquais plus facilement avec eux. Ils n'hésitaient pas à m'inviter pour partager un petit bout de pain, certains jours quand l'opportunité se présentait. Les médecins étrangers, notamment les libanais, se joignaient souvent à moi pour porter certaines revendications auprès du chef de service. Je devais faire l'effort de ne pas tomber dans ce piège, où l'on voulait faire de moi, le secrétaire général d'un syndicat qui ne dit pas son nom.

Je n'étais pas venu en Belgique pour faire la révolution, mais plutôt pour apprendre et retourner dans mon pays.

Quelques jours après mon échange musclé avec le chef de l'unité des soins intensifs, je l'avais croisé à la Gare du Midi. Spontanément, en me voyant, il s'était arrêté pour me dire bonjour et prendre de mes nouvelles.

Nous avions réussi à créer un lien à la grande surprise des agents de Bordet. Une fois de plus, ma violence avait fonctionné et contribué à la normalisation d'un rapport humain. Il me critiquait certainement, mais plus avec la même violence. Je crois avoir été inspiré par une force invisible le jour où je l'avais agressé.

Les grandes vacances approchaient. J'étais heureux de savoir que j'irais au Congo grâce au titre de transport que l'OMS mettrait à ma disposition. J'avais hâte de revoir mon fils qui aurait bientôt deux ans et les miens. J'avais pris la précaution d'appeler mon frère, pour que mon studio soit disponible, et qu'il entreprenne quelques travaux de réhabilitation. Ce dernier ne m'avait pas attendu pour que mon studio soit dans des conditions de m'accueillir.

Au niveau de l'Institut Jules Bordet, je m'étais mis en capacité de liquider tous mes dossiers pour éviter toute incongruité.

Avant de prendre l'avion pour Brazzaville, j'étais allé dire au revoir au professeur Jean Klastersky et à madame Hasard, cette grande dame qui était l'une de mes protectrices à l'institut Jules Bordet.

Contre toute attente, la secrétaire particulière du chef de service, m'apprenait que notre patron trouvait anormal, que je travaille sans être payé, alors que je faisais le même travail que les autres candidats résidents. Il s'était renseigné sur le montant de ma bourse, et il avait demandé à la Fondation les amis de Bordet, de m'octroyer une bourse pour que la somme de mes émoluments soit au même niveau que ce que percevaient mes collègues.

J'étais agréablement surpris par cette nouvelle. Elle ne connaissait pas encore le montant qui me serait alloué. J'avais des raisons d'envisager la suite de mon stage à Bordet dans la joie. Jean Klastersky était un seigneur. Il se souciait même du social de ses stagiaires. Je crois que son altruisme l'aidait à gérer son service où tous ses collaborateurs se comportaient comme des requins assoiffés de pouvoir et de prestige.

J'avais pris le vol de la Sabena un vendredi matin pour Brazzaville, au début du mois d'aout 1987. Nous étions arrivés vers 19 heures. J'avais été frappé par la maigreur des Congolais. Était-ce une illusion d'optique, ou bien s'agit-il d'un constat réel que je mettais sous le sceau de la misère. La mère de mon fils était là avec mon fils qui marchait déjà et qui prononçait quelques mots. C'était très émouvant de retrouver ma famille que je n'avais plus vue depuis deux ans. Mon grand frère était resté le même, ce grand gentleman qui prenait toujours soin de lui.

Sans perdre du temps à l'aéroport, nous nous étions déportés à la milice, où m'attendait ma famille. Nous avions passé tout notre temps à évoquer le passé. Je leur avais donné les détails concernant mon installation en Belgique. Certains jeunes du camp de la milice, qui n'avaient aucune opportunité pour trouver du travail au pays, envisageaient de quitter le pays. Ils souhaitaient avoir des tuyaux pour tenter leur chance en France ou en Belgique. C'était peine perdue, car je ne m'étais jamais intéressé aux filières de l'immigration clandestine.

J'étais heureux de revoir les miens. La nuit avait été très courte.

Le lendemain très tôt, ma mère était arrivée, accompagnée de mes sœurs. Ces retrouvailles m'avaient ému. Ma mère avait maigri, mais elle était joyeuse. Je leur avais remis tous les paquets que je leur avais ramenés. Je lisais le bonheur sur leurs visages. Comme je partais rendre visite aux grands-parents de mon fils, nous avions tous embarqué dans le même taxi qui, après les avoir déposées à Poto-Poto, m'avait conduit au centre-ville, ma destination.

J'avais été accueilli chaleureusement. Nous avions là aussi parlé de tout et de rien. Je les avais remerciés pour avoir bien pris soin de mon fils. J'avais beaucoup de respect pour le grand-père de mon enfant, agent comptable de l'ONPT, il n'avait jamais mis la main sur les deniers publics. Il était réputé comme quelqu'un de rigoureux, et surtout digne.

Après avoir passé un bon moment avec eux, j'avais repris la route du camp de la milice, où mon grand frère et son épouse, ma belle-sœur, m'attendaient pour déjeuner. J'étais en famille et heureux de l'être. Mon grand frère n'avait pas arrêté de me poser les questions sur mon séjour. Il voulait connaitre mes intentions sur la mère de mon fils. Il y avait tellement de questions au point où j'en élaguais d'autres. Je lui avais raconté mes moments de solitude et surtout de doute, car le système belge en matière de formation paraissait plus rigoureux que celui de la France. Il m'écoutait avec attention. Il m'avait proposé d'aller saluer Ossébi-Douniam, le soir. Je ne voyais aucune objection à m'y rendre, bien au contraire, j'avais hâte à le revoir.

Avant la tombée de la nuit, avant que nous nous rendions chez Ossébi-Douniam, notre chef de famille était passé me saluer. Je lui avais apporté un costume. Il s'était mis à danser dès qu'il reçut son colis. J'avais fait un heureux ce soir-là. Enivré par son cadeau, il n'avait pas demandé son reste pour nous prendre congé. Il nous avait libérés. Nous nous étions enfin rendus au centre-ville pour aller saluer, celui qui m'avait mis le pied à l'étrier. En me voyant arrivé, il s'était exclamé en ces termes : fiston, la Belgique te réussit ; tu es devenu un monsieur. Cela me fait plaisir de te revoir. Il était devenu un ministre de république. Je me sentais honoré d'être à ses côtés.

Ossébi Douniam avait fait ses études dans le nord de la France, et il connaissait la Belgique. Nous avions passé du temps à parler de la grande place de Bruxelles, et d'autres communes de la capitale belge, sans oublier bien sûr Matongué. Le docteur Ossébi-Douniam s'était remarié pendant que j'étais en Belgique. Il appela son épouse pour qu'elle vienne me saluer. Par la suite, il nous avait invités, mon grand frère et moi, à partager son dîner. Un de ses collègues du gouvernement s'était joint à nous à table. Ils n'arrêtaient pas de parler politique. Mon grand frère s'était joint à eux pour faire l'autopsie de la situation politique du moment. Je m'étais réservé de donner mon point de vue, car j'avais peur de heurter son collègue, qui me semblait être carré et rigide. Le lendemain matin, il était prévu un conseil des ministres. Nous avions compris que nous devrions quitter le ministre, car il devrait se lever tôt. Le docteur Ossébi Douniam m'avait demandé de repasser demain aux environs de 14 heures pour que je déjeune avec lui. Aussi avions-nous pris congé du couple et ainsi regagné notre domicile.

Le matin, au réveil, je devrais absolument monter au CHU, pour présenter des civilités à mon maître, le professeur Gombé-Mbalawa, et rencontrer les docteurs Paraiso et Malonga.

Le service de médecine et carcinologie avait été reconfiguré. Il disposait d'un peu plus de salles.

Cependant, on pouvait remarquer un peu de désordre, que le personnel entretient dans nos hôpitaux sans s'en rendre compte. En effet, les chariots des soins trainaient dans tous les coins et recoins. Bref, plus personne n'avait l'œil pour le constater.

Monsieur Gombé-Mbalawa m'avait accueilli chaleureusement. Nous avions évoqué tous les deux, les méthodes organisationnelles de Bordet. Je lui avais raconté comment nous gérions les dossiers des malades, et comment se déroulait la visite. Je lui avais dit que, à Bordet, la visite générale se faisait plutôt sur table, en épluchant tous les dossiers des malades, ce, devant tous les oncologues, quelle que soit leur spécialité. La décision thérapeutique a toujours été collégiale. Il avait compris que l'approche de l'oncologie moderne n'était pas celle que nous pratiquions à Brazzaville. Il se demandait comment avais-je fait pour arriver à évoluer dans ce système, totalement différent de celui qu'il avait connu, lorsqu'il était en cancérologie expérimentale, à l'hôpital Paul Brousse. Il croyait que je n'étais pas au courant du courrier que le professeur Jean Klastersky lui faisait parvenir, pour lui donner de mes nouvelles. A Bordet, le travail se fait en toute transparence. Au sortir de notre entretien, j'avais trouvé la mine de Gombé-Mbalawa, un peu décomposée. Avait-il compris ce jour que j'avais découvert son réel profil !

La vérité qui blesse était-elle en train d'engendrer la haine ?

J'avais ensuite rejoint Paraiso et Malonga. Le deux s'affairaient à mettre en ordre leurs dossiers respectifs, ils s'étaient inscrits dans des universités françaises, l'un en oncologie médicale, l'autre en radiothérapie. J'étais content d'apprendre qu'ils débuteraient leur formation en octobre. Ils appréhendaient ce moment, et j'étais là comme pour dissiper leurs angoisses. Je leur avais expliqué comment je m'étais organisé pour intégrer le système. Je savais qu'ils réussiraient à se mouler facilement au prix d'un petit effort.

Tout le personnel paramédical du service était venu me saluer. Il y avait des nouveaux visages qui avaient rejoint l'équipe.

Contrairement à la disposition spatiale des salles que j'avais laissées, le service comprenait désormais deux salles pour les hommes, deux salles pour les femmes et une salle pour les enfants. J'avais été ravi de revoir tout ce beau monde qui m'avait accueilli, lorsque j'avais commencé ma pré-spécialité.

En quittant le service de carcinologie, j'avais croisé un de mes maîtres qui était le patron du laboratoire. Visiblement, il était étonné de me voir. Nous avions échangé un moment. Je lui avais posé la question de savoir si le laboratoire était fonctionnel les après-midis et soirs. Je me disais qu'avec tous ces malades qui étaient en réanimation, c'était un minimum pour permettre aux réanimateurs de prendre efficacement en charge, des patients qui présenteraient des troubles biologiques.

J'avais oublié que je n'étais pas en Belgique, mais au Congo, et que dans notre pays, la notion d'urgence n'existe pas. Il m'avait dit que c'était son projet, car il comptait mettre en place ce service au profit des malades.

Je l'avais encouragé à le faire, car il n'était pas concevable que le laboratoire d'un CHU soit fermé l'après-midi. Nous nous étions séparés avec la promesse que nous nous revoyions avant que je quitte le Congo.

Le ministre Ossébi Douniam n'habitait pas loin de l'hôpital. J'avais donc marché jusqu'à chez lui.

Il n'était pas encore arrivé, en revanche son épouse était là. Elle me reçut et m'installa à la véranda. Comme il faisait chaud, elle demanda à sa gouvernante de m'apporter un grand verre de limonade fraîche. Cette dame était très avenante.

Quelque temps plus tard, le propriétaire des lieux s'amena, après un conseil de ministres épuisant, car ils avaient eu à traiter plus de dossiers que d'ordinaire. Il me racontait ses difficultés de se retrouver dans un monde dans lequel certains ministres ne comprenaient pas très bien leurs attributions ; il se marrait beaucoup.

Je lui avais parlé des années qui me restaient à écouler à Bordet avant de revenir au pays. Il m'encourageait à ne pas m'installer à l'étranger car tout était à faire, car le pays manquait de cadres pointus. J'avais aimé ce moment de fraternité fait surtout de conseils qu'il m'avait prodigués. A la fin du repas, son chauffeur m'avait déposé au camp de la milice.

J'étais à Brazzaville depuis quelques jours et je n'étais pas encore allé saluer le docteur Gando, mon premier maître, cet homme qui m'avait permis d'examiner un malade pour la première fois. De la même façon, je n'avais pas fait l'effort, depuis mon arrivée, d'aller à la rencontre de madame Décuyper, cette patronne d'hôtel qui m'avait embauché pendant mes études de médecine, et qui s'était comportée comme ma deuxième mère. J'avais pris la résolution d'effectuer ses deux courses demain dans la matinée.

Depuis le jour de mon arrivée, le camp de la milice était devenu le siège du défilé de mes anciens camarades de l'INSSSA. Leur présence à mes côtés ravivait des souvenirs autant agréables que douloureux. J'étais franchement content de les revoir. Certains avaient pu être affectés au CHU après avoir passé deux ans comme médecins-chefs dans des petits hôpitaux de province. D'aucuns venaient pour avoir des informations sur les filières de formation en spécialité en Belgique. Il fallait trouver des réponses à chaque interrogation, sans susciter de faux espoir. La réponse commune, dans la plupart des cas, était celle-ci : l'ULB peut vous accueillir pour la spécialité, cependant vous devriez apporter la preuve que vous avez une bourse d'études qui vous permet de vivre décemment pendant votre formation. Je passais de réels moments fraternels avec ces médecins.

Le lendemain, au réveil, j'avais profité de la voiture de mon grand frère qui se rendait à son travail, pour aller voir le docteur Gando au centre médico-social de l'ONPT. Cette structure avait vieilli. La bâtisse n'avait plus été repeinte depuis quelques années, donnant l'impression d'un centre à l'abandon. En revanche, le secrétariat médical était toujours bien tenu. La secrétaire que j'avais trouvée là, ce matin, était arrivée depuis quelques mois. Elle ne me connaissait pas, et exigeait que je prenne rendez-vous. Pendant que je remplissais la fiche de renseignements, je vis le docteur Gando arriver au secrétariat, en raccompagnant un dignitaire de la république. Il marqua un temps d'arrêt comme pour se dire est-ce que le monsieur qui se tenait debout, devant lui, était moi. Il avait ouvert grands les yeux et poussa un cri de joie. Nous nous étions embrassés longuement.

Manifestement, mon maître était ravi de me revoir. Il demanda à sa secrétaire qu'il reprendrait sa consultation dans une heure, le temps d'échanger avec moi.

Nous avions passé en revue toutes les différentes étapes de mon installation à Bordet, sans oublier de parler des questions de racisme primaire.

Gando était resté un homme chaleureux et généreux. Il était profondément juste, et c'est tout cela qui avait fait le socle de mon attachement à sa personne. J'avais pris congé de mon maître, avec la promesse de passer le voir à son domicile. Ce serait l'occasion de saluer son épouse.

L'hôtel La Pergola était situé à quelques encablures du centre médico-social de l'ONPT. Au lieu de prendre un taxi, je m'étais résolu de marcher et cela m'avait pris tout au plus cinq minutes. En route, je voyais des personnes que je ne n'avais plus revues depuis longtemps. C'est comme si j'étais en face des revenants. C'était une sensation un peu bizarre.

J'étais enfin arrivé à la réception de l'hôtel. La patronne s'était absentée depuis un bon moment. En revanche, mon ami Mag était toujours là, fidèle au poste. Il avait pris un coup de vieillesse, tandis que Piazza avait développé un business et il s'était mis à son propre compte. Il est toujours agréable de retrouver des amis qui ont compté dans votre vie, et Mag faisait partie de ces derniers. Il m'avait raconté ses déboires. Il se battait pour quitter le pays et rejoindre l'Europe. J'avais du mal à l'en dissuader.

Madame Décuyper avait soudainement fait son entrée dans le hall, comme toujours en criant sur un membre de personnel. Elle s'exclama dès qu'elle m'aperçut. Elle n'en revenait pas. J'avais pris pas mal de volume, pour tout dire, je m'étais un peu enrobé. Comme elle venait du nord de la France, elle connaissait très bien la Belgique. D'ailleurs, elle y avait encore un peu de famille dans le Brabant wallon. Elle m'avait rappelé tous les merveilleux souvenirs de toutes ces années que j'avais passées chez elle, comme réceptionniste. C'était émouvant. Elle avait vraiment vieilli, et elle n'hésitait pas à me le faire remarquer. Je l'avais quittée après au moins trois heures de causerie.

Depuis deux ans, avec un frère, nous avions monté un business à Pointe-Noire dans un secteur très porteur de l'économie. J'y avais investi beaucoup d'argent. La décence m'oblige à ne pas révéler le montant.

L'une des raisons de mes vacances était aussi le point financier que je m'apprêtais à aller faire à Pointe-Noire, avec l'espoir de toucher un peu d'argent sur le bénéfice généré par notre deal.

Mon voyage était prévu pour le lendemain. Entretemps, je m'étais rendu à Poto-Poto pour rencontrer mes amis d'enfance, ces gars avec lesquels j'avais écrit l'une des plus belles pages de l'histoire de ma vie. J'avais pris la précaution de les prévenir la veille. Ils étaient là, nombreux, et m'attendaient. Ils étaient demeurés dans le désœuvrement, car ils ne travaillaient pas tous. Ils vivaient toujours chez leurs parents, parfois avec femmes et enfants, accentuant, de ce fait, la misère sociale. Comment faire pour aider ces braves garçons à qui je devais une bonne partie de ma vie ! Ils m'ont toujours soutenu. Je me souviens de la chaleur qu'ils m'avaient apportée pendant ma soutenance de thèse. On ne peut pas oublier un moment aussi fort que celui-là.

Ils m'avaient informé des décès multiples de nos amis. Ils avaient été emportés, pour la plupart d'entre eux, par le sida, laissant derrière eux des orphelins en très bas âge. Cette nouvelle était atroce. J'étais triste, car ils étaient de très bons amis.

J'étais le capitaine de leur équipe de football lorsque nous étions enfants. C'est la vie ! Nous n'avions pas d'autre choix que de continuer de la vivre malgré nos déchirures et nos chagrins. J'avais passé toute ma journée avec eux autour d'un repas simple fait de viande braisée, accompagnée de manioc, le tout arrosé de bière.

Ce moment simple avait illuminé leurs visages. Ils avaient retrouvé un des leurs. Mon regard sur eux n'avait pas changé. Ils étaient mes amis et ils demeureront mes amis.

J'étais arrivé à Pointe-Noire comme prévu. L'accueil était moins chaleureux. Comme mon retour sur la Belgique approchait, j'avais prévu passer trois jours dans la ville océane. J'avais prévu ouvrir un compte bancaire dans cette ville, pour loger mes revenus du business.

Avec mon frère, nous avions fait le point, malheureusement l'affaire avait foiré. J'avais perdu tout mon investissement. Je n'avais jamais été aussi malheureux que ce jour. J'avais l'impression d'avoir été grugé. Au lieu d'être fâché, j'étais plutôt triste. J'avais reproché à ce frère de ne m'avoir pas tenu informé, alors que l'affaire avait fait flop depuis un an environ. Cela ressemblait plus à une escroquerie qu'à autre chose. Ma déception était sans limite.

Au lieu d'attendre le jour prévu de mon retour à Brazzaville, j'avais plutôt anticipé mon retour. Je m'étais juré de ne plus jamais faire des affaires avec les Congolais.

La veille de mon retour en Belgique, j'avais été passé toute la journée en compagnie de mon fils, que je devrais laisser avec sa mère. Il est toujours difficile de se séparer des personnes qui comptent dans votre vie, a fortiori, votre enfant.

Certains de mes frères et sœurs m'avaient rejoint là où je me trouvais. J'avais compris le sens de leur déplacement en groupe qui, en fait, cachait une autre motivation. Nous étions restés ensemble jusqu'à la tombée de la nuit. Ce n'est que lorsque je décidai de rentrer à la milice pour faire mon bagage, mon voyage étant prévu le lendemain dans la matinée, que l'une de mes sœurs, m'appela sur le côté pour me poser le problème de l'achat des fournitures scolaires de mes neveux et nièces. Cela ne m'avait pas surpris, car je m'y étais préparé. J'avais fait ce que j'avais pu. Nous sommes au Congo, dans un pays où le partage est vécu comme une qualité.

L'aîné de cette famille, que je suis, avait l'obligation de gérer ce genre de situation. Cela relevait de ma responsabilité selon la tradition bantoue.

Finalement, je venais de passer des vacances mitigées. Il ne me fallait garder que l'aspect positif de celles-ci, et oublier l'escroquerie dont j'avais été victime.

J'étais de retour en Belgique pour poursuivre ma formation. J'étais en 3ème année de spécialisation.

J'avais fini avec la gestion des tumeurs solides en salle. Mon plan de stage avait prévu que je passe un an en hématologie-oncologie pour m'initier à la prise en charge des leucémies et lymphomes.

Cette unité assez particulière du service de médecine interne était pilotée par le professeur Stryckmans, assisté des docteurs Debusscher et Bron.

Le patron de cette unité avait une compétence reconnue au-delà de la Belgique. Il avait du coffre, comme on aime le dire en Belgique.

Son intelligence subtile, doublée d'une vision claire, lui donnait la légitimité et l'autorité pour conduire les affaires de cette structure, ô combien délicate.

Le docteur Debusscher était une dame mélancolique. Personne ne connaissait sa vie privée. Elle ne laissait rien au hasard, toujours à l'affut de la perfection. Elle était méticuleuse. Elle avait également une compétence qui faisait des envieux.

Enfin, le docteur Bron, était une hémato-oncologue, également confirmée. Elle appartenait à la même génération que les docteurs Dodion et Piccart. Elle représentait la relève.

Je connaissais tout ce monde, car nous nous retrouvions tous les jeudis à partir de 12 heures, pour assister au grand séminaire du service de médecine interne, et quelques rares fois lorsque j'accompagnais le docteur Dodion à l'hôpital de jour, qui est aussi logé au 7ème étage.

Madame Hasard m'avait fait chercher pour me remettre ma feuille de route pour ce stage assorti d'objectifs précis et clairs, concoctée par le professeur Jean Klastersky.

Je devrais remettre ce document au chef de l'unité, afin qu'il organise mon travail.

L'unité stérile était un monde très différent. Les patients qui y étaient hospitalisés étaient extrêmement fragiles. Leur état de santé pouvait basculer à tout moment, du fait d'un sepsis, ou d'un trouble métabolique, ou encore d'une autre complication.

Le regard qui était porté sur ces malades était différent de celui que j'avais au 2ème étage.

C'était l'étage où l'on gérait des malades traités par des chimiothérapies intensives associées, quelquefois, à la radiothérapie corporelle totale, en vue d'une greffe de moelle osseuse.

La sémantique et le discours lexical étaient très particuliers pour ces maladies. Il me fallait travailler et travailler davantage pour m'approprier tous ces termes, qui m'étaient, pour la plupart, nouveaux.

Le professeur Stryckmans m'avait reçu avec beaucoup d'amabilité. Il avait été très bienveillant à mon endroit avec cet œil indulgent vis-à-vis de quelqu'un qui venait s'abreuver de connaissances et de savoir. Il m'avait rassuré de sa disponibilité et de son écoute.

Au cours de notre entretien, il m'avait fait comprendre que je devrais apprendre à être réactif et anticipatif. Le dossier médical devrait être tenu le plus rigoureusement possible, et donner le maximum d'informations à ceux qui seront amenés à voir les malades, quand ils seront appelés en dehors des heures de service ou pendant la garde. J'avais compris pourquoi madame Debusscher était si méticuleuse.

L'unité stérile hébergeait des malades en aplasie, une aplasie soit consécutive du fait d'un traitement aplasiant, fait de chimiothérapie intensive couplée ou non à l'irradiation corporelle totale, soit du fait de la maladie, elle-même. Dans tous les cas, ces malades étaient exposés aux infections bactériennes, virales et mycosiques.

Cette situation de fragilité, par rapport aux germes, me condamnait à tisser de très bons rapports avec les infectiologues.

D'ordinaire, ces combattants des infections étaient prompts à répondre à chaque fois qu'ils étaient sollicités. Et quand ils arrivaient au 7ème étage, je devrais réexaminer les malades avec eux, depuis les pieds jusqu'à la tête, en passant par tous les orifices et la peau, à la recherche d'une porte d'entrée.

Cet examen se passait sans que nous soyons au contact physique du malade, car il était en isolement. Nous nous placions donc dans un Sas, et faisions l'examen à travers un dispositif qui avait été créé pour ce faire. C'était pénible pour le malade et aussi pour le médecin.

Ma collaboration avec les infectiologues, notamment le docteur Pierre Dejace, m'avait permis d'élever mon niveau de connaissance en infectiologie, et surtout la manipulation des antibiotiques et des antifongiques, après une mise au point infectieuse correctement menée.

Le docteur Pierre Dejace était un brillant infectiologue qui avait fait ses classes aux USA. Il rassurait, car il dominait son sujet. Il incarnait une forme d'overdose en termes de connaissances en infectiologie. Cet homme avait un côté anarchiste qui me plaisait. Il se passait des codes. Il me donnait l'impression de quelqu'un qui était à l'étroit à Bordet. Il avait besoin d'espace pour davantage s'exprimer. Je m'accrochais à lui, pour apprendre jour après jour. Il était un grand pédagogue, et cela se sentait dans sa manière de dénouer les situations inextricables. Il m'avait confié qu'il repartirait aux USA, dès que l'opportunité se présenterait.

Le professeur Stryckmans m'avait aussi conseillé de me rapprocher du service d'anat-path. Je devrais mettre la pression sur les bio-pathologistes pour que les prélèvements de nos malades soient traités en priorité. Au-delà du diagnostic morphologique, on avait besoin d'avoir des renseignements sur l'immunomarquage. Les signatures moléculaires dans les lymphomes étaient capitales pour le diagnostic. A côté de cela, la cytogénétique était aussi l'un des maillons forts dans l'approche diagnostique de la plupart des hémopathies. Il fallait faire vite pour que l'établissement des diagnostics ne tire pas en longueur.

Je me trouvais dans une situation confortable vis-à-vis de l'anat-path, car j'avais de très bons rapports avec le professeur Heiman, qui était le chef de ce service. Ce monsieur m'avait soudainement adopté lorsque j'étais arrivé à Bordet. Il avait l'habitude d'aller donner des cours dans des universités africaines. Il était très proche des Africains. Il m'avait parrainé lorsque je voulais adhérer à une société savante européenne. Cet homme était un féru de musique et de philosophie. Il était très calé en épistémologie. Il me parlait beaucoup des contradictions qu'entretenaient des chefs de service de Bordet. Ils étaient dans des bagarres de positionnement, toujours à la quête des crédits pour leurs services respectifs. C'était, comme il aimait me le dire, obsessionnel. Je croyais que, au fil des années, il s'était installé de la haine entre eux. Personne ne l'affichait.

J'avais pensé, en échangeant régulièrement avec le professeur Heiman, à ce proverbe de Gandhi :

Si nous entretenons dans notre cœur la malice et la haine et que nous faisons semblant de ne pas vouloir la vengeance, celle-ci devra faire retour sur nous, et elle nous conduira à notre perte.

Ces chefs de services donnaient l'impression de travailler dans la cohésion et en toute harmonie. C'était un monde fait de requins. Heiman m'avait dit que, pour survivre dans un milieu hostile, il fallait être un tueur, sinon tu te faisais massacrer. Malheureusement, ce climat fait de luttes et de bagarres se répercutait sur tous leurs collaborateurs. Je reste convaincu que les médecins de Bordet, une fois qu'ils avaient quitté l'institut, ne se parlaient pas.

Cette course folle aux publications leur avait fait perdre un peu de leur humanité. J'observais tout cela avec amusement, depuis que j'avais envoyé un signal violent au responsable de l'unité des soins intensifs. Cette agression m'avait prémuni contre des attaques parfois racistes des uns et des autres.

L'unité stérile fonctionnait différemment des 1er et 2ème étages. La visite sur table avait lieu tous les vendredis au 7ème étage sous la direction du professeur Stryckmans. C'était la seule activité à laquelle le professeur Jean Klastersky ne prenait pas part. Tous les hémato-oncologues, les radiothérapeutes, les bio-pathologistes, les hématologues biologistes, les médecins nucléaires, les infectiologues et les radiologues, s'y retrouvaient. Il arrivait que d'autres praticiens d'autres hôpitaux y assistent, parce qu'ils avaient des dossiers à présenter. C'était le grand jour du professeur Stryckmans. Il en profitait pour étaler son savoir, faire de l'enseignement, mais aussi recueillir des avis des uns et des autres, sur tel ou tel dossier. C'était parfois aussi le moment où l'on nous présentait une revue de la littérature. Certains médecins venaient pour une formation continue.

J'apprenais de plus en plus de choses au point où il fut une période où je voulus m'orienter vers l'hémato-oncologie. J'avais été freiné parce que je n'avais pas suivi la filière tronc commun réservé aux hématologues.

En plus de la clinique, je devrais apprendre les actes d'investigation tels que les ponctions et biopsies médullaires, et les prélèvements de moelle pour la greffe.

J'avais appris à faire des ponctions médullaires à Brazzaville. Pour le reste, je devais m'accrocher au docteur Bron pour acquérir la technique et devenir actif sans l'aide d'un tuteur.

Le 7ème étage abritait également l'hôpital de jour. J'y étais venu souvent par le passé, lorsque j'étais en initiation auprès de docteur Dodion. Je connaissais l'infirmière en chef. Toutes les chimiothérapies ambulatoires étaient administrées dans cette structure.

La prescription de la chimiothérapie obéissait à des règles strictes, avec des contrôles aux différentes étapes de son exécution.

Les chimiothérapies étaient administrées dans la quasi-totalité des cas, par une voie centrale. Une chambre implantable appelée aussi port à cat, était fixée sous la peau, et connectée à la voie centrale. Cette voie d'administration avait considérablement réduit le risque des extravasations, qui sont une complication parfois grave, pouvant compromettre la mobilité du membre le plus souvent supérieur.

A Brazzaville, les chimiothérapies se faisaient par vois veineuse périphérique, et le risque d'extravasation n'était pas négligeable.

Les infirmières qui manipulaient les médicaments anti cancéreux portaient, toutes, des blouses de protection, des charlottes, des chaussures appropriées, des gants et des lunettes vissées au visage.

Toutes ces chimiothérapies étaient distribuées par une seringue électrique, qui en contrôlait le débit et la durée. C'était parfait. Cela contrastait avec ce que nous faisions à Brazzaville, où aucune procédure n'était respectée. Notre pratique appartenait à un autre âge.

Au mois d'octobre 1987, au décours d'une ballade, j'avais revu une étudiante en médecine qui avait effectué un stage dans le service du professeur Jean Klastersky. Elle avait affiché un calme et une sérénité dans ce service tueur. Elle s'y était bien sentie et j'en avais été en admiration. C'est le genre de filles qui appartiennent à une bonne famille, contrairement à mon monde de Matongué. Elle ne m'avait pas laissé indifférent. Je n'avais eu le courage de l'aborder et lui exprimer mes sentiments. J'avais souhaité la revoir assez vite.

J'avais réussi à garder, au laboratoire de cancérologie mammaire, mon bureau que le professeur Kénis avait mis à ma disposition. C'était mon sanctuaire. Je me changeais tous les matins à mon arrivée, là. Dès que je le pouvais, je me rendais là aussi pour lire en toute tranquillité.

En mettant de l'ordre sur mon bureau, j'avais découvert un courrier qui m'avait été adressé. J'avais reconnu l'écriture de mon patron de Brazzaville. J'étais content d'avoir des nouvelles du pays. Apparemment, ce courrier était là depuis au moins deux semaines.

En parcourant son contenu, j'avais été frappé par la dureté des mots. Le discours était virulent et sentencieux. C'étaient à la limite des blâmes. Je ne comprenais rien. En fait, il avait reçu mon maître avec lequel nous avions échangé sur la problématique du laboratoire au CHU. Notre discussion courtoise et civilisée, ce jour-là, avait débouché sur la possibilité d'organiser un service au laboratoire les après-midis, pour soulager les médecins. D'ailleurs, il m'avait confié qu'il s'emploierait à mettre en place cette nouvelle offre de soin.

A mon grand étonnement, il s'y était plaint en disant que je lui aurais manqué de respect.

C'était triste de recevoir un courrier aussi méchant de la part de quelqu'un pour lequel j'étais en admiration. Je me croyais jusque-là très proche de lui. Mon patron avait exprimé une colère insensée.

Des années d'amour ont été effacées par la haine d'une seule minute (Poe).

Je retrouvais dans la démarche de mon maître cette frilosité qui constituait l'un des freins de l'épanouissement des cadres africains. Son attitude traduisait l'expression la plus rétrograde des mandarins qui s'étaient élevés à travers des sentiers de l'imposture.

> « La haine du grand pour le petit est le dégoût, la haine du petit pour le grand, l'envie. » (Schnitzler)

L'attitude de Gombé-Mbalawa était-elle annonciatrice des difficultés auxquelles je serais confronté en rentrant ?

Le patron du laboratoire en mentant ou en inventant des choses, pour me mettre en difficulté vis-à-vis de mon maître, ne m'avait-il pas offert l'occasion de le sous peser ? Cet homme, à vrai dire, n'avait aucune étoffe. C'est le prototype des tricheurs à qui l'on avait confié la gestion d'un service, alors qu'il ne le méritait pas. Tout ce qu'il pouvait colporter dans leur petite ligue d'arrivistes, qui ont tiré la médecine de notre pays vers le bas, ne pouvait nullement m'inquiéter.

En adhérant au clan fermé des libres penseurs de l'ULB, je m'étais affranchi de cette soumission abjecte, que les mandarins du Congo imposaient à leurs collaborateurs.

Mon maître s'était trompé de cible. Son élève avait eu le temps de muer. J'étais devenu quelqu'un d'autre. J'avais désormais le cuir épais.

> « Des flèches de haine m'ont également été visées, mais elles ne m'ont jamais frappé, parce qu'elles appartenaient en quelque sorte à un autre monde avec lequel je n'ai aucun lien. » (Einstein)

Je me devais de répondre à mon maître de Brazzaville. J'avais pris le temps nécessaire pour trouver les mots d'apaisement qu'il fallait, afin d'éviter un affrontement inutile.

Je lui avais donné ma vérité, sans chercher la confrontation avec ce petit monsieur, qui était allé raconter n'importe quoi, en me présentant comme quelqu'un d'arrogant, et de suffisant. J'avais perçu la peur de mon maître dans son courrier. Redoutait-il mon retour ! Cette haine naissante ne se justifiait pas.

« La haine est la conséquence de la peur. » (Connolly)

Avec ma réponse, je croyais mettre un terme à ce fonds de discorde qui ne profiterait à personne.

Le temps avait passé et tout se passait bien pour moi. Je m'organisais de mieux en mieux. J'avais réussi à gérer mes deux consultations, et ma participation épisodique aux réunions de l'unité de chimiothérapie. Le professeur Kénis nous avait annoncé son départ à la retraite. Le binôme Dodion-Piccart reprendrait la gestion de cette structure, qui menait à l'institut des essais cliniques internationaux.

Je voyais, de plus en plus, le professeur Harry Bleiberg qui était le patron de l'unité d'oncologie digestive. Il avait beaucoup de protocoles de traitement en investigation.

Le docteur Dodion m'avait demandé de regarder les dossiers de Bleiberg, pour la collecte des données, afin de lui donner un coup de main. Il avait apprécié ma disponibilité. J'arrivais dorénavant à jongler avec mon emploi du temps. J'avais gagné en assurance.

Un week-end, pendant que je flânais dans les rues de Bruxelles, j'avais revu, de façon inattendue, la belle étudiante qui m'avait tourmenté. Je l'avais abordée sans difficulté. Elle était très respectueuse. Je lui avais proposé de bavarder autour d'un verre. Elle m'avait fait comprendre qu'elle n'avait pas le temps, et que l'on remettrait cela à plus tard. C'était une façon polie de dire non.

J'avais encaissé sans perdre espoir. Je voyais, en elle, les graines d'une très bonne épouse.

Il me la fallait, et j'étais décidé à la conquérir. Je savais que ce n'était pas facile.

Avant noël, tout de suite après le grand séminaire de médecine, madame Hasard m'avait fait venir à son secrétariat, à la demande du chef de service.

Depuis un moment, nous recevions des malades en provenance des pays des grands lacs, pour la prise en charge des cancers. Ces derniers arrivaient hélas aux stades avancés de la maladie, rendant très souvent illusoire toute possibilité de traitement.

Le professeur Jean Klastersky avait compris que, dans ces pays, il n'y avait pas d'oncologues. Il y réfléchissait depuis un moment. Il voulait aider ses collègues africains à mieux comprendre les fondamentaux de l'oncologie. Il y avait longuement réfléchi.

Ayant estimé qu'il pouvait me confier cette mission, il m'avait donc fait venir pour me proposer de rédiger un manuel simple de cancérologie médicale, sous la forme de : conduite à tenir devant tel cancer, etc.

Il en écrirait la préface. Il avait justifié son choix, par la proximité que j'avais avec mes frères africains d'une part, et d'autre part parce qu'il estimait que j'avais acquis suffisamment de bagages, pour rédiger un document aussi important soit-il.

Il me soumettait à l'épreuve en me confiant ce projet.

J'avais vécu ce choix comme une marque de confiance, et en même temps comme la reconnaissance des progrès que j'avais réalisés dans l'apprentissage de la cancérologie, à ses côtés. Je m'étais senti honoré par Jean Klastersky, qui me confiait la rédaction d'un livre de cancérologie.

J'étais fier de partager cette nouvelle à Gombé-Mbalawa. Je lui écrivis dans la foulée un courrier en lui faisant état de la proposition que Jean Klastersky venait de me faire. Je voulais que ce manuel soit un bouquin collectif. J'avais par conséquent sollicité certains collègues africains qui géraient des cancers d'organes, pour qu'ils me rejoignent à ce commerce d'érudition. Tous sans exception étaient heureux d'apporter leurs contributions.

Le projet était bouclé. Sous ma direction, les Africains allaient écrire un livre de cancérologie pour aider nos collègues, qui n'ont jamais bénéficié de l'enseignement de la cancérologie, durant leurs études de médecine

Je m'étais mis à l'écriture du premier chapitre quand je reçus un courrier épais en provenance de Brazzaville. Il était signé de Gombé-Mbalawa, mon maître.

Une fois de plus, mon patron venait de manifester son mécontentement. Il avait étalé son courroux sans y mettre les gants. Il me déniait la légitimité d'écrire un livre de cancérologie en direction des praticiens africains, car il estimait que je n'avais aucune expérience de la cancérologie africaine. J'étais estomaqué. Je n'avais jamais su qu'il y avait plusieurs formes de cancérologie au monde. C'était hallucinant. J'avais cru que, en l'informant, il en serait heureux ! Hélas non, bien au contraire il était furieux. Il venait de m'interdire de piloter ce projet que m'avait confié, quelques jours plutôt, le chef de service de médecine interne de Bordet. Notre relation prenait une mauvaise allure. Ce monsieur commençait à m'inquiéter. J'étais confronté à une haine que rien ne pouvait justifier. Avait-il peur de perdre le leadership de la cancérologie au Congo ?

> « Quand on vous hait trop, il arrive un moment où cette haine vous donne des forces pour vous protéger des autres. » (Yoko Ono)

J'avais été montrer le courrier que je venais de recevoir de Brazzaville au professeur Jean Klastersky. Il ne comprenait pas. Il était effaré de constater que, en Afrique, il y avait des médecins qui avaient le monopole de la science. Il se posait des questions sur le profil de son collègue de Brazzaville. Il avait pour la première fois manifesté une inquiétude, sur la qualité de mon environnement de travail en Afrique. Il avait pris la mesure des difficultés qui m'attendaient au pays.

A la fin, il m'avait demandé de surseoir à ce projet. Il avait repris, à son compte, la rédaction de ce manuel, qu'il n'a d'ailleurs jamais terminée, jugeant inutile de le faire, à partir du moment où certains Africains éprouvaient autant de méchanceté, vis à vis des leurs.

J'avais partagé ce courrier aux uns et aux autres, en leur indiquant que ce projet était annulé au regard des menaces dont j'étais l'objet de la part d'un ayatollah. Tout le monde était consterné par cette réaction saugrenue venue de Brazzaville.

> « Ceux qui ont une propension pour la haine sont malheureux dans la vie.
> Ils rendent même malheureux ceux qui les entourent. » (Varoujean)

Après les fêtes de la Saint-Sylvestre, j'avais de nouveau rencontré l'étudiante en médecine. Ce jour-là, elle était dans de meilleures dispositions. Elle m'avait accordé un peu de temps pour une petite discussion. Je lui avais fait comprendre que j'éprouvais de plus en plus de sentiments pour elle. Je voulais faire d'elle mon amie. J'en avais assez de vivre seul. Elle m'avait écouté attentivement. Je crois que je lui faisais pitié. Nous avions échangé nos contacts téléphoniques. Je l'appelais souvent sans toutefois l'importuner.

Nous nous rencontrions de plus en plus. Je lui avais parlé de ma vie, sans occulter la présence de mon fils à Brazzaville. Le temps avait passé et nous avions aménagé ensemble dans mon appartement de la chaussée de Wavre. Je ne m'étais pas trompé dans mon choix. Elle m'avait fait confiance. En retour, je voulais lui prouver que je méritais cette confiance. J'éprouvais le désir de sortir notre relation de la clandestinité. La tradition bantoue m'exigeait de demander sa main auprès de ses parents. Son père habitait Bruxelles, tandis que sa mère était au Katanga.

Je lui avais proposé de rencontrer ses parents. Elle n'y voyait aucun inconvénient. Elle m'avait présenté à son père, un chef de famille, plein de classe, qui m'avait bien reçu malgré l'appréhension qu'avaient les Zaïrois du Katanga, pour les Congolais. Ils nous rangeaient dans le même groupe que les Kinois. Ils estimaient que nous n'étions pas des hommes de parole. Le temps avait fini par convaincre son père de mon sérieux.

Avant d'entreprendre toutes les formalités inhérentes au mariage, j'avais proposé à mon amie que nous effectuions un voyage en Afrique, en commençant par Brazzaville, puis ensuite Lubumbashi, pour aller rencontrer sa mère. C'était l'occasion pour mon amie de revoir sa mère, qu'elle n'avait plus revue depuis une dizaine d'années. Toute une décennie sans voir les siens, cela commençait, en effet, à lui peser.

Nous envisageâmes notre voyage pour mi-juillet. Cela nous accordait la marge nécessaire pour nous préparer. Elle avait informé son père de notre projet, et en avait reçu le quitus.

Nous étions arrivés à Brazzaville par un vol régulier de la Sabena. Ma famille avait été prévenue de notre arrivée. Beaucoup de gens étaient venus nous accueillir. Mon grand frère était là. Ma chambre à la milice avait été repeinte.

Mon amie avait bénéficié d'un accueil digne des stars. Tout le monde n'avait d'yeux que pour elle. J'étais très touché par cette chaleur familiale. Mon amie était jeune et belle. Elle parle assez bien la langue nationale du Congo, outil essentiel pour pouvoir échanger avec ma mère.

Après avoir récupéré nos bagages, nous filâmes pour le camp de la milice, où nous attendait ma belle-mère, qui ne voulait pas aller se coucher sans nous avoir vus. Il y avait du monde dans mon escorte. Tout le monde était venu pour voir à quoi ressemblait mon amie.

Très fatigués, nous nous étions couchés très tôt. Ma mère et quelques-uns de mes frères étaient venus nous voir très tôt le lendemain. Ils s'étaient abstenus de nous déranger.

Lorsque nous nous étions levés, il était 10 heures du matin. La température était douce.

Après avoir pris notre douche, nous étions apparus tous les deux devant les miens. Instantanément, ma mère avait été conquise par mon amie. J'avais compris qu'elle avait validé mon choix. Elle avait craint que mon amie ne ressemble à ces jeunes femmes kinoises, qui venaient se prostituer à Brazzaville. Elle était en admiration de cette jeune femme, qui était en train de terminer ses études de médecine en Belgique.

La simplicité et la gentillesse de mon amie avaient captivé tout le monde. Nous avions échangé un bon moment avec ma mère. Mon grand frère qui était parti travailler, très tôt, était de retour. Il voulait donner un peu de son temps à mon amie. Il avait été conquis depuis notre arrivée. Il était également heureux de me voir radieux et épanoui. J'avais trouvé chaussure à mon pied. En définitive, toute la famille avait opté pour mon choix.

Cette matinée, nous l'avions consacrée à recevoir la famille, des amis et connaissances.

Le ballet était incessant. Nombreux venaient nous saluer et découvrir l'élue de mon cœur. Ils faisaient du voyeurisme.

D'autres, surtout des médecins, désespérés par la mauvaise qualité de vie que leur offrait leur travail, cherchaient à quitter le Congo, dans l'espoir de trouver une vie meilleure en Belgique. Ceux-là, je les comprenais, car il était difficile pour un médecin de vivre de son travail. Les valeurs sociales avaient été inversées dans le pays. Faire la politique, en intégrant le PCT, était devenu le raccourci pour se faire un peu d'oseille. Les très bons, les bons et les médiocres se retrouvaient dans un même récipient, dont l'entonnoir était rétréci, occasionnant, de ce fait, une violence sociale. Les gens se battaient pour la survie.

Le vent né de la perestroïka en Union soviétique, ne laissait personne indifférent. Les Congolais avaient soif de liberté, et de meilleures conditions de vie. Nous écoutions, mon amie et moi, tout ce monde blasé. Nos visiteurs nous prenaient pour des privilégiés, du fait que nous ne connaissions pas leurs difficultés quotidiennes. Mon éloignement du pays m'avait permis d'avoir une distance et de la lucidité. Je savais depuis longtemps que le pays n'avait aucun projet digne de ce nom pour les Congolais. Les voix étaient en train de se libérer et je craignais réellement une explosion sociale.

Un de mes frères était venu avec mon fils qui allait avoir trois ans dans quelques jours. Sa mère avait refait sa vie et tout allait bien pour elle. J'étais content de la savoir heureuse et épanouie. Cela réduit la capacité de l'aigreur. Mon amie avait pour la première fois découvert ce petit bout de chou que nous allions ramener avec nous. Leur contact avait été positif. Le courant était bien passé entre les deux. Cela était incontestablement rassurant pour notre vie future à trois, en Belgique. J'avais aimé la hauteur d'esprit de la mère de mon fils de ne pas avoir voulu faire obstruction, lorsque nous évoquions, il y a quelques mois, mon souhait de prendre l'enfant avec moi en Belgique.

Mon grand frère nous avait accompagnés, dans l'après-midi, chez le ministre Ossébi Douniam pour le saluer et pour que je lui présente mon amie. Il était là et entouré de ses collaborateurs. Apparemment, il était occupé à préparer une rencontre politique.

Dès qu'il nous vîmes arriver, il se leva pour venir à notre rencontre. Il avait compris que la charmante dame qui m'accompagnait était l'élue de mon cœur. Il lui avait fait des compliments comme il savait le faire en grand gentleman. Son épouse nous avait rejoints aussitôt. Une fois les présentations faites, nous nous installâmes dans la maison pendant que le ministre terminait sa réunion.

J'avais compris qu'il avait dû l'écourter, pour nous rejoindre. Il s'était montré chaleureux avec mon amie. Il avait découvert, avec délectation, qu'elle serait médecin dans quelques mois. Sans mettre les gants, il me demandait d'aller plus loin, en me mariant. Il ne s'était pas trompé, car c'était notre projet. Je lui avais parlé des difficultés relationnelles qui étaient nées entre Gombé-Mbalawa et moi. Je lui avais donné une copie de la lettre incendiaire, que mon patron de Brazzaville m'avait adressée il y a quelques mois.

Après avoir pris connaissance de son contenu, il était resté silencieux pendant au moins cinq minutes, avant de me dire que ma formation en Belgique avait poussé mon maître dans les cordes. Il le connaissait mieux que moi. Il connaissait en fait le profil de tous ces mandarins qui se prenaient pour des seigneurs de la médecine, alors que, pour la plupart d'entre eux, c'étaient des nuls. Il avait renchéri en me disant que mon chef se braquait, pour masquer ses insuffisances, et que je serais amené à les découvrir quand je reprendrais mon travail à ses côtés. Il avait conclu en me disant que s'il cherche la guerre, on la lui servira.

Il n'avait pas apprécié la légèreté avec laquelle mon chef avait fait allusion à leurs noms en m'écrivant. Il avait jugé malveillant que leurs noms eurent été associés, à une histoire qui in fine n'existait pas. J'étais heureux d'écouter parler Ossébi Douniam avec autant de gravité.

Nous avions passé une excellente soirée à cinq ce soir-là.

J'étais arrivé depuis deux jours, malgré la détérioration de mes rapports avec mon chef de Brazzaville, par éducation, je devrais aller lui présenter mes civilités. Je n'avais aucune appréhension, car j'avais envisagé tous les scénarii d'accueil. C'était plutôt une heure de vérité pour lui. Je savais qu'il cultivait un ressentiment injustifié à mon endroit. Sa haine, même si elle était voilée, transpirait. J'avais conscience d'être face à un adversaire coriace et qui avait l'avantage du terrain. Cela ne m'impressionnait guère.

> « On ne peut battre son adversaire que par l'amour et non la haine. La haine est la forme la plus subtile de la violence. La haine blesse celui qui hait, et non le haï. » (Gandhi)

Gombé-Mbalawa serait en face de ce monsieur qui, sans le vouloir, bousculait les codes du mandarinat congolais.

Contre toute attente, la rencontre s'était bien passée. Il avait dû faire un effort pour ne pas laisser transparaitre sa haine. En vieux garçon, je savais que nous étions en train de jouer un acte d'une pièce de théâtre, plein d'hypocrisie. Il ne fallait surtout pas que je traine en ces lieux qui m'étaient hostiles.

J'étais passé furtivement dire bonjour à ses nouveaux assistants et à son personnel infirmier, avant de prendre mes clics et mes clacs, et quitter le CHU.

Une semaine s'était écoulée depuis notre arrivée à Brazzaville. Nous envisagions de nous rendre à Kinshasa, pour entreprendre le grand voyage tant attendu par mon amie, qui avait hâte de revoir sa mère. Nous étions tous les deux très excités, tout en redoutant ce merveilleux moment.

Nous avions réussi à contacter le grand frère de mon amie qui travaillait à Kinshasa, et il nous attendait.

Nous avions réussi, quelques jours plus tard, la traversée du fleuve en subissant toutes les horreurs possibles des deux Beach. Il y avait plus de raquetteurs et de voleurs, que de réels personnels relevant de ces structures. Tout ce désordre avait traumatisé mon amie qui était loin de s'imaginer de vivre ces scènes dignes du Moyen-âge. Elle avait compris que tout cela était le corollaire de la misère sociale. C'était l'application de l'article 15 tant prôné par l'artiste musicien Pépé Kalé de l'orchestre Empire Bakuba. Cet article factice renvoyait au Zaïre de Mobutu, à la débrouillardise, car les populations de Kinshasa vivaient dans le plus grand dénuement.

José, le frère aine de mon amie, était venu nous attendre au Beach. Il était heureux de revoir sa sœur. Il la regardait tendrement. Je le rencontrai pour la première fois. Le courant entre nous était très bien passé. Il était plutôt calme et respectueux. Nous étions arrivés à Lingouala chez lui, où nous attendait sa jeune épouse. L'accueil était chaleureux, et cela me mettait en confiance. Il échangeait longuement avec sa sœur en swahili, leur langue nationale. Je ne la parlais pas ; en revanche, je la comprenais.

Nous avions évoqué notre voyage à Lubumbashi. Comment s'y prendre dans un pays très policier de Mobutu, où tout le monde surveillait tout le monde. La première étape consistait à nous procurer des documents d'identité du Zaïre. Dans ce pays corrompu, tout était possible. Sans difficulté aucune, j'étais devenu le citoyen Kaniki, détenteur de la carte de la concession personnelle de Kuku Ngwéndo Waza Banga.

Tout était prêt pour que nous entreprenions notre voyage de Lubumbashi avant de rejoindre Musoshi, vers la frontière zambienne.

Nous avions pris deux vols différents. Mon amie m'avait précédé et elle m'attendait à l'aéroport de Luano en compagnie de ses sœurs.

Nous étions arrivés tous les deux, et nous nous étions retrouvés dans sa famille. Je lisais le bonheur de sa famille, dans le reflet que me projetaient les visages de ses sœurs. Lubumbashi était une ville très différente de Kinshasa. Les gens étaient polis. J'avais été bien reçu.

Le lendemain après une nuit agitée à cause du festival, que m'avaient fait vivre les moustiques, nous avions embarqué en compagnie du jeune oncle de mon amie, dans un bus bondé en direction de Musoshi. Nous empruntâmes une route non asphaltée, qui nous renvoyait beaucoup de poussière.

Après deux heures de route, nous étions arrivés à Musoshi, qui était loin d'être notre destination finale. Nous devrions prendre un autre bus pour nous rendre à la Sodimiza, une petite ville minière, succursale de la GECAMINES.

Le voyage avait été court. Nous étions arrivés dans ce pays bled perdu, mais agréable. La mère de ma copine était au travail. Elle nous avait rejoints lorsque la nouvelle s'était propagée dans cette cité minière. Cette femme était belle et très alerte. J'avais compris d'où mon amie tirait sa beauté. Cette femme s'appelait Pauline comme ma mère. Mon amie s'appelle Bernadette, alors que je suis Jean Bernard. Etonnante coïncidence.

Elle n'en revenait pas. Elle avait retrouvé ce produit sorti de ses entrailles. Sa fille qu'elle n'avait plus revue depuis près de dix ans. Elle n'arrêtait pas de la regarder. Elle la scrutait du regard. Son bonheur était immense. Elle était au bord des larmes.

Il avait fallu que Jean Bernard rencontre sa fille, pour qu'au détour d'un voyage inattendu, que maman Pauline serre dans ses bras son enfant. Elle était en fête et le mot me parait faible pour qualifier ce qu'elle vivait comme moment.

J'étais rassuré par la chaleur que dégageait ma future belle-mère pour moi. Je ne m'étais pas trompé en choisissant Bernadette, comme partenaire pour la vie. Les collègues et amis de maman Pauline étaient venus nous saluer. Ce peuple était très différent culturellement de celui de Brazzaville. Les gens tranquilles et calmes. Ils avaient bénéficié de l'influence des populations de la Zambie, qui avaient hérité du flegme des britanniques et de leur savoir-vivre.

Notre séjour était merveilleux. Sa fille lui avait parlé de notre mariage. Elle avait accueilli cette nouvelle avec enchantement. Cette femme était différente de la plupart de nos mamans qui étaient quasiment, toutes, des femmes au foyer. Elle travaillait, gagnait sa vie et construisait des maisons qu'elle faisait louer. Cette femme suscitait l'admiration. Elle incarnait le courage d'une femme dans un monde machiste. Maman Pauline inspirait le respect.

Le temps passait vite et il nous fallait, hélas, regagner le Congo, afin de reprendre notre vol pour la Belgique, où nous devrions nous remettre assez rapidement au travail.

Je venais de faire la connaissance d'une extraordinaire famille. Nous avions reçu l'onction pour nous marier. C'était le graal que j'attendais depuis longtemps. La balle était désormais de mon côté, pour écrire l'une des plus belles pages de mon amour.

Nous étions de retour à Kinshasa. J'avais fait le récit étape par étape à José, le frère ainé de mon amie. Nous étions convenus de nous revoir très vite. Il m'avait adopté, comme les autres membres de sa famille.

De retour à Brazzaville, nous n'avions plus eu le temps de passer quelques jours. Mon fils nous avait rejoints. Nous avions repris le vol de la Sabena pour la Belgique. Voyage réussi.

De retour à Bruxelles, j'étais allé saluer madame Hasard. Elle avait eu besoin de moi il y a quelques jours, pour que je lui fasse mes propositions d'un stage soit en extramuros, soit en intramuros, en choisissant une sous-spécialité, ou en allant faire de la recherche dans un laboratoire de cancérologie expérimentale.

Je l'avais surprise, car je n'étais intéressé ni par l'une, ni par l'autre proposition. Je voulais plutôt me lancer dans l'endoscopie aussi bien digestive, bronchique qu'urologique. Je souhaitais continuer à participer à l'activité de l'unité de chimiothérapie, pour rester accroché à l'investigation clinique, et enfin garder deux consultations.

Mon projet était lourd, ambitieux et dense. Madame Hasard l'avait trouvé démentiel, mais je le voulais comme cela.

Mon plan de stage fut signé sans hésitation par le chef de service. Je m'étais organisé de telle sorte que tous les lundis et vendredis matin, je sois à l'hôpital Saint Pierre, juste à côté de Bordet. Les mardis, jeudis et vendredis après-midi, j'assisterais le professeur Harry Bleiberg et le docteur Panzer pour l'endoscopie digestive, et enfin le mercredi matin, je rejoindrais le docteur Van Velthoven pour les cystoscopies. Le reste de mon temps, je devrais le consacrer à mes consultations et aux activités de la chimiothérapie.

Muni de mon plan de stage dûment signé, je rencontrai dans la foulée tous mes formateurs qui avaient marqué leur accord.

Madame Hasard avait eu raison d'attirer mon attention sur la charge de mon travail. Très rapidement, j'avais arrêté de me rendre en pneumologie, pour me consacrer à l'endoscopie digestive. Harry Bleiberg et Panzer étaient d'une incroyable disponibilité. Les endoscopies digestive et urologique se pratiquaient dans le même local, et madame Baeyens était l'infirmière logisticienne de cette unité. Avec cette femme, je passais le plus grand de mon temps dans cette pièce. Elle adorait des potins, et elle me racontait tout le temps des histoires à dormir beaucoup. Elle m'avait encouragé à demander le tube à Bleiberg pour enfin, passer du statut de spectateur à celui d'acteur. Les premiers moments furent difficiles, comme cela l'est de coutume lors de tout apprentissage. J'avais eu la chance d'avoir des formateurs dotés de beaucoup de patience.

Mon amie était en train de terminer ses études de médecine, pendant que je me dirigeais vers ma dernière année de formation, avec cette angoisse de retourner dans un pays qui était politiquement déliquescent. J'avais encore une année devant moi, avant de décider de ce que je ferais à l'avenir.

Avec mon amie, nous nous étions mis d'accord pour que nous organisions la cérémonie de dote, afin de sceller notre union par le mariage coutumier, selon la tradition bantou.

J'avais, pour ce faire, contacté mon cousin, le colonel Mongo Akanasi, pour lui demander de bien vouloir m'assister durant cette épreuve. Il devrait endosser l'habit de notre chef de famille. Il était un homme intègre et de principe. Il m'avait longuement interrogé pour comprendre ma motivation. Après moult explications, il était convaincu du bien-fondé de ma démarche. Comme le veut notre tradition, il avait adressé une correspondance au père de mon amie, dans laquelle, il demandait, en mon nom, la main de sa fille. La réponse à ce courrier n'avait pas tardé à nous parvenir. Il n'y avait pas eu d'objection à ce que le mariage coutumier puisse se réaliser.

Très rapidement, j'avais rempli devant ma belle-famille cette obligation. Bernadette devenait ma femme et j'étais reconnu auprès des siens, comme son mari. Pour nous, rien n'avait changé, puisque nous vivions comme mari et femme depuis plusieurs mois.

Les grandes vacances étaient arrivées. Mon fils s'était adapté à la vie de la Belgique. Je devrais absolument repartir à Brazzaville, pour négocier la prolongation de la bourse que l'OMS avait mise à ma disposition. Mon épouse avait terminé ses études de médecine avec brio. Elle avait été admise en spécialité. Elle s'était inscrite en médecine interne. Le début de la formation avait été fixé au début du mois d'octobre 1989.

Mi-août, je m'étais envolé une fois de plus par la Sabena, pour Brazzaville.

Quelques semaines avant mon voyage, le président de la république avait procédé à un remaniement gouvernemental. Le docteur Ossébi Douniam avait hérité du ministère de la Santé. C'était une excellente nouvelle, car c'est son département qui demande des dérogations pour la prolongation des bourses internationales. J'avais une très forte chance de voir ma doléance aboutir.

J'avais comme cela est toujours le cas, retrouvé ma petite chambre au camp de la milice. La situation politique se dégradait. Les langues se déliaient davantage, car les Congolais avaient soif de changement. Notre système politique était en échec. En raison des mesures d'ajustement structurel prônées par le FMI, le Congo ne recrutait plus les jeunes à la fonction publique. Le chômage était galopant. Bref, tous les ingrédients étaient là pour une véritable révolution.

Le soir de mon arrivée, mon grand frère m'avait fait état du désarroi des populations. En homme politique plus qu'averti, il ne voyait pas comment le pouvoir s'en sortirait. J'étais conscient que tout pouvait se dégrader pendant que j'étais là, et finir par être piégé. Je me devais donc de vite terminer avec la négociation du prolongement de ma bourse.

Le lendemain de mon arrivée, j'étais allé rendre visite à ma mère qui me sommait de ne pas m'installer définitivement en Belgique. Elle me faisait comprendre que j'étais devenu sa seule raison de vivre, et que j'étais son seul soutien, ce qui était en partie vrai. Elle m'avait fait de la peine. Son discours m'avait effrayé. Était-elle en train de me faire passer un message de façon subliminale ? Aurait-elle un problème de santé, qu'elle ne voulait pas exposer par pudeur. Toutes ces questions trottaient dans ma tête, sans pourtant avoir de réponse.

J'avais rassuré ma mère, en lui disant que je rentrerais en 1992, et ma famille me suivrait après. Cela l'avait apaisé sans la convaincre. Elle ne m'imaginait pas faire le sacrifice de venir crever la dalle au Congo, alors qu'en Belgique, je jouissais d'un minimum. Cet entretien profond avec ma mère m'avait perturbé, au point de gâcher ma journée.

Le ministre Ossébi Douniam était au courant de mon arrivée la veille. Nous avions convenu d'un rendez-vous à sa résidence aux environs de 14 heures. J'avais été convié à déjeuner avec lui.

En attendant l'heure du rendez-vous, j'avais fait un tour à Poto-Poto, dire bonjour à mes amis qui étaient très surpris de me voir. Nous avions passé une heure ensemble en train d'évoquer la situation politico-économique du pays. Ils étaient tous aigris, voire blasés. Je ne les avais jamais vus dans cet état de dépit. Ils étaient prêts à tout, pour qu'il y ait un changement radical des instances au pays. Ils étaient prêts pour accompagner la révolte, car ils n'avaient rien à perdre. Ils me disaient qu'en restant les bras croisés, ils contribuaient à leur propre déchéance. J'étais d'accord avec eux, sans les encourager, car je connaissais la férocité de nos acteurs politiques, qui ont toujours roulé pour eux-mêmes et pour leurs familles respectives. En définitive, on entendait les mêmes sons de cloche partout.

J'étais arrivé chez le ministre Ossébi Douniam plus tôt que prévu. Curieusement, je l'avais trouvé chez lui, dans une tenue décontractée. Il m'avait fait savoir qu'il avait travaillé à la maison. Je ne l'avais pas trouvé aussi alerte que d'habitude. M'étais-je trompé ?

Nous nous étions attablés avec son épouse et, pendant le repas, mon grand frère fit irruption dans la pièce, et nous avait rejoints. Je le trouvais préoccupé. Il avait été invité à partager notre repas. C'est au cours de celui-ci, qu'il nous informa que tout pourrait basculer militairement d'un moment à l'autre, et qu'il invitait le ministre à prendre des dispositions qui s'imposaient. Il avait concocté, au cas où les choses basculaient, un plan d'évacuation du ministre. Décidément le pays allait mal.

J'avais profité de la présence de mon grand frère pour poser le problème de la prolongation de ma bourse. Ossébi Douniam comme un seigneur m'avait dit : considère que c'est fait.

Il m'avait exhorté à rencontrer le lendemain, à son ministère, son directeur de la coopération, que je connaissais d'ailleurs bien.

Cet accord de principe m'avait beaucoup soulagé. Sans attendre que tout cela soit définitivement établi, j'avais appelé ma femme pour lui partager la meilleure nouvelle de la journée.

A la demande du ministre Ossébi Douniam, j'avais ainsi rencontré son collaborateur qui m'attendait. Visiblement il avait reçu des instructions de son patron. Il m'avait présenté le courrier qu'il enverrait dans la journée à l'OMS Afro, sollicitant pour le compte de la République populaire du Congo, une prolongation de bourse, que l'OMS avait attribuée au docteur Jean Bernard Nkoua-Mbon, depuis octobre 1985, ce pour un an.

Le ministre, cet homme qui avait fait de moi un médecin, avait tenu parole. Finalement ma bourse avait été prolongée d'un an, cela me donnait la garantie de terminer ma formation, et travailler un an de plus à Bordet, en toute sécurité financière.

Ma mission était terminée. Je n'avais plus aucune raison de trainer à Brazzaville. Le climat socio-politique ne favorisait pas que je consacre davantage des jours aux miens. Mon grand frère souhaitait que je retourne au plus vite en Europe. Je l'avais écouté. J'étais rentré sans avoir été saluer quelques collègues du CHU qui avaient appris ma présence à Brazzaville.

J'abordais la 5ème année de ma spécialisation toujours à Bordet, cette maison que je connaissais aussi bien que tous ceux qui y travaillaient depuis des années.

Dès mon retour du Congo, comme d'habitude, je m'étais rapproché de madame Hasard pour mon plan de stage. Le professeur Jean Klastersky m'avait surpris au secrétariat et s'était exclamé en ces termes : Jean Bernard est de retour parmi nous, c'est une bonne chose ; as-tu revu ton patron de Brazzaville pour faire la paix ? Il me l'avait dit en rigolant. Je lui avais répondu que je m'étais fait discret dans ce monde intolérant. Il avait éclaté de rire et il m'avait invité à le suivre dans son bureau.

Notre entretien était très amical. Le professeur Jean Klastersky était le genre de patron qui prenait tout son temps à décortiquer les problèmes de ses collaborateurs, même les plus insignifiants comme moi. Il nous appelait tous par nos prénoms, sans nous tutoyer. Il était très poli et surtout très bien élevé.

Pour sa propre promotion, c'était un tueur à sang froid, comme me l'avait fait remarquer le professeur Heiman.

Mon plan de stage pour la dernière année se résumait essentiellement à la recherche et aux consultations. J'étais devenu l'un des plus anciens candidats résidents et, de ce fait, on avait augmenté mon nombre de jours de consultations. J'étais passé de deux à quatre consultations. Il m'avait laissé la liberté de choisir l'endroit où je me sentirais à l'aise pour entamer mes recherches, car l'ULB forme des cliniciens polyvalents avec une réelle capacité de mener des travaux de recherche. Il savait que je ferai une carrière universitaire après qu'il eut vent de toutes mes contradictions avec les ayatollahs de Brazzaville. Il me savait suffisamment aguerri pour répondre aux différentes agressions, auxquelles je serais amené à faire face. J'avais déjà en moi l'esprit des insoumis de l'ULB.

Sans réfléchir, je lui avais dit que je continuerais à faire de la recherche clinique en chimiothérapie et accessoirement dans le laboratoire de cancérologie expérimentale mammaire.

Il avait validé mon plan de stage. J'avais un peu plus de temps pour me consacrer à moi-même.

Mon épouse avait commencé depuis un bon moment sa spécialité. Elle était un peu plus fatiguée que d'ordinaire, parce qu'elle attendait famille.

Le 4 mai, elle avait donné naissance à mon deuxième garçon. La famille s'agrandissait au grand bonheur de tous les nôtres.

Quelques mois plus tard, nous nous étions mariés à la commune d'Auderghem. Nous étions très jeunes à l'époque, tel que l'atteste les photos de notre mariage, que je prends beaucoup de plaisir à revisiter.

A la fin de l'année, j'avais fini ma formation. J'étais devenu oncologue médicale.

L'ULB m'avait décerné la Licence Spéciale en Médecine Interne : Option Cancérologie Médicale.

C'est ce diplôme que les universités Belges délivrent à tous les spécialistes en médecine interne, en précisant à coté l'option, exemples : pneumologie, hépato gastroentérologie, neurologie, bref. Ce détail être très important d'être souligné. J'y reviendrai.

Comme j'avais pu obtenir une prolongation de bourse, j'étais resté à Bordet au département de chimiothérapie et en oncologie digestive.

J'avais pris la précaution d'informer mon patron de Brazzaville, et comme on pouvait s'y attendre, il ne s'était pas montré enthousiaste. Je savais que les choses ne seraient pas faciles à mon arrivée, et je m'y étais préparé.

La vie est trop courte et le temps bien trop précieux pour le perdre avec des sots (Voltaire).

J'étais convaincu d'une chose : On fera à mon retour, la cancérologie autrement. Nous sortirons du spectacle pour faire la place aux soins. C'était mon défi.

L'action quelle qu'elle soit, modifie ce qui est au nom de ce qui n'est pas encore ; puisqu'elle ne peut s'accomplir sans briser l'ordre ancien, c'est une révolution permanente (Sartre).

Chapitre-IX : Le cancérologue

Après mes études de médecine, j'avais souhaité devenir cancérologue. Ce désir d'oncologie m'avait conduit en Belgique en octobre 1985, un pays que je ne connaissais pas. C'était le pays qui m'offrait l'opportunité d'accéder à une formation qualifiante.

Il m'avait fallu du culot et un sacré courage pour affronter toute l'adversité qui se dressait devant cette formation, à laquelle je tenais plus que tout. J'avais tenu et en fin de compte, j'avais réussi. J'étais devenu cancérologue, après cinq ans de spécialisation.

> « Courage, espoir et confiance en soi sont les prémisses puissantes d'un fondement véhiculaire de la voie de la réussite. » (Mofaddel Abderrahim)

Oui il me fallait du courage pour oser bousculer le chef de l'unité des soins intensifs du service de médecine interne de l'Institut Jules Bordet.

Espoir, oui parce que j'avais rencontré des gens merveilleux à l'institut qui avaient de l'empathie pour moi, ce qui me faisait espérer terminer avec succès cette formation. Enfin, confiance oui, car j'avais été formé à l'école de la rue, à Poto-Poto, cette école qui m'avait donné les clés du combat. Depuis enfant, j'avais toujours confiance dans tout ce que j'entreprenais. Rien ne m'ébranlait.

Je venais d'avoir le bagage des cancérologues, ce bagage tant convoité par ceux-là mêmes qui essayaient de torpiller notre retour au pays. J'étais fier de faire partie des premiers cancérologues africains. Je pensais à faire bouger les choses au Congo avec mes collègues qui étaient en formation en France. C'était l'un de mes plus grands vœux. Il nous fallait changer les choses dès notre retour au pays. Pour cela, il nous faudrait sortir des slogans pour minutieusement bâtir une nouvelle conception de la cancérologie.

On ne change rien avec nos superbes citations. Le changement est le passage d'un état à un autre. Changer son comportement, ses habitudes, changer de travail, changer de vie, peut être vécu, pour les uns, comme un renouveau, un nouvel espoir et comme une source d'angoisse, pour les autres (un contemporain).

Mon statut avait changé. Je n'étais plus soumis à aucun plan de stage. Je gérai mon temps en fonction de ce que j'estimais être complémentaire à mon bagage. Je continuais à fréquenter Bordet beaucoup plus, pour assister Harry Bleiberg dans la gestion des essais cliniques en oncologie digestive. Tous mes collègues anciens candidats résidents étaient partis pour la plupart aux USA, pour acquérir une expertise dans les sous-spécialités de l'oncologie.

Je pouvais enfin consacrer un peu de temps à ma famille.

Je songeais de plus en plus à rentrer, mais il se poserait la question de logement. Je n'avais pas encore réussi à construire la maison qui accueillerait ma famille. Je m'étais, soudain, souvenu des paroles de Tata Bassaboukila, qui me répétait à chaque fois qu'il le pouvait : un homme digne doit habiter chez lui. Il ne doit en aucun cas être locataire. Je crois qu'il avait tiré cet axiome de son village Boko. En effet, je n'ai jamais été locataire ; j'avais toujours été logé par mon grand frère.

Mon épouse et moi avions pensé que le moment était venu, pour que nous songions à construire notre maison à Brazzaville. J'avais, pour ce faire, contacté un ami qui avait accepté de nous accompagner dans l'érection de notre résidence.

Cet ami était disponible et surtout honnête. Nous lui envoyions régulièrement l'argent pour les travaux et, en contrepartie, pour nous témoigner de sa rectitude, il nous faisait parvenir les vidéos pour que nous prenions conscience de l'état d'avancement des travaux. Il avait réussi à piloter les travaux de main de maître. En quinze mois, la maison avait été construite. Nous avions eu beaucoup de chance, car je connais des amis en stage en France, qui avaient confié l'exécution des travaux de leurs maisons à leurs proches et qui, finalement, s'étaient fait rouler. Je venais de réaliser les vœux de Tata Bassaboukila, qui devrait être fier de moi depuis le pays des allongés.

La situation politique au Congo subissait les contrecoups du discours de François Mitterrand de La Baule, et de la perestroïka. Le pays affichait clairement son désir de changement. L'Afrique vivait au rythme des conférences nationales. Tout le monde parlait de la démocratie, le plus souvent sans être capable d'y mettre un contenu. Les évêques étaient choisis pour conduire les travaux de ces conférences nationales, qui furent plutôt un moment de règlements de compte et de lynchage politique.

Toutes les manipulations possibles, et les postures les plus farfelues dominaient les différents théâtres politiques.

Au Congo, face à ce déferlement politique, les acteurs politiques du pays ne pouvaient qu'accepter une conférence nationale qui s'imposait à eux. Ils étaient acculés. Ils n'arrivaient plus à assumer leur ligne politique, désormais habitée par des miasmes.

L'économie était moribonde ; le chômage allait croissant. On écoutait la grogne même dans les quartiers les plus sectaires, acquis semble-t-il aux barons du pouvoir.

Intellectuellement, nos dirigeants avaient étalé, sur la place publique, leurs lacunes et leurs insuffisances. Les Congolais avaient découvert l'imposture qui les avait dominés pendant plusieurs années. Ils avaient été infantilisés et bernés. Le peuple avait enfin pris conscience pour dire : stop.

L'idée de la conférence nationale avait fait son chemin chez nous, et elle s'y était imposée. Monseigneur Nkombo, évêque d'Owando, fut désigné pour conduire, à l'instar de ses collègues du Bénin et du Zaïre, les travaux de la future conférence nationale souveraine du Congo. Ce moment s'était présenté comme une opportunité pour moi, car je voulais apporter ma contribution au débat.

J'avais fait l'économie de ne pas mettre mon épouse au courant, de mon projet de me rendre à Brazzaville, pour participer à cette messe porteuse d'espoir, et surtout de changements.

Je mis préparais en m'appuyant sur mes relais fraternels de Brazzaville.

L'excitation était à son comble dans toutes les couches sociales. Je n'y avais pas échappé.

Ce projet était tellement gros, que je ne pouvais plus me mentir à moi-même. J'informais mon épouse de mon désir d'aller prendre part auprès des miens, à la conférence nationale. C'était le seul moment que Dieu nous avait donné, pour bannir à jamais la kakistrocratie.

Des hommes brillants tels que le professeur Pascal Lissouba étaient attendus.

Pour rien au monde, je ne voulais être absent de ce bal populaire. Hélas, c'était sans compter avec le tempérament de mon épouse, qui m'avait opposé une fin de non-recevoir. Elle s'était opposée à ma participation. Je vécus ce moment comme une grande frustration.

Mon épouse m'avait empêché de mêler mon nom à cette conférence nationale. J'avais donc été contraint de la suivre très loin du Congo.

Tout compte fait, mon épouse n'avait-elle pas raison ? Cette conférence fut plutôt un grand moment de déballage, de lynchage politique et surtout d'insultes.

Les participants prenaient un malin plaisir à traiter le chef de l'Etat de tous les noms d'oiseaux. Il était insulté en permanence. Ses collaborateurs n'avaient pas été du reste. Tous les assassinats politiques leur étaient reprochés. Chacun venait faire son cinéma.

Un homme, Pascal Lissouba, que j'ai toujours admiré pour son éloquent parcours, avait occupé les devants de la scène, par sa prestance et son verbe. Manifestement, il avait écrasé intellectuellement tout le monde.

Le pouvoir était dans les cordes. Il était devenu aphone. En somme, les collaborateurs du président étaient présentés comme des niais, en dehors de quelques jeunes qui lui étaient restés fidèles. Ils gaspaient et émettaient des balbutiements et jérémiades. Parmi ces jeunes du PCT, sortis de nulle part, il y avait un certain Grégoire Léfouoba, qui se verra d'ailleurs affublé du pseudo nom de Mwana Mboka, c'est-à-dire, l'enfant du pays, à la fin de la conférence. Ces jeunes étaient les seuls à oser braver cette machine impitoyable qui étreignait à mort le pouvoir.

A l'issue des débats, monsieur Milongo à la suite d'un vote démocratique, avait remporté l'élection pour devenir Premier ministre. Le professeur Pascal Lissouba, contre toute attente, avait été battu.

Le pouvoir venait de changer de main. Le président avait vu ses fonctions fondre comme neige au soleil. Le congo s'était ainsi inscrit dans la dynamique de la démocratie des pays civilisés.

Je suivais ces débats quand ma disponibilité temporelle me le permettait. J'avoue que j'avais vécu le déroulement de ce grand commerce politique, avec beaucoup de frustration.

Les choses avaient changé au pays. Je pensais, de plus en plus, à rentrer au pays pour préparer l'arrivée ultérieure de ma famille. Cette envie de retour était parfois freinée par toutes ces incertitudes liées à mon travail.

Il me fallait un sacré courage pour faire le grand saut. Je savais que j'étais attendu au tournant, car les couteaux avaient été aiguisés pour me liquider. Je savais que j'arriverais dans un environnement où j'étais le seul à avoir la légitimité de porter les couleurs de la cancérologie. Les autres n'étaient que des aventuriers qui avaient su s'imposer dans un pays de borgnes. D'ailleurs, ceux qui m'attendaient étaient conscients de leur cursus, mais il leur avait manqué l'intelligence de faire leur, le bagage que Bordet avait placé entre mes mains.

Il est quelquefois plus difficile d'être le second que le premier. Il faut moins de génie, mais plus de courage (Hugo).

Quoi qu'il en soit, je n'avais pas envie de m'installer en Belgique et profiter d'une vie de famille matériellement agréable. J'avais plutôt opté pour aller faire des choses dans mon pays, malgré la méchanceté des hommes.

Je crois que j'ai toujours aimé carburer à l'adversité. J'étais sorti de l'ULB, un des temples où la vérité est considérée comme une vertu. Donc Brazzaville serait mon point de chute.

Il faut savoir ce que l'on veut. Quand on le sait, il faut avoir le courage de le dire ; quand on le dit, il faut avoir le courage de le faire (Clémenceau).

J'ai toujours assumé mes responsabilités. Je n'ai jamais été l'homme du renoncement.

Les échos, qui me parvenaient de Brazzaville, n'étaient pas de nature à encourager quelqu'un à abandonner son cocon. Mais cela ne m'ébranlait guère. J'étais suffisamment armé pour rendre coup pour coup. Intellectuellement, je me sentais fort devant un tas de grossiers imposteurs.

> « Contre la sournoiserie et la méchanceté, bats-toi avec courage et ténacité et tu seras récompensé. » (Samouraï)

Les élections présidentielles avaient eu lieu. En août 1992, le professeur Pascal Lissouba devenait le premier président élu démocratiquement au suffrage universel. Une nouvelle ère s'ouvrait pour le Congo, ce petit pays sous-peuplé, mais paradoxalement riche de ses minerais, de ses forêts, de son fleuve et affluents. Un pays doté d'un grand port maritime. Nous avions tout pour être heureux. Mais, malheureusement, notre pays avait été mal géré, grevant ainsi son énorme potentiel pour le développement.

L'arrivée du professeur Lissouba avait été vécue comme une délivrance et, en même temps, comme une opportunité pour, enfin, faire du Congo, la petite Suisse, comme le disait si bien monsieur le professeur président. Tous les clignotants étaient devenus verts. La crème compétente du pays se sentait honorée.

Comment ne pas être fier d'appartenir à un pays, dont le chef suprême est un homme de sciences et de culture. Cet homme pour lequel nous étions en admiration depuis que nous étions enfants. Il faisait partie des meilleurs fils du Congo. Lissouba rassurait par ses discours et ses prises de position. Les Congolais s'étaient enfin débarrassés de la camisole de la peur. La vie privée des uns et des autres n'était plus épiée. Je le croyais en tout cas.

Fin 1992, je n'avais plus aucune obligation en Belgique. Ma famille était en sécurité. De commun accord avec mon épouse, fort des informations rassurantes qui me parvenaient du pays, j'avais pris la résolution de regagner le Congo, et apporter modestement ma contribution dans un secteur qui peinait à se moderniser. Les patrons de la médecine avaient été formés au début des années 1960. Ils n'avaient pas saisi l'occasion de faire toiletter leurs logiciels. Ils étaient restés ces mandarins d'un autre âge. Toute évocation de changement les révulsait. Et pourtant, sous le mandat du professeur Pascal Lissouba, toutes les intelligences avaient été invitées à faire évoluer le pays. La médecine ne devrait y échapper en aucun cas.

Un dimanche matin, très tôt en rentrant d'une garde, et pendant que j'avalais une tasse de café, la sonnette de mon appartement retentit. Qui pouvait se permettre de nous déranger sitôt le matin ! Ma famille dormait encore. J'étais inquiet car je n'ai jamais eu maille à partir avec la police de ce pays. Que se passait-il alors ?

Je m'étais levé sans empressement pour aller parler au parlophone.

Au bout du fil, un monsieur s'était présenté, et voulait savoir si j'étais le docteur Jean Bernard Nkoua- Mbon, j'avais répondu que oui. En moins d'une minute, il me fit comprendre qu'ils étaient un groupe de cinq médecins, promus de l'INSSSA, et qu'ils étaient arrivés en Belgique pour se spécialiser. Sur le moment, j'avais cru à un rêve, car la ficelle me paraissait grosse. Qui leur avait donné mes coordonnées ? Pourquoi ne m'avaient-ils pas prévenu, pour que je prenne des précautions en vue de les recevoir décemment ?

J'étais descendu dans le porche de l'immeuble pour les accueillir. Ils étaient bel et bien au nombre de cinq. Devant moi, il y avait les docteurs Ndzamba, Tounda, Mbémba, Taty et Bon. Je les avais aidés à porter leurs bagages.

Je les avais installés au salon, avant de leur proposer une tasse de café. Je ne comprenais pas ce qui m'arrivait. Cinq petits frères étaient partis du Congo pour se former en Belgique. Ils m'avaient choisi pour les accompagner à s'installer en Belgique. C'était une responsabilité énorme. J'étais pris au piège. Je n'avais pas le droit de me défausser de mes responsabilités. Sans le vouloir, j'étais leur parrain. C'était lourd dans un pays où le mot solidarité avait perdu toute sa substance.

> « Pourquoi vivons-nous si ce n'est pour nous rendre les uns aux autres la vie moins difficile. (Eliot)

J'avais pris soin de réveiller mon épouse, en lui disant que nous avions reçu, de façon impromptue, la visite de cinq jeunes médecins en provenance du Congo, et qu'ils étaient arrivés sans me prévenir, pour se spécialiser en médecine interne. Elle était très surprise. Elle avait quitté le lit pour venir les saluer. Le drame, c'est qu'ils n'étaient attendus par personne, et ils ne savaient où aller. Ils étaient fatigués et perdus. Je me devais de trouver une solution pour leur trouver un gite, en attendant de régler définitivement le problème du logement.

A Bruxelles, il n'était pas facile de trouver un appartement à louer pour la communauté noire. Le Belge avait des a priori sur le Noir, qu'il pensait insolvable.

J'avais, après avoir longuement réfléchi, appelé le docteur Toma, un médecin congolais qui était arrivé en Belgique depuis quelques années, et qui avaient ses entrées à l'ambassade du Congo. J'avais pensé qu'il serait le seul à pouvoir m'aider ce matin de dimanche.

En effet, je ne m'étais pas trompé. Je lui avais exposé le problème, en insistant que les médecins qui étaient arrivés, étaient nos compatriotes et que nous devrions tout faire pour qu'ils soient logés, en attendant de trouver mieux. Toma avait été très efficace. Nous avions réussi à dénicher un flat dans lequel nous avions pu les loger.

Quelques jours plus tard, ils s'étaient inscrits à l'ULB pour quatre (4) d'entre eux, et un, à l'UCL.

Ils avaient tous réussi une bonne spécialisation. En dehors du docteur Taty qui était devenu cardiologue, aujourd'hui installé à Port Gentil, au Gabon, où il a réussi une brillante carrière, les quatre autres ont trouvé leur chemin en Europe. J'avais été heureux d'avoir contribué à accompagner ses petits frères. Ils sont très reconnaissants. Ils me sont restés attachés.

Tout ce que l'on sème nous revient multiplié un jour ou l'autre, et nous construit ou nous détruit en fonction de l'amour que nous y aurons mis (Joéliah).

En revisitant le passé, je me dis quel gâchis que nous n'ayons pas su créer les conditions dans notre pays, pour le rendre attractif afin que tous ses enfants, une fois formés, reviennent servir le pays.

Peu importe l'endroit où chacun d'entre nous s'installe après sa spécialisation, je considère que j'avais rempli mon devoir.

Un contemporain a dit : paradoxalement, on peut être utile à soi sans l'être aux autres. Que nous le voulions ou pas, nous sommes tous liés, et il est inconcevable de ne réussir que son propre bonheur. Celui qui ne se préoccupe que de lui, finit dans la souffrance. Celui qui ne se préoccupe que des autres prend soin de lui sans même y penser. Même si nous décidons de rester égoïste, soyons-le intelligemment ; aidons les autres.

Avant l'arrivée de mes jeunes confrères en Belgique, j'avais rencontré au CHU de Brazzaville, dans les allées des laboratoires, un jeune médecin récemment promu qui se pré-spécialisait en anat-path, dans le service du professeur Ngolet. Mon feeling m'avait poussé à m'intéresser à ce jeune homme, timide et un peu enrobé.

D'ordinaire, tous les jeunes de l'INSSSA étaient intimidés lorsqu'ils étaient abordés par les anciens de l'école, mais celui-ci était bien dans ses bottes. Je lui avais demandé son nom et ce qu'il faisait à l'hôpital. Il avait répondu à toutes mes questions. J'avais décelé en lui ces petits stigmates, qui me faisaient penser qu'il pourrait avoir une belle carrière ultérieurement. Je lui avais conseillé d'aller se spécialiser en France. Je m'étais permis de rencontrer Ngolet, pour évoquer le cas de ce jeune homme, qui avait envie de progresser dans ce qu'il faisait. Le professeur Ngolet était tombé d'accord avec moi. D'ailleurs, il avait pris des contacts pour son poulain en France.

Ce jeune homme avait fini par se spécialiser. Il est aujourd'hui, l'un des meilleurs bio-pathologistes d'Afrique. Il s'agit de Donatien Moukassa.

Là aussi, je suis fier d'avoir apporté ma petite contribution à la corporation médicale du Congo. Je peux citer autant d'exemples. Je crois qu'il est de notre devoir de pousser les autres, sans rien attendre en retour.

> « J'ai commencé à apprendre il y a longtemps que les plus heureux sont ceux qui font le plus pour les autres. » (Washington)

En 1993, je laissais mon épouse et mes enfants pour me consacrer enfin à mon pays.

J'avais pris mes quartiers comme toujours chez mon grand frère au camp de la milice. Notre maison avait été construite et équipée d'un mobilier que mon épouse avait choisi. Cependant je ne me sentais pas prêt à m'y installer. Je repoussais mon déménagement à une date ultérieure. J'avais du mal à quitter mon grand frère.

Pendant que j'étais arrivé, le Congo vivait une période trouble. Chaque chef politique s'était fait entourer de ses partisans, recrutés sur une base ethnique, et regroupés dans des milices civiles.

Les partisans du président Pascal Lissouba étaient en guerre contre ceux de Bernard Koléla. Comment ce pays, qui venait de se doter d'institutions démocratiques, avait-il pu basculer dans la violence ? Mon enthousiasme s'étiolait malgré les nouvelles rassurantes qui me parvenaient de mon grand frère.

Un soir pendant que j'étais à Poto-Poto avec mon ami qui nous avait aidés à construire la maison, on me fit savoir qu'il y avait des barricades du côté de Bacongo, un quartier sud de Brazzaville. Il s'était ainsi posé la question du lieu où je devrais passer la nuit. Sans réfléchir, j'avais pensé à notre résidence qui se trouvait à Talangai, un quartier nord de Brazzaville. Voilà dans quelles circonstances, j'avais pu inaugurer notre résidence, où tout le confort était. J'avais passé une excellente nuit. Le lendemain matin, j'étais allé chercher mes bagages pour m'installer définitivement à Talangaï.

Le pays devenait de plus en plus violent, le doute prenait le dessus sur l'assurance. Devrais-je retourner en Belgique pour me mettre à l'abri, en attendant des jours meilleurs ? Ma décision fut prise rapidement. J'étais retourné auprès de ma famille en attendant que le calme revienne.

J'avais recontacté le professeur Harry Bleiberg pour effectuer quelques vacations à ses côtés. J'étais resté en endoscopie digestive pendant trois mois, suscitant des interrogations des uns et des autres, qui ne comprenaient pas ma présence à Bordet, alors que je leur avais dit que je retournais définitivement dans mon pays.

Là où il y a des hommes, il y a souvent hélas des problèmes, par conséquent aussi, des solutions. Les acteurs congolais s'étaient assis pour arrêter les violences, et lancer la machine économique qui s'était grippée.

En fin d'année 1993, j'étais retourné au pays, cette fois-ci pour de bon. J'avais repris mon travail dans le service de médecine et carcinologie, tout en demeurant prudent, car le chef de service m'était hostile depuis plus de trois ans. J'avais trouvé, sur les lieux, deux médecins dont une femme. Un troisième médecin, après m'avoir demandé conseil, nous avait rejoints.

La dame médecin était l'œil et l'oreille du chef de service. Le troisième médecin, qui était arrivé, était devenu assez rapidement le souffre-douleur du chef de service. Il payait le prix de ne pas être un congolais de souche. Ce n'était rien d'autre qu'une forme de xénophobie larvée. Ce médecin en souffrait, mais en silence.

Je m'appropriais tout doucement les lieux, afin de pouvoir développer mes repères. Le service était mal organisé. Les dossiers très mal tenus. Les mises au point diagnostiques mettaient beaucoup de temps, et retardaient les traitements. Quand les malades étaient traités, la surveillance thérapeutique était approximative. Les chimiothérapies étaient décidées d'autorité par le chef de service, sans se fier à l'evidence base of medicine. L'administration des chimiothérapies était restée empirique. Ces pauvres infirmières ne bénéficiaient d'aucun équipement de protection.

Dans les salles, les murs étaient sales. Ils n'avaient plus été repeints depuis l'inauguration du CHU. Les lits n'étaient pas identiques, avec des sommiers pour la plupart cassés. Ces lits étaient recouverts de pagne, car l'hôpital ne disposait plus de draps.

Nous avions une secrétaire médicale sous-formée, et qui ne comprenait pas son rôle. Les malades étaient reçus sans rendez-vous. Les dossiers des malades attendus à la consultation du lendemain, n'étaient jamais apprêtés. La secrétaire ne savait pas manipuler l'outil informatique. Elle était incapable de retranscrire dans les dossiers, les informations enregistrées dans le dictaphone. Elle ne manifestait aucune empathie pour ces malades fragilisés par le poids de la maladie, et la peur du lendemain. Le tableau était apocalyptique.

Cette structure, dont le chef de service était également le directeur général du CHU, était tout, sauf un service hospitalier. Il m'avait fallu moins d'une semaine pour poser ce diagnostic sombre. C'était hallucinant.

Par où allais-je commencer ? Pourrais-je m'adapter dans cet univers malsain et pourri.

J'avais pitié des assistants du service. Ils étaient très volontaires, et heureux d'être là. Pour eux, se trouver dans le service du directeur général était un plus. Ils côtoyaient cette saleté sans la voir. En définitive, ils étaient heureux dans une poubelle.

Un bureau me fut affecté. Nous avions, le chef de service et moi, la secrétaire médicale en partage.

J'avais pris le temps d'aller visiter les autres services, pour savoir quelles étaient leurs offres pour la cancérologie. Là aussi, je m'étais aperçu que c'était un désert. J'avais conclu qu'il me serait difficile dans cet environnement, de conduire correctement les bilans.

J'avais du mal à m'imaginer comment le chef de service s'organisait pour gérer dans ces conditions aussi précaires les malades.

Il était directeur général, donc il lui revenait à lui de mettre un véritable projet d'établissement en place, pour rendre efficace son travail. Manifestement, nous avions deux visions diamétralement opposées de la cancérologie, et je savais pourquoi.

> « Il faut un peu de génie et beaucoup de courage pour aller dans la direction opposée. » (Einstein)

Les jours passaient, je continuais à observer les comportements des uns et des autres. Très rapidement j'avais compris que les assistants étaient formés sur une base qui n'avait rien d'oncologique. Dans un petit marigot où il y a un gros caïman, il faut être précautionneux. J'avais demandé à ces trois assistants, pour ceux qui le souhaitaient, de me suivre en salles, pour qu'ils regardent comment j'opérais l'examen clinique d'un patient porteur de cancer.

Les deux hommes me suivaient sans hésiter, tandis que la dame était restée réfractaire. Elle ne croyait qu'à son patron.

> « Tu ne peux pas changer les personnes autour de toi, mais tu peux choisir celles que tu veux avoir dans la vie. » (Un contemporain)

Les deux médecins qui me suivaient avaient beaucoup progressé en un temps relativement court. Leur discours oncologique avait changé au grand bonheur du personnel infirmier, qui s'émerveillait à chaque fois que je faisais des visites sectorielles.

La jeune dame était malheureusement restée coincée en mitose, sans avoir gagné une once de progrès. Je la trouvais mal à l'aise. Je ne la connaissais pas vraiment. Je la voyais souffrir. Ma présence apparemment, la perturbait.

J'étais surpris par le manque de rigueur, dans l'analyse des examens biologiques par les médecins du service. En dehors de l'hémogramme et de quelques paramètres biochimiques, personne ne regardait vraiment l'ionogramme des malades. Manifestement, les assistants passaient à côté des troubles ioniques, évocateurs de certains syndromes paranéoplasiques. Ce n'était pas malheureusement leur faute. Depuis qu'ils étaient là, personne ne le leur avait appris.

Chaque jour qui passait, je prenais conscience de l'énorme fossé qui me séparait des assistants en poste dans le service depuis deux ans.

Je croisais furtivement le chef de service, sauf le jour de la grande visite. J'avais perdu l'habitude de ces messes, où le grand prêtre se mettait devant, accompagné de tous ses collaborateurs, se rendant au lit du malade.

C'était non seulement inopérant, mais surtout inefficace, parce qu'aucun enseignement calé sur la littérature n'était possible dans ces conditions.

De plus, cette présence massive auprès des patients, les apeurait. Comment faire comprendre au chef de service que l'on pouvait faire autrement.

Pendant ces fameuses visites, je prenais le temps d'écouter le chef de service argumenter. En fait, il faisait la cancérologie d'organe tel que cela se faisait il y a encore quelques années, sans pour autant aller au fond des choses. Il y avait beaucoup d'approximations. Il ne savait pas que l'oncologie médicale relevait de la médecine interne, et qu'elle se faisait de façon intégrative. Un candidat résident en fin de première année de spécialité, aurait découvert toutes ces lacunes, chez une personne qui s'estimait être une sommité en la matière. Je m'étais interdit de porter un jugement. Il savait que j'avais découvert ses insuffisances. Là n'était pas le problème. Ce qui à mon avis avait constitué le frein des uns et des autres, c'étaient nos égos. Un patron averti aurait dû se saisir de cette opportunité, pour responsabiliser davantage son collaborateur qui venait de rentrer. Ce dernier avait manifestement beaucoup d'informations, qu'il aurait pu mettre à la disposition des uns et des autres. Cela se passe toujours ainsi dans tous les grands services hospitaliers.

Un patron est un manager qui envoie, en formation, un de ses collaborateurs pour aller apprendre une technique pointue ailleurs, et puis la ramener dans le service ; c'est comme cela que l'on progresse. Hélas, mon patron n'avait pas une vision holistique de la cancérologie. Il s'était braqué dans ses postures.

Les enjeux en cancérologie me paraissaient énormes. Je croyais en notre potentiel collectif, en faisant allusion à tous mes collègues en formation en France. Je pensais fortement que toute cette masse critique réunie autour d'un vrai projet de développement de la cancérologie, ferait bouger les lignes, ce pour le bien de nos pays. Je m'étais mis à rêver d'un grand destin, alors que je n'avais pas la maitrise de ce que pensaient mes collègues, qui étaient à l'extérieur. Je me souviens que je les appelais souvent, pour susciter en eux, le désir de revenir au pays, pour que nous construisions ensemble, cette cancérologie que je voulais dynamique.

Comme je m'y attendais, personne n'osait rentrer au pays. Les conditions intellectuelles, pour leur épanouissement respectif, n'étaient pas réunies.

Pire, étant formés, je peux me tromper, mes collègues ne voulaient pas subir les diktats, de ceux qui n'avaient pas les vrais fondements de l'oncologie moderne. Je m'étais retrouvé seul et piégé.

N'aurais-je pas dû faire comme les autres, et tenter une carrière en Belgique ? Toutes ces questions qui trottaient dans ma tête, ne servaient plus à rien, car j'avais pris l'engagement, devant les miens, de revenir au pays pour le servir, quelle que soit la brutalité humaine, que m'imposeraient mes contemporains.

J'étais à Brazzaville et il me fallait réussir. Je travaillais en faisant abstraction de celui qui aurait pu me motiver dans ce que je faisais. Au lieu de cela, j'étais victime d'une haine sournoise au début, et qui a fini par devenir apparente. Le personnel s'en était aperçu et s'en indignait. Plus la haine est injuste et plus elle est cruelle.

J'avais compris que le match se jouerait très serré. Je devrais être simplement patient. Il me fallait beaucoup de force et de de courage.

> « Que la force me soit donnée de supporter ce qui ne peut être changé et le courage de changer ce qui peut l'être, mais aussi la sagesse de distinguer l'un de l'autre. » (Aurèle)

J'étais définitivement installé dans le service avec mes défauts et qualités. Je savais ce que je représentais dans mon service. Subtilement, le pouvoir intellectuel était de mon côté, tandis que de l'autre côté se trouvait le pouvoir administratif, voire répressif.

J'avais non seulement la légitimité et la compétence, mais surtout l'autorité morale pour parler de la cancérologie dans mon pays. Je me sentais puissamment armé malgré quelques élucubrations de certains esprits malveillants. Tous les patrons de médecine et de chirurgie étaient au courant des agressions larvées, dont j'étais victime de la part de mon patron.

Ils s'en émouvaient sans réagir. Certains d'entre eux réagissaient à visage couvert comme de bons poltrons, en me demandant de tenir bon. Je n'avais jamais compris cette lâcheté de la part de ceux qui avaient favorisé l'ascension de ce monsieur, qui était devenu leur directeur général. L'escroquerie intellectuelle doublée de l'imposture sont de graves maux qui ont désagrégé le Congo.

Malgré l'environnement difficile de mon travail, mon dynamisme ne faiblissait pas ; bien au contraire, je prenais beaucoup d'initiatives pour sortir la cancérologie du ghetto dans lequel elle avait été enfermée.

Je m'étais rapproché des docteurs Kani Bouya, chirurgien oncologue, formé à l'hôpital de la Timone à Marseille, et Eloi Ampion, radiothérapeute, formé à Montpellier.

Ces deux oncologues étaient rentrés au pays deux ans avant moi. Le CHU, avec l'arrivée de ces cancérologues, aurait pu monter un véritable pôle d'oncologie, pour une meilleure prise en charge des malades. Au lieu de cela, chacun travaillait dans son coin. L'autarcie s'était imposée à la collégialité.

De façon unanime, mes collègues oncologues m'avait clairement dit qu'ils étaient tous les deux, victimes d'une discrimination volontaire de la part du chef de service de médecine et carcinologie. Ils m'avaient prévenu de la misère que ce monsieur leur faisait subir. Je n'avais pas besoin de l'entendre, puisque je subissais déjà cette misère au quotidien.

Malgré cette animosité, j'avais réussi à travailler avec ces deux collègues. En fait, ils avaient été victimes de leur statut d'oncologue, car ils l'étaient, en effet, alors que celui qui incarnait la chaire de cancérologie à la faculté des sciences de la santé, était plutôt un homme qui avait fait le grand saut de la paillasse à la clinique. C'était malheureusement ce handicap, qui plombera à jamais ses relations, avec ceux qui étaient censés être les vrais dépositaires de la cancérologie. Imposture quand tu nous tiens.

Les relations dans le service étaient des plus médiocres. Le climat était de plus en plus malsain. Mon chef se battait pour la confirmation de son leadership, tandis que mon combat se situait au niveau de la réorganisation de la cancérologie, en faisant davantage participer nos collègues, l'un chirurgien oncologue, l'autre radiothérapeute. Tout l'hôpital était au courant des contradictions qui existaient dans notre service. Le chef de service avait su rallier à sa cause certains mandarins, qui avaient osé me traiter d'impétueux. En revanche, les médecins épris de bon sens, qui avaient capté l'imposture de mon chef, me soutenaient. J'avais la solidité psychologique des gens de Bordet.

Mon combat était juste, c'était l'essentiel. Je ne me battais pas pour ma promotion personnelle, mais plutôt pour nos malades.

J'avais pris le temps de parler de mes très mauvais rapports à ma famille, pour la prévenir au cas où. Le ministre Ossébi Douniam avait été mis au courant par un des mandarins du CHU. Le tableau qui lui avait été dressé m'était favorable. Mon chef avait été peint comme quelqu'un qui avait peur d'être emporté par une bourrasque, car il redoutait non seulement mon cerveau, mais également ma capacité à porter le monde. Il reconnaissait, en privé, mes talents de draineur et de mobilisateur d'hommes.

Bordet m'avait appris la méthode, et surtout les méthodes de communication. Je ne m'en privais pas.

Dans certains cercles du pouvoir, on parlait de plus en plus de moi. J'étais arrivé à m'imposer dans le secteur professionnel qui était le nôtre.

Finalement, les gémissements de mon patron avaient étalé sur la place publique nos contradictions. Je m'en foutais royalement.

Je considérais que ce monsieur avait perdu la bataille du savoir et de la connaissance. Je savais qu'il me truciderait dès que l'occasion se présenterait à lui.

La réussite est le fruit du travail, du courage et de l'intelligence (Bendjelti).

En 1995, nous avions reçu, dans le service, un patient pas comme les autres. Il était homme politique de premier plan et écrivain. Par déontologie et pour le respect que j'ai pour sa famille, je ne déclinerai pas son identité. Il était un grand cadre du parti de monsieur Kolélas. Il était opposant au pouvoir de Pascal Lissouba. Nous lui avions diagnostiqué une leucémie aigüe dans sa forme la plus grave. Le plateau technique n'autorisait pas que ce malade soit soigné dans nos installations. Nous avions résolu qu'il soit évacué sur la France, plus précisément à l'hôpital des armées du Val de Grâce.

Un dossier médical avait été constitué et remis au docteur Kokolo, chef de service d'anat-path au CHU, afin qu'il le transmette au président Pascal Lissouba. Nous sollicitions son intervention, afin qu'il vienne en aide à ce malade, qui a tant porté le Congo vers les sommets, grâce à ses écrits.

Le président de la république avait donné son accord. Cependant, il avait émis le souhait de rencontrer le médecin qui accompagnerait cet écrivain en France. Comme je m'étais autodésigné médecin accompagnateur, pour avoir établi ce diagnostic, le docteur Kokolo m'avait contacté pour me prévenir qu'il me conduirait au palais, dès que le président aurait un moment libre dans son agenda.

J'attendais donc que le top soit donné. Quel honneur que d'être reçu par Pascal Lissouba, l'homme à l'intelligence fine.

J'avais un enthousiasme mêlé de peur. Ce monde m'était totalement étranger, et j'ai toujours redouté la violence des cercles du pouvoir.

Enfin, un après-midi, le docteur Kokolo m'avait pris dans son véhicule de fonction, pour le palais. La garde le connaissait, et elle nous avait laissés franchir aisément le portail. Lorsque nous arrivâmes au palais, je fus installé dans une petite pièce coquette bien climatisée, où un poste téléviseur était accroché au mur. J'étais serein. Je me demandais pourquoi le professeur Pascal Lissouba avait tant voulu rencontrer le médecin accompagnateur du malade. J'étais curieux de le savoir.

Le docteur Kokolo s'était éclipsé un moment, avant de revenir me chercher pour me conduire vers le président. J'étais tétanisé. A vrai dire, j'avais peur. C'était la première fois que je disais bonjour à un chef d'Etat.

Nous fîmes notre entrée dans une vaste salle, où se trouvait le président de la république. Il était au centre de la pièce, et ses conseillers étaient installés à au moins cinq mètres de lui.

Je fus installé derrière tous ses jeunes conseillers, constitués pour la plupart de brillants personnages. Le président avait feint de remarquer ma présence, donnant l'impression de m'ignorer totalement.

Il évoquait plusieurs sujets à la fois. Il avait été rattrapé par le démon de l'enseignement universitaire. Il se comportait en permanence en professeur.

J'étais fasciné par le silence qui régnait dans cette pièce quand le président parlait. Tout le monde, bloc-notes et stylo à la main, prenait des notes comme des étudiants attentifs. Nous étions deux, à ne pas prendre des notes, le docteur Kokolo et moi. Je ne comprenais pas cette sublimation, qui avait concouru à l'infantilisation de ses collaborateurs. C'était assurément une forme de domination intellectuelle voulue et assumée par le président de la république. Cela prenait à mon sens une tournure mégalomaniaque.

Puis, brutalement, il interpela le docteur Kokolo en lui disant : alors mon cher docteur, tu m'as emmené un jeune homme. Je présume qu'il s'agit du médecin qui va accompagner mon frère, qui m'a tourné le dos pour s'allier à Koléla, un cancre politique.

Le ton était donné. Kokolo s'était levé et il avait acquiescé. Le président avait repris la parole. Il m'avait sommé de décliner mon identité, ma qualification et le lieu où j'avais été formé.

Je m'étais levé pour lui répondre. Il s'était exclamé lorsque j'avais prononcé les mots Institut Jules Bordet. Il connaissait ce centre pour avoir eu à codiriger des travaux de génétique avec quelques chercheurs belges. Il avait pris soin de dire que cela remontait à une trentaine d'années.

Puis, le président rentra dans un monologue sans fin. Il parlait de la pathologie qui était censée être celle de mon malade. Malheureusement, il parlait de la drépanocytose, qui n'avait rien en commun avec la maladie de mon patient.

Son laïus avait duré plus d'un quart d'heure. Cela ressemblait à une communication.

Fait surprenant, tous ses collaborateurs notaient ce qu'il disait. C'était exaspérant. J'avais demandé à Kokolo si je pouvais demander la parole, et rectifier ce que disait le président. Il avait dit oui. J'avais levé tout en tremblant, ma main, pour demander la parole au savant.

Je m'étais ainsi permis de l'interrompre.

En bon seigneur, le président s'était arrêté de parler et me dit : oui, fiston, aviez-vous quelque chose à dire ? J'avais répondu : oui.

Il reprit la parole pour me dire : alors vous avez la parole, cher ami. Je m'étais levé pour expliquer la maladie dont souffrait mon patient. Il m'avait écouté attentivement sans m'interrompre.

Quand j'eus fini, il interpela le docteur Kokolo en ces termes : Docteur Kokolo, pourquoi ce jeune médecin ne fait-il pas partie de tous ces jeunes que je rencontre au quotidien ? Kokolo n'avait jamais su répondre.

Le président avait repris la parole et s'était lancé dans des explications saugrenues sur la genèse des leucémies. Décidément il était de toutes les recherches.

Notre président était logorrhéique sur toutes les questions, qui touchaient à la science. Sa brillance intellectuelle l'avait rendu vantard.

Je m'étais senti flatté et honoré, pendant que ses conseillers, pour la plupart, étaient en admiration. Ils me l'avaient signifié le soir au centre-ville, dans un café huppé de la place.

Le président avait libéré des moyens financiers pour que j'accompagne le malade. Je venais sans le vouloir marquer des points. Le président venait de découvrir l'ambassadeur de l'Institut Jules Bordet, que j'étais.

Quelques jours plus tard, nous avions pris un avion médicalisé en direction de Paris, où le malade était attendu. Après avoir présenté le dossier du malade à mes collègues de l'hôpital du Val de Grâce, je m'étais retiré pour laisser la place à ses nouveaux médecins.

Je revenais en revanche à l'hôpital matin et soir, car je m'étais beaucoup attaché à ce patient.

Depuis notre arrivée, son état s'était dégradé. Il est mort quatre jours après son admission. Son décès m'avait affligé. Pourquoi avoir fait tout ce déplacement pour que ce malade vienne mourir loin des siens, alors qu'il aurait pu consacrer ses derniers moments à son épouse et à ses enfants. Il s'était posé, à moi, un problème de conscience. Notre décision pour son transfèrement était-elle justifiée ? Ma réponse n'intéressera personne.

Cet écrivain talentueux était mort, malgré les moyens que le président Pascal Lissouba avait mis à sa disposition pour le sauver.

J'avais profité de ce voyage gracieusement payé par la république, pour me rendre à Bruxelles et retrouver ma famille. Mon épouse était épanouie. Sa formation se déroulait bien, et le contraire aurait été surprenant. C'est une brillante dame.

Les enfants grandissaient à vue d'œil. Tout se passait bien pour le meilleur du monde.

J'avais retrouvé mes amis qui terminaient leur formation. Nous évoquions les problèmes du pays, sans oublier les miens. Ils étaient au courant de tout ce que je vivais dans mon service.

J'étais resté une quinzaine de jours avec ma famille, avant de retourner au Congo.

De retour au pays, j'avais retrouvé le climat malsain de mon service. Il fallait faire avec. Je m'appliquais à former et préparer l'un des médecins du service qui aspirait à la spécialisation en cancérologie. Ma collaboration avec le radiothérapeute nous avait rapprochés. J'avais réussi à le faire participer à la visite générale, pour requérir, à chaque fois que le besoin se faisait sentir, son avis.

En revanche, je n'étais pas content des résultats qui nous provenaient de l'anat-path. Ils étaient souvent loin de satisfaire nos attentes. J'avais réussi à insuffler la notion du doute à mes assistants. Je leur disais à chaque fois que je pouvais, de ne jamais prendre, pour argent comptant, les résultats d'anat-path. Il fallait les intégrer à la clinique. Je m'étais battu pour que les pathologistes participent également à notre visite générale, sans y être parvenu.

Le docteur Kokolo m'avait opposé une fin de non-recevoir, lorsque j'étais allé le voir dans son bureau, pour qu'il prenne part aux différentes réunions que nous organisions. J'avais fini par comprendre qu'il ne s'entendait pas avec mon chef de service. Il était quasiment impossible de réunir, autour d'une table, tous les acteurs qui gravitaient autour de la cancérologie.

Un individu avait réussi à pourrir la situation, au point où la mayonnaise ne pouvait prendre. In fine, chacun travaillait pour soi, ce, au détriment des malades.

Les vacances 1995 étaient arrivées. Mon épouse m'avait rejoint avec les enfants. C'était l'un des plus beaux moments de ma vie. Toute ma famille se pliait en quatre pour rendre leur séjour agréable. Ma mère venait nous voir tous les jours. Pauline avait adopté Bernadette. Le courant passait très bien entre les deux femmes.

Nous avions une vie de famille épanouie. Nous échafaudions un plan pour l'arrivée définitive de la famille dans deux ans. J'avais besoin de mon clan pour mon équilibre, car il était difficile de vivre seul dans un monde où personne ne respectait personne.

J'avais heureusement retrouvé lorsque j'étais rentré pour de bon, un ami d'enfance, Tony qui m'avait fait l'amitié de me convier régulièrement à sa crédence. Son épouse m'avait accordé sa confiance. Nous formions une famille.

J'avais présenté Bernadette et les enfants à Nono, la femme de Tony. Le courant était bien passé entre les deux dames. Elles s'appréciaient. Mon épouse avait trouvé une famille avec laquelle elle pourrait échanger quand elle reviendra définitivement.

Avant la rentrée scolaire, Bernadette et les enfants étaient repartis en Belgique, me laissant dans la solitude.

Le docteur Ossébi Douniam venait de prendre sa retraite. Il avait quitté le gouvernement depuis l'arrivée du professeur Pascal Lissouba au pouvoir. Ce grand travailleur s'ennuyait sans activité. Il voulait monter une clinique médicale. J'avais été mis dans la confidence. Nous cherchions ensemble un local, sans le trouver. Je profitais de son temps libre pour m'informer sur les enjeux politiques des années 1960. Il fut une grande bibliothèque. Il connaissait tous les principaux acteurs politiques, qui avaient écrit les plus belles pages de l'histoire de notre pays. Il avait un regard sévère sur le parcours intellectuel des militaires, qui avaient dirigé sans discontinuer le pays depuis 1968. Il les jugeait insuffisants et immatures. Il était sévère à propos du bilan du président Marien Ngouabi.

Chez Ossébi Douniam, j'arrivais à noyer mon chagrin et mes angoisses, car travailler avec quelqu'un qui vous est antipathique n'est pas simple. J'étais victime d'une haine injuste et cruelle.

L'université Marien Ngouabi allait procéder à un recrutement des enseignants permanents. La faculté des sciences de la santé était bénéficiaire de dix postes. J'avais été mis au courant par un jeune cadre de la mouvance présidentielle, du professeur Pascal Lissouba. J'avais pris le temps de préparer mon dossier. Nous avions été informés par le décanat que tous les dossiers devraient être soumis à l'avis des professeurs titulaires de chaires, pour validation. La nôtre était dirigée par Gombé-Mbalawa. Je m'étais donc résigné à lui remettre mon dossier, et ainsi tenter ma chance.

Je m'étais retrouvé dans la gueule du loup. Je savais que je n'avais aucune chance. Mon inquiétude s'était avérée exacte.

Lorsque la liste des nouveaux assistants avait été affichée, mon nom n'y figurait pas. Je m'étais néanmoins rapproché de mon chef de service. Il m'avait ri au nez.

Il venait de me faire comprendre que tant qu'il serait là, je n'aurais aucun plan de carrière. C'était non seulement pénible, mais surtout douloureux. Mon chef avait bu son petit lait, car il croyait m'avoir humilié. Tout l'hôpital savait que mon patron avait émis son véto, pour que je ne sois pas recruté.

Un contemporain a dit : ne laissez pas une épouvantable journée vous faire croire que vous avez une horrible vie.

J'avais le choix entre tout abandonner et faire comme mes collègues qui avaient refusé de revenir au pays, ou bien m'accrocher pour espérer que le ciel soit moins nuageux un jour. J'avais été provoqué, et cela m'avait été clairement notifié à travers le refus de soutenir ma candidature, pour le poste d'assistant. Comme je me sens toujours fort devant l'adversité, j'avais décidé de poursuivre ce combat de la vérité. J'avais toujours été courageux pour affronter les évènements les plus difficiles. Je refusais qu'un homme quelle que soit sa nature brise mon destin.

Le courage existe seulement où il y a du bon sens et non l'emportement irraisonné d'un moment. Dans un coup de tête, on ne peut accomplir une action d'éclat, mais le vrai courage exige de la patience et du renoncement (Ouvrard).

J'avais informé le docteur Ossébi Douniam et mon grand frère du revers que je venais de subir. Gombé-Mbalawa avait sabordé mon dossier. Je savais que les miens n'avaient aucun moyen de pression à exercer sur ce monsieur, qui voulait me rendre la vie difficile.

En bon sportif, j'avais encaissé le coup sans abdiquer. J'étais debout et plus virulent que jamais. Je ne me réservais plus à cacher mes critiques à l'endroit de ce monsieur.

Je le faisais apparaitre comme quelqu'un d'incompétent, et je m'arrangeais pour que cela le lui soit notifié.

L'agression pour laquelle j'avais été victime m'avait changé. Je n'étais plus aussi gentil qu'avant. J'avais été blessé profondément, sans laisser paraitre le moindre signe de souffrance.

Je m'étais rapproché d'un mandarin pour recueillir son avis, face à cette méchante agression que m'avait opposée mon chef. Je n'avais pas eu de réponse, et j'avais compris.

Le temps avait passé, je continuais mon travail sans m'occuper de ce que pourrait me dire le chef de service. J'avais le double avantage de l'âge et de la compétence.

Je savais qu'en me faisant mal, il s'était autoflagellé. Il souffrait.

Un cœur où règne la haine ressent toujours la douleur (Proverbe danois).

J'attendais mon heure et je savais que justice me sera rendue un jour. J'avais refusé d'être un mauvais perdant. J'étais heureux de la promotion de certains amis, qui méritaient amplement leurs places à l'université. C'était leur chance. Je leur avais souhaité bon vent.

Depuis quelques mois, le docteur Ossébi Douniam s'était absenté du pays. Il avait eu quelques ennuis de santé, et je l'ignorais. Il avait été opéré vers la fin de l'année 1995 à Paris, pour une pathologie semble-t-il hépatique. Je n'avais aucun détail à ce sujet.

De passage à Paris, avant de rejoindre ma famille en Belgique, pour les vacances de la Saint Sylvestre, j'avais été contacté par le docteur Ossébi Douniam, qui avait manifesté le désir de me rencontrer assez rapidement en aparté.

Je l'avais rencontré dans son pavillon de Saint Cloud, en région parisienne. Il avait perdu du poids, car il sortait d'une grande intervention chirurgicale. Nous étions nombreux, ce jour-là, autour de lui. Il était resté très alerte, et en train de mener la causerie, comme il l'avait toujours fait.

Quelque temps plus tard, il m'avait enjoint de le suivre dans une pièce attenante à son salon, pour échanger. Il avait apprêté son dossier médical. Il me l'avait remis pour que j'en prenne connaissance. J'avais pris tout mon temps pour le décortiquer, sans laisser transparaitre le moindre signe d'inquiétude, car je savais qu'il suivait ma mimique.

Oui, il avait été opéré pour une pathologie extrêmement grave. Je l'avais rassuré et encouragé à tourner la page de cet épisode fâcheux.

Je l'avais trouvé soulagé. Il comptait sur moi. Il savait que je ne l'infantiliserais pas.

Après mes vacances, j'avais regagné le Congo pour mon travail. Malgré la grande injustice que j'avais vécue quelques mois auparavant, je m'impliquais dans mon boulot de formateur. Je ne me voyais pas continuer à bosser dans cet environnement, qui ne m'offrait aucune satisfaction ni sur le plan intellectuel, ni sur le plan financier. J'avais entrevu la possibilité de faire la cancérologie autrement, en créant une clinique dédiée uniquement à l'oncologie.

Pour ce faire, je comptais sur mes solides relations avec mes anciens collègues de l'Institut Jules Bordet. Nous avions évoqué ce sujet mon épouse et moi. L'idée était certes bonne, mais il fallait trouver des financements pour lancer le projet. Comment accéder à un crédit dans ce Congo de cette époque, laminé économiquement. Le pays était en quasi-état de cessation de paiement. Les salaires étaient payés irrégulièrement. Les pensions de retraite n'étaient plus versées. En somme, le pays agonisait, car il était financièrement étranglé. Je devrais donc mettre en pause ce projet quitte à le relancer plus tard.

Mes relations avec mon patron s'étaient davantage dégradées. Ma présence dans le service l'énervait et cela m'avait été rapporté par la coordonnatrice des soins du service. Cela me laissait de marbre. Cette situation était ubuesque. Le dominant souffrait plus que le dominé.

Cette animosité avait quitté la scène congolaise pour se loger à l'international.

Pendant certains congrès de cancérologie organisés en Afrique, tout le monde était au courant de mes désaccords avec mon chef. Il avait malicieusement répandu cette nouvelle, en me présentant comme quelqu'un d'irrespectueux et d'arrogant. J'étais devenu une brebis galeuse. Mais, personne n'était dupe. J'étais dans une position qui me confinait à la prudence. Je faisais l'effort de ne pas envenimer la situation à l'étranger. J'évitais de répondre aux différentes questions, relatives à notre déchirure, que me posaient nos collègues africains. Je jouais le jeu de l'apaisement.

J'avais en revanche réussi à présenter clairement la situation à l'un de mes maîtres africains qui, plus tard, contribuera à faire débloquer une situation inextricable et extrêmement complexe. J'y reviendrai.

Malgré l'état apparent de décrépitude des salles de notre service, nous avions, comparé à d'autres services, une meilleure capacité d'accueil, en termes de propreté.

Une patiente, qui devrait séjourner en rhumatologie, nous avait plutôt été adressée pour bénéficier de nos installations.

Elle était la mère de l'un des conseillers du Premier ministre Yhomby, sous la présidence du professeur Pascal Lissouba. Cet homme de très grande qualité, était devenu en 1977, président du Congo, à la suite de l'assassinat du président Marien Ngouabi. Il avait exercé cette fonction pendant deux ans, avant d'être démis de ses fonctions par le comité central du PCT en 1979, laissant ainsi sa place, au président Sassou Nguésso.

En 1996, le président Pascal Lissouba avait fait appel à ses services, pendant que le Congo était politiquement tourmenté. Il avait succédé à monsieur Ganao.

Un dimanche matin, comme je le faisais souvent, je m'étais rendu au CHU pour faire mon tour de salles. Lorsque j'étais arrivé dans notre service, j'avais été surpris par la présence massive des militaires armés jusqu'aux dents, adossés contre les murs. Je m'en étais inquiété. Je ne savais pas ce qui justifiait cet envahissement. Un de nos assistants était là et vivait cette scène avec incrédulité. Il m'avait dit, un peu désabusé, que le Premier ministre Yhomby était venu rendre visite à la mère de l'un de ses conseillers qui, au demeurant, est un ami.

J'avais considéré cette intrusion comme une agression à l'endroit de nos malades. Il était loufoque que l'on ameute autant de militaires hyper-armés, parce quelqu'un d'aussi important, soit-il, était venu rendre visite à un autre malade. Cet état de fait était tout simplement inacceptable.

Nous aurions voulu que le service eût été mis au courant la veille, pour réserver un accueil à ce serviteur de l'Etat et, peut-être, lui présenter les problèmes qui minaient le service, et qui rendaient difficile la prise en charge des patients. Au lieu de procéder comme nous l'aurions souhaité, le Premier ministre avait voulu faire du tape-à-l'œil, en nous montrant sa puissance.

Je ne pouvais supporter ni tolérer cet affront de la part d'un haut responsable, qui venait de manquer de respect à nos malades.

Accompagné de l'assistant du service, nous nous étions mis au milieu du grand couloir qui conduit vers les chambres, et l'attendions là, sans la moindre peur.

Après avoir rendu visite à sa malade, son cortège s'élança vers nous. Il avait compris qu'il se tramait quelque chose, parce qu'il avait observé que nous ne bougions pas.

Dans sa délégation, il y avait le médecin directeur des affaires médicales du CHU, qui nous avait présentés au Premier ministre. J'avais pris la parole pour remercier monsieur le Premier ministre de sa visite, cependant je lui avais manifesté mon indignation par rapport à la présence massive, et inacceptable des militaires hyper-armés, dans un service qui abrite des malades extrêmement fragiles.

Je m'étais permis de lui faire remarquer que cette visite aurait dû faire l'objet d'une préparation, avec le directeur général du CHU, qui était en même temps le chef de ce service. En bon gentleman, il nous avait présenté des excuses. Nous n'avions à aucun moment été menacés par ce grand seigneur.

En revanche, l'un de ses collaborateurs avait jugé indécent mon comportement face au Premier ministre de la république. Il s'était permis de me qualifier d'effronté. Il avait accouru rendre compte, dans l'heure qui avait suivi mon intervention, au directeur général du CHU.

Ce qu'il ignorait, c'est que je m'étais rendu bien avant lui chez l'administrateur de l'hôpital, pour lui expliquer ce qui venait de se passer dans le service.

Pour une fois, mon chef avait apprécié ma démarche. Le collaborateur du Premier ministre en arrivant après moi chez le directeur du CHU, avait été sermonné comme cela n'est pas permis. Il l'avait appris à ses dépens.

Le lendemain, la nouvelle s'était propagée dans tout l'hôpital. D'aucuns me félicitaient pour avoir bravé le Premier ministre, d'autres m'affublaient des noms d'oiseaux, surtout les fanatiques affiliés à son parti politique.

Cela m'avait beaucoup amusé d'apprendre que les gens s'intéressaient aux choses dérisoires, pour ne pas dire futiles.

Le Premier ministre, dans ses conversations avec ses nièces, leur aurait dit qu'il avait rencontré, à l'hôpital, un jeune médecin qui l'avait apostrophé. Il aurait semble-t-il apprécié mon courage, et il m'aurait félicité. Cette conversation me fut rapportée par une amie médecin, qui était très proche de monsieur Yhomby.

Par deux fois, depuis mon retour au pays, je m'étais illustré auprès des puissants de la république, la première, c'était lors de ma belle rencontre avec le président Lissouba à l'occasion de l'évacuation sanitaire d'un malade en France, la seconde, c'était avec son Premier ministre, pour manifester mon mécontentement lors de sa visite à une malade dans notre service.

Ce sont des moments qui comptent dans la vie d'un jeune cadre. Les deux fois, j'avais eu affaire à des hommes de culture, jouissant d'une très grande classe. Sans le savoir, ils m'avaient marqué tous les deux. Rien qu'à l'évocation de leurs noms, je leur suis très admiratif.

Début septembre 1996, le docteur Ossébi Douniam était venu dans notre service sans me prévenir. Il était très préoccupé et voulait me voir. Il était anxieux et cela se lisait sur son visage.

Nous nous étions enfermés dans mon bureau, avant qu'il ne me demande comment trouvais-je l'aspect de se yeux. Il savait qu'il était ictérique. Je l'avais observé aussi. J'avais feint de minorer ce signe, tout en sachant que sa maladie était plus que vraisemblablement en rechute. Il était médecin et il savait à quoi il pouvait s'attendre. Il était visiblement perturbé. Ce grand monsieur fort de caractère se dérobait devant moi, le jeune garçon, qu'il avait poussé à faire médecine, il y a quelques années. J'étais devenu son plus grand confident dans l'épreuve.

J'avais arrêté de travailler pour le raccompagner chez lui. J'étais très inquiet et en même temps bousculé intérieurement. Je savais que ses jours étaient comptés. Cette maladie a toujours été grevée d'un très mauvais pronostic

J'avais été appelé un matin très tôt au CHU où il venait d'être admis. Il se dégradait vite, pour tomber ensuite dans un coma profond.

Il était un homme politique, et personne n'aurait compris que l'Etat congolais ne fasse rien pour son transfèrement en France.

Ce grand serviteur de l'État ne devrait en aucun cas rendre l'âme au Congo. Médicalement, son évacuation sanitaire sur la France ne servirait à rien, j'en étais conscient.

Le professeur Pascal Lissouba avait donné les moyens financiers pour son transfèrement. Il avait été intubé avant de prendre l'avion. Son épouse l'avait suivi quelques jours plus tard.

En France, on avait réussi à l'extuber. Il ne voulait pas mourir. Il suppliait ses collègues pour l'aider à survivre. Hélas, la maladie était plus forte que lui.

Il est finalement mort le 26 septembre 1996 dans le 13ème arrondissement de Paris, à l'âge de 56 ans, soit un an, après avoir pris sa retraite.

Il avait laissé une femme et des enfants en bas âge. Cette situation était pénible pour la famille.

Le décès du docteur Ossébi Douniam était une énorme perte pour la corporation médicale, pour le monde politique, et surtout pour ses amis et sa famille.

J'étais orphelin. Mon mentor avait quitté la terre des hommes, me laissant à la merci des braconniers humains.

Les terres Gangoulous comptaient deux éminences grises, qui avaient marqué les esprits de leurs contemporains : Henri Lopès et Ossébi Douniam. Le hasard de la vie avait voulu que le second soit le neveu du premier. Nous sommes, tous les trois, des ressortissants du village Ossio, petite bourgade située à 4 km de Gamboma. Le départ du docteur Ossébi Douniam nous avait laissés inconsolables. Je réalisais à quel point la vie était fragile et qu'elle méritait d'être vécue pleinement. Qui aurait pu penser qu'un an plus tôt, ce grand médecin se serait inscrit sur la liste des gens qui aspiraient à leur finitude.

Quelques jours après sa mort, sa dépouille mortelle nous était revenue par avion.

Il avait été ramené auprès des siens. Il fut enterré dans le cimetière familial, à côté de son père et de ses frères ainés.

La vie avait repris son cours à Brazzaville malgré les difficultés économiques que connaissait le pays. Les Congolais ne vivaient plus. Ils survivaient. C'est dans ce climat morose que j'attendais ma famille, qui s'apprêtait à me rejoindre définitivement.

Je n'avais pas beaucoup de moyens, cependant j'avais développé des petites structures à caractère économique, pour pouvoir m'occuper dignement de ma famille.

J'avais rejoint un cabinet médical, où nous nous partagions les charges. Il ne fonctionnait pas très bien, mais il arrivait à nous procurer de quoi vivre.

J'avais hâte de revoir ma famille. Mon épouse était devenue hépato-gastro-entérologue, diplômée de l'ULB. Elle apporterait peut-être sa contribution dans la formation des jeunes médecins congolais admis en spécialité dans le service du professeur Itoua Ngaporo. J'y croyais.

Début mars 1997 ma famille était arrivée. Nous avions réussi à inscrire les enfants à l'école française. Comme ils sont belges, ils n'avaient pas droit à une bourse pour abaisser les frais d'écolage. Nous payions le tarif exigé aux étrangers.

C'était lourd, mais j'avais pris des dispositions pour y faire face. Notre vie était rythmée par cet emploi du temps fou de cette école, car les enfants avaient cours matin et après-midi. L'école étant située à Bacongo, il nous était difficile de ramener les enfants à Talangai. Nous avions grâce à Nono, trouvé un point de chute, pour ne rentrer, à la maison, qu'une fois les cours terminés.

Nous avions une vie heureuse et paisible en famille. Cette sérénité m'apaisait. Elle était de nature à me procurer beaucoup d'énergie nécessaire, pour affronter la furie des Congolais.

Mon épouse avait tenté de travailler en vain. Les portes du CHU lui étaient hermétiquement fermées, pour des raisons qui ne sont connues que des Congolais. Ces derniers n'ont jamais voulu faire un peu de place aux médecins formés en Europe. C'était beaucoup plus par complexe, que par autre chose. Il fallait que mon épouse bouge pour ne pas rester oisive à ne rien faire. Elle avait intégré notre cabinet. Elle travaillait le matin, pendant que nous occupions la tranche horaire de l'après-midi.

La situation politique du pays s'était davantage dégradée. Une frange de la population subissait de plus en plus les injustices de la part du pouvoir, cristallisant ainsi leur frustration et leur colère. Le pays était au bord de l'implosion, que je redoutais tant. J'avais des remords. Je me posais la question de savoir, si je ne m'étais pas précipité à faire venir ma famille. Mon épouse et mes enfants ne méritaient pas de vivre ce traumatisant désordre. Ils étaient venus d'un monde civilisé, pour se retrouver dans un monde de barbares stupides, dans lequel chaque homme politique avait sa milice, qu'il manipulait à sa guise.

L'hôpital se présentait comme le meilleur laboratoire pour prendre la température du pays. Indiscutablement, le pays était clivé. Il y avait d'une part toutes les milices contrôlées par la mouvance présidentielle de Pascal Lissouba, et d'autre part la milice de Koléla et celle de Sassou. J'étais persuadé que nous ne pourrions pas échapper à un coup de force pour renverser un président démocratiquement élu.

Les jeunes étaient manipulés. Dominés par le reflexe ethno-clanique, ils étaient prêts à mourir pour leurs leaders. Ils n'avaient aucune conscience politique pour la plupart d'entre eux. La misère avait contribué à les assécher intellectuellement. Nombreux avaient connu le décrochage scolaire. Ils vivaient avec femmes et enfants chez leurs parents. Ils n'avaient bénéficié d'aucune formation. Ils étaient aigris et prêts à en découdre. Pascal Lissouba était rendu coupable de leur malheur. Dans les quartiers nord de Brazzaville, il fallait éviter de prononcer le nom Lissouba, au risque de vivre une humiliation, pour ceux qui avaient de la chance, sinon une agression beaucoup plus grave pour les moins chanceux.

Ma famille n'était pas au courant de tout ce qui se tramait. Je ne voulais surtout pas l'apeurer. Elle venait d'arriver et il me revenait de la sécuriser.

Nous vivions comme si de rien n'était jusqu'au jour où, ce qui devrait inéluctablement arriver, arriva. Les affrontements avaient commencé. C'était le début de la fameuse et honteuse guerre du 5 juin 1997.

Ce matin très tôt, nous avions été réveillés par des tirs à l'arme automatique. Des attroupements se formaient dans les quartiers.

On venait de nous apprendre que les troupes du professeur Pascal Lissouba venaient d'attaquer, et cherchaient à investir la résidence de monsieur Sassou Nguésso.

La réponse des partisans de l'agressé ne s'était pas fait attendre. On comptabilisait déjà les morts. Un écolier, dont l'image symbolise aujourd'hui la furie de l'homme, avait pris des balles, pendant qu'il tentait de regagner le domicile familial. Quelle atrocité.

Nous étions persuadés que l'intelligence allait supplanter la bêtise, pour que ces affrontements s'arrêtent au plus vite, hélas. La guerre s'était intensifiée. J'avais peur pour ma famille que j'avais, sans le vouloir, exposé à la mort, alors qu'elle était tranquille en Belgique. Je m'en voulais énormément. J'avais du mal à croiser le regard un peu perdu de mon épouse. J'étais sa seule famille dans un pays d'évaporés.

Les jours passaient avec son lot de morts. Les gens quittaient massivement Brazzaville, dès que les protagonistes s'étaient mis à faire usage des armes lourdes. Les obus pleuvaient sur les quartiers nord de Brazzaville. C'était de la barbarie.

Nous avions profité d'un moment d'accalmie, et avions arrêté la décision d'aller nous réfugier à Kinshasa, pendant que mon premier fils était resté coincé dans la zone de démarcation.

Comme beaucoup de Congolais, le cœur rempli de tristesse, j'avais décidé de faire subir la première humiliation à ma famille, sans savoir que d'autres humiliations nous attendaient.

Après avoir fait quelques paquets dans lesquels nous avions rassemblé l'essentiel, nos enfants, mon épouse et moi, avions embarqué dans une pirogue motorisée pour Kinshasa. J'avais des larmes aux yeux. Je n'avais jamais été aussi malheureux que ce jour-là. J'avais été déshumanisé. Je ne représentais plus rien pour ma famille, car j'avais été incapable de lui offrir une vie décente dans mon pays.

Nous étions bien accueillis à notre arrivée à Kinshasa. Bernadette y avait de la famille. Son oncle paternel nous avait pris en pitié, car de la Gombé d'où il vivait, il apercevait des traces que les armes lourdes laissaient dans un ciel chaotique.

Bernadette et les enfants étaient décemment logés à la Gombé. Quant à moi, j'avais pu bénéficier d'un gite dans une autre maison appartenant à mon bel oncle, à Lemba Salongo.

Les journées, je les passais en famille au centre-ville de Kinshasa, et les soirs, je rejoignais mon dortoir situé à plusieurs kilomètres de là où se trouvait ma famille. Je n'avais pas d'argent. Ma famille et moi étions totalement dépendants de mon bel oncle. Ce monsieur s'occupait sans rechigner de nous. Il remplissait son devoir avec élégance et bienveillance.

Cette situation me préoccupait. J'avais du mal à vivre au crochet de ma belle-famille. Il fallait que je réagisse, mais en faisant quoi !

A Brazzaville, les milices se livraient aux exactions de part et d'autre. Le pillage des résidences, était devenu le plus beau travail de tous ces jeunes désœuvrés et drogués. Ils prenaient leur revanche sur cette société qui les avait tant humiliés.

De plus en plus, je songeais à trouver les moyens pour rapatrier ma famille en Belgique, sans jamais y parvenir. Je payais peut-être mon carma.

Ma situation d'exilé m'avait beaucoup affaibli. J'avais honte de continuer à demeurer l'hôte de mon bel oncle. Je ne supportais plus cet état d'éternel assisté. J'étais devenu un pantouflard.

Avec quelques amis médecins congolais, réfugiés pour la circonstance à Kinshasa, nous avions entrepris des démarches auprès de l'ordre des médecins, pour solliciter l'autorisation d'exercer. Le refus avait été catégorique, nous laissant encore dans le désarroi.

Mes frères et sœurs ainsi que ma mère avaient trouvé refuge à Gamboma, à plus de 350 km au nord de Brazzaville. Ils étaient en sécurité parmi les nôtres.

Leur présence sur nos terres me rassurait. Cependant, j'étais inquiet pour mon premier fils qui n'avait que 12 ans. Comme il était costaud, j'avais peur qu'il soit enrôlé de force, dans l'une des milices en conflit.

J'avais exprimé à mon épouse le vœu de me faire rare à la Gombé, pour ne pas continuer à peser sur le budget de mon bel oncle. Cette approche l'avait attristée, mais en même temps, elle me comprenait. Nous avions la chance d'avoir des enfants bien élevés. Ils n'étaient pas turbulents. Ils étaient obéissants. Cela rendait plus facile leur séjour dans un appartement qui les confinait, car ils y étaient nombreux à y vivre, pour peu de pièces habitables.

J'avais donc obtenu, de mon épouse, l'autorisation tacite de me faire de plus en plus discret.

J'avais rejoint mes copains et compatriotes d'infortune à Matongué. Cette commune de Kinshasa était devenue notre point de rencontre.

Il s'était installé entre tous ces misérables, que nous étions devenus, une sorte d'entraide pour survivre. De nous tous, personne ne travaillait, hormis un frère avocat qui avait réussi à glaner quelques consultations dans un cabinet d'avocats de la place. Il était rémunéré journalièrement, et c'est lui qui venait en aide à notre communauté. Son altruisme avait non seulement réussi à nous fidéliser sur les lieux, mais surtout à nous nourrir. Ce frère est maître Ludovic Désiré Essou, avocat brillant, inscrit au barreau de Brazzaville.

La guerre faisait rage à Brazzaville et nous n'entrevoyons pas son issue. Je n'avais pas des nouvelles de mon fils. J'étais de plus en plus inquiet. Il était difficile pour un père qui s'était réfugié dans une autre ville, et qui ne savait pas comment vivait un de ses enfants, laissé sur le théâtre des opérations.

Cette situation m'était inacceptable, et je pris la résolution coûte que coûte de traverser le fleuve Congo et aller le chercher.

Les deux camps avaient signé momentanément des accords de cessation des hostilités. J'avais profité de cette accalmie pour faire le déplacement de Brazzaville. A mon arrivée, j'avais dépêché un de mes cousins qui avait réussi à extirper mon enfant de chez ses grands-parents, qui habitaient au centre-ville, et qui avaient bien pris soin de lui.

Mon fils m'avait rejoint à notre résidence de Talangai, qui était devenu un poste des miliciens cobras du président Sassou Nguésso. Tous ses jeunes qui avaient pris quartier chez moi étaient gentils. Ils avaient sécurisé mes biens, alors que la plupart des maisons avaient été vandalisées. Fait surprenant, pendant que j'étais revenu à Brazzaville, ce sont eux qui me nourrissaient des fruits de leur pillage.

Un soir pendant que j'étais en compagnie de mon ami Tony Ganongo, adossés contre le mur de l'école immaculée conception de Ouénzé, les milices du président Pascal Lissouba, avaient repris de balancer des obus dans les quartiers nord de Brazzaville. Nous avions eu le réflexe d'aller nous mettre sous une dalle, là où vivait Tony. Quelques instants plus tard, un obus était tombé là où nous étions, tuant sur le coup quatre personnes dont le chauffeur de Tony qui avait vu sa tête éclater. C'était l'horreur.

Il y avait ses petits morceaux de son cerveau, accrochés sur un des murs de la parcelle. J'avais été projeté contre les casiers de bière, qui étaient dans propriété, qui servait également ce débit de boisson.

J'étais désorienté, ne sachant pas ce qui nous était arrivé. Je m'étais mis à courir dans tous les sens, jusqu'à ce qu'un homme qui me connaissait me guide, afin que je retrouve le chemin de ma maison.

En route, je m'étais arrêté à l'hôpital de Talangai, pour rendre un ultime hommage à ces petits frères, à qui la barbarie venait d'ôter la vie.

J'étais rentré chez moi, recouvert de poussière. Mon fils avait pris peur. Je m'étais abstenu de lui dire ce que je venais de vivre. Je ne voulais pas le traumatiser davantage, car il avait déjà vu beaucoup d'atrocités quand il était chez ses grands-parents.

Sans me poser des questions, le lendemain, nous avions pris place, mon fils et moi, dans mon bus, qui faisait le trafic Brazzaville Oyo, en passant par Gamboma.

Arrivé à Ngobana, le village natal de mon père, à 7 km de Gamboma, nous étions descendus pour nous y installer.

Nous avions été reçus par mes cousins. On m'avait logé dans une hutte sans aucun confort. C'était la guerre, et il fallait accepter ces conditions d'existence. Je n'avais pas la possibilité d'être accueilli quelque part.

La nuit avait été très courte. Très tôt dans la matinée, j'avais été déposé mon fils chez ma mère à Gamboma, afin de lui offrir un meilleur toit. Quant à moi, je me contentai de ma cabane de Ngobana.

Tous les matins, au village, nous étions tous scotchés à la radio, pour avoir des informations délivrées essentiellement par RFI et Africa numéro 1.

La guerre civile faisait rage. Aux dernières nouvelles, la ville de Brazzaville s'était vidée de ses habitants. Cette information n'était pas rassurante.

Depuis un bon moment, je n'avais aucune nouvelle de ma famille. Je dépérissais. En gros, je déprimais. L'idée de ne plus revoir ma femme et mes enfants trottait dans ma tête. Je ne croyais plus en rien.

Un soir, pendant que nous étions assis au milieu de la cours familiale, sous un clair de lune, nous vîmes mon bus s'arrêter. Un ami et frère, le docteur Déby, débarqua avec un petit baluchon. Il venait de s'extraire du théâtre des opérations militaires de Brazzaville. Il était fatigué et amaigri. Il m'avait rejoint dans la misère. Je l'avais présenté à tous mes cousins qui l'avaient immédiatement adopté. Ils compatissaient à sa douleur. Nous partagions dorénavant cette hutte d'infortune à deux. J'étais fier de recevoir un frère dans un moment aussi tourmenté. Il était arrivé sans argent, et moi, je n'avais pas grand-chose non plus. Mon bus ne me rapportait quasiment rien. On me roulait ; c'était une évidence.

Quelques jours plus tard, nous avions cherché, comme dans un moment de désespoir, à organiser une consultation de médecine au village. Nous nous étions rendus compte, très vite, que rien ne marchait. Il fallait se rendre à l'évidence et oublier ce pseudo-projet.

J'avais proposé à Déby que nous montions à Gamboma, où un ami m'avait cédé une maison en terre battue, comprenant trois chambres à coucher. Notre nouvelle maison nous avait rendu un peu de dignité. Je me souciais plus de Déby que de ma modeste personne. Il était venu dans ma famille. Cet attachement traduisait une confiance et une affection.

Il était de mon devoir de le protéger. Ma famille l'avait également compris. Priorité était donc donnée à Déby qu'à moi.

Une belle âme ne tient jamais compte de ses bienfaits, l'oubli en augmente le mérite, et le souvenir en diminue la gloire (Gombaud).

Nous étions devenus les habitants de Gamboma. Nous prenions notre mal patience.

Le clan de Sassou Nguésso avait pris le dessus sur celui du professeur Pascal Lissouba. La milice cobra avait mis en déroute les milices cocoyes et mambas verts de la mouvance présidentielle. Les partisans de Sassou Nguésso avaient bénéficié d'un appui conséquent et décisif de l'armée angolaise. Le pouvoir de l'homme de la science et de la technologie, le professeur des professeurs, Pascal Lissouba, avait été mis en déroute.

Brazzaville était dévastée. Il n'y avait plus que des ruines partout. Tous les barons du pouvoir ancien étaient en errance. L'exil était leur meilleur choix. Le Congo venait de vivre une guerre civile, qui avait vu des milliers de ses fils tombés sans gloire. Ils avaient été des acteurs d'une guerre dont ils ne maitrisaient pas l'essence. Les Congolais avaient été victimes des manipulations des hommes politiques.

La guerre était terminée. Mon fils voulait retourner à la civilisation le plus tôt possible. La chance m'avait souri, quelques jours avant la grande offensive de l'armée angolaise, lorsqu'une dame que je ne connaissais pas, en route pour une ultime négociation au Gabon, s'était arrêtée au marché de Gamboma, où nous nous retrouvions tous les matins, pour faire le point sur la situation militaire sur le terrain.

Elle était à bord d'un véhicule de marque Prado, et m'avait hélé en me disant : Bonjour docteur, vous avez beaucoup maigri. Ayez confiance, c'est une affaire de quelques jours. Je ne comprenais rien de son message.

Elle m'avait rappelé que j'avais soigné sa mère à Brazzaville, et qu'elle avait été satisfaite des résultats que notre traitement avait engendrés.

J'étais très étonné de savoir que, en ces moments de perdition collective, il y ait encore des gens qui se souviennent des bienfaits des autres.

Manifestement mon équipe et moi, en soignant la mère de cette dame que je ne connaissais pas, avions fait des heureux dans sa famille. Apprendre d'une tierce personne que l'on a été un peu utile dans la vie de quelqu'un, est très exaltant.

> « L'usage le plus digne qu'on puisse faire de son bonheur, c'est de s'en servir à l'avantage des autres. » (Marivaux)

Cette dame avait plongé sa minuscule main dans son sac, et m'avait tendu une liasse des billets en coupures de 5.000 fcfa. C'était un moment irréel. Voilà, moi qui crevais la dalle à Gamboma, par un fait inattendu, je venais d'être réhabilité dans ma dignité.

C'est grâce à cet argent venu de quelque part, que j'avais pu organiser le retour de Deby et mon fils à Brazzaville. Je les avais rejoints quelque temps après.

Brazzaville n'était plus que ruine. Déby s'était installé avec nous à Talangai. J'avais connu une chance inouïe. Ma maison n'avait pas été vandalisée. Les petits cobras de mon quartier m'avaient prouvé leur empathie et leur respect.

Je ne savais pas que les petits mots affables, que l'on peut avoir à l'endroit de ses contemporains, pouvaient ainsi impacter leur vie. Manifestement, ma générosité, envers eux, avait payé.

Le pays était paralysé. L'administration à l'arrêt. Tout était mort. Les pillages et braquages étaient quotidiens. Il avait fallu beaucoup d'effort à la force publique, pour ramener de l'ordre. Le Congo était au bord de l'effondrement, j'allais dire de la somalisation.

Une semaine environ après, j'avais eu des nouvelles de ma famille à Kinshasa. La solidarité de ma belle-famille et de nos amies, notamment Laure Yav, avait permis à mes enfants d'être scolarisés. Cette nouvelle m'avait fait pleurer et, en même temps, rendu heureux. Ce merveilleux monde avait refusé que mes enfants soient en décrochage scolaire. Il me revenait donc de m'organiser, pour aller chercher ma famille à Kinshasa. Pour cela, il fallait que l'administration et les écoles reprennent.

Entre temps j'avais accompagné Deby à Moukondo pour aller faire l'état des lieux de sa maison. Comme on pouvait s'y attendre les pilleurs étaient passés par là, et ils s'étaient copieusement servis. Même sa voiture avait été volée. Mon ami et frère était très affecté. Qui ne l'aurait pas été. Ce qui était fait, était fait. Malheureusement, à cause de la bêtise humaine, mon ami et frère Deby devrait repartir de zéro. Il vivait cette douleur sans la partager à son épouse qui s'était retranchée à Dolisie avec leurs enfants.

La décision fut donc prise de refaire quelques travaux. A la grande surprise de tout le monde, le jour où débuteraient les travaux, ces petits sauvageons avaient de nouveau visité la maison, et ils s'étaient emparés de la cuvette WC et du bidet. C'était cruel. Heureusement que Déby est un homme solide. Il avait patiemment refait les travaux, et il s'était réinstallé chez lui.

A Brazzaville, la vie avait repris timidement. L'administration fonctionnait. Les vainqueurs de la guerre paradaient dans la ville, accompagnés par leurs écuries armées jusqu'aux dents. Ils roulaient dans des véhicules 4x4 flambant neufs, pillés à la CFAO, ou chez certains particuliers. Ils avaient la gâchette facile et, pour un rien, ils pouvaient dégainer et mettre un terme à la vie d'autrui. Il fallait vivre en bonne intelligence avec soi-même.

J'avais repris mon travail au CHU. L'activité dans le service était timide. Je n'avais plus de voiture. Ma mobilité était très réduite. J'utilisais parfois mon bus pour me rendre à l'hôpital. Le monde était misérable. Tout le monde était triste. Le Congo avait payé le prix fort de son imbécilité.

J'étais allé chercher ma famille à Kinshasa. Je ne saurais jamais assez, remercier maman Espérance et papa Ngoy, son mari, pour avoir hébergé et protégé ma famille. Finalement dans ce chaos, j'avais eu beaucoup de chance.

Ma famille était de nouveau réunie. Mes enfants avaient vécu cette sale guerre. Ils n'en parlaient peut-être pas, mais ils en avaient souffert.

Ils avaient repris l'école quand, soudain, une autre guerre avait surgi dans le Pool, une région au sud du Congo. Le lycée français avait de nouveau fermé ses portes.

Comme je tenais à la scolarité de mes enfants, nous avions fait le déplacement de Pointe-Noire, dans l'espoir de scolariser mes fils. Hélas, là aussi, dans la ville océane, l'école française était également fermée. Nous voilà totalement désemparés sans solution.

Ma ténacité m'avait conduit à ne pas baisser les bras, bien au contraire, il me fallait explorer d'autres pistes. L'idée m'était venue de contacter un ami,

Mous Paraiso qui connaissait bien ma famille, pour avoir fait une bonne partie de ses études à l'ULB, et il nous fréquentait régulièrement lorsque nous étions à Bruxelles. Il avait été très prompt. Il avait pu inscrire mes enfants dans une école de Cotonou, et surtout, il avait réussi à mettre à la disposition de ma famille, un appartement que nous avions modestement meublé, en attendant que le calme revienne à Brazzaville.

Bernadette et les enfants s'étaient enfin installés au Bénin pour que la scolarité de mes garçons ne soit pas interrompue.

J'étais de nouveau seul à Brazzaville, sans ma famille. Je passais plus de temps au CHU qu'ailleurs. J'essayais de mettre en place des projets, hélas sans lendemain.

Le professeur Gombé venait d'être nommé recteur de l'Université Marien Ngouabi, alors qu'il avait été relevé depuis un peu plus d'un an, de ses fonctions de directeur général du CHU.

C'était une belle promotion pour ce monsieur, qui avait eu maille à partir avec le pouvoir de Lissouba. C'était une forme de revanche, et un clin d'œil à ceux qui l'avaient ostracisé.

L'Université avait émis le besoin de se renouveler, car entretemps, il y avait eu beaucoup de départs à la retraite. Pour la faculté des sciences de la santé, il y avait deux postes à pourvoir. Un poste pour la diabétologie et un autre pour la cancérologie.

En ce qui concerne la diabétologie, il ne se posait aucun problème, son candidat était connu. En revanche, il se posait un problème pour la cancérologie. Théoriquement, j'étais le plus ancien dans le grade de médecin spécialiste, donc ce poste me revenait d'office. Malheureusement, mon chef de service élaborait un autre plan, pour m'éliminer de la course. Il voulait octroyer ce poste à un jeune confrère qui venait de rentrer. Je n'avais aucun mentor. J'étais livré à sa merci. J'avais été mis au courant de toute sa manœuvre. Je l'observais attentivement, sans faire de bruit. Il m'avait humilié lors du précèdent recrutement et là, à nouveau, il voulait user du pouvoir qui était le sien pour m'humilier pour la deuxième fois.

« Jamais un envieux ne pardonne au mérite. » (Corneille)

Je payais probablement le prix d'une compétence actée, et de mon insoumission à son diktat.

Certains mandarins, tenus au courant de son manège, avaient attiré son attention sur cette forfaiture qu'il voulait organiser. On lui avait clairement notifié que ce poste devrait me revenir, et qu'il était inconcevable qu'il en fût autrement.

Les gens craignaient ma réaction, car ils me savaient extrêmement violent, et que je n'accepterai pas une nouvelle injustice, quelle que soit sa nature.

> « N'ayez jamais honte de qui vous êtes. Vous avez le droit de ressentir n'importe quelle émotion et d'emprunter n'importe quel chemin, si celui-ci vous rend heureux. » (Fermat)

Oui, j'étais prêt à l'affrontement. Je ne pouvais tolérer qu'un citoyen lambda brise ma carrière sur le champ de la vérité, cette vérité qui avait blessé et engendré la haine de mon chef.

J'étais vigilant, pour éviter d'être driblé par qui que ce soit. J'espérais que je n'irais pas jusqu'à user de la violence, si ce poste m'en était privé.

J'étais revenu au pays pour faire carrière et non pour être un faire-valoir. La tension au sein de l'hôpital était palpable. Un de nos assistants, au courant de toutes ses manigances, s'était rapproché de notre chef, pour attirer en bon sage, son attention. Sans passer par deux chemins, il lui avait clairement dit que ce poste devrait absolument me revenir.

La perfidie est parfois l'arme utilisée par ceux qui croient qu'ils sont plus forts que tout le monde.

Au milieu des déguisements et des artifices qui règnent parmi les hommes, il n'y a que l'attention et la vigilance qui nous puissent sauver des surprises (Bossuet).

J'étais tranquille et j'attendais la sortie de la liste des nouvelles recrues à l'université.

A la grande surprise de tous ceux qui encourageaient mon chef à me détruire, mon nom figurait bel et bien sur la liste des nouveaux assistants.

Le recteur avait entendu raison. Il avait reculé devant cette envie morbide, qui le poussait à vouloir me faire mal. J'avais désormais une place, comme mes collègues qui avaient été recrutés trois ans avant moi. J'étais devenu un médecin bi-appartenant.

Mon chef m'avait appelé pour me dire que ma place n'avait pas été facile à négocier, en raison de la modicité des postes qui avaient été réservés à notre faculté. Je lui avais dit merci pour m'avoir recruté, sans faire d'autres commentaires.

Ma famille était à Cotonou depuis un certain temps. Tout se passait bien, jusqu'au moment où nous avions connu un drame. Mon épouse faillit perdre la vie. Dieu était avec nous. Elle s'en était bien sortie. Je lui avais proposé d'aller passer des vacances avec les enfants auprès des siens en Belgique.

Pendant les vacances, mes fils traumatisés par les différents évènements, qu'ils avaient vécus au Congo, avaient fait savoir à leur mère, qu'ils ne souhaitaient plus retourner en Afrique. Mon épouse était résignée et contrainte de se réinstaller définitivement en Belgique, avec mon accord. Elle avait trouvé un travail. En parallèle, elle avait fait une autre spécialisation en gériatrie. Depuis un peu plus de 10 ans, elle est chef de service de gériatrie à l'hôpital de Bouge à Namur. Elle a le mérite d'avoir élevé mes enfants toute seule, pendant que je me tuais à servir le Congo. Cette séparation causée par la vanité des hommes politiques de mon pays, a failli dévaster mon ménage. Je voudrais solennellement dire merci à mon épouse qui a tant souffert des conséquences induites par cet éloignement. Dieu m'avait donné cette femme pour la vie. Que mon épouse me pardonne pour tout le mal que je lui ai fait.

A mes enfants je demande également pardon pour ne pas avoir été présent à leurs côtés durant toutes ces années.

Je sais combien cela fait mal de ne pas avoir, en grandissant une présence paternelle permanente à ses côtés. Surtout durant la période de l'adolescence.

Si les choses étaient à refaire, je les referais autrement.

Chapitre-X : L'assistant

Mon statut avait changé. J'étais mieux dans ma peau ; les rapports interhumains dans le service s'étaient considérablement améliorés. Cependant, je ne me faisais aucune illusion, car la haine était tenace de l'autre côté.

Mon jeune collègue avait compris que son avenir se jouerait ailleurs, certainement pas au Congo. Il avait compris le fonctionnement de notre chef. Je crois qu'il ne voulait pas se faire manipuler. Quelque temps plus tard, il avait regagné la France pour y exercer. Il avait eu le courage de décider tôt pour ne pas connaitre l'enlisement que j'avais connu quelques années plus tôt. Le Congo avait quatre cancérologues de bonne facture à l'extérieur. Quel gâchis ! Tout ce monde avait préféré ne pas travailler dans cet environnement délétère, qui m'avait comme souffre-douleur.

La faculté des sciences de la santé comptait, en 1998, deux formations spécialisées diplômantes en médecine, l'une en cardiologie et l'autre en hépato-gastro-entérologie. La mode était à la création de ces formations spécialisées, car nos jeunes médecins avaient non seulement du mal à obtenir des visas, mais aussi il leur était devenu difficile de s'inscrire en France dans des cursus de spécialités. C'était pour la France, semble-t-il, un moyen pour lutter contre l'immigration, car la plupart des médecins africains en spécialité dans l'hexagone ne rentraient pas dans leurs pays respectifs, à la fin de leur formation.

Plusieurs pays d'Afrique avaient opté pour des formations intramuros.

Le recteur, fort de son nouveau statut, avait créé le diplôme d'études spécialisées en cancérologie médicale. J'avais émis des réserves lors de l'élaboration de ce projet, parce que je pensais que l'environnement pour former des oncologues ne s'y prêtait pas. De plus, le corps enseignant était inexistant. Nous ne serions que deux à animer cette formation.

J'étais conscient que l'imposture allait encore s'imposer. Finalement, ce DES fut créé.

Dans le service, l'un de nos assistants avait réussi à obtenir une bourse de l'OMS, pour aller se spécialiser à l'Institut Jules Bordet, là où je fus formé quelques années auparavant.

Après mon recrutement à l'université, j'avais obtenu une permission d'absence d'une dizaine de jours pour aller rendre visite à ma famille en Belgique. Durant mon séjour, j'étais allé dire bonjour au professeur Jean Klastersky qui me réservait, à chaque fois, un accueil chaleureux. Il était heureux de me voir, car il attendait un fellow du Congo. Il m'avait interrogé sur le profil du candidat. J'avais été prolixe, en décrivant le candidat comme quelqu'un de doué, ce qui est vrai en plus, et que j'avais pris le temps de le préparer. Il m'avait assuré qu'il le prendrait en octobre. Un bureau lui était déjà réservé. Des blouses blanches estampillées à son nom l'attendaient. J'étais heureux de pouvoir compter sur ce collègue, qui viendrait renforcer l'équipe des oncologues de Brazzaville, et ainsi compenser le déficit induit par mes collègues qui ont préféré faire carrière en France.

Dès mon retour au pays, j'avais informé mon jeune confrère des dispositions, le concernant, que Bordet avait prises.

Une semaine avant son départ pour la Belgique, il fut convoqué au bureau régional Afro de l'OMS, où on lui notifia l'annulation de sa bourse, pour aller faire la cancérologie, sans aucune explication. On lui avait demandé de se rapprocher de la représentation de l'OMS au Congo.

Le lendemain matin dans le service, furieux, notre assistant était très remonté contre moi, croyant que j'étais à la base de la suppression de sa bourse. Je n'avais rien compris à cette histoire. Ce n'est qu'à son retour, après avoir rencontré le représentant de l'OMS, qu'il fut fixé. En effet, l'OMS avait reçu un courrier du professeur Gombé-Mbalawa, lui notifiant la création d'un diplôme de spécialité en cancérologie au Congo, et que la formation allait débuter en octobre 1998, par conséquent, il avait jugé inopportun que le Congo envoie un candidat à l'extérieur. Voilà donc comment cette bourse fut torpillée. J'étais très triste.

Comment peut-on s'amuser avec la vie des autres à ce point. Ce n'était rien d'autre que de la méchanceté. Notre assistant était abattu et profondément déçu. Il venait de subir la dictature sournoise de notre chef. Il voulait quitter le service, et il avait raison. Nous avions réfléchi tous les deux et nous nous étions mis d'accord, pour qu'il aille se spécialiser en hématologie à Abidjan.

Il aurait voulu devenir cancérologue, le sort malheureusement avait décidé autrement. Il sera plutôt hématologue. Son opiniâtreté avait payé.

> « Entre l'objectif et la réussite, il y a une chose essentielle, la persévérance qui est la croyance fondamentale de toujours réussir, la volonté de tourner l'objectif en or, la grandeur de ne jamais abandonner, la prévoyance du rêve qui vous permet d'y arriver. » (Onuoha)

Finalement, l'OMS finit par lui accorder une bourse pour la Côte d'Ivoire. Cette situation, au lieu de générer de la haine, avait permis à cet assistant de réaliser combien il nous était difficile de travailler avec ce genre de leader. Il avait compris que notre patron redoutait qu'un autre oncologue formé, selon l'esprit de l'ULB, me rejoigne pour former une véritable coalition de progrès. Avoir boycotté la formation de ce jeune médecin, actait sa peur de se voir ravir le leadership de la cancérologie au Congo. Quelle misère !

Les honneurs déshonorent ; le titre dégrade ; la fonction abrutit (Flaubert).

Entretemps, j'ai dû informer Bordet de cette malheureuse situation, qui en avait pris acte. Le poste qui avait été ouvert pour notre assistant fut finalement offert à un jeune médecin luxembourgeois.

Le DES de cancérologie médicale était créé. Les premiers candidats spécialistes étaient nos deux assistants. Je n'arrêtais pas de m'interroger sur la qualité de la formation que nous donnerions à ces jeunes gens.

Le vin était tiré, il fallait le boire. Je n'avais pas d'autre choix que de m'investir dans le coaching, et essayer de faire de ces assistants des oncologues, tout en sachant qu'il leur faudra obligatoirement une formation complémentaire extramuros, afin de densifier le peu de connaissances que je leur apporterais.

Le recteur avait réussi à faire la promotion de son DES en Afrique. Il était une voix écoutée, car il était le premier agrégé estampillé CAMES de cancérologie médicale.

Sa voix portait en Afrique centrale, comme en Afrique de l'ouest. La seconde année, le DES avait accueilli cinq médecins dont deux Ivoiriens, deux Camerounais et un Congolais.

Les deux Ivoiriens déjà spécialistes, l'un en chirurgie et l'autre en gynécologie-obstétrique avaient bénéficié d'une dérogation pour s'inscrire en 2ème année de DES.

Les autres années académiques avaient vu l'arrivée d'autres candidats spécialistes africains. L'audace avait permis au recteur de tenter l'aventure, et cela lui avait réussi. Cette formation se déroulait comme les autres dans un environnement, où le plateau technique faisait défaut. Il nous fallait être inventif pour relever le défi.

En 2001, j'avais connu quelques ennuis de santé qui m'avaient éloigné du Congo pendant neuf mois. J'avais rejoint ma famille en Belgique pour bénéficier des soins en restant auprès de mon épouse. Durant mon séjour, à la demande du recteur, donc de mon patron, mon salaire avait été suspendu, malgré les certificats médicaux que j'avais fait parvenir à l'université et au CHU. J'avais du mal à comprendre la réaction de mon chef, qui était le mieux informé de mon problème de santé. C'était une façon de prouver sa puissance dominatrice sur ses subalternes. J'étais loin et je ne pouvais que subir cette violence non justifiée.

Cette année avait été marquée par la naissance de mon 4ème garçon. L'arrivée de mon fils m'occupait et me procurait beaucoup de bonheur. Ce bébé m'avait permis momentanément d'oublier mes ennuis, voulus par mon chef. De toutes les façons, je n'étais plus tenu par une obligation, puisque je n'avais plus de salaire. J'avais pris mon temps pour rester quelques mois de plus aux côtés de ma famille, jusqu'à ce que mon épouse reprenne son travail. Entretemps, n'ayant aucune rémunération, j'avais été totalement à la charge de ma femme. Ce fut un moment déprimant, car j'avais été sans argent par le bon vouloir d'un humain qui se prenait pour Dieu le père. Il croyait que, en me privant de mes droits, il arriverait à me faire plier.

> « A quelques-uns l'arrogance tient lieu de grandeur ; l'inhumanité de fermeté ; et la fourberie d'esprit. » (Bruyère)

J'avais pris le temps d'analyser ce que mon chef concoctait. J'avais compris qu'il voulait que je quitte le Congo, pour enfin qu'il ait les mains libres pour imprimer sa cancérologie africaine, telle qu'il me l'avait exprimé lorsque j'étais en formation à l'ULB.

Je suis quelqu'un de tenace. Le mot abandonner n'existe pas dans mon vocabulaire. J'avais recouvré ma santé pour enfin regagner le Congo, où m'attendaient d'autres combats.

J'avais repris mon travail au grand bonheur de tous ces candidats spécialistes essentiellement étrangers. Parmi tous ces médecins en formation, une dame et un Congolais avaient été instrumentalisés pour me rendre la vie difficile. Il leur avait été demandé de ne pas se soumettre à mon autorité. Ils étaient totalement assujettis au chef de service qui, malheureusement, ne leur apprenait pas grand-chose. Cela ne pouvait m'étonner. J'étais triste de constater que pendant que les autres progressaient, eux, ils faisaient du sur place. Ils apprenaient tout, sauf l'oncologie. Bordet m'avait appris à devenir tueur, et j'avais, là, l'occasion de le tester. Ces deux goujats étaient devenus ma cible préférée. Je savais ce qu'ils valaient, et cela me rendait heureux de m'amuser.

Au CHU, mes indemnités n'avaient pas été touchées, en revanche à l'université, mon salaire demeurait suspendu. Comme j'étais dans mes droits, j'engageais une procédure administrative pour recouvrer mes droits. Finalement après une bataille pour laquelle j'avais sollicité l'appui du syndicat, le recteur avait levé la suspension de mes émoluments.

Sur les neuf mois de salaire bloqués, il ne m'en avait libéré que trois. C'était pénible, mais que pouvais-je faire de plus. J'étais à sa merci.

J'étais assistant universitaire depuis 1998, et il me fallait penser à ma carrière. Je m'étais engagé à présenter ma candidature au CAMES pour accéder au grade de maître-assistant. J'avais, comme l'exige la procédure, constitué mon dossier qui, avant d'être soumis à l'instance qui étudie les dossiers, devait requérir l'assentiment du patron de la chaire de cancérologie.

Mon dossier était complet, et le reste n'était qu'une formalité.

A ma grande surprise, mon dossier avait été retoqué par le CAMES, sous prétexte que je n'étais pas spécialiste en cancérologie, mais plutôt en médecine interne. Cette institution me demandait de m'inscrire plutôt sur la liste de la médecine interne. Mon patron voulait me fermer la voie de l'oncologie, afin qu'il reste seul maître à bord.

> « Il est des moments où il faut avoir le courage d'ignorer la honte. » (Kone)

Quelle hérésie de la part du CAMES qui ne connaissait pas le libellé des diplômes de spécialités médicales, que l'on octroyait aux médecins spécialistes, formés dans d'autres pays de l'union européenne, autres que la France.

J'étais furieux. J'avais compris d'où venait ce coup tordu. Son instigateur était gêné, car il savait que c'était une technique pour me décourager, et me pousser à abandonner ma carrière en Afrique. De toute évidence, il tenait à m'éloigner du Congo pour rester le seul coq dans le poulailler.

Voici le récit qui m'avait été fait par ceux qui avaient participé à cette réunion, où l'on examinait les dossiers des candidats : lorsque mon dossier fut présenté, le jury avait besoin qu'on lui explique comment l'ULB consacrait ses cancérologues.

Mon patron sachant qu'on lui poserait la question pour qu'il apporte la clarification, car il savait comment on formait les spécialistes en Belgique, avait préféré quitter la salle pour créer le doute. Son absence était planifiée, car il voulait délibérément me détruire.

Voilà un monsieur qui avait reçu un dossier complet, que l'ULB lui avait envoyé en 1985, avant que je ne sois accepté comme candidat spécialiste en cancérologie qui, par méchanceté, avait délibérément décidé de me livrer aux incultes de l'administration universitaire. Il savait que j'avais ramené dans mes bagages ce sésame. Volontairement, il avait opté pour la politique de la chaise vide. Pour rappel, dans les années 1990, les universités belges délivraient à l'issue d'une formation spécialisée en médecine, le diplôme intitulé : Licence Spéciale en Médecine Interne, Option : hépato-gastro-entérologie, ou cardiologie, ou hématologie, ou neurologie, ou endocrinologie, j'en passe. Il n'y avait donc aucune ambiguïté, et les choses étaient claires. Comment comprendre que mon dossier soit retoqué, alors que, un an auparavant, un de mes collègues, formés en Belgique, avait été consacré maître-assistant en hématologie avec la Licence Spéciale en Médecine Interne, Option : Hématologie. C'était ce que j'ai l'habitude d'appeler, par humour, un problème noir.

Le comble de la bêtise, c'est de voir mon patron me demander de prendre une équivalence en soutenant un mémoire, en vue de l'obtention du DES de cancérologie médicale de Brazzaville, alors que j'étais le seul formateur, ayant la légitimité et la compétence en la matière. Il voulait certainement apporter de la valeur ajoutée à son diplôme. Il croyait m'humilier.

Malicieusement, pour compenser son manque de formation en oncologie, il disait à qui voulait l'entendre que Nkoua-Mbon était interniste et non cancérologue. Il ne savait même pas que la cancérologie médicale relevait de la médecine interne. Pour cela, il avait une excuse, car ce monsieur venait de la paillasse pour se mettre à la clinique.

> « Si quelqu'un dit du mal de toi, ne te prends pas la tête. Les guêpes piquent toujours les fleurs les plus belles » (Fermat)

Au lieu de me laisser abattre par la sottise des hommes, j'avais joint mon épouse, elle-même formée à l'ULB, pour qu'elle saisisse le rectorat de cette université, pour qu'un document expliquant l'obtention des diplômes belges me soit rapidement envoyé. Comme on pouvait s'y attendre, l'ULB avait manifesté son étonnement doublé d'une indignation. Il s'était fendu d'un courrier explicatif, comme pour dire que nous n'étions pas sérieux.

Le professeur Jean Klastersky n'était pas étonné de ce qui m'était arrivé. Il m'avait appelé pour me soutenir. Il avait écrit également au rectorat de l'université Marien Ngouabi, pour expliquer clairement comment la Belgique formait ses spécialistes. J'avais donc reçu deux documents dont l'un du rectorat, et l'autre du patron de la chaire de cancérologie médicale de L'ULB.

Les routes difficiles conduisent souvent à des belles destinations (Fermat).

Muni de ces précieux papiers, j'avais tenu informé mon chef de service. Il en avait pris connaissance. Il était très embarrassé. Il savait que j'étais au courant de sa forfaiture.

Sans se démonter, il m'avait quand même conseillé de prendre une équivalence de son DES. Il savait pertinemment que son torchant ne valait absolument rien devant la puissance des documents belges qui clarifiaient mon profil.

J'avais ri au fond de mon cœur de sa proposition. Il m'avait fait de la peine. Il m'avait clairement notifié sa haine. Malgré son statut, ce monsieur était malheureux.

Cette affaire avait suscité l'indignation des patrons de médecine, qui avaient probablement tancé mon patron. Il n'avait pas d'autre choix que de les instrumentaliser, en leur disant qu'il me remettrait une équivalence, après que j'aie présenté un bête mémoire.

Le professeur Bouramoué m'avait convoqué à son bureau pour me demander de prendre mon mal en patience. Il avait relevé le caractère malveillant de la démarche de celui qui était censé me protéger et m'accompagner vers l'agrégation. Je lui avais montré les différents courriers que j'avais reçus de la Belgique. Il était confus. Il avait avoué à demi-mot la méchanceté de mon patron. Pour faire court, il me recommanda de présenter ce mémoire que mon bourreau souhaitait. Il ne voulait surtout pas que ce qui s'était passé contre moi, le soit de nouveau par la volonté d'un sournois. Il m'avait certifié qu'il demanderait au directeur du DES de cancérologie de convoquer un jury dont il serait le président.

Pour avancer, car j'étais de plus en plus déterminé à prouver à ce monsieur que je ne baisserais pas les bras, je lui avais donné mon quitus pour cette équivalence.

Je lui avais rapidement proposé un sujet bateau et sans intérêt. Notre service était le siège du registre des cancers de la ville de Brazzaville. Le registraire était logé dans nos locaux.

Après lui avoir donné des instructions sommaires, il m'avait présenté une méthodologie que j'avais corrigée. Je lui avais enfin donné le top pour qu'il commence la collecte des données. En moins de deux semaines, j'avais rédigé ce fameux mémoire au grand bonheur de celui qui croyait me torturer. Je venais de régler ce stupide détail africain.

Je ne m'étais jamais attribué la paternité de ce mémoire. Celui qui avait fait le plus grand travail était plutôt le registraire, à qui j'avais enseigné les rudiments de la rédaction médicale. Comme pour le remercier, j'avais exploité ce mémoire pour en faire une publication dans laquelle il était co-auteur.

Le lendemain, le professeur Bouramoué m'avait encore fait chercher. Il m'avait conseillé d'adopter un profil bas, car le fauve n'avait toujours pas abandonné sa proie.

J'avais suivi les conseils du fondateur de l'INSSSA qui manifestement souffrait de cette injustice dont j'étais victime. Dans le service, je sentais le malaise gagné les candidats spécialistes étrangers. Ils s'étaient fait leurs propres opinions. Ils savaient que j'étais persécuté. Ils me manifestaient leur fraternité. Cela me donnait le courage de m'occuper d'eux. A la faculté de médecine, comme à l'hôpital, cette situation embarrassait quasiment tous les patrons qui se posaient la question, comment quelqu'un pouvait-il se donner la liberté de détruire son collaborateur. Ce qu'ils ne savaient pas, c'est le calvaire qu'avait vécu, il y a trois ans, un de nos assistants, lorsque de façon délibérée, sa bourse OMS fut boycottée.

Il fallait être fort mentalement pour travailler dans un environnement aussi malsain.

En général, il faut se redresser pour être grand : il n'y a qu'à rester comme on est pour être petit (Marivaux).

J'avais compris que le registraire voulait participer à la rédaction des papiers à mes côtés. Il m'était devenu très proche bien qu'étant l'un des collaborateurs du recteur, chef de service, directeur du DES de cancérologie médicale, et directeur du registre des cancers de la ville de Brazzaville. Il avait réussi à agréger tous ces titres sur son nom. Cela lui donnait l'impression d'être le centre du monde. Il pouvait user de son pouvoir pour faire mal. J'étais conscient de tout cela, J'avais peur qu'il prenne en griffe ce jeune homme, qui m'accompagnait dans mon aventure. Finalement, il ne s'était rien passé de fâcheux car, ce garçon était le pion largement utilisé par mon bourreau, contre moi, sans que je le sache. Il était entré dans mon intimité. Il partageait régulièrement ma crédence. En définitive, nous ne nous séparions que le soir après avoir passé tout notre temps au CHU.

> « Les belles âmes arrivent difficilement à croire au mal, à l'ingratitude, il leur faut de rudes leçons avant de reconnaitre l'étendue de la corruption humaine. » (Balzac)

Le temps avait passé. J'avais réintroduit mon dossier au CAMES, pour de nouveau postuler au grade de maître-assistant, après avoir été recalé l'année dernière, du fait de la volonté d'un homme qui ne voulait pas me voir au Congo.

Tous les acteurs africains francophones suivaient de très près ce feuilleton, qui les dépassait. Ce feuilleton aux allures kafkaïennes les intriguait. C'était l'exemple de la torture gratuite qu'un chef infligeait à son collaborateur. C'était l'expression abjecte d'un comportement bantou. Ils ne comprenaient pas ce que j'avais fait au bon Dieu, pour porter cette lourde croix.

Mon dossier avait été examiné avec avis favorable. Je n'avais manifesté aucun signe de joie. Justice venait d'être rendue. Mon tortionnaire n'avait pas réussi à me détruire psychologiquement. Entre lui et moi, la rupture était consommée. Je savais que je devais jouer le jeu jusqu'à ce que je sorte de ses griffes.

L'honneur appartient à ceux qui n'abandonnent jamais la vérité, même lorsque les choses semblent sombres et sinistres, qui essaient encore et encore, qui ne sont jamais découragés par les insultes, l'humiliation et même la défaite (Mandela).

J'avais informé mon épouse et le professeur Jean Klastersky de la validation de mon dossier au CAMES. Le professeur Jean Klastersky avait vécu ce que l'on m'avait fait subir l'an dernier comme un affront, pour ne pas dire une insulte de la part des gens, sans étoffe scientifique. Quant à mon épouse, elle était soulagée, sans oublier que d'autres combats étaient à venir.

La première promotion des oncologues de Brazzaville avait terminé leur formation, sans vraiment convaincre. Les bases essentielles de l'oncologie n'étaient pas au rendez-vous, pour certains d'entre eux. Il revenait donc à chacun des patrons d'accompagner et parfaire les acquis de leurs jeunes spécialistes. Moi, de mon côté, je m'employais à sédimenter les bases en oncologie de l'un de mes assistants qui, conscient de ses insuffisances, avait compris l'intérêt de travailler avec moi.

Plusieurs jeunes médecins qui étaient en DES avaient intégré les enjeux de la formation. Ils s'accrochaient à ma modeste personne dans l'espoir de progresser. Ils étaient plus ourdis que les premiers candidats qui venaient de terminer leur formation.

Mes difficultés avec mon chef étaient non seulement connues de notre corporation, mais également de ma famille. Ma mère vivait mal ma persécution. Elle ne comprenait pas comment ce monsieur, qu'elle trouvait affable pendant que j'étais en formation en Belgique, soit brutalement devenu le bourreau de son fils. J'observais la colère monter chez elle. Elle voulait que les deux familles se retrouvent, afin que mon chef dise, devant tout le monde, ce qu'il me reprochait. Pour ne pas froisser ma mère, j'avais usé de beaucoup de tact pour l'en dissuader. C'était une affaire qui concernait deux hommes invités, malgré leurs oppositions, à cohabiter. Le rapport des forces était en sa faveur. Ce n'était donc pas nécessaire que je lui donne l'occasion, pour qu'il s'en serve pour me détruire prochainement, dès qu'une nouvelle occasion se présenterait. Ma mère avait compris que je devrais observer un profil bas et continuer à travailler en silence.

Notre chef de service s'était absenté et j'assurai son intérim. Je m'appliquais à faire régner l'ordre et la discipline. Des médecins qui, d'ordinaire, me manifestaient leur insubordination quand leur maître est là, rasaient les murs. Ils redoutaient ma violence. Tout le temps où ils étaient sous mon autorité, il régnait un silence absolu. Ils se gardaient bien de commettre la moindre bêtise, car la sanction aurait été immédiate.

Nous étions de plus en plus nombreux dans le service, et il se posait un problème de locaux. J'avais réussi à installer, dans une grande salle située à côté du service radiothérapie, tous les candidats spécialistes des 1ère et 2ème années de DES ; les autres candidats spécialistes s'étaient arrangés à squatter les bureaux des oncologues déjà formés.

Depuis quelques jours, un de nos assistants qui venait de terminer sa spécialité, sur lequel j'avais placé mes espoirs, depuis le départ de son collègue à Abidjan, montrait des signes d'énervement. Il partageait son local avec un candidat spécialiste de 3ème année, hyperprotégé par le chef de service, qui lui manquait de respect. J'avais été tenu informé de cette situation, par notre coordonnatrice des soins.

Sans hésitation aucune, je l'avais installé dans un tout petit bureau en guise de sanction. Au retour, mon chef, sans chercher à ce que je lui fasse le compte rendu de ma gestion du service durant son absence, avait réinstallé son poulain dans le bureau d'où je l'avais éconduit. C'était une façon d'abaisser mon autorité, face à mes subalternes. Il avait oublié que j'étais inébranlable, pour ne pas me morfondre. J'avais plutôt pitié de mon assistant, à qui j'avais débarrassé ce collaborateur sans éducation et mal élevé. Ce candidat spécialiste et notre assistante formaient un binôme toxique, considéré comme le relai de l'antithèse de la cancérologie, qu'incarnait leur maître. Le combat était devenu extrêmement violent entre son école qui s'affaissait chaque jour, et la mienne qui ne faisait qu'enfler. Le patron avait compris que les aiguilles de la montre tournaient dans le sens contraire, et il s'en offusquait sans le manifester. Il réalisait chaque jour que les autres candidats spécialistes s'inspiraient de ma démarche intellectuelle, pour aborder les problèmes que présentaient les patients porteurs de cancer. Leurs discours tranchaient nettement avec celui du chef de service, qui se rendait compte des progrès extraordinaires enregistrés par nos jeunes gens en formation.

J'en mesurais la portée chaque jour, et je m'en délectais. J'avais pris l'option de leur donner les clés de l'apprentissage en oncologie, ces clés que j'avais héritées du docteur Dodion, lorsque j'étais en formation à Bordet. Je leur apprenais comment se servir de la littérature pour mieux gérer les cas. Ils étaient tous devenus des adeptes des *case record of Massachusetts*, que l'on publiait dans tous les numéros de la grande revue médicale The New Englang of Medicine.

Tous ces jeunes étaient épanouis dans le service pendant que le binôme insoumis manifestait des signes d'aigreur. Il formait avec le chef de service le peloton des loosers. J'étais heureux de constater combien tous ces candidats spécialistes prenaient de l'assurance. Mon travail payait. Contrairement au terrorisme intellectuel que le chef de service leur faisait subir, au point où un candidat spécialiste ivoirien stressé consommait régulièrement des bétabloquants, ils se sentaient plutôt apaisés par ma méthode managériale. Je leur répétais, sans me lasser, qu'ils ne devaient pas me craindre, mais plutôt me respecter. Je leur avais inculqué la notion de la contradiction, en s'appuyant toujours sur des arguments scientifiques avérés.

L'ULB, cette université des libres penseurs, m'avait tout appris, sauf devenir dogmatique. Mes jeunes collaborateurs savaient qu'ils pouvaient se tromper, et ce n'est que comme cela que le métier allait rentrer. Je n'ai jamais eu un mot déplacé vis-à-vis d'eux, bien au contraire, pour susciter leur adhésion, je me devais de les respecter et de les valoriser. Mon travail suscitait l'admiration du personnel, qui ne se privait pas de parler de moi en bien dans d'autres services. La compétence effaçait toute cette dictature, dont j'avais fait l'objet, un an auparavant. On a beau mentir ; la vérité finit toujours par s'imposer.

J'étais en passe de gagner le combat de l'opinion dans l'hôpital, car mon savoir mettait à nu les insuffisances des uns et des autres.

Je voulais que ces médecins qui nous étaient venus de plusieurs pays d'Afrique, en retournant chez eux, soient non seulement des cliniciens de bonne facture, mais aussi des chercheurs. Quoique l'environnement de travail ne remplît pas les conditions pour aborder de façon optimale les questions relatives à la recherche médicale, je m'efforçais de les y initier. En rentrant, ils seraient mes ambassadeurs auprès de leurs pays.

Toutes les deux semaines, je faisais un point scientifique avec mes collaborateurs. Je m'imprégnais de l'état d'avancement de la rédaction de certains articles en vue d'une publication dans des revues scientifiques. J'avais constaté qu'ils appréciaient ce moment, car ils se battaient tous pour publier chacun un papier qui les immortaliserait. Je profitais naturellement de leurs publications pour densifier mon CV, en vue du concours d'agrégation que je passerais si tout allait bien en 2006.

J'étais conscient que j'étais attendu au tournant, car la haine à mon endroit était tenace. On avait essayé de m'éloigner du Congo, sans succès. J'avais réussi à m'accrocher malgré l'humiliation que l'on m'avait fait subir. Je devrais travailler davantage, peut-être plus que les autres qui avaient la chance d'avoir l'appui de leurs patrons. Se mettre en danger est ce que j'aime le plus, car cela me motive et me donne la force de me prouver, à moi-même, que je suis capable d'aller au-delà de ce que je peux faire.

La Côte d'Ivoire organisait cette année le congrès euro-africain de cancérologie. Tous les oncologues africains avaient reçu l'invitation pour y participer. C'était une grande messe. Un moment de partage. Je retrouvais l'un des oncologues ivoiriens formés à Brazzaville, car l'autre était décédé depuis un an. Je connaissais la plupart des oncologues qui étaient là. Le professeur Echimane qui était le président du comité d'organisation m'avait pris en amitié. Il connaissait mon problème. Par solidarité avec mon chef, il essayait de m'aider sans pour autant le blesser.

Ce congrès avait jeté les bases d'une réelle collaboration entre africains. C'était un moment fraternel. Mon collègue du Gabon m'avait annoncé sa participation au concours d'agrégation qui se tiendrait cette année. Il y travaillait. Il avait tout mon soutien. Il avait commencé sa préparation bien des mois en avance. C'est la deuxième fois qu'il retournait au combat. Je peux comprendre qu'il soit stressé.

Un après-midi pendant une pause-café au congrès, j'avais été abordé par un groupe ce cancérologues africains qui voulaient comprendre le différend qui m'opposait à mon maître. J'étais gêné que ce problème soit officiellement porté devant cette tribune. J'avais essayé de botter en touche sans y parvenir. Mes collègues se faisaient insistants. L'histoire était tellement longue à raconter que j'avais opté pour un raccourci, en leur disant que nous étions confrontés à un problème de formation respective. Là les yeux des uns et des autres s'écarquillèrent. Eh oui, chers amis, il s'agissait simplement de cela. Mon chef venait de l'anat-path, ne voulant pas être le chef des travaux d'un professeur d'anat-path qui était rentré avant lui, il avait choisi de prendre la tangente, en quittant la paillasse pour se retrouver en cancérologie expérimentale, et par la suite prendre d'assaut la clinique, qu'il n'avait plus faite depuis la fin de ses études de médecine. Il était manifestement face à cette contradiction, alors qu'il était devenu cancérologue par effraction.

Quant à moi, mon parcours était des plus clairs pour avoir été formé dans le centre des tumeurs de l'ULB. Il ne fallait pas chercher longtemps pour comprendre nos contradictions. Il s'agissait d'une imposture manifeste et sciemment orchestrée, face à une vérité primaire.

Nos collègues avaient pris la mesure du problème et comprenaient ma galère. Ils ne savaient pas par quel bout prendre le problème, pour me proposer des ébauches de solutions. Je les comprenais, car ils étaient quasi tous en admiration devant ce personnage.

Mon chef savait se vendre à l'étranger. Il avait un mot toujours juste à l'endroit de chacun des interlocuteurs qui se présentait devant lui. Il travaillait beaucoup plus pour son image à l'extérieur, surtout en Afrique de l'ouest, où personne ne savait rien de son cursus.

Le congrès avait pris fin. Avant de retourner au Congo, j'avais été invité à dîner par le professeur Echimane. Ce fut une soirée déterminante, car je l'avais mis devant les contradictions de son collègue. J'avais sollicité sa protection puisque je voulais me présenter au concours d'agrégation dans deux ans.

Mon patron, en sa qualité d'oncologue le plus ancien du CAMES, serait forcément membre de mon jury. Je savais qu'il n'hésiterait pas à instrumentaliser les autres membres du jury pour me laminer. J'avais promis à Echimane de devenir extrêmement violent à l'endroit de mon chef, si par extraordinaire, il prenait la liberté de vouloir me détruire.

Mon interlocuteur m'avait écouté sans m'interrompre. Il avait jaugé le niveau de ma colère, car j'avais oublié la frustration d'être dépendant de quelqu'un qui exerçait l'imposture de façon machiavélique.

Echimane avait saisi la gravité du problème. Il avait compris que j'étais déterminé à ne plus me laisser me faire. J'étais prêt à engager les hostilités à tout moment. Il m'avait promis de faire le nécessaire auprès de son collègue, avant que ce ne soit trop tard.

La veille de notre retour, il était passé me voir à l'hôtel pour me prodiguer des conseils. Il m'avait parlé en grand frère, sans langue de bois. Il avait été très clair avec moi. Ce matin, il avait rencontré mon chef. Ils avaient parlé de tout et de rien. Ils avaient abordé le sujet me concernant.

Mon patron lui aurait confié que j'étais arrogant, insolent et irrespectueux. Oui, il avait peut-être raison de le dire. En revanche, qu'avait il fait pour que je ne me braque pas ?

Le problème ne venait-il pas de lui ? Pouvait-il expliquer son absence au CAMES, lorsqu'on instruisait mon dossier, pour que je devienne maître-assistant ? Il m'avait pris en grippe tout simplement parce que son leadership vacillait, et il en était conscient.

Echimane m'avait enfin rassuré en me disant qu'il me protégerait devant une quelconque injustice.

J'étais en admiration pour ce monsieur qui se battait pour ses jeunes. Il tenait à monter une véritable école d'oncologie en Côte d'Ivoire. Il était en passe de réussir, car il avait planifié d'envoyer d'autres médecins ivoiriens en formation à Brazzaville.

Le jour du retour au pays, tous les membres de la délégation du Congo étaient à l'aéroport. J'avais pris soin de leur dire bonjour avant de m'esseuler. Je ne voulais pas me mêler aux hypocrites. Je lisais leur gêne. Dans l'avion, on pouvait choisir n'importe quel siège en classe économique. Je m'étais arrangé pour m'installer au fond de l'appareil.

Deux collègues qui repartaient au Bénin m'avaient rejoint, car ils ne comprenaient pas que je ne sois avec les autres Congolais. Je sentais qu'ils voulaient me soutirer des informations sans y réussir. Nous avions parlé des perspectives de la cancérologie en Afrique. Ils voulaient faire des formations complémentaires en oncologie, car ils étaient chirurgiens dans leur pays et prenaient en charge des cancers gynécologiques et mammaires.

Je leur avais conseillé de trouver des pôles de stage dans des grands instituts de cancérologie en France ou en Belgique. Je leur avais communiqué le nom du patron de chaire de cancérologie chirurgicale de Bordet.

Ce voyage s'était déroulé sans problème. Après notre escale de Cotonou, nous étions arrivés à Brazzaville, deux heures plus tard.

A l'atterrissage, comme au décollage, j'étais resté seul dans mon coin. Après les formalités de police, j'avais quitté l'aéroport sans dire au revoir à qui que ce soit. Mon attitude fut un message que j'avais envoyé à mon chef, car depuis Abidjan, j'avais sifflé la fin de la récréation. La fatuité de mon maître me révulsait au plus grand point.

Je réfléchissais de plus en plus à quitter son service, pour m'installer ailleurs, et faire profiter aux jeunes médecins congolais, qui le souhaiteraient d'une vraie formation en cancérologie.

Le lendemain matin, nous avions tous repris notre travail. J'attendais que le chef de service propose une restitution des grands points qui ont émaillé le congrès d'Abidjan, à ma grande surprise, rien ne fut fait. Terrible.

Nous avions des informations que nous ne partagions pas malheureusement. Ce n'était pas de sa faute, c'est encore cet égoïsme intellectuel qui nous pousse à faire de la rétention des informations, gracieusement mises à notre disposition par la communauté scientifique.

J'avais profité de la présence massive des candidats spécialistes, tant étrangers que congolais, pour qu'ils me fassent des revues de la littérature pour des sujets, que je souhaiterais publier dans les tout prochains mois. Ils étaient tous enthousiastes à l'exception de ce binôme au service de leur maître. J'avais décidé de les oublier, pour ne pas perdre mon temps. Sans base intellectuelle, ces deux sinistres personnages avaient du mal à distinguer le vrai du faux. Ils ne pourront jamais s'affranchir de leur chef qui les confinait à la régression.

J'occupais de plus en plus de place dans le service, au point où certains suffoquaient. Ils avaient momentanément oublié d'apprendre le métier, pour passer leur temps à échafauder des petits complots contre ma modeste personne.

C'était peine perdue, car le rouleau compresseur que je constituais avançait vite et sûrement.

> « Grace à la persévérance, beaucoup de gens gagnent le succès de ce qui semblait être un échec. » (Disraeli)

> « Le courage et la persévérance ont un talisman magique devant lequel les difficultés disparaissent et les obstacles s'évaporent. » (Adams)

En effet, il soufflait dans le service un air de capitulation de la pseudo-bande de malfaisants. Tout le personnel avait compris réellement pourquoi j'avais été victime d'une forme d'ostracisme abject.

Le registraire qui m'avait aidé à compiler les données ayant servi à la rédaction du fameux mémoire pour l'obtention de l'équivalence du DES, faisait pieds et mains pour revenir dans mon sillage.

Comme tout bon fayot, il m'apprenait tout ce qui se faisait, et se disait dans mon dos. Ce n'est jamais mauvais d'avoir un misérable délateur à son service. L'essentiel est de ne jamais lui confier ses plans.

Il était devenu à sa propre demande mon secrétaire scientifique. C'est lui qui se rendait souvent à ma demande à la bibliothèque de l'OMS, chercher des articles que je commandais. Il était un collaborateur précieux pour ma future préparation au concours d'agrégation.

Pour ne pas permettre au camp que je considérais dorénavant comme adversaire, d'être au courant de mes projets, je ne disais naturellement rien au registraire de ce qui pouvait relever de ma vie privée.

Depuis 1998, j'avais entamé la construction de notre clinique, ce à la demande de mon épouse. Son bref séjour inoubliable, tellement elle avait vécu les pires horreurs de sa vie, l'avait édifiée sur les structures sanitaires de Brazzaville. Elle était convaincue qu'au-delà de la vétusté des infrastructures, il y avait un problème de compétences, donc un problème d'hommes. Elle savait, mieux que quiconque, que ma formation de Bordet m'excluait de travailler avec ces crabes, qui s'étaient arrogés le monopole de la médecine au Congo. Depuis qu'elle avait connu le refus de pouvoir exercer dans un hôpital congolais, alors qu'elle avait fait de très bonnes études de médecine, dont chacun d'entre nous pouvaient rêver, elle avait compris que le Congo aurait des difficultés à bien progresser dans la prise en charge moderne des malades.

Elle avait vu juste pendant je me refusais de l'admettre. Comme l'histoire est têtue, je suis obligé aujourd'hui de l'admettre.

Très tôt, mon épouse m'avait fait comprendre que les praticiens congolais cultivaient un complexe sans le réaliser. Pour le matérialiser, elle s'était appuyée sur des exemples précis. En effet, plusieurs de nos compatriotes médecins exerçant en France, qui voulaient avoir des vacations au Congo pendant leurs vacances, essuyaient des refus catégoriques. L'explication, il faut la tirer de notre imposture. En effet, la plupart des chefs de services, pour occulter leur incompétence, n'ont jamais voulu que leurs anciens étudiants s'en rendent compte. C'était idiot, car tout le monde sait qui est qui, et comment nos maîtres, dans la majorité des cas, avaient été formés. Plus grave est l'héritage qu'ils ont légué, en prenant leur retraite, à leurs collaborateurs.

Donc fort de ce constat, mon épouse avait été à la base de l'érection de ce projet, qui avance très lentement faute de moyens financiers. Les crédits s'obtiennent difficilement et, quand on les obtient, il s'agit toujours des petits montants qui ne peuvent couvrir tous les travaux.

Mon obstination m'interdisait de baisser les bras. J'avais siphonné les économies de notre ménage. Tout le peu d'argent que je pouvais gagner à gauche, comme à droite, était investi dans le projet.

J'étais heureux de constater, malgré la lenteur des travaux, que les choses se faisaient. Cette clinique sera un espace que nous aurions en partage, avec tous ceux qui veulent faire la médecine autrement, sans pour autant avoir la prétention d'être les meilleurs. J'espère que nous saurions en faire un lieu de stages pour les étudiants en médecine.

Donc, je m'étais dit que c'est là-bas où j'irai pratiquer ma cancérologie sans gêner qui que ce soit. Je ne voudrais pas être le géniteur permanent de la souffrance psychologique des gens, qui ont en commun cette envie tenace de vouloir exclure les autres de la scène professionnelle.

Je prenais beaucoup de temps pour aller superviser et en même temps contrôler l'exécution des travaux à la clinique. Je bénéficiais des conseils des amis entrepreneurs qui étaient dans le bâtiment. Ils m'encourageaient, et certains m'aidaient en me pourvoyant en matériel de construction.

La clinique est située à Makambadilou, ce terrain que j'avais acquis avec mon premier salaire de jeune médecin en 1985, après m'être souvenu des sages conseils de Tata Bassaboukila, ce grand sage de Boko.

Elle était située dans une zone où les érosions prenaient de l'ampleur. Il me fallait donc réfléchir pour la sécuriser, au risque de perdre tout cet investissement consenti.

Un ami architecte, que j'avais consulté, m'avait prodigué des conseils qui ont pu sauver non seulement la clinique, mais toutes les maisons qui se trouvent dans le bloc spatial de la clinique.

Les travaux furent entrepris après que mon épouse m'eut envoyé des sous pour les aborder. C'était du lourd. Je crois que si Bernadette n'avait pas répondu promptement, aujourd'hui, je ne parlerais plus de cette clinique.

Vers la fin de l'année 2005, tout le monde parlait du concours d'agrégation. Les esprits s'échauffaient. Ceux qui avaient des parrains, c'est-à-dire nos maîtres, avaient accès à la meilleure information. Quant à moi, à qui on avait imposé un isolement, je n'étais au courant de rien.

> « Être courageux dans l'isolement, sans témoin, sans l'assentiment des autres, face à face avec soi-même, cela requiert une grande fierté et beaucoup de force. » (Kundera)

Je ne savais pas lesquels d'entre nous allaient concourir. Certains de mes collègues, candidats à cette épreuve, avaient vu, semble-t-il, la liste de ceux qui avaient manifesté leur intention de se porter candidats.

J'étais loin de ce monde. Je me consacrais à mon travail tout en gardant un œil sur l'agenda.

J'avais réussi à établir une correspondance avec le professeur Echimane, qui m'avait demandé de lui envoyer la liste de mes travaux et mon CV. Il m'avait informé qu'il présenterait son candidat, qui avait été formé par nos soins à Brazzaville.

J'avais salué son initiative. Il avait une vision pour son pays. Comment ne pas être fier de ce genre d'enfants dont l'Afrique a besoin pour son développement !

Echimane n'avait pas mis du temps à me répondre. Il était surpris du nombre de mes articles. Il s'était interdit tout commentaire, sauf pour me dire Nkoua-Mbon : tu as un dossier en béton. Cette phrase m'avait vivifié. Elle résonne encore aujourd'hui dans ma tête.

Je n'ai jamais été aussi heureux que ce jour-là, depuis mon retour définitif au Congo. Ce maître ivoirien venait de me donner des arguments pour ma candidature au concours d'agrégation.

Nous étions une poignée de médecins potentiellement candidats, à qui l'on refusait délibérément des informations. Chacun essayait de se renseigner comme il le pouvait. Quant à moi, ma source ivoirienne était sûre. Ce que j'obtenais comme information, je la mettais à la disposition de ceux que j'appelais les orphelins du concours.

Lorsque je me rapprochais du décanat, là-bas aussi, les gens n'étaient pas très au courant de ce qui se tramait autour des candidats congolais au concours. En revanche, nous savions que cette affaire aurait lieu à Bamako. C'était déjà çà de connu.

Echimane m'avait appelé pour me confirmer le lieu où se tiendrait le concours. Il m'avait exhorté à préparer mon dossier. Il m'avait adressé la liste des documents à fournir, et qu'il se tenait disponible pour suivre l'évolution de mon dossier. Ce que je n'avais pu avoir chez moi, je l'avais obtenu à l'étranger. Quelle hérésie. Avec un peu de recul, ce n'est jamais bon d'être toujours redevable de quelqu'un.

Un matin, sans rien comprendre, il y avait un défilé de mes collègues du CHU, dans notre service. Ils passaient à tour de rôle voir mon chef. J'étais loin de me douter qu'ils venaient pour échanger avec lui autour de la question relative au concours d'agrégation. J'étais dans le service, et je n'ai jamais bénéficié de la primeur de quoi que ce soit comme information. Tous ces collègues qui étaient passés dans nos installations, ne m'ont jamais associé à leurs confidences. Ils fonctionnaient comme une secte, dont le gourou était mon patron.

Le registraire, qui s'était imposé comme mon secrétaire scientifique, avait bénéficié des confidences de notre chef de service. Il lui avait parlé du concours d'agrégation, et qu'il était en train de regarder les dossiers des différents candidats, alors qu'il n'avait jamais demandé à examiner le mien. Je pouvais me passer de son regard, car Echimane l'avait examiné et il m'avait encouragé à me présenter. Je crois qu'en donnant l'information au registraire, il savait très bien que je serais mis au courant. Il pensait, je peux me tromper, qu'en ayant cette information, cela me ferait mal. Cela relève des pratiques sadiques de ceux qui ont dans leurs chromosomes des gènes du mal. Je connaissais le monsieur. Intrinsèquement, il ne représentait plus rien pour moi. Nous étions dans une espèce de cohabitation négative.

Au début du mois de janvier 2006, j'avais annoncé, à mon épouse, mon intention de passer le concours d'agrégation. Je lui avais fait le point de mes travaux. Certaines publications étaient prévues pour les semaines à venir. J'étais confiant malgré cet environnement lourd, qui m'était toujours austère. C'est le monde des hommes, il fallait faire avec.

Avec le registraire, nous avions procédé à certains aménagements dans mon bureau. Je m'étais doté d'un petit réfrigérateur pour la conservation de certaines friandises, et d'une bouilloire pour la préparation des boissons chaudes.

Tous les documents superflus avaient été détruits. J'avais fait le point sur les bouquins dont je disposais.

J'avais acheté une nouvelle imprimante, des rames de papiers, des transparents, des feutres et que sais-je encore d'autres.

En définitive, je prenais des précautions pour le combat que j'attendais de toutes mes forces.

Le décanat avait publié une note demandant à tous ceux qui souhaiteraient passer le concours de déposer la liste de leurs titres et travaux. Tous nos collègues, qui étaient de connivence avec certains de nos maîtres, n'avaient pas attendu cette note d'information de la faculté pour le faire. Ils avaient même bénéficié du temps pour apporter des correctifs sur leurs documents, puisque mon chef les avait examinés avant. Ils avaient une longueur d'avance sur nous.

Comme Echimane avait pris le temps de lire mon dossier, il avait fait quelques annotations pour améliorer mon dossier. J'y avais tenu compte.

Par solidarité, j'avais attendu que les orphelins du concours aient apprêté leurs dossiers avant d'aller déposer le mien. Enfin, nous avions tous convenu d'un jour pour le dépôt de nos dossiers, et cela fut fait.

Ce n'est pas assez de faire des pas qui doivent un jour conduire au but ; chaque pas doit être en lui-même un but en même temps qu'il vous porte en avant (Goethe).

Je devenais à cet instant candidat au concours d'agrégation, session 2006 à Bamako.

Chapitre XI : L'agrégation

En rendant son verdict mi-janvier 2006, le décanat avait validé ma candidature pour le concours d'agrégation. Le contraire m'aurait étonné, car mon dossier avait bénéficié, quelques mois auparavant, du regard du professeur Echimane, de l'université de Treichville d'Abidjan.

Nous étions neuf candidats retenus pour aller défendre les couleurs du Congo. L'heure était maintenant à la confection des dossiers. Il fallait faire vite pour que le transfert de tous nos documents se fasse dans les temps. Il nous fallait rassembler tous les tirés à part de nos publications. Quand nous ne les avions pas, il fallait les commander à l'éditeur. L'internet nous avait été d'un très grand secours.

Ce travail de rassemblement de tous les documents, aussi bien administratifs que scientifiques, était épuisant. Il fallait veiller à ce que chaque document administratif porte un timbre. Toutes les photocopies devraient être certifiées conformes et signées de l'autorité municipale. Je découvrais pour la seconde fois le faciès hideux du CAMES.

Toute cette bureaucratie ne servait à rien. Il y avait, en tout cas, moyen de simplifier les choses. C'était encore une africanerie de plus. Toute cette procédure moyenâgeuse relève, simplement, d'une forme de dictature imposée par nos prédécesseurs qui, en leur temps, n'avaient pas connu toutes ces tracasseries administratives.

Il m'était arrivé de regarder le dossier des anciens candidats, notamment celui de mon maître, c'était franchement à rire.

Si on leur avait demandé de passer l'agrégation avec nous, leurs dossiers n'auraient jamais été acceptés, pour insuffisance des travaux.

A propos justement des publications, le CAMES en exigeait vingt-cinq. L'impétrant devrait occuper à chaque fois le rang utile, c'est-à-dire être parmi les trois premiers auteurs. En ce qui me concerne, j'avais soixante-quatre publications, dont plus de cinquante comme premier auteur. J'avais donc réuni plus du double des publications qu'exigeait le CAMES. C'est pour cela que le professeur Echimane avait été impressionné.

En une semaine, j'avais bouclé mon dossier ; il ne me restait qu'à obtenir l'avis du titulaire de la chaire, m'autorisant à postuler le poste de maître de conférences agrégé. Pour une fois, Gombé-Mbalawa avait été bienveillant.

De toutes les façons, il ne pouvait que le signer. Tous les autres patrons avaient le regard braqué sur lui. Il ne pouvait pas se permettre de retoquer mon dossier.

Pendant que nous confectionnions nos dossiers, quelques candidats, sélectionnés sur une base que je ne connaitrais jamais, avaient commencé les entrainements dans le service de cardiologie, sous la supervision de mon maître. Tout cela se passait depuis bientôt trois mois, sans que je sois au courant. J'avais simplement remarqué que tous les jours vers midi, il s'absentait du service pour revenir vers 15 heures. J'étais loin de penser qu'il partait coacher les candidats.

Au mois de mars, nous étions inquiets de constater que les candidats n'étaient toujours pas convoqués à se rapprocher du décanat, pour le début de la préparation des épreuves du concours.

En effet, il y avait trois épreuves que nous devrions passer, et chacune d'elle était éliminatoire. La première épreuve concernait les titres et travaux, un moment important où le candidat présente, devant le jury, tout le parcours académique qui l'a conduit à devenir spécialiste, et tous les travaux qu'il a effectués, en démontant à chaque fois leur pertinence.

Pour être autorisé à passer l'épreuve de la leçon, il fallait valider la première avec une moyenne au-dessus de 10/20.

La deuxième épreuve était une leçon que le candidat devrait présenter publiquement, devant le jury en quarante-cinq (45) minutes. Le candidat, une fois qu'il avait tiré le titre de la leçon, était installé en salle muni de ses bouquins, par un des membres du jury. Il avait droit à quatre (4) heures pour préparer sa leçon. Il avait la latitude de consulter ses manuels, qu'il aurait au préalable choisis.

Quatre (4) heures plus tard, un des membres du jury viendrait le chercher pour le conduire dans la salle, où l'attendraient le jury et le public.

A la fin de cette épreuve, le jury délibérait aussitôt et communiquait sa note.

Il fallait avoir, là aussi, plus de 10/20 pour être autorisé à aborder la troisième, épreuve, celle du malade.

Théoriquement, quand le candidat domine sa spécialité, cette épreuve, me semble-t-il, était la plus facile. Le jury vous confiait un malade à examiner sur un temps imparti. A la fin de votre examen, vous soumettiez votre observation clinique assortie de toutes les hypothèses diagnostiques possibles et, éventuellement, une fois que le diagnostic définitif était retenu, une proposition de traitement.

Pour cette dernière épreuve, il fallait aussi avoir une moyenne au-dessus de 10/20. Ce n'est qu'après avoir compilé toutes les notes, que l'on était déclaré reçu ou ajournée.

Comme on peut le remarquer, il s'agit d'un concours stressant. Il y a quelques anecdotes qui nous nous avaient été rapportées, et qui faisaient allusion à des candidats qui auraient connu de graves ennuis de santé, durant le concours, en raison du stress.

Chez les Africains, même les choses les plus simples sont rendues complexes. En Belgique, par exemple, l'impétrant défend une thèse d'agrégation. La seule condition exigée est la publication de deux (2) travaux tirés de sa thèse, dans des revues avec impact factor. C'est le schéma que suivent nos amis de la RDC.

Vers la fin du mois de mars, les candidats, pour le compte de la chirurgie, m'avaient interpelé. Ils étaient inquiets que nous ne soyons toujours pas convoqués par le décanat, et ils avaient raison. J'avais partagé également leur inquiétude.

Entretemps, mon patron continuait son coaching sans me dire quoi que ce soit. Quel cynisme !

Début avril, je rencontrai, par hasard, un collègue qui avait passé l'agrégation deux (2) ans auparavant, devant l'ascenseur situé en face de notre service qui mène aux étages supérieurs. Il était étonné de me voir. Il s'était exclamé en me disant :

Pourquoi tu ne viens pas t'entrainer avec les autres candidats, dans la salle des réunions du service de cardiologie ! Ils y étaient depuis le mois de décembre.

Il m'avait assommé en m'apprenant que le coach n'était personne d'autre que mon patron. J'avais cru à cet instant que le ciel allait s'écrouler sur ma tête. J'avais remercié ce frère de m'avoir informé.

Sans tarder, je m'étais rapproché des candidats qui étaient dans la même situation que moi. Dans notre groupe, j'avais un collègue qui, une fois au courant de la nouvelle, était tellement abattu au point qu'il voulait jeter l'éponge. Il était victime d'une cabale bien menée par certains patrons, qui lui avaient reproché sa désinvolture. Comme ils étaient deux à postuler pour la même spécialité, je crois que tout était fait de telle sorte qu'il soit recalé pour privilégier son collègue. J'avais été briefé par ses soins.

C'était inacceptable de tolérer une telle injustice. J'avais pris fait et cause pour cet ami. Son problème était devenu le mien, alors que j'avais une bataille personnelle qui m'attendait.

J'avais réussi à organiser la réunion de tous les orphelins du concours. Elle avait tellement fait du bruit, poussant ainsi le décanat à prendre une note officielle à travers laquelle une commission dite préparatoire des candidats au concours d'agrégation fut mise en place. Cette commission était présidée par le professeur Bouramoué, secondé par le professeur Itoua-Ngaporo. Mon maître y siégeait en qualité secrétaire. Tous les patrons des chaires et tous les professeurs titulaires, y siégeaient comme membres.

C'était notre première victoire, alors que nous accusions un retard de plus de trois mois sur les autres candidats, qui avaient bénéficié de la mansuétude de mon patron.

Mon ami estimait qu'il devrait retirer sa candidature, car il pensait que tout le monde se liguerait contre lui le moment venu, pour favoriser son collègue qui était en compétition avec lui. Il me faisait de la peine. Il était, comme moi, lauréat de l'INSSSA, ce que n'était pas le cas des autres impétrants. Je l'avais pris sous mon aile pour aller au combat.

Les choses étaient dorénavant clarifiées. Je m'étais interdit d'aborder la question de la préparation avec mon patron. Je n'y trouvais d'ailleurs aucun intérêt. J'avais appris dans les couloirs de l'hôpital qu'il règlerait mon compte à Bamako. Il me prouverait que c'est lui le boss. Il avait commis la maladresse de se confier à un candidat, comme moi.

Lorsque je le voyais, je lui rendais ses civilités dues au rang qui était le sien. Il n'était pas du tout gêné de s'être comporté comme il l'avait fait depuis le mois de décembre, alors que nous étions dans le même service. Pire, il savait que j'étais candidat, puisqu'il avait signé mon attestation pédagogique.

Cette méchanceté était incompréhensible.

Cette attitude après analyse était monstrueuse. Tout le monde savait que ce monsieur voulait me tanner la peau. Il se trompait royalement car, je ne lui aurais jamais donné cette opportunité.

Tout ce qu'il me restait à faire, c'était de donner le maximum de moi-même, pour éviter tous les pièges qui me seraient forcément tendus, tout le long de la procédure conduisant à l'agrégation.

La commission s'était réunie pour la première fois sous la présidence du professeur Bouramoué. Tout le gotha de la faculté des sciences de la santé était présent. Tous les impétrants avaient été invités à prendre part à cette messe. Après nous avoir communiqué toutes les informations qui entouraient la préparation du congrès, nous rentrâmes dans le vif du sujet.

Les choses sérieuses commenceraient le lendemain. Mon ami, en souffrance avec les patrons, ferait la leçon et moi, je devrais présenter mes titres et travaux. Tous les deux ne savions pas comment nous y prendre, alors que certains collègues hyper entrainés l'avaient fait plus d'une fois, et ils avaient par devers eux les codes pour remplir ces obligations. Qu'à cela ne tienne, nous n'avions pas d'autre choix que de nous plier, et rentrer dans le bain.

Le lendemain matin, vers 6 heures, le professeur Bouramoué avait appelé mon ami, pour lui communiquer le titre de la leçon qu'il devrait préparer, avant de la présenter à midi devant la commission. Quant à moi, je devrais passer avant lui.

Comme on pouvait s'y attendre, nos prestations furent médiocres. Nous ne savions visiblement pas comment nous y prendre, pour confectionner d'une part les titres et travaux, et d'autre part la leçon.

Pendant que nous nous livrions à ces épreuves, nos collègues habitués à cette messe montraient des signes de dépit, pour d'aucuns, et de moquerie pour d'autres.

Ce couac m'avait boosté, tandis que mon ami était défait. Il était à ramasser à la pelle. Je l'avais encouragé à se relever, car ce n'était que notre première prestation, et que nous étions là, en apprentissage.

Ce fut un moment assez spécial. J'étais convaincu d'une chose ; je m'étais dit que s'il n'y avait que deux admis au concours d'agrégation, ce ne seraient que mon ami et moi, car nous étions des lauréats, et qu'il n'y avait aucune raison que la donne change. J'avais réussi à inculquer cette gagne à mon ami, qui reprenait confiance en lui.

La commission avait programmé le passage, pour le surlendemain, de deux autres candidats. Cette fois, le tour revenait à deux de nos collègues hyper entrainés de se présenter devant le jury local. Nous les suivrions naturellement avec attention pour nous approprier leurs codes.

Notre piètre prestation devant la commission était devenue l'objet des railleries dans l'hôpital. Tout le monde en parlait. On allait même jusqu'à demander au jury de mettre un terme à notre préparation, car l'Etat congolais courait le risque de perdre de l'argent, en amenant des toquards à Bamako.

Je savais d'où provenait cette cabale et je connaissais les collègues qui la relayaient ?

C'était très amusant de constater que des gens, qui n'avaient pas leurs noms repris au tableau d'honneur de la faculté, pouvaient s'ériger en censeurs. Il n'y avait pas plus risible que leur posture.

Le lendemain de notre calamiteuse prestation, j'avais, une fois de plus, organisé une réunion des orphelins du concours. Je m'étais imposé leader de ce groupe, car je sentais vibrer en moi cette envie de faire gagner tout ce monde, que nos autres collègues prenaient pour des moins que rien.

Mes paroles sonnaient comme des directives pour ne pas dire des ordres. J'avais réussi à motiver tout ce monde. Le moral des soldats était bon. Ils étaient tous en confiance.

Le jour convenu, nous nous étions tous retrouvés autour de la commission, pour écouter ce que nous appelions, vulgairement, les candidats de Gombé-Mbalawa. Ils s'étaient présentés devant la commission, et avaient déroulé pour l'un, ses titre et travaux, et pour l'autre la leçon.

Manifestement du point de vue de la forme, ils avaient réussi, cependant du point de vue du fond, je les avais trouvés personnellement insignifiants.

Je m'étais posé la question de savoir comment avaient-ils fait pour devenir des enseignants du supérieur. Le copinage avait certainement été de beaucoup dans leur ascension.

Nous avions bien pris note des critiques émises par les différents membres de la commission, afin de revoir nos plans, pour nos prochaines prestations.

D'autres candidats de Gombé-Mbalawa avaient été convoqués pour la prochaine séance, et cela nous donnait l'occasion de suivre d'autres prestations.

J'avais compris que tout se passait dans l'entrainement. C'était comme une pièce de théâtre qui associait, d'une part, les acteurs et les spectateurs, et d'autre par le metteur en scène et le réalisateur. Ce n'était rien d'autre que cela. Il y avait un rituel à respecter, même le candidat le plus niais, qui avait intégré ce fonctionnement, pouvait s'admettre au concours d'agrégation du CAMES.

Je m'étais fait une opinion, que j'avais d'ailleurs réussi à partager à tous mes amis d'infortune.

J'avais fait, de mon bureau, notre état-major. Tous les orphelins candidats se retrouvaient chez moi, tous les jours pour faire le point de la préparation. Je ne vivais plus que pour le concours d'agrégation.

Nous étions informés que tous nos dossiers avaient été transférés au siège du CAMES à Ouagadougou.

Comme nous étions plusieurs candidats, notre rythme de passage devant la commission était faible. Je m'étais organisé à monter des petites commissions parallèles, dont les membres étaient mes jeunes assistants, et certains médecins spécialistes que j'avais tirés au hasard. Ces jeunes gens m'accordaient leur disponibilité. J'avais choisi la clinique municipale Albert Léyono, comme lieu pour mes entrainements.

Il est important de rappeler qu'en 2004, lorsque mon frère Hugues était devenu maire de la ville de Brazzaville, il m'avait fait l'amitié, en me nommant directeur du centre médico-social de la mairie.

Ensemble nous avions élaboré un projet ambitieux, pour faire de ce dispensaire, une clinique qui fait aujourd'hui la fierté du département de Brazzaville.

Donc pendant que ce centre était en travaux, nous squattions un de ses locaux pour mes répétitions.

J'avais réussi à faire en sorte que mes jeunes camarades me fassent toutes les remarques, alors toutes les remarques possibles, sans tabou, car de leurs remarques, dépendait ma progression.

Cette stratégie s'était avérée payante. J'avais fait tout le tour des leçons retenues pour le concours. J'avais bien assimilé les codes ainsi que le rituel, comblant ainsi mon retard sur les candidats de Gombé-Mbalawa.

La préparation du concours exigeait beaucoup de moyens financiers. La logistique qui sous-tendait les épreuves préparatoires coûtaient chère.

Hugues avait compris les enjeux de cette préparation, et il avait décidé de m'accompagner. Il m'avait soutenu financièrement pour qu'il ne me manquât rien. Ce monsieur a réussi à faire de l'altruisme un art de vie. Tous ceux qui le côtoient peuvent le témoigner. Il prenait régulièrement de mes nouvelles. Il se battait à mes côtés. Il tenait à tout prix à ce que je lui ramène le parchemin. Son soutien m'était capital.

Plus nous avancions dans la préparation, moins je trouvais intéressant l'apport de la commission de Brazzaville. Je n'étais vraiment pas jugé sur le fond, et les appréciations sur la forme me paraissaient sommaires et insuffisantes.

J'avais contacté mon ami Bellembaogo à Libreville. Il était agrégé de cancérologie depuis deux (2) ans. Je lui avais suggéré d'aller au Gabon pour qu'il m'aide à me préparer. Il m'avait donné son accord. Il avait fait état de ma suggestion au professeur Ondo-Ndong, un chirurgien thoracique, qui avait, en plus, suivi plusieurs formations en pédagogie au Canada.

En définitive, j'avais l'accord de la cellule préparatoire du Gabon.

J'avais informé la commission de Brazzaville, que je m'absenterais pour un mois, afin d'aller travailler avec des frères du Gabon. Je n'avais essuyé aucune objection. Il ne me restait qu'à rassembler des moyens financiers, pour payer entièrement mes frais d'hébergement dans un hôtel-auberge, situé en bordure de la côte maritime. Je devrais aussi être capable de couvrir mes frais ordinaires, c'est-à-dire ma restauration et mes déplacements dans

Libreville. Pour ce faire, j'avais demandé à Bellembaogo de m'envoyer un devis estimatif pour mon séjour. Deux jours plus tard, il me l'avait adressé.

Je m'étais tourné une fois de plus du côté d'Hugues qui avait pris, sur lui, le financement de mon séjour, et des titres de transport. Ce frère avait été l'artisan de ma réussite au concours d'agrégation.

J'avais apprêté la malle de mes bouquins, puis je m'envolai pour Libreville, afin de donner un mouvement d'accélération à ma préparation.

J'avais volontairement oublié le chemin d'Abidjan, pour ne pas créer inutilement de la frustration à Brazzaville.

Arrivé à Libreville, j'avais pris mes quartiers à mon hôtel, non loin de l'aéroport.

Le lendemain, j'étais allé rencontrer Bellembaogo, qui m'avait fait l'amitié de me conduire à la clinique Jeanne Ebori, où travaillait le professeur Ondo-Ndong. J'avais bénéficié d'un accueil plus que fraternel, ce genre d'accueil qui rassure, et qui te place dans les meilleures conditions, avant de commencer un travail.

Le Gabon avait un candidat qui postulait pour le titre d'agrégé en anesthésie-réanimation médicale.

La nature est parfois extraordinaire. Curieusement, je connaissais leur candidat pour l'avoir côtoyé à Bruxelles, lorsque j'étais en formation à Bordet, pendant qu'il suivait la sienne au CHU Saint Pierre, un hôpital attenant à Bordet.

Nous étions donc deux candidats réunis autour d'un même objectif.

Bellembaogo et Ondo-Ndong avaient convenu que nous nous retrouvions dans les locaux de l'hopital Pédiatrique d'Ovendo, là où exerçait mon collègue d'infortune.

Sans perdre de temps, j'avais commencé mes entrainements sous les yeux bienveillants de mes coachs. A la fin de chaque présentation, je faisais l'objet des critiques, directes, brutales, mais toujours constructives.

Ils s'étaient réparti les rôles. Bellembaogo apportait sa contribution sur le fond, tandis qu'Ondo-Ndong intervenait sur la forme.

Depuis que je m'entrainais, c'était le seul moment où je considérais bénéficier d'un réel encadrement, et j'en voulais davantage.

Ces frères étaient d'une disponibilité extraordinaire. Ils s'investissaient pour nous. Il m'est très difficile aujourd'hui d'oublier ces moments, qui m'avaient permis de prendre de l'envol dans ma préparation.

J'étais venu à Libreville pour me préparer. J'avais donc oublié tous les aspects ludiques qu'offrait cette charmante ville.

Je maigrissais à vue d'œil. Mon cerveau avait été formaté rien que pour le concours d'agrégation, et rien ne pouvait me divertir.

Le rituel était le même.

Le matin, après mon réveil, je prenais mon petit déjeuner et je me mettais soit à écrire la leçon que j'allais présenter dans l'après-midi, à partir de 17 heures, soit je revoyais mes titres et travaux, en apportant à chaque fois des modifications suggérées par mes coachs.

J'alternais la leçon avec l'épreuve de la leçon. J'étais capable de présenter mes titres et travaux sans support.

J'avais volontairement coupé avec Brazzaville. Je ne prenais des nouvelles d'aucun candidat. J'étais dans ma bulle. Il m'arrivait de me demander, si je n'allais pas m'installer à Libreville jusqu'à la date du concours.

J'étais dans un environnement de travail, où ceux qui nous encadraient mesuraient l'étendue de la responsabilité qui était la leur, en acceptant d'accompagner leurs frères dans la préparation de cet examen africain, un examen épouvantable, capable de détruire des vies humaines, en raison de son aspect envahissant et stressant.

J'étais à Libreville depuis deux semaines, et tout se déroulait comme je l'avais souhaité. Voilà que Bellembaogo va m'informer de la présence de mon maître sur le territoire gabonais. Il était venu en mission, je ne sais plus laquelle. Il avait pris de mes nouvelles. Apparemment, il était frustré que j'aie choisi le Gabon pour ma préparation, alors qu'il se considérait comme le roi des cancérologues africains. Il avait subtilement suggéré à Bellembaogo, de me conseiller de retourner à Brazzaville pour la suite de ma préparation.

Mon coach m'avait rendu compte de l'échange qu'il avait eu avec mon chef. Il connaissait l'homme, car il était capable des coups tordus. Mon ami me suggéra de rentrer au Congo, pour ne pas lui donner l'occasion de me détruire au concours. Je l'avais écouté, le cœur serré. Finalement, j'avais décidé de rentrer dans les jours qui suivaient à Brazzaville.

J'étais allé rendre compte de l'entretien que j'avais eu la veille avec Bellembaogo, à mon autre coach, à Jeanne Ebori. Il avait marqué son étonnement. Il m'avait parlé des patrons bloquants, qui passaient leur temps à détruire leurs poulains. Il m'avait conseillé de ne pas tomber dans le piège de mon patron.

J'avais écouté mes deux coachs.

Avant de prendre mon vol pour mon retour à Brazzaville, j'étais allé à l'hôpital pédiatrique d'Ovendo, dire au revoir à mon collègue, en lui promettant de nous revoir dans quelques semaines à Bamako.

Avant de monter dans l'avion qui me ramenait dans mon pays, j'avais appelé le professeur Echimane pour lui parler de ma démarche. Sans réfléchir, il m'avait dit que nous avions pris une bonne résolution, Bellembaogo et moi, pour que je retourne à Brazzaville. J'avais compris qu'il avait eu à échanger avec mon maître, à mon sujet.

La coalition des patrons lui interdisait de s'étendre davantage. Je n'avais pas besoin d'un dessin, pour comprendre de quoi il retournait.

Comment mon maître pouvait-il s'offusquer de ma préparation à l'étranger, alors que des mois durant, il partait coacher des candidats, faisant abstraction de son propre candidat ? Tout cela me dépassait, en même temps, je comprenais que son égo avait pris une égratignure, dès lors que je m'étais rapproché des Gabonais. Il n'y a qu'au Congo où l'on peut gérer une telle ambivalence.

J'avais respecté les consignes de mes coachs gabonais et de mon maître Echimane. J'étais de retour à Brazzaville.

La commission préparatoire des candidats remplissait ses obligations. Mes collègues orphelins essayaient de faire ce qu'ils pouvaient. Ils s'accrochaient, refusant de baisser les bras, malgré le contexte qui leur était hostile, car en dehors de mon ami, les autres avaient fait leurs études en Union soviétique.

Il ne faut pas occulter le fait que certains d'entre eux avaient été pendant leur stage d'immersion de dix-huit (18) mois, dans des services de médecine, victimes d'un apartheid corporatiste.

Ces braves médecins, qui s'étaient battus pour devenir ce qu'ils étaient devenus, n'avaient pas oublié ces années noires. Ils éprouvaient de l'amertume, pour ne pas dire de la haine, à l'endroit de ces mandarins qui les avaient chosifiés.

J'avais annoncé mon retour au président de la commission pour que je sois de nouveau aligné, comme les autres candidats, dans le planning des répétitions.

En dehors de mon ami, j'avais de très bons rapports fraternels avec les autres orphelins du concours.

Je me sentais investi d'une mission de protection vis-à-vis d'eux. Je sortais du Gabon muni de nouvelles cartes que je souhaitais partager avec mes collègues orphelins.

J'avais réussi à remonter mes cellules de répétition à la clinique Albert Léyono, et c'est là-bas que nous gérions nos affaires en petit comité.

J'étais content d'observer que tout le monde avait progressé. Le retard accumulé face aux autres, qui avaient commencé la préparation quatre (4) mois avant nous, était comblé.

Tous les miens étaient informés de mon retour précipité. Je n'avais pas jugé utile leur apporter l'explication, car cela me paraissait tellement dérisoire.

J'avais simplement répondu aux caprices d'un humain, qui ne voulait pas se soustraire de ma réussite. Bien au contraire, il voulait montrer aux yeux du monde, qu'il y était pour beaucoup, afin de capitaliser l'évènement.

Les jours passaient de plus en plus vite. J'avais réussi à présenter toutes les leçons qui figuraient à mon programme. Je jugeais dorénavant inutile ma participation à la messe, qu'organisait régulièrement la commission de préparation. Je m'étais fait une conviction, car je me sentais en capacité d'apprivoiser ce concours tant redouté. Pour ne pas blesser le jury local, je répondais présent à leur convocation. Mais le cœur n'y était plus.

J'avais après avoir fait mes fiches synthèses de chaque leçon, trié mes livres. Sur une centaine, je n'en avais gardé qu'une dizaine.

Mon frère Hugues était rentré de voyage, et il m'avait ramené un petit bouquin de cancérologie, dans lequel il était présenté les aspects nouveaux de la cancérogenèse. Le petit chapitre sur les métastases y était bien illustré. J'y reviendrai.

Nous étions à deux semaines du concours. J'étais tranquille dans ma tête, pendant que les autres étaient pris de panique. L'heure de vérité approchait. J'étais prêt.

La commission préparatoire avait convoqué tous les impétrants pour l'ultime rendez-vous. Tous les membres du jury étaient présents. Le moment se voulait solennel.

Après l'introduction du professeur Bouramoué, chaque membre de la commission avait pris la parole pour nous prodiguer des conseils, qui malheureusement, étaient tous teintés d'hypocrisie.

Bouramoué avait eu la décence de donner la parole aux impétrants, et personne n'avait daigné la prendre. J'avais levé ma main comme pour annoncer mon intervention. Toute la pièce était calme, comme si le seigneur s'adressait à ses brebis.

J'avais remercié la commission pour toute la bienveillance qu'elle avait eue pour chacun d'entre nous. J'avais attiré son attention en lui rappelant que le concours n'était rien d'autre, qu'un examen, et qu'il y avait deux possibilités pour finir : soit la réussite, soit l'échec.

J'avais insisté en disant devant toute l'assistance que je n'accepterais pas un échec, si par extraordinaire, une main noire était à l'œuvre. Tout le monde avait compris à qui je faisais allusion.

Le moment était grave. Les membres du jury savaient que je pouvais poser un acte irréparable, si quelqu'un s'amusait à entraver ma carrière. J'avais dominé la salle, et c'est ce jour que j'avais compris, avoir pris sans le demander, le pouvoir dominateur que je porte en moi jusqu'à ce jour.

Tout ce qui était dit après mon intervention était futile.

Une fois cette réunion terminée, tous les impétrants avaient quitté la salle. Chacun allait de son commentaire. Les membres du jury étaient restés entre eux pour, certainement, décortiquer et analyser mon propos qui, en réalité, était une menace directe, que j'avais faite à leur endroit.

Les réunions avec la commission préparatoire étaient définitivement arrêtées. Il revenait à chacun de s'organiser pour le combat final.

Comme je l'ai déjà dit, préparer le concours d'agrégation exige beaucoup de moyens financiers. J'avais, en ce qui me concerne, le soutien sans faille de mon frère Hugues.

Le ministre Gando, mon père spirituel, qui m'avait mis le pied à l'étrier en me permettant d'assister à ses consultations, en 1978, m'avait fait chercher par un de ses collaborateurs. Il était au courant de ma participation au concours d'agrégation.

Lorsque je fus arrivé à son cabinet, il m'avait reçu en priorité. Il m'avait parlé comme un père s'adressait à son enfant. J'étais très ému. Il était fier de moi. Il suivait attentivement mon parcours. Il était au courant des distensions que j'avais avec mon chef de service.

J'étais resté avec lui pendant plus d'une demi-heure. A la fin de notre entretien, il m'avait remis de l'argent en me disant, qu'il l'avait pris sur son salaire de ministre, afin que je lui ramène le parchemin. Ce fut un moment émouvant. J'avais des larmes aux yeux. Je lui avais pris congé. Cette rencontre m'avait perturbé. Le ministre Gando à travers sa contribution avait assuré ma sécurité financière à Bamako.

Pendant mes moments de décompression, je fréquentais régulièrement un café du centre-ville, chez Elidjo.

L'ancien ministre Léfouoba, que je croisais régulièrement en ces lieux du commerce du savoir, savait que je me préparais pour le concours. Il avait organisé une quête pour soutenir deux candidats dont moi. Cet altruisme m'avait également surpris.

Enfin parmi les donateurs, je ne puis oublier mon frère ministre, Encha Ebia, qui m'avait fait parvenir sa contribution.

Je mesurais la responsabilité qui était la mienne face à cette épreuve. Décidemment, beaucoup de personnes m'avaient soutenu. J'avais vraiment besoin de leur soutien, et cela me motivait davantage.

Une équipe du rectorat avait été désignée pour s'occuper des impétrants à Bamako. Elle avait déjà réservé un hôtel pour nous. Deux jours avant notre départ, chacun avait reçu son titre de voyage. Nous pensions que l'université allait nous donner un peu d'argent, malheureusement, non. Je ne me plaignais pas car j'avais suffisamment de munitions, pour affronter n'importe quel évènement à Bamako.

La veille de notre départ, j'étais allé dire aurevoir à tout le monde. Ma mère m'avait parlé longuement. Elle m'avait insufflé ce dynamisme dont elle était la seule à détenir le secret.

J'avais eu une pensée pour le défunt docteur Ossébi Douniam. Qu'est-ce qu'il aurait été fier de me voir à ce moment-là. J'avais été submergé de chagrin.

Mon frère Hugues avait été la dernière personne à qui j'étais allé dire au revoir, comme aussi pour lui dire encore, merci mon frère pout tout ton appui.

Le jour du départ, la délégation du Congo était au grand complet, le recteur, les membres des différents jurys et les candidats. Nous nous étions mis par affinité. L'équipe de Gombé-Mbalawa avait pris place à côté de leur mentor.

Les orphelins du concours étaient assis autour de moi. On sentait nettement la ligne de fracture qui nous séparait. Nos accompagnateurs assistaient médusés à cette scène, sans rien y comprendre.

Après quatre (4) heures de vol, nous étions arrivés à Bamako. Les membres des jurys avaient rejoint leur hôtel, où ils étaient attendus par leurs collègues.

Un candidat, de notre délégation, avait préféré prendre une chambre dans un hôtel 5 étoiles de la place, à ses frais. Les huit autres candidats avaient été conduits dans un hôtel très moyen dans le quartier AC 1000, encore appelé la cité du gouvernement.

A notre arrivée à l'hôtel, il m'avait été attribué une chambre minuscule mal éclairée, et sans commodité. Je l'avais récusée pour une suite, à mes frais.

Mes collègues étaient tous logés dans des petits réduits sans confort. J'avais pris possession de mon espace. Mes bagages furent déballés. J'avais pris soin de ranger mes costumes, un pour la cérémonie d'ouverture, un pour les titres et travaux, un pour la leçon, un pour l'épreuve du malade et enfin un, pour la cérémonie de la proclamation générale des épreuves du concours.

J'avais donc apporté cinq (5) costumes assortis de cinq (5) paires de souliers. Il fallait être classe. Il semblerait que l'accoutrement comptait beaucoup aux yeux des membres des jurys.

J'avais par ailleurs rangé mes dix (10) bouquins fétiches, plus le petit manuel que mon frère Hugues m'avait ramené de Paris.

En bon Gangoulou, j'avais étalé, devant mon lit, la peau de panthère que j'avais apportée de Brazzaville. Cette peau d'animal traduisait la puissance de ma tribu à laquelle je suis viscéralement attaché.

En fait, ce gadget était là pour simplement impressionner les curieux.

Comme nous étions arrivés en fin d'après-midi, nous avions été conviés, par nos accompagnateurs, à un repas de bienvenue qu'avait offert, je crois, l'hôtel.

Je n'avais pas apprécié le menu. J'avais mangé malgré moi.

Après le repas, avant d'aller me coucher, j'avais tenu une petite réunion avec mes collègues orphelins, pour nous motiver mutuellement. Nous étions des ambassadeurs de notre pays, et le Congo comptait sur nous.

Les candidats qui avaient commencé la préparation, avant nous, roulaient les mécaniques, surtout notre collègue qui postulait pour l'anat-path. Il avait ses protecteurs, en l'occurrence mon chef et un de ses maîtres d'Abidjan.

Un peu avant 22 heures, nous avions rejoint nos chambres respectives. Nous devrions nous lever très tôt pour prendre notre petit déjeuner à 7 heures, car nous étions attendus à la cérémonie d'ouverture du concours au palais des congrès, si mes souvenirs sont bons, à 8 heures et demie.

La nuit fut très agitée et courte. Nous avions tous la tête dans le concours.

Le matin au réveil, comme hier pendant le repas, nous nous étions mis chacun de son côté.

Mon ami avait très peur. Il avait un visage livide. Il me faisait pitié. Il pensait qu'un complot avait été monté pour l'humilier. Il m'avait fallu beaucoup de persuasion, pour qu'il se défasse de cette peur absurde. Je me souviens parfois de m'être emporté contre lui, pour le ramener à la raison.

Après le petit déjeuner, tous sapés comme des princes, nous montâmes à bord de notre bus loué pour la circonstance, pour rejoindre le palais des congrès, où étaient réunis tous les impétrants, et tous les membres du jury.

Nous avions appris que le président général des jurys était Gombé-Mbalawa du Congo Brazzaville. Très bonne nouvelle pour ses poulains.

En situation normale, j'aurais pu jubiler, mais je devrais me faire à l'idée que la partie ne serait pas facile pour moi. Quoi que je fasse, je devrais assumer mon destin. Je ne craignais pas l'adversité.

Les candidats étaient nombreux. Majoritairement, ils venaient de l'Afrique de l'ouest. L'Afrique centrale dont le Congo constituait le plus grand contingent avec neuf (9) candidats, était sous-représentée. Des pays comme la RCA et le Gabon n'avaient qu'un seul candidat respectif.

J'étais heureux de retrouver mon collègue de Libreville. Nous nous étions isolés pour échanger. Il venait pour la deuxième fois, mais cette fois-ci, il était gonflé à bloc. Il était venu pour repartir à Ovéndo avec son agrégation en anesthésie-réanimation en poche.

La cérémonie avait débuté à 9 heures. Après les discours de circonstance, le jury avait procédé au tirage au sort de la lettre de l'alphabet, donnant ainsi le top des épreuves. Nous nous étions tous rendus sur le lieu pour prendre connaissance des locaux, où se dérouleraient les épreuves.

J'étais dans le même jury que les candidats de la radiologie.

En cancérologie, nous n'étions que deux, mon élève et moi. Cela peut paraitre surprenant, mais c'était comme ça.

Le tirage au sort avait fait que je n'entre en danse que le lendemain.

J'avais fait la connaissance d'une burkinabé qui postulait pour la radiologie. Elle était l'épouse d'un général des forces armées du Burkina Faso. Elle avait des gardes du corps, et une voiture noire de fonction à sa disposition. Nous avions eu un moment d'échange. Elle était surprise par la sérénité que je dégageais. Dans le groupe des candidats de la radiologie, il y en avait un, qui revenait pour la troisième fois. Il était originaire du Bénin. Il me faisait pitié, car il jouait sa dernière carte. Il lui fallait absolument réussir, sinon il dirait adieu à l'agrégation. Je souhaitais qu'il réussisse, cette fois-ci.

Avant midi, j'avais rejoint mon hôtel, où j'avais retrouvé mes collègues.

Nous entrâmes tous dans la danse le lendemain. Cela m'avait donné l'occasion, après une petite sieste de l'après-midi, d'aller me promener dans les environs. Je découvrais une très belle ville. Contrairement à nos préjugés, je rencontrai des jeunes instruits, bien élevés qui contrastaient avec nos frères maliens propriétaires des multiples échoppes de quincaillerie au Congo.

J'étais très agréablement surpris par cette jeunesse dynamique cultivée. Il faut vraiment voyager à travers le monde, pour mieux connaitre les peuples.

Vers 19 heures, j'étais de retour à l'hôtel. Je m'étais passé du diner, pour ne me contenter que d'un bol de soupe à base de lentilles. Il ne fallait pas trainer pour aller se coucher à temps, afin d'être frais le lendemain matin.

Une fois dans ma suite, j'avais survolé mes titres et travaux avant de m'endormir.

Nous étions tous réunis devant notre local, attendant des membres de notre jury. Le tirage au sort m'avait placé en deuxième position, après le candidat du Bénin.

Très vite, les épreuves avaient commencé. Le premier candidat n'avait pas mis beaucoup de temps. Cela m'avait étonné. Il avait peut-être été très brillant. Nous le saurions le soir.

Mon tour arriva. Je fis mon entrée dans la salle sans montrer le moindre signe de frilosité. Les membres du jury attendaient que leur président me donne le signal.

Monsieur Gombé-Mbalawa, après m'avoir interpelé, me donna le top. J'avais déroulé mes titres et travaux en quatorze (14) minutes trente (30) secondes. J'avais fini dans les temps, faisant économiser une trentaine de secondes au jury.

J'attendais les questions, quand soudainement un membre du jury prit la parole pour se poser la question de ce que je faisais là devant eux. J'avais commencé à trembler comme une feuille morte. J'étais en train de perdre tous mes moyens. Je me posais des questions. Avais-je été si mauvais pour être éliminé dès la première épreuve ?

Ce membre du jury, le professeur Gonsu, était d'origine camerounaise. Il avait compris que je n'allais pas bien depuis qu'il parlait, pour me dire clairement : Monsieur Nkoua-Mbon, ne paniquez pas. Il me l'avait dit sur un ton rassurant.

Il avait conclu son argumentaire par une question à l'endroit de ses collègues, membres du jury, en disant que s'était-il passé à Brazzaville pour que ce candidat ne se présente que maintenant au concours ?

Sa place n'est pas là où il est. Il devait plutôt être des nôtres, pour juger les autres candidats.

Cette réflexion avait vexé le président du jury, qui l'avait rappelé à l'ordre.

Pour lui, j'étais déjà agrégé. J'étais heureux. Je venais de me faire un grand avocat dans ce jury très composite. Je pouvais maintenant compter sur le Camerounais et l'Ivoirien. Après tous les argumentaires qui m'étaient favorables, développés par les membres du jury, j'avais joué à la modestie.

Je m'étais interdit de laisser transparaitre le moindre signe de bonheur. J'avais pris mes affaires pour laisser la place aux autres candidats.

Une fois à l'extérieur du local, je m'étais éclipsé pour regagner mon hôtel. J'étais plus qu'heureux. Mon maître avait été confondu par ses collègues ; les membres du jury avaient compris que j'avais vécu un calvaire dans mon pays. Cela insupportait ses collègues qui découvraient que, dans nos pays, il y avait encore des patrons de médecine rétrogrades à la limite ringards, qui s'en prenaient à leurs élèves, souvent pour des problèmes dérisoires.

Croyez-moi, il ne me reviendra jamais, à moi, d'expliquer le différend qui m'opposait à mon maître.

J'étais seul à l'hôtel. Tous mes collègues avaient préféré rester sur place pour attendre les résultats.

Après avoir pris un diner léger accompagné d'un bon vin, j'avais repris le chemin de la faculté, là où se déroulait le concours.

A 17 heures, notre jury nous avait appelés tous, pour nous communiquer les résultats.

Le candidat béninois avait de nouveau été recalé. Il mettait ainsi un terme définitif, à une quelconque participation au concours d'agrégation. Nous étions restés quatre (4) candidats, deux (2) pour la radiologie et deux (2) pour la cancérologie. J'avais surclassé le groupe prenant une note qui frôlait les 20/20. Le ton du concours était donné.

Une fois à l'extérieur, tous les membres du jury m'avaient félicité. Mon patron s'était plié au même exercice. Tous les candidats congolais avaient franchi la première étape. Le bonheur était palpable ce soir-là, à l'hôtel.

Le recteur avait trouvé un moment pour nous rejoindre et nous féliciter.

Nous étions de nouveau réunis le lendemain, pour l'épreuve de la leçon. Je lisais sur les visages, une inquiétude des uns et des autres.

En échangeant avec le candidat ivoirien, je lui avais dit qu'il n'était pas impossible, qu'il tire une leçon dont le titre serait : organisation de la lutte contre les cancers du col de l'utérus. Je l'avais vu tressaillir et, pourtant, c'est ce qu'il avait finalement tiré comme leçon.

Comme j'étais le premier à ouvrir les hostilités, j'avais été invité par le jury à tirer un bout de papier sur une vingtaine qui étaient éparpillés sur la table.

Sans hésitation aucune, j'avais choisi de traiter les métastases des cancers.

Sur le moment, j'eus eu une pensée pour mon frère Hugues N. Cette leçon n'avait aussi été bien abordée que dans le petit bouquin que mon frère m'avait ramené de Paris.

Décidément ce monsieur m'aura accompagné de bout en bout.

Je fus accompagné dans une petite pièce non loin de la salle où je présenterais cette leçon, par le professeur Gonsu.

Une fois assis, j'avais pris mon petit manuel pour commencer la rédaction de mon texte, et préparer mes transparents. Je n'avais pas à réfléchir, car j'avais traité cette question plus de trois (3) fois à Brazzaville.

J'avais réussi à tout écrire en trois (3) heures. Je disposais d'une heure entière pour mettre en place le scénario de la leçon. Je jubilais d'être tombé sur ce sujet que je dominais littéralement. Que du bonheur ce matin.

Quatre (4) heures plus tard, Gonsu était revenu me chercher pour me conduire à l'échafaud.

J'avais pris place devant les membres du jury, en attendant que monsieur Gombé-Mbalawa m'autorise à prendre la parole.

Il s'était passé un peu plus d'une minute, avant de m'entendre dire :

Monsieur Nkoua-Mbon, êtes-vous prêt ?

J'avais répondu en disant : oui, monsieur le président du jury.

Il avait enchainé en disant : cette leçon est publique. Vous avez quarante-cinq (45) minutes pour nous la livrer.

Le top étant donné, j'avais réussi à faire ma leçon en quarante-quatre (44) minutes et demie. J'avais eu la sensation d'avoir dominé mon sujet.

J'avais parlé devant un parterre d'individus qui, à mon avis, n'étaient pas très au courant des dernières avancées de la biologie des cancers. J'avais décidé de leur prouver que le cancérologue c'était moi, et non ceux qui m'écoutaient.

A la fin de mon speech, j'avais vu combien Gonsu et Echimane étaient heureux. J'avais compris, dès cet instant, que je venais de réussir la seconde épreuve du concours. J'avais une joie mesurée, et surtout contenue.

Le professeur Gombé-Mbalawa avait repris la parole pour me dire :

Merci monsieur. Vous avez traité votre sujet dans les temps. Nous vous communiquerons votre résultat en fin d'après-midi.

Ils avaient récupéré mon manuscrit et tous mes transparents, car ils en avaient besoin pour une évaluation définitive.

Comme la veille, lorsque je quittai la salle, j'avais pris un taxi pour rejoindre mon hôtel. J'avais laissé tous mes collègues sur le théâtre des opérations.

Arrivé à l'hôtel, j'avais appelé mon épouse pour lui donner mon sentiment sur les deux épreuves que j'avais passées. Nous étions confiants tous les deux. J'étais heureux. Je me disais que la bête ne pourra plus m'échapper.

J'avais commandé du champagne pour savourer mon bonheur. J'étais un homme heureux.

Le banni du service de médecine et carcinologie du CHU-b, était en passe de devenir agrégé sous la barbe de celui qui, quelques semaines auparavant, avait promis lui faire la peau.

J'avais réussi par commutativité à partager mon bonheur aux serveurs de l'hôtel.

Dans l'après-midi, j'avais repris un taxi pour rejoindre le lieu où se déroulait le concours. Tout le monde avait fini. Nous attendions, tous, les résultats.

Finalement, le jury nous convoqua pour nous dire que tout le monde avait réussi cette épreuve de la leçon. Comme la veille, j'avais obtenu une excellente note.

Le cru était également bon pour tous les candidats du Congo. J'étais ému en voyant mon ami heureux, celui-là même qui avait redouté le complot qui se tramait contre lui.

Nos accompagnateurs nous attendaient dans le bus qu'ils avaient pris en location pour notre délégation.

Nous étions tous heureux et prêts à affronter la dernière épreuve, c'est-à-dire, celle du malade pour les sept (7) d'entre nous, celle de la paillasse pour notre collègue d'anat-path, et un dossier de santé publique pour le candidat qui postulait le titre de maître de conférences en santé publique.

Avant de monter dans le bus, Gonsu m'avait appelé pour me dire :

Jeune homme, j'ai décidé que tu sois agrégé demain sans discussion, quel que soit ton comportement face au malade. J'avais des larmes aux yeux en écoutant ce monsieur que je ne connaissais pas, et qui m'avait pris en affection. Il avait reconnu ma compétence.

Je m'étais souvenu que, du fait du jeu de la chaise vide, mon dossier pour le titre maître-assistant avait été retoqué par des imposteurs qui ne comprenaient rien.

Le soir, à l'hôtel, nous nous étions regroupés comme nous le faisions depuis que nous étions arrivés. Nous ne nous mélangions pas. Et c'était bien comme ça. Nous n'avions pas oublié avoir été snobés par nos collègues, parce qu'ils avaient la bienveillance de mon patron.

Pendant le diner, j'avais commandé une très bonne bouteille de vin, que j'avais partagé avec les orphelins du concours.

Nous avions évoqué ce soir-là, nos angoisses passées et abordions en toute confiance la dernière épreuve.

Le lendemain, l'épreuve du malade se déroulerait à l'hôpital du point G.

Nous nous étions séparés pour retrouver nos lits, car le combat était loin d'être terminé.

A mon réveil, après avoir rapidement pris ma douche et enfilé un superbe costume, je m'étais précipité à aller prendre mon petit déjeuner. J'étais seul au restaurant. J'avais aimé ce moment où la solitude vous enivre. J'étais pressé d'en finir. Je voulais en découdre.

Quelques instants plus tard, j'avais été rejoint par mon ami. Il était plus détendu que d'habitude. L'épreuve du malade était certainement la chose la plus simple pour lui. Il était vraisemblablement plus compétent que ses juges, qu'il connaissait d'ailleurs bien, pour avoir terminé sa spécialité médicale bien avant la plupart d'entre eux.

A 8 heures, nous nous engouffrâmes dans notre bus pour l'hôpital du point G. C'était l'heure de vérité.

Notre jury était en place. Chaque impétrant devrait présenter le matériel qu'il utiliserait pour l'examen de son malade. Comme les autres candidats, j'avais déposé sur la table des examinateurs, mon arsenal.

Les membres du jury étaient émerveillés par mon pied à coulisse, et je présume que nombreux d'entre eux ne savaient pas à quoi il servait.

On me confia une malade qui ne parlait que le Bambara. Elle ne comprenait aucun mot de français. C'était une galère. J'avais dû m'appuyer sur une interprète, elle-même aussi analphabète.

Ma malade était porteuse d'un cancer du sein. Une routine pour moi, car j'avais acquis une solide expertise en oncologie mammaire, lorsque j'étais fellow à Bordet.

J'avais réussi à boucler le dossier de la malade en trente (30) minutes, et j'attendais d'être convoqué par le jury, pour l'exposer.

L'attente fut de très courte durée. Je m'étais retrouvé face à un groupuscule d'individus qui avaient du mal à comprendre, et s'approprier le lexique de l'oncologie mammaire. Je connaissais les oncologues africains, membres du jury. Aucun d'eux n'était puriste, car ils étaient devenus cancérologues par effraction.

J'avais par conséquent donc affaire aux oncologues venus d'Europe, qui avaient tout de suite compris que j'étais sorti de leurs écoles. Je crois qu'ils devraient se poser la question de ma présence devant eux, comme Gonsu se l'était posée le jour de la présentation de mes titres et travaux.

J'avais eu un échange de très haut niveau avec les oncologues européens. C'était devenu plus un moment de partage, que d'examen.

Je leur avais apporté des informations sur les nouveautés en matière de cancérogenèse, l'œuvre des chercheurs singapouriens.

Les Africains étaient dépassés par notre causerie, je crois qu'il faut l'appeler comme telle. Le jury avait même oublié qu'il devrait recevoir d'autres impétrants.

Chose extraordinaire, ils m'avaient demandé mes coordonnées, que je m'étais empressé de donner. Je leur avais communiqué mes coordonnées de Brazzaville et celles de la Belgique. Je leur avais fait savoir que mon épouse était médecin en Belgique.

Ils se demandaient franchement pourquoi je perdais mon temps au Congo, alors que j'avais un énorme potentiel, pour réussir une véritable carrière universitaire en Europe.

Le président du jury était excédé par l'intérêt que les occidentaux portaient sur moi. Il avait, je crois, compris que lui et moi, nous ne jouions pas dans la même cour de l'oncologie. On ne peut éternellement brimer les meilleurs.

Tout le monde avait passé la dernière épreuve. L'épouse du général était très optimiste quant à l'issue des résultats. Elle avait émis le souhait de m'inviter à Ouagadougou pour me présenter à son puissant mari, compagnon et bras droit du président Blaise Compaoré. Pourquoi pas ! Ce serait d'ailleurs un honneur. Je lui avais dit que je réfléchirais à sa proposition.

Les Congolais étaient fatigués, mais en même temps heureux d'avoir fini avec cette torture. Le jury avait convoqué pour, 18 heures, tous les impétrants pour la proclamation des résultats, cérémonie prélude à celle de la clôture du concours, qui aurait lieu le lendemain au palais des congrès.

Nous étions de retour à l'hôtel. On n'avait pas faim. Tous nos regards étaient tournés vers les résultats attendus. Tout le monde s'était muré dans un silence étrange. Redoutait-on une catastrophe généralisée ? J'aurais été enclin à rire, mais je me l'étais gardé pour ne pas gêner mes collègues.

J'étais assis avec mon ami qui abordait cet après-midi avec plus d'optimisme, qu'au début du concours. Je le voyais soulagé. La pression avait quitté ses épaules.

A 16 heures, nous prîmes notre bus pour aller écouter le verdict.

Chaque jury avait pris place dans chacun des locaux qui leur avaient été affectés. Nous avions été invités à rejoindre le nôtre, qui était debout attendant notre entrée.

Le président de notre jury avait rappelé l'atmosphère qui avait prévalu durant toutes les épreuves. Il avait félicité le sens du professionnalisme de ses collègues, et la bonne tenue des impétrants. Il avait ensuite procédé à la proclamation en commençant par la cancérologie qui avait enregistré deux candidatures. Nous étions tous les deux déclarés admis.

Il avait ensuite procédé à la proclamation de la section radiologie, où trois (3) candidats sur quatre (4) étaient déclarés admis.

Enfin, il avait procédé par donner le nom du lauréat de notre jury : Jean Bernard du Congo Brazzaville était déclaré major.

Nous nous embrassâmes. Les étreintes furent longues surtout la mienne avec ma sœur du Burkina Faso. Nous étions tous heureux. Le jury nous avait chaleureusement félicités. Tout ça pour si peu. Décidément, la vie est très compliquée.

Voilà la victime de l'intolérance de Brazzaville devenu agrégé de cancérologie, dans un pays africain, loin des siens.

Comme me l'avait toujours déclaré le professeur Heiman, bio-pathologiste de renommée internationale, chef de service d'anat-path de l'Institut Jules Bordet, l'histoire est une farce.

J'avais quitté notre salle pour l'extérieur en train d'attendre les nouvelles des autres candidats du Congo.

Mon ami, le peureux, m'avait rejoint en courant. Il avait été consacré agrégé.

Il avait sauté à mon cou. Il pleurait de joie.

Nous avions vaincu les fils barbelés que l'on avait dressés sur notre chemin. Nous étions heureux.

En définitive, sur neuf (9) candidats, la moisson congolaise fut très moyenne, car quatre (4) d'entre nous avaient été recalés, dont notre collègue de l'anat-path, filleul protégé de mon patron, et trois (3) frères qui avaient fait leurs études en ex-Union soviétique. Fallait-il y voir un signe de malveillance ! Personne ne saura répondre à cette question.

Autant nous étions heureux, autant l'un d'entre nous, le filleul de Gombé-Mbalawa, était inconsolable. Il pleurait à chaudes larmes, comme s'il avait perdu un être cher, oubliant que nous venions de passer un examen, qui pouvait se solder par une réussite ou un échec.

Il avait pleuré pendant plus de deux (2) heures, en citant le nom de mon maître, et celui de son maître d'Abidjan qui l'avaient abandonné. Il était plus que malheureux. Des collègues qui avaient été recalés, comme lui, ne parvinrent pas à le calmer. Il avait continué à pleurer dans le bus, gâchant ainsi notre plaisir.

Arrivés à l'hôtel, j'avais appelé mon épouse pour lui communiquer les résultats, ainsi que mon frère Hugues, qui avait été de beaucoup dans ma réussite.

Ceux qui avaient réussi le concours avaient une attitude gênée vis-à-vis de ceux qui étaient recalés.

J'avais une réelle pensé pour les trois (3) orphelins, qui allaient repasser le concours d'agrégation dans deux (2) ans. Ils avançaient en âge, et il me semble que pour mieux aborder le concours du CAMES, il est préférable de le passer avant 50 ans, ce qui était rarement le cas pour les candidats congolais.

Notre ami qui avait chialé l'après-midi était aux abonnés absents. Sa fragilité m'inquiétait. Il finirait par s'en remettre, et repartir au combat dans deux (2) ans, tout en étant beaucoup plus fort.

Le soir, j'avais décidé d'aller en discothèque pour enfin savourer ma réussite et me défouler. J'avais pris un taxi pour être conduit vers la meilleure discothèque de Bamako. Nous étions un vendredi soir. Il y avait du beau monde. Des jeunes intellectuels et des hommes d'affaires grouillaient de partout. Il y avait de la fumée de cigarettes au bar. Ils parlaient, tous, de leurs multiples voyages en Chine, en Australie, aux USA, au Japon, mais presque jamais en France.

J'étais très étonné de la distance qu'ils entretenaient avec la France. C'était frappant de le constater.

Autant les désœuvrés se battaient pour rejoindre par tous les moyens la France où, en arrivant, ils échouaient dans des foyers pour immigrés, autant la jet set, allait vers d'autres horizons. Tous ces jeunes fortunés trouvaient ringarde l'idée d'aller en France.

Le champagne coulait ce soir. J'avais commandé une bouteille, comme les autres. J'étais seul pour boire ce nectar qui augurait ma nouvelle vie académique.

Fatigué pour avoir beaucoup dansé, j'étais rentré aux petites heures de la matinée.

La cérémonie de clôture du concours était prévue pour 10 heures. Je m'étais arrangé à caler mon réveil pour 8 heures.

Le matin à mon réveil, mes collègues, qui avaient été consacrés agrégés la veille, étaient au restaurant en train de savourer leur réussite autour d'un petit déjeuner copieux.

Les recalés avaient eu la décence de rester dans leurs chambres. Ils devaient déjà penser à notre retour. Je n'aurais pas aimé être à leur place. Ce qu'ils ressentaient devrait être cruel.

J'étais arrivé en retard au restaurant. N'ayant plus le temps de manger quoi que ce soit, j'avais cependant pu avaler une tasse de café noir, pour me sortir du sommeil qui n'était pas consommé.

Nos accompagnateurs nous firent signe de monter dans le bus, en direction du palais des congrès de Bamako. L'heure était aux retrouvailles. Le nombre de candidats du premier jour avait fondu, signe d'un échec massif des candidats.

Nous avions attendu une bonne heure avant l'arrivée du Premier ministre, à qui revenait la charge de présider l'évènement. La salle se remplissait au fur et à mesure, avec l'arrivée des hautes personnalités.

J'avais ma tête ailleurs. Je voulais déjà rentrer pour venir partager mon bonheur avec les miens, qui m'attendaient.

Dehors, c'était le branlebas. Le patron de la cérémonie venait d'arriver en compagnie des membres du gouvernement. La cérémonie pouvait alors débuter. Plusieurs discours furent prononcés, suivis de celui lu par le président général des jurys, qui donnait le palmarès par pays.

Le Sénégal et la Côte d'Ivoire avaient raflé la mise, cependant le Congo s'était illustré en occupant la place du lauréat du concours, à travers votre humble serviteur. Je l'avais su pour avoir été mis dans la confidence par le professeur Echimane, cet homme qui m'avait rassuré lorsque je lui avais fait parvenir mon dossier, avant de le soumettre à la commission de validation de Brazzaville.

J'avais revu mon collègue de Libreville qui reprenait son avion le soir même, fier d'avoir accompli sa mission.

Nous nous étions rapprochés de nos maîtres de Brazzaville, pour leur dire merci. J'avais pris un peu de temps avec le professeur Bouramoué, qui m'avait dit : tout arrive à celui qui sait attendre. On avait voulu t'humilier. Tu avais refusé de te braquer. Te voilà aujourd'hui maître de conférences. C'est une nouvelle carrière qui s'ouvre devant toi. A toi d'en profiter pleinement. N'oublie surtout pas de former les jeunes. Aie à cœur tes malades.

Ces phrases résonnent encore dans ma tête, quatorze (14) ans après le concours de Bamako.

Nous étions de retour à l'hôtel vers 14 heures ; je m'étais changé pour enfiler un pantalon en toile et un polo. C'était fini. Je ne voulais plus m'encombrer de costumes dans ce pays où il faisait excessivement chaud.

Notre voyage était prévu pour le lendemain dans la matinée. Toute la ville de Brazzaville nous attendait.

Je m'étais acquitté des frais de ma chambre d'hôtel, après avoir fait mes valises. Le soir, j'avais opté pour un diner dans un restaurant chic de la place. Nous n'avions pas le temps d'aller faire des courses, pour ramener des petits cadeaux aux uns et aux autres.

Il m'était resté suffisamment d'argent pour faire un peu de folie, pour ma dernière nuit à Bamako, cette ville qui m'avait fait roi.

Le lendemain, nous étions tous à l'aéroport, y compris les candidats malheureux du Congo. Le climat était lourd. Chacun réprimait ses émotions pour ne pas blesser davantage nos amis en souffrance.

Après quatre (4) heures de vol, nous avions atterri à Brazzaville sous un soleil de plomb. Il y avait un monde fou qui nous attendait. Nos collègues qui avaient été déclarés ajournés avaient réussi à s'éclipser par des portes dérobées.

Toute ma famille était là, mes frères et sœurs. Certains étaient en larmes, car ils s'étaient souvenus du calvaire que l'on m'avait fait vivre par le passé.

C'était devenu une histoire ancienne. Il fallait pardonner et oublier, afin de se construire un nouveau projet personnel.

J'avais aperçu, au loin, le véhicule rutilant neuf de mon frère Hugues.

J'avais versé une larme en le voyant. Il était venu me chercher, comme pour conclure l'histoire qu'il avait commencée avec moi. Quel monsieur !

J'étais monté dans son véhicule après avoir dit aurevoir à ma famille, en leur promettant que je passerais le soir voir ma maman.

J'avais ramené le parchemin tant attendu par les ministres Gando, Entcha Ebia et Léfouoba. Comment ne pas se souvenir de leur apport massif et décisif. Ils m'avaient aidé à devenir maître de conférences agrégé.

Chapitre XII : Le maître de conférences

Mon statut avait changé depuis mon retour de Bamako. J'avais gagné en épaisseur et en respectabilité. Les petits esprits sectaires étaient réduits au silence. Ils étaient devenus tellement insignifiants que je ne les voyais plus.

Le rectorat était heureux de présenter, à l'ensemble du personnel enseignant de l'université Marien Ngouabi, les nouveaux agrégés de la faculté des sciences de la santé, au cours d'une cérémonie dérisoire, sans éclat.

Tout le monde était là, vêtu de toges. Certains d'entre nous cranaient, pendant que d'autres s'activaient à répondre aux questions de la presse, qui avait été conviée pour la circonstance.

Cette manifestation m'avait donné l'occasion de revoir certains collègues, qui enseignaient depuis quelques années dans d'autres facultés, sans que je le sache. J'avais perdu leurs traces depuis le campus 1 en 1980, lorsque j'étais étudiant en médecine. Ce n'était que du bonheur que de revoir ces gauchos qui avaient pris de la bouteille comme moi-même.

Notre recteur, professeur de médecine, était heureux de voir comment notre faculté progressait en termes d'enseignants, comparativement à d'autres facultés. Le bonheur était sien.

Le soir les différentes chaines de télévision avaient diffusé des images de cette cérémonie. Tout le Congo avait su que nous étions devenus des professeurs agrégés. Ma mère m'avait vu sur un écran de téléviseur. Elle était émue de voir combien son fils avait grimpé des marches de sa corporation. Elle m'avait confié n'avoir jamais été aussi heureuse que ce jour-là. Elle avait du mal à comprendre ce qui lui arrivait. Elle s'interrogeait sans cesse, pour savoir si j'étais réellement un produit sorti de ses entrailles Elle avait souffert toute sa vie pour se voir gratifiée d'un enfant qui comptait pour la république. Sacrée Pauline.

Le service de médecine et carcinologie m'avait réservé un accueil chaleureux. Le personnel s'était cotisé pour m'offrir une petite fête dans notre salle des réunions. Cela m'avait fait chaud au cœur. Tous les candidats spécialistes étaient présents et fiers de leur maître. Ils avaient attendu ce moment pour me témoigner leur reconnaissance. Comment ne pas s'en émouvoir en écoutant d'aussi beaux témoignages.

J'ai toujours regretté de ne pas avoir immortalisé ces merveilleux moments. J'avais versé une petite larme lorsqu'un des jeunes candidats spécialistes avait martelé devant tout le monde en disant : Nous savions que les bonnes choses se trouvaient du côté du professeur Nkoua-Mbon.

Si nous voulons apprendre l'oncologie selon les règles de l'art, suivons ce monsieur. Depuis que nous sommes en spécialité de cancérologie, nous avions constaté qu'il était victime de son cerveau.

Ce jeune médecin qui finira par devenir l'un de mes principaux collaborateurs, est le docteur Mabiala, que j'appelle affectueusement Mabios. Il avait inhibé le binôme à la solde de leur maître. Ils étaient totalement désorientés ce jour-là.

Ils avaient rapporté les paroles de Mabios au patron dans l'espoir de perturber sa formation. Ils s'étaient royalement trompés, car j'étais là, et je tenais à le faire savoir haut et fort. Dorénavant, les choses ne seront plus les mêmes.

J'avais maintenant la possibilité d'imposer ce que j'avais appris à Bordet.

Le premier grand changement fut l'arrêt de la grande visite, où le monde se comportait comme du bétail déboussolé. Le chef de service y avait adhéré contre son gré. J'apportais des aménagements dans l'apprentissage de l'oncologie.

Après Bamako, je considérais que l'Afrique centrale ne comptait que trois (3) cancérologues normalement formés, et que les autres étaient une fabrication à l'emporte-pièce. Désormais, plus rien ne m'arrêterait. Mon chemin était tracé. J'avais encore en résonnance les paroles que mon maître Bouramoué avait prononcées à Bamako, lorsqu'il me prodiguait des conseils.

Je passais de plus en plus de temps avec mes jeunes candidats spécialistes. Certains parmi eux, en fin d'année, s'étaient vus injustement recallés par le chef de service.

Deux avaient abandonné la formation d'oncologie pour s'orienter en anesthésie-réanimation pour l'un, et l'autre avait immigré au Canada, où il poursuit une brillante carrière médicale. Deux autres avaient accepté de reprendre l'année sur mon insistance, car ils voulaient aussi quitter le service.

Ces jeunes n'étaient pas épanouis. Ils subissaient régulièrement des invectives de la part de leur patron.

Certains candidats étaient accrocs aux anxiolytiques depuis un bon moment, car ils se formaient dans un contexte de peur épouvantable. J'avais du mal à comprendre cette ligne managériale, dont le soubassement était fait d'intimidations et de réprimandes. Aucune personne ne peut apprendre un métier en ayant le couteau en travers de la gorge. Je me devais de corriger cela si possible. Tous ces jeunes avaient besoin d'être valorisés pour leur travail. Nous étions là, pour le coaching et non pour la torture. Il était de notre responsabilité de les pousser à travailler, en respectant les objectifs de la formation, pour en faire des cancérologues de talent.

J'avais accepté de porter la veste de protecteur, pour qu'ils ne subissent plus jamais les assauts colériques de quelqu'un, qui était censé accompagner ces enfants par son savoir-faire et son savoir-être.

Il est facile de demander, mais il est quelque fois difficile d'obtenir.

Comment peut-on être dans la répression intellectuelle, et demander que les gens soient performants. Pour progresser dans la vie, chaque être humain a besoin d'un cadre. Il doit bien s'y sentir pour donner le maximum de lui-même. En oncologie, discipline de la médecine interne, extrêmement complexe, il faut de la patience doublée de la rigueur, si vous voulez former des médecins de qualité. Je m'évertuerai à essayer d'imprimer cette démarche, qui était devenue mienne, depuis que les Belges me l'avaient offerte gracieusement.

Depuis mon retour de Bamako, mon sommeil était perturbé. Il m'arrivait de rêver que j'étais en train de présenter une leçon, ou des titres et travaux.

Il me fallait absolument désinstaller ce logiciel envahissant. Finalement, c'est à la fin du concours que l'on se rend compte, que notre santé peut prendre un sacré coup. Nous avions appris que certains candidats avaient développé des problèmes métaboliques, et d'autres des pathologies psychiatriques.

Cette structure mise en place par le CAMES, pour piloter l'organisation de la promotion des enseignants du supérieur, mériterait d'être revue. Je crois qu'il y a des aménagements à faire, pour préserver la santé des enseignants.

Les candidats étaient beaucoup trop soumis à un stress inutile. Tout ce que nous apprenions, comme scénarii pour la leçon, était abandonné dès que nous avions l'agrégation en poche.

Les travaux de construction de la clinique Léyono avaient pris fin depuis plus de 6 mois. Nous étions entrés dans la phase d'équipement.

La mairie de Brazzaville avait bénéficié d'un coup de main de l'Association internationale des maires francophones (AIMF). Cette association avait mis à la disposition de cette nouvelle structure, un équipement de laboratoire de base et un fauteuil dentaire.

Le reste des équipements en cours d'acquisition était financé par les recettes municipales.

Pendant que nous attendions le matériel, nous avions procédé à un recrutement des personnels paramédicaux et de soutien, après avoir soumis les candidats à un test, que mes collègues de la faculté avaient organisé à ma demande.

Notre défi était d'inscrire cette clinique dans l'aéropage des structures sanitaires modernes de prise en charge des malades. Son implantation en plein quartier populaire était un atout considérable. Elle permettra de desservir des quartiers isolés du nord de Ouenzé.

Les partenaires de la municipalité de la ville de Brazzaville s'étaient beaucoup investis pour rendre fonctionnel ce projet. Le pari fut tenu, le défi relevé.

La clinique municipale avait été inaugurée en grande pompe, en présence de l'épouse du président de la république.

En ma qualité de directeur, j'avais été amené à prononcer un discours devant un parterre d'officiels venus nous assister. C'était mon tout premier discours depuis que j'étais devenu maître de conférences agrégé. Les commentaires qui l'avaient suivi m'étaient élogieux. Je crois avoir imprimé ma marque ce jour-là.

Nous faisions ce que nous pouvions surtout que nous avions procédé à l'ouverture de la clinique sans trésorerie.

J'avais réussi à faire de tous mes agents des fonctionnaires municipaux. Leurs salaires étaient supportés par la mairie et non par la clinique. Cette subtilité nous avait permis d'avoir un peu de souplesse dans la gestion, que je voulais transparente et orthodoxe.

Nos résultats étaient certes minces, mais de qualité. J'avais réussi à m'entourer de jeunes médecins brillants, choisis sur la base de leur compétence.

Ils rendaient d'utiles services aux populations. Je les avais tous eus, comme étudiants à la faculté des sciences de la santé. Cet aspect n'est pas négligeable dans la gestion des hommes. J'étais fier de mes élèves. Je les respectais et ils me le rendaient bien.

Ces jeunes médecins voulaient faire la médecine autrement, en mettant en avant le savoir-faire et le savoir-être, qui faisaient tant défaut dans des grandes structures sanitaires du pays.

J'avais volontairement décidé qu'ils participent à la gestion de la clinique à mes côtés. Je voulais tant leur transmettre ce que je détenais.

La clinique Albert Léyono était devenu mon centre expérimental des idées novatrices. J'avais la chance de bénéficier de l'attention du maire, qui m'appuyait autant qu'il le pouvait, car la mairie de Brazzaville accusait d'énormes difficultés financières.

Mes activités intenses liées à ma présence dans notre service me procuraient beaucoup de bonheur. J'avais réussi à monter un agenda qui me permettait de vaquer simultanément à mes occupations. Cette mobilité irritait certainement des personnes dans le service de médecine et carcinologie. Je n'étais plus sous la coupe destructrice de mon chef, car je m'en étais émancipé. J'étais devenu un petit patron au CHU, et un grand chef à la clinique municipale.

La clinique Albert Léyono était devenue une véritable référence à Brazzaville. Beaucoup de femmes y venaient pour accoucher. Comparée à celui d'autres hôpitaux, notre taux de mortalité maternelle était nul. J'étais très exigent avec le personnel de la maternité. Anticipation et réaction étaient nos points cardinaux.

Je n'y transigeais pas. Le succès de notre professionnalisme avait fait monter le taux d'accouchement. Nous avions la chance d'avoir embauché une sagefemme à la retraite, qui avait longtemps travaillé comme coordonnatrice des soins au chu. Je l'avais connue pendant mes études de médecine. Elle avait un caractère bien trempé, et elle ne laissait personne indifférent. Lorsque j'avais appris sa disponibilité, je lui avais proposé ma collaboration.

La clinique avait pris de l'envol. J'étais satisfait des prestations de mon personnel. Mes blocs opératoires avaient été pris d'assaut par des collègues du chu, qui venaient opérer en privé. Ils étaient contents de nos installations et de la disponibilité du personnel infirmier.

J'avais de plus en plus envie de développer le service d'imagerie médicale, mais j'étais bloqué par le financement. En gros tout allait relativement bien. Je ne pouvais malheureusement pas compter sur les finances municipales.

Mon activité académique depuis que j'étais devenu maître de conférences agrégé avait momentanément été réduite, car je me préoccupais à développer l'offre de soins de la clinique municipale.

Des contacts que j'avais pris avec certains hôpitaux des pays du Maghreb, m'assuraient de leur collaboration, pour le complément de la prise en charge des malades, pour lesquels mon plateau technique était insuffisant. Le maire de la ville avait adhéré à ma vision et m'avait accompagné vers la signature des protocoles d'accord. C'était une réelle avancée pour les malades de la municipalité de Brazzaville.

Les procédures que j'avais réussies à mettre en place, avec la collaboration de mes collègues de la faculté des sciences de la santé, s'étaient avérées opérantes.

Mes collaborateurs très impliqués dans le fonctionnement de la clinique, pouvaient dorénavant s'affranchir de ma présence, afin que je m'accorde un peu de temps, pour préparer ma titularisation au CAMES.

Les candidats spécialistes étrangers, pour la plupart avaient fini leur formation. Ils étaient rentrés chez eux. J'étais fier d'avoir accompli mon travail, en transmettant ce que je pouvais leur transmettre. Les informations qui me revenaient de leurs pays respectifs étaient positives. Nous avions montré clairement que l'école d'oncologie de Brazzaville avait pris de la densité, depuis que je m'étais impliqué à former ces jeunes médecins.

Les jeunes spécialistes congolais qui avaient rejoint notre service, s'intéressaient à la recherche à mes côtés. Grace à eux, j'avais réussi à publier plusieurs articles scientifiques dans des grandes revues médicales.

En 2012, six (6) ans après que je sois devenu maître de conférences agrégé, je postulais lc poste de professeur titulaire. Mes jeunes m'avaient aidé à rassembler tous les documents exigés par le CAMES. Je préparais mon dossier sans bruit jusqu'à ce qu'il soit transmis à Ouagadougou.

En juillet 2012, mon dossier avait été accepté, et j'étais devenu professeur titulaire des universités.

La nouvelle était parvenue dans le service, à la grande surprise de mon patron et de tout notre personnel. Une petite fête avait été organisée en mon honneur. Je venais d'atteindre le niveau le plus haut de la pyramide académique.

J'avais pris un moment pour rendre visite à ma famille, que je n'avais plus revue depuis un bon moment. C'est toujours un moment merveilleux quand je revois mon épouse et mes fils que j'avais sacrifiés, pour m'occuper des Congolais.

Deux semaines plus tard, j'avais repris l'avion pour retourner au Congo, avec escale à Addis Abeba, où j'avais été abordé par un monsieur qui croyait m'avoir connu au pays quand j'étais enfant. Son visage me rappelait un frère de Poto-Poto. Je lui avais rappelé son appartenance à une famille, qui était très connue. J'avais tapé dans le mille. En effet il y appartenait.

Il m'avait appris qu'il était pharmacien biologiste, formé à l'école de Santé Navale à Bordeaux. Il fut un ancien enfant des troupes. Il avait longtemps travaillé dans sa pharmacie à Paris qui, malheureusement, avait fait faillite.

Il était revenu au pays depuis un an.

Il avait des vacations en sa qualité de chef de laboratoire de l'hôpital militaire de Brazzaville. Nous avions échangé dans l'avion durant tout le vol. Son profil m'intéressait. Je lui avais proposé de nous assister à la clinique Albert Léyono, pour la validation des résultats biologiques. Il m'avait donné son accord.

A l'atterrissage, j'avais appelé le maire de Brazzaville pour lui annoncer la bonne nouvelle. Il m'avait surpris, car il le connaissait personnellement.

Quelques jours plus tard, j'avais fait le nécessaire pour qu'il soit correctement rémunéré par le cabinet du maire. J'avais réussi une bonne opération en amenant un biologiste capé, à la clinique. Notre connivence nous avait beaucoup rapprochés.

La clinique Albert Léyono rendait de plus en plus d'énormes services, ce, au grand bonheur de ces agents.

Fort de ce succès, j'avais reçu une délégation d'une fondation sénégalaise, spécialisée dans la réparation des becs de lièvre, cette fente labiale ou labio-palatine qui est une anomalie congénitale.

Cette délégation m'avait été recommandée par la Fondation Edith Lucie Bongo Ondimba (FELBO).

Ces deux organisations s'étaient accordées pour rendre le sourire à tous les enfants du Congo, porteurs de cette anomalie congénitale.

Nous avions procédé par la visite de nos installations, notamment les blocs opératoires, la salle de réveil et la petite unité de réanimation dans laquelle il y avait deux lits et deux respirateurs.

Le constat qui avait été fait nous était favorable, pour pouvoir héberger cette mission. Là aussi, j'avais secoué tout mon personnel pour que chacun se montre à la hauteur de l'événement.

Nous nous étions accordés pour élaborer toutes les procédures qui devraient concourir à la mise en place de la mission chirurgicale. Je m'étais personnellement impliqué, en m'appuyant sur mes amis de EMS Congo qui avaient assuré la logistique nécessaire.

Tout avait été mis en place et l'opération avait eu lieu avec succès pendant une semaine. Plusieurs enfants étaient venus de toute la république pour recouvrer le sourire.

A la fin de la mission, j'avais eu l'honneur d'accueillir, dans notre jeune structure, le président de la république.

Après lui avoir fait visiter notre structure, il nous avait donné un peu de son temps, en acceptant de venir dire un mot, dans notre salle des réunions, à tout mon personnel et aux hommes et femmes de la fondation sénégalaise, qui avaient fait un remarquable boulot. J'avais un sentiment de plénitude après le départ du chef de l'État qui, avant de monter de son véhicule, m'avait chaleureusement félicité.

Le lendemain, j'avais réuni tout mon monde pour lui refiler, en guise de remerciement, le peu d'argent que la FELBO avait bien voulu mettre à notre disposition.

Le 4 mars 2012, c'est-à-dire le lendemain de la fin de la mission bec de lièvre, est une date qui aura marqué à jamais la ville de Brazzaville.

Une très grave explosion avait eu lieu dans une caserne militaire située à Mpila, rasant des quartiers entiers, et faisant de centaines de morts.

Les hôpitaux de la ville étaient submergés. La clinique municipale avait répondu efficacement, en s'occupant de multiples blessés et mutilés.

C'était l'horreur. J'avais réussi à mobiliser mon personnel médical, paramédical et celui d'appui. Nous étions tous devenus des acteurs importants de la riposte contre cette catastrophe, qui s'était abattue sur les populations brazzavilloises.

L'hôpital de Talangai qui était à l'épicentre de la catastrophe étant sérieusement endommagé, la clinique municipale devrait y pallier en accueillant la plupart des malades des quartiers nord de Brazzaville. Nous croyions y avoir fait face, avec beaucoup de professionnalisme.

C'est l'occasion de remercier tout mon personnel de cette époque, pour avoir été prompt à la résolution des multiples problèmes qu'avait soulevés cette catastrophe humaine.

La clinique municipale avait dorénavant à son actif : l'opération bec de lièvre et la gestion de la catastrophe du 4 mars 2012. Unanimement, notre pragmatisme et notre management étaient reconnus.

Les élections législatives approchaient à grands pas. Certains candidats jugeaient battre campagne autrement. Au lieu de procéder à la distribution des petites coupures d'argent aux populations, pour négocier leurs suffrages, une candidate proche de la majorité présidentielle m'avait contacté par l'intermédiaire de son oncle, le docteur Bembé, pour que je l'aide à organiser une petite activité de santé communautaire, dans la circonscription où elle était appelée à compétir.

Cette marque de confiance témoignait certainement de l'efficacité de mes agents. Très rapidement, une commission fut mise en place pour étudier la faisabilité de cette activité, à l'extérieur de la clinique Albert Léyono. J'avais mis en place une équipe pour rédiger les termes de référence de notre activité et le budget y afférent.

Je m'étais déporté au centre de santé intégré de Ngamakosso, pour m'assurer que nous pourrions nous déployer facilement sur les lieux.

Une opération de santé communautaire exige l'implication des acteurs de la structure sollicitée, donc il me fallait rencontrer son personnel, et lui dire ce que nous ferions ensemble. Notre échange fut fructueux. Il avait été facilité par le chef de ce centre, qui m'avait connu en suivant mes interventions à la télévision.

Le contenant et le contenu étaient aux normes que je m'étais fixées, avant de commencer cette opération qui allait drainer les populations.

Après cette étape préliminaire qui conditionnait la suite, mon équipe dirigée par Mabios avait rencontré la promotrice de l'évènement, pour s'accorder sur les termes de référence et le budget, que nous avions élaborés.

Pour une fois, j'avais laissé mes jeunes collègues mener la barque.

Finalement, nous nous étions accordés pour démarrer cette opération qui consistait à faire le dépistage des lésions précancéreuses du col de l'utérus, du diabète et de le l'hypertension artérielle. Nous y avions ajouté une consultation d'ophtalmologie, de stomatologie et de médecine générale.

Nous fûmes surpris par l'afflux des patients. Cette opération, qui avait été prévue pour durer deux semaines, avait été prolongée d'une semaine. Le succès était au rendez-vous. La candidate à l'élection législative avait réussi un tour de force impressionnant, au point de faire oublier l'existence d'autres candidats.

La santé communautaire telle que nous l'avions pensée et conçue venait de naitre. Le succès fut considérable, et je le devais à mes élèves.

J'avais compris que la réussite d'un tel événement dépendait du choix des hommes, qui devraient absolument être en phase avec le projet, mais aussi de leur engagement. J'avais été clair avec toute mon équipe, et chacun avait été payé au prorata du travail qui était attendu de lui.

Depuis ce jour, j'ai gardé de très bons rapports avec cette dame qui est toujours députée, 17 ans après notre rencontre.

J'étais en plus, d'être formateur des oncologues africains et directeur de la clinique Albert Léyono, l'homme qui incarnait la santé communautaire.

Beaucoup de candidats à la députation avaient compris que désormais, ils feraient mieux de pratiquer la politique par l'action.

Nous étions très sollicités, malheureusement, nous ne pouvions pas répondre à tout le monde. Nous faisions parfois des aigris.

Aimé Bembé, fortement impressionné par les résultats que nous avions engrangés à Ngamakosso, avait proposé à son neveu qui battait campagne à Oyo, pour la députation, de s'inspirer de ce que sa sœur avait réussi à faire à Brazzaville. Ils étaient tombés d'accord pour que mon équipe se déploie au nord du pays, pour une activité de santé communautaire de plus grande ampleur.

Après avoir examiné cette offre, j'avais réuni sans attendre mon staff, et nous avions donné notre accord. Là aussi, Mabios, qui avait toute ma confiance, fut le grand artisan de cette campagne.

Nous avions décidé de nous rendre à Oyo pour étudier le terrain avant de nous déployer. Après deux jours d'inspection et de contacts directs avec les personnels des différents centres, où j'engagerais mes équipes, nous étions satisfaits de l'accueil et de la disponibilité des acteurs locaux.

Nous étions, une fois ce travail de prospection fait, rentrés à Brazzaville.

J'avais instruit Mabios pour qu'il monte des équipes, et qu'il prévoie toute la logistique en se fondant sur des renseignements, que nous avions obtenus lors de notre séjour.

Quelques jours avant notre départ pour Oyo, j'avais tenu une réunion avec tous les membres qui feraient partie de la mission.

On y comptait des médecins, des chirurgiens, un ophtalmologue et un dentiste. Les infirmiers et le personnel d'appui complétaient mon équipe.

La réunion avait pour but de donner les explications relatives à notre mission. J'avais exigé l'adhésion totale de ceux qui m'accompagneraient dans un endroit inconnu de la plupart d'entre nous.

Je leur demandais beaucoup de discrétion autour des primes qui leur seraient versées le matin du départ. J'avais en effet obtenu de la part du promoteur, une somme d'argent suffisante pour acheter tous les intrants dont nous aurions besoin pour notre activité, et les émoluments pour assurer les honoraires des combattants de la santé communautaire.

A Oyo, toutes les dispositions pratiques avaient été prises. Nous avions réquisitionné deux hôtels pour notre hébergement.

La restauration avait été confiée à un groupe de femmes de cette localité. C'était une façon de susciter l'adhésion des populations locales. De la même façon, j'avais engagé des hôtesses d'accueil en puisant dans le vivier de cette localité.

Tout était en ordre tant du côté de Brazzaville que d'Oyo. Le départ était prévu pour le lendemain matin. Le point de rassemblement fut la clinique municipale Albert Léyono.

Tout le monde était arrivé. Je lisais la motivation et l'enthousiasme sur leurs visages. Les bus qui devraient nous y conduire étaient là depuis très tôt. Les chauffeurs n'attendaient que le top du chef de la mission pour se déployer.

J'avais convoqué, dans la salle des réunions de la clinique, tous ces collaborateurs qui étaient du voyage pour un dernier briefing.

Mabios, installé à mon secrétariat, recevait tous les participants, les uns après les autres, pour leur remettre les enveloppes promises. Le montant variait en fonction du grade et du statut.

Pour cette mission de deux (2) semaines, chaque participant avait reçu l'équivalent de trois (3) mois de salaire. Le peuple était heureux. Nkoua-Mbon était devenu leur roi pour la circonstance.

Je m'étais engouffré dans mon véhicule de commandement avec Mabios. Tout le monde avait pris place dans les bus loués pour cet évènement.

Nous voilà en route pour Oyo, en train d'aller rendre des services aux populations de cette localité, à la demande de son candidat député.

Le voyage avait durée cinq (5) heures sur une route cahoteuse.

La traversée de Gamboma, mon village, m'avait attristé, car j'avais un frère qui était en compétition, pour la même élection. Je ne pouvais donc pas l'assister. Dans pareilles circonstances, il n'y a pas d'état d'âmes. J'avais été choisi, contre rétribution, pour accompagner un homme.

Notre arrivée était attendue. La ville d'Oyo connaissait une forme d'excitation, car ses populations nous attendaient depuis qu'elles étaient au courant de cette opération de santé communautaire.

Mon équipe avait pris ses quartiers dans les deux hôtels que nous avions précédemment réservés, tandis que j'avais aménagé chez le promoteur de l'opération de santé communautaire.

Mon logement était digne d'une chambre d'un hôtel 5 étoiles. Dans mon petit frigo-bar, j'avais trouvé une bouteille de champagne en guise d'accueil.

La majordome m'avait présenté les lieux avant de me conduire chez leur propriétaire.

Il y avait du monde ce soir-là autour du candidat député. Lorsqu'il me vit entrer dans la grande pièce où il se trouvait, je fus chaleureusement accueilli, avec tous les honneurs dus à mon rang.

Pour ne pas les déranger, je lui avais succinctement présenté le projet et le programme de nos activités. Certaines personnes de son entourage avaient entendu parler de moi sans m'avoir vu. Ils étaient subjugués me semble-t-il par la clarté de mon propos. Je leur avais pris congé pour rejoindre mon staff et mettre en place la stratégie d'attaque du lendemain, car les activités devraient commencer le surlendemain.

Tout le monde était installé. Les agents de liaison et certains infirmiers, qui découvraient Oyo pour la première fois, étaient émerveillés de découvrir une très belle ville moderne, perdue au nord du Congo.

J'étais rassuré par la manière dont l'opération s'enclenchait. Tout était millimétré. Tout était en ordre de mon côté.

Le lendemain matin après un petit déjeuner partagé avec le propriétaire des lieux, j'avais rejoint mon staff pour faire le tour des sites, afin de rencontrer le personnel local que j'avais souhaité avoir, afin de créer ce mixage avec mon monde de Brazzaville. Il est important d'associer les locaux dans une telle opération, garantie d'un succès assuré.

Ces braves hommes et femmes d'Oyo, qui avaient été retenus pour notre activité, nous avaient assuré de leur disponibilité, et de leur engagement. Pendant que nous étions dans nos pérégrinations, j'avais donné quartier libre à mon équipe.

Avant de regagner la résidence du candidat député, nous avions eu une séance de travail avec les médecins de l'hôpital maman Mouébara, et des chefs des centres de santé intégrés. C'était le moment clé qui conditionnerait la réussite de notre entreprise.

Comme je l'avais pressenti, j'avais envisagé un perdiem pour tous les responsables des structures de santé, et aussi pour leurs personnels qui participeraient à la santé communautaire.

Enfin, tout était bouclé pour lancer les hostilités le lendemain.

L'activité de la santé communautaire fut lancée avec ferveur. Chacun était à son poste, exécutant sa tâche. Les autorités locales nous avaient facilité le travail en faisant appel à un groupe de jeunes rabatteurs, des populations.

Pendant deux (2) semaines, nous avions examiné plus cinq mille (5000) malades, venus d'Oyo ou villages environnants. Nous avions enregistré également des patients qui étaient venus d'Ollombo, Gamboma, Boundji, Owando et même de Ouesso. Ces patients, non originaires d'Oyo, voulaient accéder à la consultation de dentisterie ou d'ophtalmologie.

Une anecdote mérite d'être rapportée en rapport avec l'ophtalmologie. Un patient aveugle du fait d'une cataracte bilatérale depuis plus de dix (10) ans, marié depuis cinq (5) ans, avait recouvré la vue après l'opération d'un œil, en attendant celle du second. Il avait, pour la première fois depuis qu'il était marié, pu mettre des visages sur son épouse et ses deux enfants. Ce fut un moment émouvant.

Il avait éclaté en sanglots, et s'était jeté dans les bras de l'ophtalmologue, qui l'avait opéré. Nous avions plusieurs anecdotes à ce sujet.

En apprenant que notre mission s'arrêterait dans cinq (5) jours, les électeurs de la ville d'Oyo, avaient pris d'assaut le siège électoral de leur champion, pour le supplier de poursuivre notre mission. Cette sollicitation traduisait incontestablement le succès de notre opération.

Le candidat député, face à son succès, avait accédé à la doléance de ses électeurs. Nous avions négocié une rallonge d'une semaine. Nous nous étions accordés pour que les intrants complémentaires soient mis à notre disposition, et que les primes de tous les acteurs soient versées.

J'avais mis en mission Mabios et mon chauffeur, pour qu'ils aillent se fournir en intrants. Ils avaient pris quatre (4) jours pour le faire.

La santé communautaire, prévue pour deux (2) semaines, s'était finalement poursuivie au-delà du temps précédemment retenu. La santé communautaire avait contribué en partie à l'élection de son promoteur.

Le député d'Oyo avait compris l'intérêt de se porter au plus près des populations, à travers des actions de santé. Il est un homme qui voulait faire la politique autrement.

Quelques mois plus tard, il m'avait fait contacter par son oncle, qui s'était beaucoup impliqué dans la réussite de notre opération à Oyo. Notre entretien avait tourné autour des proposions des offres de santé, qu'il souhaiterait fournir aux populations. J'avais compris qu'il se voyait une ambition politique à l'échiquier national. J'avais demandé qu'il m'accorde le temps de réunir mes collaborateurs pour que nous réfléchissions sur ce que je pourrais lui proposer.

Un mois plus tard, nous avions réussi à coucher sur papier nos propositions, avec tous les arguments pertinents qui les sous-tendaient.

Finalement, le député d'Oyo avait tout validé.

Voilà comment avec mon équipe, nous avions réalisé les activités suivantes :

Un dépistage des lésions précancéreuses du col de l'utérus dans la ville de Brazzaville. Plus de trente mille (30.000) dames avaient répondu à notre invitation. Cette opération avait bénéficié des soutiens du ministère de la santé et de la représentation de l'OMS à Brazzaville.

Cette opération avait connu un énorme succès, et elle avait permis de sortir le député d'Oyo de sa circonscription.

Les populations d'Oyo au courant de ce que leur député avait fait réaliser à Brazzaville, avaient négocié et obtenu que la même opération soit menée à Oyo. Elles avaient réussi à convaincre leur député. Nous avions donc organisé la même opération dans cette circonscription sur une période d'une semaine.

Dans le cadre de la lutte contre le cancer du col de l'utérus, avec le soutien de l'OMS à Brazzaville, et de l'UNICEF, après acquisition du vaccin Cervarix, financé par le député d'Oyo, nous avions procédé à la vaccination contre l'HPV chez des jeunes filles âgées de 9 à 11 ans.

En effet, le virus du papillome humain ou HPV est incriminé dans la genèse du cancer du col de l'utérus.

Nous voudrions vivement organiser un congrès de cancérologie à Dolisie, pour rapprocher les praticiens de la zone sud, à la pratique de la cancérologie. Cette idée avait été validée par le député d'Oyo, qui manifestement portaient des vêtements d'un politique à la conquête de quelque chose d'autre. Un congrès organisé loin de ses terres lui donnerait beaucoup de visibilité.

Les moyens furent mis à notre disposition. J'avais bénéficié de la disponibilité de mes confrères de la diaspora qui avaient répondu présents.

Le jour d'ouverture du congrès, le promoteur s'était déplacé avec son équipe, pour assister à la cérémonie d'ouverture. J'avais pour ce grand évènement, qui n'avait jamais été organisé dans cette localité, réquisitionné tous les hôtels, faisant ainsi gagner un peu d'argent à tout le monde.

Ce fut l'un des plus beaux congrès que j'organisai depuis plusieurs années.

Nos activités impactaient la vie politique du pays. Le député d'Oyo était de plus en plus sollicité par d'autres villes du Congo. C'est ainsi qu'il me chargea d'aller distribuer des ambulances médicalisées dans les pays du Bembé dans la Bouenza

Pour la première fois, je sortais de mes activités liées à la santé communautaire, pour m'adonner à autre chose.

Fort du succès qu'il avait engrangé à travers toutes ses activités de bienfaisance, l'homme fort d'Oyo m'avait chargé de mettre en place un programme ambitieux de santé communautaire, qui couvrirait tout le pays, ce, en partenariat avec les ministères de la santé et de l'intérieur.

Il avait mis à la disposition de mon équipe des moyens pour que nous fassions le tour de toutes les régions, afin d'identifier les problèmes pour lesquels nous pourrions appuyer le ministère de la Santé.

J'étais fier d'avoir conduit autant d'activités avec succès. Ma compétence était dorénavant actée par les populations. Ce succès personnel ne faisait pas que des heureux.

Certains membres de notre coopération étouffaient leur méchanceté. Ils auraient voulu être à ma place, mais la nature avait décidé que ce soit moi qu'on ait choisi. Les dents grinçaient dans mon service.

En effet, j'étais en mission régulièrement, par conséquent ma présence au CHU, comme à la clinique Albert Léyono, se faisait rare.

Les méchants haïssent et envient, c'est leur manière d'admirer (Hugo).

J'avais, à travers mes multiples déplacements à l'intérieur des régions, pu accéder à la vraie misère des populations. Je découvrais ahuri, toute cette misère qui gangrenait les paysans. Cela suscitait en moi des sentiments paradoxaux. Comment ce pays, qui s'était lancé dans des grandes campagnes de municipalisation, n'avait pas mis le doigt sur ces problèmes de précarité des populations. Je crois que les besoins n'avaient pas été clairement identifiés, avant que le gouvernement ne se lance dans ces grands chantiers, qui auraient pu améliorer les conditions de vie de ces populations abandonnées.

Avec mon équipe de prospection, nous avions réussi à faire le tour du Congo profond. Je connaissais de mieux en mieux mon pays, dans toute sa diversité et toute sa culture.

Ma curiosité de médecin m'avait poussé à me rapprocher des populations autochtones, pour me renseigner sur les différentes plantes médicinales. J'avais été surpris par l'étendue de notre patrimoine.

Décidément, plus que jamais, j'étais convaincu que nous ne pourrions plus faire abstraction de cette richesse, qui ferait de notre pharmacopée une véritable manne financière dans les années à venir. Les mots Afrique, avenir de l'humanité, prenaient tout leur sens dans mon cerveau.

Après avoir parcouru tout le Congo, nous avions dressé un rapport que nous avions transmis au député d'Oyo.

Son oncle lui avait conseillé d'acheter des véhicules aménagés pour installer des équipements médico-chirurgicaux. Nous ne partagions pas cette vision. Bien au contraire, nous la jugions inutile et grotesque, car nos actions devraient être orientées vers l'accompagnement du ministère, en l'aidant à faire, avec son accord, des activités factuelles de santé communautaire, et en équipant quelques centres de santé intégrés.

Notre vision avait été battue en brèche pour des raisons de rétrocommissions.

Ne voulant pas cautionner cette hérésie, vu la propension que prenait l'oncle du député dans notre projet, et compte tenu de nos désaccords sur le fond comme sur la forme, nous avions rompu notre collaboration.

L'oncle du député avait réussi à monter une autre équipe pour continuer les activités de santé communautaire. Tous les participants qui avaient travaillé avec moi, et qui avaient continué avec le nouveau staff se plaignaient régulièrement du désordre organisationnel et de la diminution drastique de leurs émoluments. Après deux missions qui ne furent pas couronnées de succès, la santé communautaire était arrêtée.

Les véhicules, acquis à coût de milliards, sont à l'abandon dans l'herbe quelque part dans les environs de Pointe-Noire. Quel gâchis.

Je n'ai jamais été aussi heureux que d'avoir accompagné le député d'Oyo. Il m'avait permis de découvrir mon pays dans tous ses aspects.

Je reste convaincu que la santé communautaire a toute sa place dans notre pays, à la seule condition que cela se fasse en tenant compte des désiderata du ministère de la Santé.

La santé communautaire structurée permettrait d'offrir des soins dans les coins les plus reculés de notre pays.

L'arrêt de notre collaboration, avec le député d'Oyo, m'avait permis de retrouver le CHU et ma clinique, au grand bonheur des médecins candidats spécialistes en cancérologie, qui avaient vécu mon absence prolongée comme une véritable torture, car ils étaient livrés à eux-mêmes.

Mon retour aux affaires dans le service avait coïncidé avec la fin de la formation d'autres médecins candidats spécialistes, en oncologie.

Chapitre- XIII : Le chef de service

L'âge du départ à la retraite du personnel enseignant de l'université Marien Ngouabi est fixé à 60 ans pour les assistants, et 65 ans pour les maîtres assistants, maîtres de conférences ainsi que les professeurs titulaires. Aucune dérogation n'est possible.

En 2015, mon chef a atteint la limite d'âge. Il a été appelé à faire valoir ses droits à la retraite, me plaçant ainsi à la tête de notre service. Cette annonce était très sobre, sans chaleur et inamicale. Personne ne savait qu'il partait définitivement de l'hôpital. La surprise fut totale pour tout le monde. Les indignations faisaient légion, car il n'avait pas eu l'élégance d'informer ses collaborateurs, qui l'accompagnaient pour certains depuis plus de trente (30) ans. Je lisais l'incompréhension dans le regard des membres de notre service.

Notre patron tirait sa révérence sans avoir eu la gentillesse d'offrir un verre d'aurevoir à ses compagnons de route, qui l'avaient aidé à construire rapidement sa carrière. La déception et l'amertume avaient très certainement entouré son départ.

Si ce personnel, empathique et chaleureux, avait été mis dans les confidences, cette sortie aurait pu être gérée autrement. Il y aurait eu des discours suivis d'un post d'adieu et des cadeaux. Hélas.

Monsieur le chef de service avait choisi l'option de la discrétion. Je crois qu'il quittait ce service, qu'il avait construit en 1981, contre son gré.

Quoi qu'il en soit, il venait de tirer sa révérence. Je crois qu'il vivait ce départ, cette séparation, comme un déchirement. Je n'étais pas étonné par ce spectacle ahurissant, que nous avait offert ce monsieur que ses élèves d'Afrique de l'ouest prenaient pour un maestro.

Il nous avait malheureusement montré l'exemple de quelqu'un de peu affable.

Le service de médecine et carcinologie abritait le DES de cancérologie médicale. Le registre des cancers de la ville de Brazzaville, subventionné en partie par l'union internationale de lutte contre les cancers, y était également domicilié.

Je m'attendais à ce que nous nous asseyions pour que nous regardions ensemble le dossier du DES, pour faire le point sur le nombre des candidats spécialistes par année, ainsi que tous les dossiers relevant de la gouvernance du service. Hélas. Il avait préféré me mépriser pour s'absoudre d'une passation civilisée du service.

J'étais surpris de m'entendre dire le jour de son départ : Professeur Nkoua-Mbon, j'arrête aujourd'hui.

J'avais cru à une blague. Cette haine coriace que l'on souhaiterait transformer en assassinat lui broyait le colon. J'avais simplement répondu par un laconique "ah bon".

Le chef avait quitté les lieux en rasant les murs, sans dire au revoir ni à son personnel, ni à ses élèves. C'était simplement hallucinant.

Le lendemain de son départ, j'étais revenu très tôt dans le service pour faire un point avec les deux surveillants du service, et avec mes assistants. J'avais ensuite rencontré tous les candidats spécialistes pour leur porter l'information. Tout le monde avait été surpris par ce départ à la sauvette. L'incrédulité serait, à mon sens, le seul mot approprié pour caractériser le ressenti de ses ex-collaborateurs.

Son bureau était resté dans le même état, avec ses blouses et tous ses documents. Serait-il parti fâché ? Si oui, contre qui le serait-il ? Avait-il attendu une prolongation de service qui n'était jamais arrivé ?

J'avais exigé que son bureau reste fermé jusqu'à nouvel ordre.

Une page venait de se tourner. L'exercice d'un pouvoir sans partage venait de s'achever. Il avait laissé deux orphelins, une dame qu'il avait réussie à agréger, et un surveillant de service. Tous les deux lui ont toujours servi d'informateurs.

Le temps était maintenant mien. J'étais devenu chef de service sans l'avoir revendiqué. J'avais été patient pour mettre en place une autre organisation oncologique.

J'avais réussi à faire du registraire l'un des surveillants du service. Il avait demandé et obtenu un aparté avec moi. Il m'avait informé de la délocalisation du siège du registre des cancers de la ville le Brazzaville, pour le service d'anat-path, depuis la semaine ayant précédé son départ définitif du CHU. En catimini, le nouveau bureau du registre des cancers avait été délocalisé.

Sa présidence avait été confiée au chef de service d'anat-path. Tout cela avait été organisé sans élection. Il avait agi d'autorité.

> « Que quiconque possède le pouvoir ait tendance à en abuser est une vérité éternelle. Ils ont tendance à aller aussi loin que les barrières le permettront. » (Montesquieu)

Je savais que ce monsieur me détestait, sans m'imaginer à quel point. Le peu d'estime que j'avais encore pour lui venait définitivement de voler en éclat. Ce monsieur croyait mourir en exerçant la fonction de chef de service. Il n'est pas rare de trouver, à travers le monde, des gens qui se prennent pour des surhommes immortels et inamovibles.

L'histoire du transfert du pilotage du registre des cancers de Brazzaville m'avait heurté. J'avais très rapidement convoqué tous mes collaborateurs pour leur donner l'information et recueillir leurs sentiments par rapport à cette infamie. De façon unanime, nous avions décidé de suspendre notre participation au registre, en empêchant les nouvelles instances de cet organe d'accéder aux données de notre service.

A cause de la mauvaise foi d'un homme, un instrument aussi important connaissait son sabordage.

> « La méchanceté, c'est de faire aux autres, ce qu'on n'accepterait jamais de subir. » (Zannou)

Mon service étant le grand pourvoyeur de données, en refusant de collaborer au registre, je venais de tuer cet instrument.

Une anecdote me vient à l'esprit : un jeune allemand avait été envoyé à Brazzaville par l'UICC, pour venir travailler avec le registraire des cancers de Brazzaville.

Le chef, ayant certainement oublié, qu'il avait déplacé le registre des cancers vers l'anat-path, m'avait écrit pour permettre à ce jeune venu d'Europe, d'accéder aux données de mon service. J'avais poliment refusé de le recevoir, plombant ainsi le projet de ce chercheur. C'était le premier message clair et puissant que j'avais envoyé à ce monsieur qui avait exercé, sans discernement, un pouvoir destructeur sur l'évolution de la cancérologie dans notre pays. Il avait compris qu'il n'avait plus la main sur nos affaires.

Ma réaction avait contribué à modifier mes rapports avec le chef de service d'anat-path, car celui-ci s'était comporté comme un imposteur, en acceptant la proposition du chef. De plus, comme les résultats qui sortaient de son laboratoire étaient sujet à caution, mon équipe envoyait dorénavant des prélèvements soit à Kinshasa, soit en France, impactant ainsi négativement son laboratoire. J'avais donc délibérément décidé d'engager ce bras de fer pour lui témoigner mon mécontentement. J'assumais cette posture.

Le bureau vacant, que je devrais occuper, était fermé depuis deux (2) mois. Je n'éprouvais aucune envie de m'y installer. J'étais bien dans le mien. J'avais même songé à transformer ce bureau pour pouvoir y mettre un équipement mobilier, et y loger trois (3) candidats médecins spécialistes. C'était malheureusement sans compter avec le harcèlement dont je faisais l'objet de la part de Mabios et des autres assistants.

J'avais fait preuve de naïveté, car mon prédécesseur, qui détenait des informations via le surveillant de notre service, s'activait à vouloir revenir pour quelques années de plus. J'étais définitivement convaincu que je devrais très rapidement intégrer mon nouveau bureau, que Mabios avait qualifié de temple du commandement.

J'avais instruit mon collaborateur immédiat pour qu'il mette de l'ordre dans ce bureau, qui ressemblait plutôt à un capharnaüm.

Avec minutie, Mabios avait rassemblé tous les dossiers et blouses appartenant à l'ancien occupant des lieux.

Toutes ses affaires avaient été placées dans des cartons, puis envoyées à son domicile.

Mabios avait retrouvé, dans ses tiroirs, un peu d'argent avec quelques amulettes, je présume pour orner son espace de travail.

Le service de nettoyage s'y était activé pour le rendre propre, après l'avoir débarrassé des cadavres de souris et rats momifiés. Ce bureau était un véritable bordel, pour ne pas dire un dépotoir.

D'ailleurs, Mabios fut tombé malade à force d'avoir inhalé autant de poussière.

J'avais enfin changé de mobilier de bureau. Mes assistants m'avaient aidé à le décorer. Ceux qui avaient été dans ce bureau, trois mois auparavant, ne le reconnaissaient plus, tellement il avait changé.

Il était devenu un espace de vie convivial. J'avais enfin pris possession du temple du pouvoir au grand bonheur de Mabios. Dès cet instant, j'entrepris d'écrire les nouvelles pages de l'histoire de mon service.

J'avais convoqué une grande réunion du service, à laquelle tout le monde devait prendre part, de la fille de salle, au médecin. Tout le monde avait droit à la parole. Ce fut mon vœu dès que j'introduisis la réunion. Je voulais m'approprier tous les problèmes qui minaient le fonctionnement du service.

Les langues s'étaient déliées. Les uns comme les autres à quelques postes de responsabilité où ils se trouvaient, se comportaient en autocrates. Il nous manquait cette fraternité qui allait accompagner les soins que nous prodiguions à nos malades. Ce fut un moment intense. J'avais pris soin de noter toutes les propositions et suggestions pertinentes.

J'avais réalisé, combien je n'étais pas au courant de tout ce qui se passait dans le service. Mon prédécesseur, dans sa façon de gouverner les hommes, avait adopté un comportement clivant, où certains agents s'étaient sentis exclus dans la gestion du service. Il me fallait rapidement réparer cela et remettre tout le monde dans le même bateau.

Après cette première grande réunion qui avait fait des vagues au CHU, car j'étais le premier chef de service à avoir donné la parole aux subalternes, j'avais continué à organiser des petites réunions autour des différentes catégories professionnelles. J'avais entretenu les filles des salles, pour leur rappeler quelle était la mission qui était la leur, dans le service. Je les avais valorisées en disant qu'elles étaient le pilier de la maison, car le premier soin commençait par la propreté, donc l'hygiène. Je les avais motivées, afin qu'elles soient fières de leur travail, et que nous ne pourrions mieux soigner nos malades, que si elles créaient les conditions d'un environnement de travail sain. Elles n'avaient jamais écouté un tel discours qui restaurait leur image et qui, en même temps, les rendait fières.

J'avais consigné dans mon petit agenda que m'avait offert l'homme de la, vie des palaces, c'est-à-dire mon fils Andy, à l'occasion de mon anniversaire.

Après les filles de salle, le tour était venu aux infirmières qui se battaient quasiment sans rien comme protection, pour assurer les soins de nos malades. Elles m'avaient appris le dédain et la condescendance avec lesquels leurs chefs hiérarchiques, leur parlaient. Elles boudaient sans avoir les moyens de réagir. Elles m'avaient fait état de leurs souffrances et misères.

Certaines d'entre elles m'avaient parlé de leurs ménages qui battaient de l'aile en raison des difficultés financières dues parfois au licenciement de leurs époux, car elles étaient condamnées à assurer tous les frais liés à la gestion de leurs familles. C'était émouvant. J'avais pris le temps de les écouter, et de tout noter dans mon agenda. Je les avais rassurées de mon total soutien, avant de leur promettre que je me battrais à leur côté pour faire bouger les lignes.

Avant de rencontrer les médecins, j'avais tenu à échanger avec les deux surveillants du service, dont l'un était une taupe que j'avais par la suite éconduit de mon service.

Je leur avais fait état des doléances et plaintes des infirmières. J'attendais qu'ils me fassent des propositions concrètes en vue de l'amélioration des actes infirmiers. J'étais conscient que ces infirmières encouraient beaucoup de risques, en pratiquant la chimiothérapie dans des conditions de l'avant-deuxième guerre mondiale. Là aussi, toutes les remarques, suggestions et propositions étaient consignées dans mon agenda.

Puis vint le tour de rencontrer des assistants du service. Quant aux médecins candidats résidents, j'avais songé les rencontrer après avoir échangé avec les agents de la maison CHU.

Je les connaissais tous, ces jeunes médecins à qui j'avais tout apporté, ce qu'un maître peut transmettre à ses élèves. Je voulais qu'ils aillent le plus loin possible dans l'acquisition des connaissances, et qu'ils deviennent plus performants que moi. C'était cela le sens de mon combat, c'est-à-dire ne plus être indispensable, car la relève aurait été assurée.

Nous avions évoqué tous les problèmes, allant de la consultation, en passant par la planification des traitements, le suivi des dossiers et l'encadrement des candidats médecins spécialistes.

La parole était libre et franche. Ayant refusé de participer à cette réunion, l'assistante préférée de mon prédécesseur, qui n'arrivait pas à faire le deuil du mentor qui l'avait agrégée, s'isolait.

Tous mes jeunes avaient passé au peigne fin tous nos problèmes ; ils m'avaient fait des propositions judicieuses. Je leur avais présenté ma vision sur l'organisation de notre service. Je souhaitais leur faire acquérir une nouvelle dimension intellectuelle et scientifique.

A la fin de notre discussion à bâton rompu, nous nous étions accordés sur des choses que nous devrions mettre en place assez rapidement.

Pour terminer la série de mes entretiens, j'avais d'abord échangé avec mes deux secrétaires et mon archiviste. J'avais reprécisé leur fonction. Ces deux dames, et cet homme qui travaillaient naguère avec la boule au ventre, étaient épanouis depuis le départ de celui qu'ils présentaient comme leur bourreau, tellement il leur rendait le travail difficile.

Je crois qu'il devrait prendre du plaisir à torturer intellectuellement ses collaborateurs.

Pour finir mon cycle des consultations, j'avais rencontré des médecins candidats spécialistes. Lors de ma prise de service, ils n'étaient pas nombreux comme ils le sont aujourd'hui.

Je leur avais signifié toute ma disponibilité et que j'étais leur coach et non leur bourreau. Je leur avais donné ma vision de la cancérologie du futur où l'intelligence artificielle occuperait de plus en plus de la place dans les choix des traitements, et leurs applications dans les années à venir. Je leur conseillais de lire davantage, en allant surfer sur toutes les revues en ligne, afin de ne pas rester en marge des progrès rapides qui s'opèrent en oncologie.

Je lisais le bonheur qui était le leur sur leurs expressions. Je leur avais libéré la parole. J'avais récusé d'être mandarin, et ce n'est pas en devenant chef que je le de deviendrais. Mon pouvoir devrait être tempéré pour que je n'en n'abuse pas.

> « Il est nécessaire, de par la nature même des choses, que le pouvoir soit un frein au pouvoir. » (Montesquieu)

J'avais fait le tour de mon service, en rencontrant tous mes collaborateurs. J'avais fait miens, tous nos problèmes. Ils étaient énormes, à la limite, insolubles.

Par quel bout allais-je commencé ? Finalement, mon prédécesseur avait dirigé son service sans boussole. Il n'était au courant de rien. Il n'est pas étonnant que ces cadres, que nous croyions denses, n'étaient que des tigres en papier, à l'intelligence discutable. Il fait partie de tous ces enfants de la république, qui n'ont pas su rendre à ceux qui les avaient formés, le minimum qu'on leur avait donné. Quel effarement.

Fort de tout ce que j'avais pu recueillir comme informations, j'entrepris de rédiger mon projet de service. C'était une première au CHU. Je m'étais organisé pour ne rien oublier, car l'harmonie et le dynamisme de mon service en dépendaient. Je m'étais donné une semaine pour le faire. Je prenais régulièrement des avis auprès de mon épouse, qui avait l'habitude de ce genre d'exercice, car elle était plus capée que moi en la matière.

C'était la première fois que je me pliais à cet exercice intellectuel, ô combien fastidieux pour un débutant.

J'avais demandé à Mabios de le relire afin de relever toutes les coquilles et aspérités qui s'y trouvaient.

Mon collaborateur avait fait preuve de promptitude. Il était très motivé, car il tenait à ce que nous réussissions ensemble.

Je m'étais précipité à envoyer cette ébauche à mon épouse, avant que je ne transmette la mouture finale à la direction du CHU, car c'est elle qui devrait financer tout ce que nous souhaiterions obtenir, pour que mon service fonctionne dignement. Le retour du document précédemment envoyé en Belgique, fut concluant hormis quelques ajouts.

Avant d'envoyer ce document collectif à la direction de notre hôpital, j'avais convoqué tous les membres du service, pour qu'ils en prennent connaissance.

Sur power point, j'avais présenté les grandes lignes du projet, en le soumettant à la critique générale. Là, aussi, j'avais souhaité que tout le monde prenne la parole, pour des amendements ou des éclaircissements.

J'avais observé un silence de cathédrale dans la salle. Le peuple de la carcinologie exultait.

Il était content, car il avait participé à l'élaboration d'un dossier qui allait améliorer notre environnement de travail.

Je venais d'enregistrer une première victoire sur moi-même.

Ma méthode est de prendre le plus de soucis possible pour trouver la chose qu'il faut dire, et ensuite de la dire avec une légèreté extrême (Shaw).

Ma secrétaire avait été priée d'aller déposer ce dossier à la direction. Le service d'accueil était étonné de recevoir un dossier relié qui venait d'un service clinique qui s'intitulait : projet de service.

Ce beau monde gracieusement payé à ne rien faire, avait fait du bruit autour de notre document. Beaucoup de mes collègues m'avaient demandé une copie que je leur avais volontiers remise. Mon service était-il en train d'impulser une nouvelle conception, de la gestion des services cliniques. Si tel en était le cas, j'aurais été l'homme le plus heureux.

J'avais reçu l'invitation de notre directrice générale pour que nous échangions autour de mon projet. Elle avait apprécié le bien fondé de ma démarche, en me rappelant que le projet d'établissement, n'était que la somme des projets des services et des projets connexes. Malheureusement, le contexte financier ne lui permettait pas d'y faire face. La trésorerie de l'hôpital était exsangue. Il me fallait donc recourir à d'autres moyens, notamment à mon épouse.

Je m'étais souvenu que, lors de mon long séjour en Belgique, pour financer la recherche contre les maladies génétiques et rares, il avait été fait appel aux mécènes, aux institutions privées et aux personnes de bonne volonté, pour leur apporter leurs appuis multiformes pour la soutenir.

Ainsi fut organisé, au milieu des années 1980, le téléthon qui est devenu aujourd'hui cette merveilleuse institution qui récolte des millions d'euro, pour accompagner la recherche.

Je m'étais donc inspiré de cela. J'avais réuni mes collaborateurs pour leur faire état de ma trouvaille. Tout le monde avait jugé bonne mon idée.

Nous nous étions tous mis à réfléchir, et à identifier les potentiels donateurs dans un pays qui n'a pas la culture du mécénat.

Le Congolais n'est pas généreux. Il répond difficilement à l'autre, quand celui-ci est en difficulté. Bref.

Nous avions consenti à envoyer le courrier à tous les ministres, aux parlementaires, aux sociétés, aux organisations non gouvernementales et aux personnalités dans la république.

Durant mon séjour à Paris, j'avais accordé une interview à une chaine web pour relayer à travers les réseaux sociaux notre message.

J'y avais consacré beaucoup de temps et d'énergie.

Deux mois après l'envoi du courrier, mes soldats s'étaient rapprochés de tous ceux à qui nous avions adressé le courrier.

Ils étaient décontenancés d'apprendre que pour la même cause, ces institutions avaient reçu deux courriers émanant de mon service, rédigés différemment, mais demandant la même aide. Ils ne comprenaient pas, et ne pouvaient donc souscrire à l'idée de nous aider. Ce courrier en double leur avait été envoyé par ma collaboratrice, en mal d'être depuis que son mentor, avait été remis à la disposition de sa famille.

C'était tout simplement un acte de sabotage, que mes assistants n'avaient pas toléré. Ils voulaient en découdre avec elle, n'eut été ma tempérance.

« Toute méchanceté a sa source dans la faiblesse. » (Sénèque)

Cette dame au lieu de prendre toute la place qui lui revenait, s'obstinait hélas à vouloir faire mal inutilement à ce service que nous avions, les assistants, elle et moi en partage.

Je la voyais souffrir depuis un bon bout de temps sans pourtant y trouver de remède. Je craignais qu'elle pète un câble, et que l'on m'attribue les causes de sa déchéance.

La plus grande souffrance est de se sentir seul, sans amour, abandonné de tous (Mère Teresa).

En revanche, la FELBO nous avait répondu positivement en mettant à notre disposition, huit (8) fauteuils de chimiothérapie et une hotte aspirante à flux laminaire pour la préparation des chimiothérapies. Un don de près de 27 millions de francs CFA. C'est pour moi l'occasion de dire merci à madame Johnson, sa présidente, cette dame qui continue à ce jour de soutenir mes malades, en mettant à notre disposition de temps en temps quelques moyens.

Comme je tenais à rendre la dignité à mes malades, j'avais pioché dans mes économies, un peu d'argent pour créer des box individuels dans les grandes salles, afin que chaque patient vive sa maladie en toute intimité. Pour le faire, j'avais fait appel à des couturiers et menuisiers qui avaient confectionné des rideaux et des cloisons de séparation.

J'avais créé un hôpital de jour pour installer les huit (8) fauteuils de chimiothérapie. Là, aussi, nous avions procédé au compartimentage. Les travaux que j'avais lancés dans mon service connaissaient un succès retentissant au sein de l'hôpital. Le monde était confronté à une nouvelle forme de management.

Nous n'avions pas une salle où nous devrions nous retrouver pour nos réunions de concertation pluridisciplinaires qui drainaient de plus en plus de monde. Il me fallait donc la créer.

J'avais d'autorité supprimé douze (12) lits pour créer l'hôpital de jour et la salle des réunions.

J'avais acheté des tables et chaises pour équiper cette belle salle des réunions, qui fait la fierté de mon service. Depuis, cette salle est de temps en temps réquisitionnée par la direction du CHU, lorsqu'elle veut tenir ses réunions en petits comité.

La directrice générale était déconcertée par ma vigueur et mon engagement. Elle se devrait obligatoirement de m'aider.

Le CHU avait reçu une mission de l'Union Internationale sur l'Energie Atomique.

Cette délégation était venue pour s'assurer, si la bombe que nous utilisions pour notre unité de cobalthérapie, avait été entreposée dans des conditions de sécurité, et éventuellement regarder notre appareil de radiothérapie qui était à l'arrêt depuis trois (3) ans.

Avant l'arrivée de cette délégation, sans concertation aucune, et faisant fi des principaux animateurs de cette unité, un groupe d'anciens professeurs, qui ont leurs entrées à la présidence de la république, avaient réussi à convaincre la présidente de la Fondation Congo Assistance de l'intérêt de réparer cette machine, pour le bien de nos malades. Autant on peut louer l'intention, autant on peut récriminer leur imposture. Ils avaient estimé les coûts de la réparation à hauteur de huit (8) millions de francs.

Un matin, pendant que j'étais en train de superviser une activité scientifique dans mon service, Gombé-Mbalawa me fit chercher pour que je l'accompagne chez la directrice générale du CHU, afin qu'il lui remette les huit (8) millions que l'épouse du chef de l'état avait gracieusement mis à la disposition du CHU. Il voulait me prendre à témoin. J'avais répondu à sa sollicitation. Il avait remis l'argent et j'avais été prié de signer la décharge en ma qualité de chef de service.

Le jour de la visite, par la délégation de l'Union Internationale de l'Energie Atomique, de notre unité de cobalthérapie, grande fut notre déception d'entendre que notre appareil était obsolète et bon pour la poubelle. J'avais accueilli cette nouvelle comme un coup de marteau sur la tête. Il nous avait été conseillé d'acheter un autre appareil de cobalthérapie, bon marché, de seconde main. Je croyais rêver en entendant cette proposition. En somme, ces gens nous prenaient pour des demeurés. Ils ne savaient pas que j'avais un radiothérapeute formé au Maroc sur les accélérateurs de particules, et qui voulait travailler dans les mêmes conditions de son apprentissage. La messe était donc dite pout l'appareil de cobalthérapie.

J'avais invité la délégation de l'Union Internationale de l'Energie Atomique, à aller présenter leur diagnostic à la direction générale. Ce qui fut fait. Je lisais la déception dans les yeux de la patronne de l'hôpital. Nos espoirs s'évanouirent devant le départ de cette délégation, qui reprenait son avion le lendemain pour l'Allemagne.

J'avais, fort de cette information, donné la nouvelle à notre radiothérapeute et à toute son équipe qui étaient au chômage depuis trois (3) ans.

Le lendemain, la directrice générale du CHU, consciente de ce que j'avais entrepris pour la réhabilitation de mon service, m'avait fait chercher pour me remettre les huit (8) millions qui allaient servir à la réparation de l'appareil de radiothérapie.

Ce fut un grand tournant pour le développement de mon service.

Avec ce pactole souhaité et inattendu, j'avais réussi à poser le matériel de froid dans toutes les pièces de mon service, y compris les bureaux de mes secrétariats. J'avais acheté des ordinateurs et une grande photocopieuse, que j'avais installés dans notre salle multimédia, que je venais de créer.

J'avais réussi à moderniser mon service. Le pari était tenu.

Soucieux de la protection de mes infirmières, j'avais fait confectionner à l'atelier de couture de l'hôpital des blouses de bloc, avec masques incorporés, qui faisaient office de surblouse de protection, et des charlottes.

J'étais certes loin des standards occidentaux, mais je m'en rapprochais.

Le service de cancérologie avait radicalement changé de figure. Il avait fait l'objet de plusieurs reportages sur des chaines de télévision du Congo. Nkoua-Mbon venait de marquer ses contemporains.

Travaille avec courage et persévérance, car la ténacité permet d'atteindre l'excellence (Court).

Un an après ma prise des fonctions, mes amis d'Abidjan m'avaient invité à prendre part à un congrès, plus orienté sur l'hématologie avec quelques thématiques sur les cancers. Ces rencontres fraternelles sont un excellent lieu de partage et d'échanges.

A cette occasion, j'avais appris l'ouverture du DES de cancérologie médicale, que dirigeait mon ami, le professeur Adoubi.

Il avait réussi à recruter quelques médecins candidats spécialistes, originaires de l'Afrique de l'ouest. J'étais heureux de l'apprendre, car ces différents pôles de formation nous permettraient, à moyen terme, d'avoir un nombre important d'oncologues en Afrique au sud du Sahara.

Un proverbe de chez moi, nous apprend que là où se retrouvent les hommes, il arrive des moments où la langue trébuche, et vous lâche une information inattendue.

Il semblerait qu'avant de quitter la scène de l'oncologie au Congo, mon ex-patron aurait prédit la fermeture du DES de Brazzaville par manque de manager, car j'étais semble-t-il préoccupé à d'autres choses que par la promotion de la cancérologie. C'est pour cela qu'il avait contribué à la création du DES d'Abidjan.

Au-delà de l'intention teintée de médisance et de calomnie, l'idée d'abriter une structure de formation complémentaire n'était pas mauvaise.

Mes échanges avec mes amis de la Côte d'Ivoire avaient essentiellement porté sur la mobilité des jeunes en spécialité, et sur l'harmonisation de nos programmes, pour que le contenu de la formation aussi bien à Brazzaville qu'à Abidjan soit le même.

J'avais apprécié la disponibilité des collaborateurs du patron de la chaire de cancérologie médicale d'Abidjan.

Dès mon retour au pays, une nouvelle nauséabonde était parvenue à mes oreilles. Il semblerait que j'aurais utilisé l'argent mis à la disposition de la direction générale du CHU, pour envisager les travaux de réparation de l'appareil de cobalthérapie, à d'autres fins. Encore une cabale intentionnelle contre ma personne.

Comment peut-on expliquer que je rentre en possession de l'argent remis à la directrice générale du CHU, si ce n'est pas elle-même qui s'était permis de le placer dans mes mains, pour des raisons évoquées précédemment.

> « J'ai la faiblesse de penser que, en général, la méchanceté n'est pas une preuve d'intelligence. » (Goscinny)

La réalité est que mon ex-chef aurait voulu récupérer cet argent. Il n'avait pas apprécié que cet argent serve au développement de mon service, qui faisait la fierté de notre hôpital.

Toujours ce vilain venin que l'on cherche à inoculer aux autres pour des raisons inavouées, et heureusement voué à l'échec.

Le monde est un nid de guêpes, où les dards de la méfiance, de la malveillance, du soupçon, de l'envie, de l'aversion et de l'hostilité vous piquent de mille côtés (Amiel).

La chaine de télévision DRTV, ayant appris que des travaux d'innovation s'étaient opérés dans mon service, était venue m'interviewer sur les retombées du Cancérothon, qui fut un camouflet, car il avait été saboté par une collaboratrice, à la solde d'un individu qui avait du mal à tourner la page, depuis son départ à la retraite. L'occasion était toute belle, pour que je rende hommage à la FELBO et à la Fondation Congo Assistance pour nous avoir soutenus pour la rénovation de notre service.

L'ex-chef de service de médecine et carcinologie, qui avait eu l'outrecuidance de tenir des propos malveillants à mon endroit, avait enfin la réponse à son accusation déguisée.

Quelques semaines après mon retour d'Abidjan, le directeur de cabinet du ministère la Santé, m'avait fait l'amitié en m'invitant à accompagner sa patronne, qui devrait assister l'épouse du chef de l'état, à Paris, à prendre part à une réunion organisée par l'Alliance des Ligues Francophones Africaines et Méditerranéennes.

J'avais croisé, sans m'y attendre, mon ex-patron et ma collaboratrice qui voyageaient sans prendre la précaution de m'informer. Son insoumission primaire m'était totalement égale. Bien au contraire, elle la désagrégeait davantage.

Pendant les différentes sessions, grâce à nos interventions, nous avions réussi à arracher l'organisation des 6èmes rencontres de l'ALIAM, qui se tiendraient à Brazzaville au mois de juin 2017.

J'avais pitié de ces compatriotes qui étaient arrivés dans les bagages de l'épouse du chef de l'État. Je crois qu'ils y étaient en raison de leur appartenance à la Fondation Congo Assistance.

Ne hais personne, pas même le méchant. Plains-le, car il ne connaitra jamais la jouissance qui console de vivre : faire le bien (Mirbeau).

Une fois de retour à Brazzaville, je m'étais très rapidement retrouvé avec mon équipe, pour terminer les préparatifs des premières journées médicales Edith Lucie Bongo Ondimba, qui avaient eu lieu au mois de mars 2017.

Cette messe avait eu lieu devant le président de la république. Plusieurs délégations africaines et européennes avaient fait le déplacement d'Oyo.

Nous avions invité, pour la première fois, une grande délégation de Kinshasa, car nous voulions développer une véritable coopération avec nos frères de Kinshasa, coopération qui faisait tant défaut, alors que nous pourrions, en raison de notre proximité et dans le cadre de la mobilité, mutualiser nos compétences au service de la résolution des problèmes de santé publique, auxquels nos deux pays étaient appelés à y faire face.

Le succès avait été à la hauteur de l'évènement.

Trois mois après les premières journées médicales d'Oyo, mon service en partenariat avec le ministère de la santé, organisait la semaine congolaise de cancérologie. Cette réunion était couplée avec les 6èmes rencontres de l'ALIAM.

Ce congrès de cancérologie fut également un grand succès. Le savoir-faire et la compétence du chef de service d'oncologie médicale étaient actés. Une fois de plus, cette réussite avait fait des aigris qui auraient souhaité nous voir échouer.

Décidément, mon agenda 2017 était surbooké. En début d'année académique 2016 -2017, pour la première fois de l'histoire du DES de cancérologie de Brazzaville, nous avions battu notre record en termes d'inscriptions.

J'étais surpris de recevoir deux (2) candidats du Burkina Faso, alors qu'Abidjan offrait la même formation. Je ne voulais pas chercher à connaitre ce qui avait motivé notre choix par nos amis de Ouagadougou.

Notre DES, pour lequel les oiseaux de mauvais augure avaient prédit des dysfonctionnements, avait pris de l'essor. Il ne s'est jamais mieux porté, que depuis que j'en suis le pilote.

L'organisation, que j'avais réussi à mettre en place avec mes jeunes, avait permis un épanouissement collectif. J'étais heureux de constater que chacun à son poste mouillait le maillot, pour rendre agréable le travail dans leur nouvel écosystème.

Mes jeunes médecins en formation progressaient intellectuellement à vue d'œil. L'encadrement sous la forme de tutorat était satisfaisant. Les échos liés à la bonne organisation s'étaient répandus en Afrique, au point où, pour l'année académique 2017-2018, j'avais accueilli d'autres médecins candidats spécialistes, en provenance du Burkina Faso, du Cameroun et de la République démocratique du Congo. Cet engouement me poussait à faire preuve d'ingéniosité pour pouvoir caser tout ce nouveau monde. J'étais fier de constater à quel point notre DES se densifiait avec l'arrivée d'autant de frères étrangers.

En aout 2018, je fus contacté par des cadres du ministère de la Santé, à la demande de notre cheffe de département, pour que nous nous organisions à préparer Octobre Rose. En effet, le mois d'octobre est consacré à travers le monde à la lutte contre le cancer du sein.

J'avais très rapidement mis en place une équipe autour de Mabios, qui avait acquis une solide expertise en matière d'organisation des événements de type santé communautaire.

Après avoir tenu une réunion préalable, dans mon service, à laquelle avaient pris part des cadres du ministère et mes collaborateurs, J'avais planté le cadre pour que ce beau monde se mette au travail.

Ils avaient régulièrement tenu des réunions dans le service. Ils avaient rédigé les termes de référence. Le budget relatif à cette activité avait été validé. Le plan d'activité était aussi conçu. Tout se déroulait selon l'agenda que nous avions mis ensemble en place.

Contre toute attente, à 2 semaines de l'évènement, les cadres du ministère étaient aux abonnés absents. Bien au contraire, les réunions se tenaient dorénavant au ministère. Nous étions exclus, mais en revanche ma collaboratrice y assistait sans informer ses collègues du service. Cela ne nous avait pas surpris, car elle était passée maître en matière de félonie. Nous avions été exclus de l'organisation, alors que le travail avait été, en très grande partie, effectué par mon équipe.

Je réalisais, pour la première fois, que nous avions affaire à des gens sans parole. Je m'étais plaint auprès du directeur de cabinet de cette ministre. Je lui avais marqué mon indignation. En définitive, j'avais compris que ce ministère ne regorgeait que des malfrats. Avec le temps, mon observation s'était confirmée.

Mes assistants étaient très remontés contre le ministère. J'avais dû faire preuve d'autorité, pour que nous tournions la page.

Naturellement, devant cette trahison dont nous avions été victimes, je m'étais braqué contre cette institution, en leur refusant ultérieurement ma collaboration.

La cérémonie de lancement d'octobre rose avait eu lieu à l'Hôtel de ville. Mes assistants m'avaient convaincu pour que je m'y rende. Je les avais écoutés. Nous nous étions transportés sur les lieux. Aucune place n'était réservée pour le patron de la cancérologie du Congo, en revanche ma collaboratrice, qui ne représente en vérité que l'ombre d'elle-même, était installée devant. J'avais pris sans attendre la décision de m'exclure de la cérémonie. Mes assistants, outrés par cette humiliation, m'avaient suivi. Ils avaient aussi quitté les lieux.

Le ministère de la Santé venait de créer les conditions d'une rupture avec mon équipe.

Je n'avais plus aucun respect pour cette dame, qui occupait un département régalien, et qui n'avait la tête que dans l'argent. Je n'ai jamais autant eu ce sentiment d'abandon des intelligences, pour faire la promotion de la crasse. J'avais prédit que cette femme irait dans le mur.

Deux (2) ans plus tard, le ministère de la santé et la firme pharmaceutique Roche avaient signé une convention à travers laquelle des médicaments anticancéreux et d'autres molécules relevant de l'infectiologie et de la néphrologie nous seraient dispensés à des coûts réduits, comparés aux coûts pratiqués sur le marché. Je n'avais jamais eu connaissance de ce dossier. Les démarcheurs de Roche avaient plutôt travaillé avec mon prédécesseur et ma collaboratrice. Ils avaient proposé une liste des médicaments sans nous associer. J'étais à l'époque le numéro 2 du service, mais ils avaient préféré me sauter, comme on le dit vulgairement chez moi à Poto-Poto.

Ce dossier avait suivi son chemin, il ne restait que la signature du chef de service de cancérologie, puis celle de la ministre avant que ce projet soit définitivement entériné.

Entretemps, mon prédécesseur ayant pris sa retraite, la signature qui s'imposait était la mienne. Comme je n'avais jamais été mis sur ce coup, il leur était difficile de me convaincre, afin que je souscrive à ce qui apparaissait, nettement, comme une mafia.

Pour me contourner, ma collaboratrice avait non seulement falsifié ma signature, mais aussi fait fabriquer un cachet qui avait été apposé sur le document. Elle avait en toute liberté enfreint les règles élémentaires de la rédaction administrative, en apposant également sa signature précédée de son nom, à côté de celle qui était censé être la mienne.

C'était un faux et usage de faux. Tout cela s'était déroulé dans mon dos, car j'étais devenu le dindon de la farce.

La procédure avait abouti et les médicaments étaient arrivés.

Mon collègue hématologue me boudait, croyant que je m'étais passé de lui, pour passer la commande des médicaments qu'il utilise d'ordinaire en hématologie-oncologie. J'avais beau me défendre, mais il ne me croyait pas. Il ne savait pas non plus que, dans cette histoire, on avait falsifié ma signature et mon cachet.

La distribution des molécules se faisaient régulièrement. Mon service recevait des médicaments dont je ne connaissais pas la provenance.

Les irrégularités qui entachaient ce dossier étaient tellement monstrueuses, que certaines personnes, à travers leurs investigations, avaient découvert le pot aux roses, jusqu'à chercher à me mettre, semble-t-il, face à mes propres contradictions, car j'avais nié avoir eu connaissance de ce dossier.

Un matin, on m'apporta tout le dossier. Je ne comprenais rien. La rédaction des documents me révulsait. Les phrases utilisées dans les termes de référence avaient été rédigées dans un français digne du cours élémentaire. Au lieu d'être en colère, j'avais plutôt honte. Je trouvais mon service déshonoré. Comment cette dame avait-elle fait pour avoir le parcours qui était le sien. Le pays est mort.

J'avais contacté le démarcheur de Roche pour lui dire que j'allais les trainer devant les tribunaux. Le bruit était tel que tout le monde m'appelait, pour me demander de sursoir ma plainte. C'était un acte délictueux d'une gravité extrême !

Comment la ministre avait-elle pu signer un tel document mal écrit et truffé de fautes ? Je n'avais pas hésité à penser que nous avions, au département de la santé, une personne qui avait fait des études très moyennes, et cela ne pouvait pas être autrement. Encore une imposture au sommet d'une institution régalienne.

Le ministère truffé de parents de ma collaboratrice, pris de panique, passait son temps à dire que c'était bel et bien ma signature qui était apposée sur l'une des pages du document. Malheureusement, leur imitation était grossière. J'avais donc affaire à des malfaiteurs qui agissaient en bande organisée.

Ma colère était telle que j'aurais pu étrangler cette dame, qui côtoyait mon bureau. Elle me donnait la nausée. J'étais loin de me douter que quelqu'un pouvait être aussi maladroit, en s'engageant dans un dossier où l'on traitait des milliards de francs CFA.

Cette affaire, je l'avais reléguée au second plan, pour la traiter en temps utile.

Mi-2018, j'avais reçu une invitation d'une nouvelle clinique médico-chirurgicale de la ville de Tizi Ouzou en Algérie, qui venait d'ouvrir ses portes. La prise en charge holistique des cancers était leur activité phare.

Les dirigeants de cet établissement, que j'avais rencontrés au cours d'un congrès à Paris, souhaitaient que nous établissions une convention pour le traitement par radiothérapie de mes malades.

J'avais demandé des titres de transport, en plus, pour faire le déplacement avec mes assistants. Les organisateurs m'avaient répondu favorablement. Quelques jours plus tard, je m'étais envolé avec cinq (5) de mes jeunes collaborateurs, dont un de mes élèves de l'hôpital de Loandjili de Pointe-Noire. J'avais oublié une de mes élèves de l'hôpital Adolphe Sicé de la ville océane. Elle m'en avait voulu, et elle avait raison, car je me devrais d'être le patron de tout le monde.

Cette structure sanitaire avait organisé, pour ses journées portes ouvertes, un petit congrès de cancérologie, où mes jeunes collègues s'illustrèrent remarquablement. Ils m'avaient rendu heureux. J'en avais éprouvé de la fierté.

Avant de quitter cette belle ville berbère, nous avions convenu de nous revoir à Brazzaville pour ficeler un accord de coopération.

L'organisation de mon service nous avait permis de rendre beaucoup plus efficace notre fonctionnement collectif. Le contenu que j'avais donné à chaque poste, par rapport aux différentes catégories professionnelles, avait été définitivement bien compris par les uns et les autres.

L'accessibilité à mon bureau me permettait d'avoir l'information de première main. J'avais réussi à créer un climat fraternel. Chacun faisait son travail avec bonheur. Mon service était devenu la tribune du CHU.

La formation des candidats spécialistes se déroulait sans anicroche.

Mes assistants étaient à la manœuvre. Ils étaient moins difficiles qu'ils ne l'étaient par le passé. Les rapports étaient très cordiaux entre eux et les médecins en formation.

Tout ce que je venais de semer produisait des résultats. Je pouvais réfléchir à m'occuper d'autres choses.

Les premières journées Edith Lucie Bongo Ondimba avaient été un réel succès. Le président nous avait félicités à la fin de ces journées. Il nous avait été demandé d'organiser les deuxièmes journées en 2019.

A cet effet, mon équipe s'était mise au travail beaucoup plus tôt qu'en 2017.

Mes assistants étaient plus impliqués qu'ils ne l'étaient auparavant. L'organisation avait été améliorée.

J'avais pris des dispositions beaucoup plus tôt pour prendre des contacts avec mes collègues de la France et du Maghreb, car ils ont des agendas parfois difficiles à gérer pour le mois de mars, car à cette période, ils sont souvent sollicités à participer à des congrès scientifiques majeurs.

La situation était beaucoup plus facile à gérer pour ce qui est de nos collègues d'Afrique au sud du Sahara.

En février 2019, tout était prêt pour accueillir près de 400 participants à Oyo. Cette fois-ci, nous mobiliserions un traiteur qui se déporterait sur les lieux avec son équipe, composée de près de 50 personnes.

Le 6 mars, nous avions fait le déplacement d'Oyo pour attendre les congressistes et organiser leur hébergement.

Le 8 mars, le congrès avait débuté avec un petit désordre, en raison de l'interférence sciemment organisée par la direction de l'Hôpital Edith Lucie Bongo Ondimba. En effet, dans un esprit subtil de boycott, la direction de cet hôpital avait organisé une activité scientifique qui avait déstabilisé les congressistes, qui ne savaient plus où donner la tête. Mon coup de gueule avait permis de recadrer très rapidement les choses.

Le docteur Innocent Kocko, la cheville ouvrière de notre congrès, m'avait fait prendre conscience de l'hypocrisie des rapports entre nous.

Tous ces hommes que nous pensions être proches de nous, malheureusement en quête de poste administratifs, n'hésitaient pas à casser du sucre sur notre dos.

Ils étaient des souris qui passaient leur temps la nuit tombée dans les maisons des ministres, qu'ils coachaient, très certainement mal, car le rendement de notre ministre était le plus pitoyable de tous les temps.

Ces collègues, qui n'étaient en fait que des laquais, avaient contribué à détruire notre système de santé. J'avais compris la leçon.

Le congrès s'était bien déroulé. Le président nous avait donnés un peu de son temps en assistant à toutes les conférences inaugurales. Il avait pris la parole pour participer au débat au grand bonheur des congressistes.

Les débats étaient d'un grand niveau. Les contributions de nos collègues africains étaient d'une grande qualité.

Ce congrès m'avait beaucoup rapproché de mes frères de Kinshasa.

Le 9 mars, j'avais pris l'avion avec les congressistes qui repartaient dans leurs pays respectifs. Arrivés à Brazzaville, j'avais continué à Pointe-Noire avec nos collègues français qui prenaient leur avion, ce soir-là, pour Paris.

Le lendemain, j'étais de retour à Oyo pour gérer tous les détails administratifs inhérents à la fin de chaque congrès.

De l'avis de tout le monde, ce congrès avait été mieux organisé que le précédent. Ce fut une très grande réussite.

Grand merci à tous mes assistants et aux autres membres du comité d'organisation.

Le 11 mars, nous étions tous de retour à Brazzaville, avec la promesse de nous retrouver en mars 2021, si l'agenda politique le permettrait.

Les deuxièmes journées Edith Lucie Bongo Ondimba furent le point de départ de notre collaboration avec nos collègues de Kinshasa. Je mesurais le retard que nous avions accumulé pour affermir nos relations. Il n'était pas normal que nous ne mutualisions pas nos compétences.

Nous avions la chance d'avoir les deux capitales les plus proches du monde, et nous n'avions en commun aucun projet scientifique, ce, dans tous les secteurs de médecine. Je me devrais donc de créer les conditions pour ce rapprochement intellectuel. Pour ce faire, je m'appuierais sur deux jeunes professeurs de l'Université de Kinshasa, Tony Tchimpi, brillant hépato-gastro-entérologue et Bienvenu Lebwase, notre référent en anatomie pathologique.

Plus jamais les choses ne devraient restées en l'état, et j'en faisais une priorité. Le congrès d'Oyo m'avait fait comprendre que chez nos voisins, il n'y avait aucun oncologue formé. Les maladies cancéreuses étaient prises en charge par de spécialistes d'organes, qui n'avaient qu'une vision verticale de l'oncologie, alors que, pour une meilleure prise en charge, il nous faut également la vision transversale.

C'était un défi qu'ensemble, avec nos collègues de Kinshasa, nous avions décidé de relever. J'ai dans mon service actuellement deux candidats spécialistes de la RDC, mais ils sont tous de Lubumbashi.

Dans tous les cas, les dés étaient jetés. Nous devrions travailler ensemble.

La Firme Roche, consciente de la précarité intellectuelle qui entourait les résultats d'anat-path, organisait en juin ou juillet 2019, une grande réunion sur le partage des expériences des uns et des autres, sur leur quotidien en anat-path à Dakar. J'y avais été invité à prendre part, aux côtés de deux Congolais et des participants venus de l'espace francophone africain. C'était un moment intéressant car, il nous avait été présenté un appareil qui participerait de l'amélioration du diagnostic immuno-histochimique des cancers. J'avais réalisé combien il nous était difficile de prendre en charge convenablement les cancers du sein, tant que nous n'aurions pas amélioré le rendu de nos résultats bio-pathologiques.

La RDC était représentée par un anatomo-pathologiste et un gynécologue, le docteur Sulu, qui avait à cette occasion fait une communication sur les cancers du sein. Je connaissais ce monsieur pour l'avoir invité au dernier congrès d'Oyo. Il m'avait paru très ouvert.

A cette occasion, il m'avait indiqué être le propriétaire du Centre hospitalier Nganda à Kinshasa, situé dans la commune de Kintambo.

Ce grand frère, un ancien des hôpitaux de Liège, à l'intelligence vive, m'avait impressionné par son dynamisme.

Il avait connu des moments douloureux sur sa santé et, en bon combattant, il s'en était bien sorti. Il insufflait l'envie de se battre à tous les jeunes qui le côtoyaient. Il avait un grand projet d'installation des machines de radiothérapie dans son hôpital. Nous en reparlerons.

Pendant nos rencontres de Dakar, j'avais fait une conférence sur la cancérologie du futur, sujet qui me tenait de plus en plus à cœur. Pour de nombreux pathologistes, c'était la première fois qu'ils me voyaient alors qu'ils me connaissaient de nom.

Ces journées avaient montré à la plupart de nos cancérologues, combien ils étaient à des années lumières de ce qui se passait dans leur dos.

Ils n'étaient pour rien, car pour s'adapter aux nouvelles technologies, il revient à nos gouvernants de prendre la mesure du problème. Malheureusement, cela fait rarement partie de leurs préoccupations. Ils préfèrent fonctionner comme des malfrats en bandes organisées, pour piller les ressources communes, et par conséquent laisser en lambeaux leurs pays.

Tous les pays africains ont le même logiciel de destruction.

Parmi les recommandations de Roche, chaque pays devrait créer une plateforme, qui interagirait avec des plateformes sœurs, pour des partages d'expériences et d'informations.

A cette occasion, nous avions, pour le Congo, conçu une plateforme dénommée CANFRI, qui regrouperait tous les acteurs qui ont une implication directe sur la prise en charge des cancers.

Nous avions décidé, sans débat aucun, qu'un bio-pathologiste en soit le responsable.

Je me tenais loin d'une quelconque responsabilité dans cette nouvelle institution qui, à mon sens, devrait être l'affaire des jeunes plus dynamiques que moi. Je contribuerais à la hauteur de mes capacités intellectuelles.

De retour à Brazzaville, l'ancien directeur de cabinet de la ministre de la Santé avait obtenu que nous revisitions, ensemble, la convention de l'Etat congolais avec la firme Roche, cette convention pour laquelle ma signature et mon cachet avaient été falsifiés.

Malgré toutes les acrimonies dont je fais l'objet de la part de ce ministère, j'avais donné mon quitus pour participer à cet exercice qui me déplaisait réellement. Nous avions donc écrit les termes de référence de cette rencontre qui devrait se tenir sur une journée.

Le lieu choisi pour nos discussions était la salle des conférences du ministère de la Justice. Elle avait l'avantage d'être plus spacieuse que l'auditorium du CHU.

Nous avions eu étonnamment quelques difficultés à retenir une date, car les principaux acteurs impliqués dans la gestion des médicaments, issus de cette convention, avaient peur de rendre des comptes.

Ils se défaussaient et menaient une campagne de sabotage de cette activité, auprès du cabinet de la ministre.

C'était peine perdue devant la ténacité de l'ancien directeur de cabinet.

Finalement, cette rencontre eut lieu sous le patronage de la ministre.

Nos collègues de Pointe-Noire avaient également fait le déplacement de Brazzaville.

Chacun dans son registre avait présenté les résultats découlant de l'usage des médicaments de la firme Roche.

Mes assistants avaient présenté la situation de nombreuses molécules, qui allaient périmer dans un délai relativement court.

Ma collaboratrice, qui par effraction gérait ce dossier, avait été incapable de nous présenter des données cohérentes.

Elle était devenue l'objet des railleries des uns et des autres. Elle m'avait fait de la peine. Elle était manifestement seule et abandonnée.

Elle avait cru obtenir de façon pérenne la protection de son mentor qui, malheureusement, se trouvait, depuis plusieurs mois, loin de la gestion de nos affaires. La restructuration de mon service et l'organisation de l'oncologie, autour de mes jeunes assistants, avaient bloqué tous les imposteurs qui voulaient encore avoir droit de cité. L'espace leur était dorénavant fermé.

J'avais profité de la présence de la ministre, pour rappeler les enjeux de la prise en charge des cancers dans notre pays.

J'avais plaidé pour que le nouvel appareil d'anat-path, qui serait mis à la disposition du Congo, soit installé à Oyo, là où exerce un bio-pathologiste compétent, au lieu du CHU, où leurs résultats étaient de plus en plus contestés.

Il m'est souvent arrivé de douter sincèrement de la compétence de ces collègues, jusqu'à me poser la question de savoir s'ils avaient suivi un cursus normal de formation.

Chose étonnante, comme ma collaboratrice, ils avaient bénéficié d'un coup de pouce de mon ancien patron, pour avoir des promotions au CAMES. Ils étaient simplement bénéficiaires de l'imposture.

J'avais rappelé, devant l'assistance, la fraude qui avait entouré l'élaboration de ce projet, en soulignant le caractère obséquieux de cette convention.

Profitant de la présence de la cheffe de département de la santé, avec laquelle nos rapports étaient loin d'être les meilleurs du monde, j'assenais des uppercuts, en lui rappelant que le désordre qu'elle entretenait dans son cabinet, en utilisant une expertise de très bas niveau, allait à contre-courant des intérêts de la république.

Elle encaissait mes coups sans broncher. Manifestement, elle était groggy. J'avais rappelé, à tout le monde, que la chaire de la cancérologie avait un et unique chef.

Une nouvelle structure fut mise en place. Il n'était plus question que des apprentis, qui fonctionnaient comme des petits sorciers au cabinet de la ministre, fassent leur sauce, pour nous imposer des médicaments peu prescrits.

Ce fut un moment de flottement pour tous ces escrocs, qui avaient trouvé à travers la firme Roche, représentée par un Camerounais, l'occasion de voler la république.

Nous espérions que ces voleurs invétérés s'alignent désormais pour épargner, à notre pays, tous ces désagréments qui ne nous honoraient pas.

A la fin de cette rencontre, les gens avaient des visages renfrognés, surtout nos amis du ministère, qui n'ont jamais examiné un malade depuis qu'ils étaient sortis des facultés de médecine, à travers le monde.

Cette rencontre nous avait offert une tribune de dénonciation des mauvaises pratiques validées au ministère de la Santé, où les cadres se préoccupaient plus de voler que de servir la république.

Je n'étais pas étonné de constater que notre ministère s'employait, sans s'en rendre compte, à la destruction du peu qui nous restait comme système de santé, constamment rafistolé par mon défunt frère et ami, Damas Bodzongo, à qui je rends, ici, un hommage plus que mérité.

Ce compatriote avait le sens de l'Etat. Il lui était arrivé, parfois, de subir la violence aveugle des cadres du ministère de la Santé, habitués des coups bas.

Le temps avait fini par le laver de toute dérive contraire à la déontologie de notre métier. C'est cela le Congo, pays où l'on élève régulièrement des cancres en lieu et place des intelligences actées.

Au début du mois de septembre, tout de suite après notre réunion de clarification de la convention Roche, j'avais contacté le professeur Bienvenu Lebwase, pour évoquer la problématique de la cancérologie en RDC.

Je voulais convaincre les autorités académiques, de ce pays, de l'intérêt de développer l'enseignement de la cancérologie, d'abord à l'Université de Kinshasa, avant de l'étendre dans des facultés des provinces.

Le principe était acquis. Il nous restait à obtenir le quitus du rectorat, qui se fait toujours attendre.

Je ne suis en aucun cas surpris, car nous sommes ici devant une histoire de chasse gardée du beefsteak, accroché à la bouche des différents acteurs de la cancérologie d'organes, qui ne veulent pas perdre leurs patients porteurs de cancers.

Dans nos pays, nous utilisons malheureusement cette fragilité humaine, pour appauvrir nos malades, en leur prenant le peu d'argent qu'ils ont épargné.

Le professeur Bienvenu Lebwase m'avait informé de l'inauguration, dans les semaines qui suivraient, du service de radiothérapie du Centre hospitalier Nganda. Il avait souhaité que je rencontre le propriétaire de cette structure, mon grand frère et ami le docteur Sulu.

Je m'étais organisé à le rencontrer à Kinshasa. Le rendez-vous fut pris.

Quelques jours plus tard, j'avais relancé le docteur Sulu de mon intention d'arriver à la date qui lui convenait.

En homme pragmatique, il m'avait demandé de traverser le fleuve le plus tôt possible. Il avait donné des consignes à son hôtel, car ce monsieur, au-delà d'être médecin, est également un grand chef d'entreprises. Il est dans le BTP, les hôtels, l'agriculture et l'élevage. Tout cela lui conférait une belle assiette financière.

Quelques jours plus tard j'avais fait le déplacement de Kinshasa.

J'avais pris mon quartier à l'hôtel Le Sultani à la Gombé. Ma chambre avait été consignée. Ma prise en charge était totale, et au frais du propriétaire de cet hôtel.

Le lendemain, il m'avait fait chercher par l'un de ses multiples chauffeurs, afin que j'aille le rencontrer au centre hospitalier Nganda.

Nous avions eu un entretien de grande qualité, après m'avoir fait visiter sa structure hospitalière et, surtout, les nouveaux appareils qu'il venait d'acheter pour son service de radiothérapie. C'étaient un scanner pour la simulation et un accélérateur de particules de dernière génération pour le traitement.

J'étais tétanisé en apprenant le coût de cet investissement. Il fallait aimer les gens pour mettre autant d'argent dans un projet pour lequel un retour sur investissement n'était pas garanti.

Car connaissant nos mentalités, il n'était pas exclu que certains collègues, jaloux de leur confrère, évacuent plutôt leurs malades à l'étranger, alors que le docteur Sulu créait les conditions pour aider sur place les malades de nos deux pays. C'est pour cela que j'étais là. Je voulais regarder avec lui comment mettre en place une collaboration pour mes malades, qui auraient besoin de ses services.

Notre entretien était fructueux. Je lui avais suggéré, pour l'inauguration de son service de radiothérapie, de profiter d'octobre rose qui est célébré tous les 4 de ce mois, pour que nous organisions ensemble une journée de cancérologie des deux Congo. Il avait trouvé l'idée bonne, et il m'avait donné son accord

Il avait les moyens de sa politique. Il me revenait de voir avec les professeurs Tony Tchimpy et Bienvenu Lebwase, comment mettre tout cela en musique.

Le lendemain de mon entretien avec le docteur Sulu, j'avais repris le bateau pour regagner Brazzaville.

A deux (2) semaines de la célébration de la journée de sensibilisation contre le cancer du sein, qui a lieu tous les 4 octobre de chaque année, j'avais entrepris un autre voyage à Kinshasa, pour me rendre compte de l'état d'avancement des préparatifs de ce que nous avions communément appelé les premières journées de cancérologie des 2 Congo.

Arrivé à l'hôtel Le Sultani où ma chambre était réservée et une prise en charge complète assurée, j'avais attendu jusqu'au soir, avant d'être rejoint par le fils du docteur Sulu, lui aussi médecin au Centre hospitalier Nganda. Son père le préparait à lui succéder.

Nous avions abordé la problématique du congrès. Je lui avais dit que du côté de Brazzville, mes collaborateurs et d'autres médecins, intéressés à ce congrès, étaient prêts à faire le déplacement de Kinshasa.

Mon enthousiasme fut anéanti lorsqu'il m'apprit le report du congrès et de l'inauguration du service de radiothérapie, car ils avaient reçu un appel de la présidence de la RDC, leur signifiant l'intérêt que le président Tshisékédi portait pour ce projet, et qu'il souhaiterait marquer cet évènement de sa présence.

Clairement, le docteur Sulu avait marqué l'esprit de son pays. Accueillir un chef d'État, pour aune activité privée, est exceptionnel. J'étais heureux d'apprendre cette nouvelle. Les efforts du patron du Centre hospitalier Nganda étaient reconnus au haut sommet de l'État. Cela ne court pas les rues.

Donc il nous fallait fixer une autre date en tenant compte de l'agenda du président de la RDC.

Le report de cette double activité nous donnait le temps de mieux préparer les communications, surtout que je n'avais pas eu le temps de participer à l'élaboration des diapositives de mes assistants, et surtout qu'une candidate spécialiste de première année de DES de cancérologie allait prendre la parole devant un parterre d'individus habitués des congrès.

J'avais proposé au docteur Sulu fils la date du 8 mars, en pensant à la journée internationale de la femme, qui est commémorée à travers le monde ce jour-là. Cette proposition avait reçu l'assentiment de mon interlocuteur.

Il m'avait promis de tout faire pour que l'inauguration du service de radiothérapie ait lieu le 8 mars, précédée de la journée scientifique le 7 mars.

Je repris mon bateau le lendemain, tout heureux de pouvoir rencontrer le président de ce pays frère, que je ne connaissais pas.

C'était l'occasion de placer mon service à l'international.

Le 4 octobre avait été célébré sans fast au Congo. Les imposteurs du ministère de la santé, accompagnés des mêmes personnes avec lesquelles, ils ont en partage la bêtise, avaient organisé semble-t-il des campagnes de dépistage à l'hôpital de Makélékélé.

Comme d'habitude, mon équipe et moi-même, avions été exclus de cet évènement. Nous n'étions pas étonnés, car nous nous étions habitués à être zappés.

Pendant qu'ils faisaient leur campagne de sensibilisation, plutôt mal embarquée, nous nous organisions à mieux préparer notre rencontre de Kinshasa.

Les congressistes de Brazzaville se faisaient enregistrés à compte-gouttes, car j'avais demandé une petite participation financière, qui couvrirait essentiellement notre traversée du fleuve, et le paiement de quelques extras, qui ne manquent jamais lorsque vous êtes logés en groupe, dans le même hôtel.

Mi-janvier 2020, mon épouse m'avait sensibilisé sur une épidémie causée par un coronavirus, dans la ville de Wuhan en Chine. Elle faisait beaucoup de victimes. En raison des phénomènes migratoires, il était à craindre que cette épidémie devienne une pandémie planétaire. La Belgique s'organisait à y faire face. Sur le moment, cela n'avait nullement attiré mon attention.

Mon épouse est chef de service dans un hôpital du namurois, en Belgique. Elle est très au courant des nouvelles avancées médicales. J'ai une chance extraordinaire d'être informé en temps réel.

Deux jours plus tard, elle m'avait relancé en me rappelant ce qu'elle m'avait déjà rapporté. Son insistance à me parler de ce fameux virus m'avait interpellé.

Je m'étais senti dans l'obligation d'interroger la littérature, et ce que j'avais appris, après avoir pris d'assaut les différents moteurs de recherche, m'avait ébranlé. Je pris connaissance à ce moment-là de la gravité de la situation. Je me souviens avoir connu quelques moments de panique.

Il me fallait sensibiliser des collègues, collaborateurs de notre ministre.

Je m'étais rendu compte qu'il n'était pas au courant de la gravité de l'épidémie qui détruisait toute une ville de Chine.

Voilà comment après m'être intéressé à ce problème, qui a mis toute la planète à genoux, devenu le premier lanceur d'alerte sur le covid-19 au Congo.

Toutes mes interpellations ont échoué. La suite nous la connaissons.

Les différentes stratégies utilisées pour lutter, sinon contenir la propagation de ce virus dans le pays, sont restées inopérantes jusqu'à ce jour.

Ce n'est pas faute d'avoir alerté. J'ai été confronté à un mur fait d'incompétents, qui ont mis en péril la vie des Congolais.

Vers la deuxième moitié de février, j'avais recontacté mes collègues de Kinshasa pour m'assurer du respect de l'agenda. J'avais peur d'un second report. Cette fois-ci, tout était en place pour que nous nous retrouvions au mois de mars.

Mes jeunes assistants étaient très motivés. Ils étaient en quête de reconnaissance, surtout que nous nous rendrions dans un pays où les gens n'avaient quasiment pas de connaissance sur la cancérogenèse.

Leur activisme me faisait sourire par moments.

J'avais proposé au professeur Léfouoba, qui s'intéresse de plus en plus à la philosophie de médecine, de nous livrer pendant cette kermesse de Kinshasa, une conférence sur l'épistémologie.

Il s'était déjà livré à cet exercice à Oyo en 2019, avec brio. Je n'avais eu aucune difficulté à obtenir son adhésion.

Quatre jours avant notre départ, j'avais fait le décompte des congressistes qui m'accompagneraient à Kinshasa. Au total sur 20 participants annoncés, nous n'étions que 15, à faire le déplacement. Le 6 mars, je conduisis la délégation du Congo à prendre part aux premières journées de cancérologie des deux (2) Congo.

Depuis nos indépendances, c'est la première fois que ces deux (2) villes siamoises se retrouvaient dans une cérémonie scientifique commune.

Comment n'y avions-nous pas pensé plus tôt ? Qu'à cela ne tienne, l'essentiel est de commencer. Et nous le commencerions dans la confraternité.

A notre arrivée, une délégation nous attendait. Un bus avait été mis à la disposition de la délégation du Congo.

Après les formalités de police qui en temps ordinaires sont ardues, nous avions quitté assez rapidement le Beach Ngobila, pour l'hôtel Le Sultani. L'accueil avait été chaleureux. Le docteur Sulu nous avait pris en charge complètement. Chacun avait pris les clés de sa chambre. Nous nous étions fixés rendez-vous au restaurant dans une heure.

Le docteur Sulu Arnold était passé nous saluer, et nous remettre le programme scientifique de la cérémonie.

Une fois rassemblés, je donnai les consignes à toute la délégation pour que nous soyons dignes de la confiance, que le docteur Sulu avait placée en nous. C'était un euphémisme, puisque nous nous conduirions comme des hommes civilisés.

Un diner d'accueil nous avait été servi. Comme le début des communications était prévu pour le lendemain très tôt, j'avais recommandé que nous ne nous couchions pas tard, ce pour être en pleine possession de nos capacités, pour affronter ce congrès qui nous ferait rentrer dans l'histoire fraternelle du partage des connaissances oncologiques.

Le lendemain matin, tout le monde s'était retrouvé au restaurant pour le petit déjeuner.

Les professeurs Tony Tchimpy et Bienvenu Lebwase nous avaient rejoints, pour régler les derniers détails du congrès. Finalement, tout était en place pour que nous démarrions nos travaux dans la sérénité.

A 8 heures, j'avais convoqué tout le monde en salle. Je jouais, sans l'être, le rôle du président du comité d'organisation. Mes jeunes collègues de Kinshasa connaissaient mon sens élevé de l'organisation, pour m'avoir côtoyé pendant les deux journées médicales d'Oyo.

Quelques instants, plus tard, vinrent les autorités du département de la santé accompagnées du docteur Sulu.

Après des mots de circonstance, sans perdre beaucoup de temps, car il y avait, au programme, cinq conférences et de multiples communications, nous avions débuté notre activité.

La salle des conférences de l'hôtel Le Sultani était pleine. Les médecins kinois avaient massivement répondu à l'appel.

Avant de rentrer dans le vif du sujet, le promoteur de l'évènement, le docteur Sulu, avait pris la parole pour nous livrer un témoignage émouvant. Il nous avait parlé de sa souffrance liée à sa maladie. En effet, il y a environ 40 ans, il avait présenté une leucémie aigüe, pour laquelle, il avait bénéficié d'une greffe de moelle osseuse en Belgique. Il avait été guéri dans un pays qui n'était pas le sien, en raison d'un déficit de technologie qu'accusait le Zaïre de l'époque.

Cette maladie, qui l'avait isolé des siens, l'avait profondément marqué. Sa vie en avait été impactée.

Gynécologue de formation, il avait dans sa patientèle beaucoup de femmes porteuses des cancers du sein et du col de l'utérus, pour lesquelles, la radiothérapie est une indication majeure.

Faute d'avoir pu accéder à ce traitement, ces femmes, pour la plupart, y perdaient la vie.

Ce gâchis lui était devenu insupportable. C'est pour cela qu'il y a dix (10) ans environ, il avait grâce aux appareils d'occasion, acquis en Europe, réussi à monter une unité de radiothérapie, pilotée à l'époque par un médecin congolais, qui venait de prendre sa retraite au CHU-b.

L'expérience avait tourné court, car les appareils, déjà très vieux, avaient lâché.

Face à ce désagrément, il avait décidé de mettre la main à sa poche pour acheter de nouveaux équipements qu'il mettrait à la disposition de ses concitoyens. Ce témoignage souleva une salve d'applaudissements. Le docteur Sulu ému par cette ferveur, que lui offrait l'assistance, avait éclaté en sanglots. Je m'étais précipité pour l'étreindre dans mes bras.

Ce fut un moment extrêmement fort. Nous avions tous compris pourquoi ce monsieur s'engageait aux côtés des oncologues, pour soulager les malades non seulement de Kinshasa, mais aussi de Brazzaville, car au Congo, la petite unité de cobalthérapie était fermée depuis cinq (5) ans à la suite de l'épuisement de la source radioactive, qui alimentait notre appareil de cobalthérapie.

Ce monsieur nous avait montré à quel point, il était humaniste. Il aurait pu se contenter de vivre sa vie, sans s'encombrer de toutes les tracasseries liées à la mise en place de cet énorme projet de radiothérapie. Cela s'appelle empathie doublée d'altruisme. Nous lui apportions notre soutien en guise de remerciement pour tout ce qu'il fait pour la communauté médicale.

Après ce témoignage, ô combien saisissant, les travaux débutèrent. Nous avions dans la salle le chef de service de radiothérapie, de l'Institut Jules Bordet, un monsieur que je n'ai pas connu durant ma formation, car il est largement plus jeune que moi, et un professeur de physique médicale. Tous les deux étaient venus de la Belgique pour réhausser ce congrès de leur présence. Leur participation à ce meeting montrait à quel point cet évènement était grand. Je leur avais rendu un hommage mérité.

Le professeur Tony Tchimpy avait ouvert les hostilités, en nous livrant sa conférence, suivie des communications, et d'une autre conférence du radiothérapeute.

Les discussions étaient vives, parfois passionnées, mais surtout très intéressantes. Pendant la pause-café, les discussions se poursuivirent dans les couloirs.

Mes assistants étaient hyper-sollicités par nos collègues de Kinshasa. J'avais été ignoré et mis à l'abri par l'activisme de mes brebis. J'en éprouvais de la fierté.

Sans perdre de temps pour rester fidèle à notre programme, j'avais ramené en salle les congressistes. Il y avait de plus en plus de participants, ce pour le grand bonheur des organisateurs.

La reprise de nos travaux avait débuté par la conférence du radiothérapeute belge. D'autres communications meublèrent cette deuxième partie de la matinée, avant que nous nous retirions pour le déjeuner qui était servi sur place. J'étais fier de mes enfants. J'avais réalisé à quel point j'avais travaillé et que mon travail portait des fruits. Tous les éloges étaient pour moi. L'école de cancérologie de Brazzaville s'affirmait à Kinshasa, à travers mes assistants.

Le cordonnier est souvent le plus mal chaussé. Moi qui trouvais insuffisant encore certains de mes jeunes, j'avais été heureusement contredit par leur performance. Ils s'étaient bien défendus.

Durant le petit déjeuner, nous avions eu plusieurs échanges intéressants avec nos confrères de Kinshasa. L'essentiel de nos conversations tournait autour de la collaboration, que nous souhaiterions développer, pour apporter les soins de qualité à nos malades.

Je proposais aux uns et aux autres des schémas organisationnels simples. Je leur avais recommandé de ne jamais travailler en autarcie, car en oncologie, la règle d'or est le débat basé sur des preuves scientifiques.

D'aucuns me sollicitaient pour que je prenne leurs poulains en formation. J'hésitais de répondre positivement, car ma capacité d'accueil était au bord de la saturation. J'avais quinze (15) médecins candidats spécialistes en formation. Je leur avais promis de regarder, avec bienveillance, toutes sollicitations.

Vers 14h30, les travaux reprirent par des communications avant d'être conclus par deux conférences, celle du professeur Léfouoba, et la mienne.

Le philosophe venu de Brazzaville avait électrisé la salle par sa rhétorique lorsqu' il parlait de la souffrance induite par la maladie. Il avait trouvé des mots simples et imagés pour densifier son propos. Ce monsieur était sorti des arcanes de la médecine, pour nous conduire vers les méandres de la philosophie. Quel bonheur. J'en avais éprouvé beaucoup de joie. Je ne m'étais pas trompé en le sollicitant, pour qu'il vienne détendre l'atmosphère de notre congrès. Sa conférence fut une merveille.

J'avais enfin pris la parole pour parler de la cancérologie du futur. La salle avait été plongée dans un silence absolu. On pouvait entendre une mouche voler.

Mon discours paraissait ésotérique et mystificateur. Les congressistes entendaient pour la première fois des mots étranges. J'avais l'air d'être devenu un savant. Mes propres assistants, qui avaient participé à la confection de mes diapositives, ne s'étaient pas doutés de la manière dont j'allais rendre le contenu de ce travail qui, en vérité, était le leur. Ils étaient simplement impressionnés par leur modeste maître, que je suis.

Les congressistes de Kinshasa qui me découvraient pour la première fois étaient en admiration.

Mon intervention et celle de Léfouoba sont rentrées dans les annales des congrès organisés à Kinshasa.

Avant la clôture de notre congrès, un résumé des travaux et des recommandations avait été lu.

Ce congrès bipartite avait été une grande réussite. Le soir au diner, je fis le point des communications de mes jeunes collaborateurs, en relevant les points forts et faibles. Dans l'ensemble, ils s'étaient bien défendus.

Je venais de gagner mon pari, en attendant de vivre une nouvelle journée intense le lendemain.

J'avais pris congé de ma délégation. Je voulais me coucher tôt, car j'étais très fatigué. Il me fallait absolument désinstaller le logiciel de ce congrès qui cohabitait avec moi depuis des semaines.

La peur de l'échec avait fait place à la joie. De façon unanime, ce congrès fut une réussite.

Le 8 mars, journée internationale de la femme, était, pour nous, consacrée à l'inauguration du service de radiothérapie du Centre hospitalier Nganda.

Nous nous étions levés très tôt. J'avais été prévenu la veille que je prononcerais un discours. Je pensais pouvoir le faire sans papier. Le professeur Léfouoba un ancien ministre, homme politique de premier plan et grand idéologue du PCT, m'avait rappelé à l'ordre, afin que mon discours soit écrit.

Au cours de notre petit déjeuner, après lui avoir donné les principaux éléments qui devraient figurer dans mon allocution, il avait, comme par magie, rédigé un discours qui tenait sur une page. Je ne souhaitais pas que mon allocution excède cinq (5) minutes. Les mots choisis avaient attrait à notre proximité, et surtout à notre fraternité.

Le bus qui devrait nous conduire à Kintambo était prépositionné depuis 7 heures. Tous les membres de ma délégation étaient élégamment habillés.

A 9 heures, nous étions arrivés sur les lieux et accueilli, avec tout le respect qui nous revenait depuis que le personnel du centre hospitalier nous avait vus à l'œuvre la veille.

J'avais été installé au premier rang, à côté du professeur Muyembé, l'icône de la lutte contre le virus Ebola en RDC, et le recteur de l'Université de Kinshasa. Il y avait d'autres dignitaires du pouvoir qui s'étaient mélangés à nous, que je ne connaissais pas. Il y avait un grand monde ce matin-là.

La garde prétorienne du président quadrilla l'hôpital. Elle s'y était déployée très tôt. Je présume que certains soldats y avaient passé la nuit. On ne blague pas avec la sécurité des chefs d'Etat en Afrique.

La presse présidentielle était arrivée pour s'assurer des meilleures conditions de retransmission de cet évènement, car quelle que soit la cérémonie à laquelle le président doit prendre part, il faut toujours assurer le service après-vente. L'image du chef ne doit souffrir d'aucun artéfact.

Un des conseillers du président Tshisékédi s'était rapproché de moi, pour que nous regardions ensemble le contenu de mon discours avant de le valider. Il l'avait jugé excellent sans soustraire, ni ajouter un mot. Il m'avait rassuré, car de toute ma vie, je n'avais jamais prononcé un discours devant un chef d'Etat étranger. C'était mon premier grand baptême. Toute la délégation du Congo que j'avais eu l'honneur de conduire était confiante.

Je ne cessais de regarder le professeur Léfouoba pour me motiver. Son regard paisible m'insufflait une extraordinaire confiance. J'avais l'impression d'être le propriétaire des lieux, tant ma confiance était au zénith.

Pendant trente (30) minutes, nous avions assisté à un ballet incessant des véhicules des membres du gouvernement et de certains parlementaires, membres du parti politique du président de la république.

A 11 heures, le président Tshisékédi arriva sous les ovations du public et de nombreux badots, qui l'attendaient pour l'importuner, afin qu'il leur lâche un peu d'argent.

Une fois le président installé à la tribune officielle, la manifestation débuta par le mot introductif du maître de cérémonie. Il annonça l'ordre de passage des différents intervenants. Je devrais passer après le professeur Bienvenu Lebwase, et avant le ministre de la Santé.

Moi, le pestiféré du ministère de la Santé de la république du Congo, on m'accordait l'honneur de m'exprimer devant un chef d'Etat étranger, sans la présence d'un officiel de mon pays. J'avais adoré cet instant qui me consacrait, médecin différent de ses collègues de Brazzaville.

J'avais intégré la nouvelle dimension qui était la mienne. Léfouoba me le disait à Brazzaville, mais je n'y faisais pas attention.

Après des discours somme toute ordinaires, je pris la parole en dérogeant aux formules introductives de mes prédécesseurs, en rentrant directement dans le corps du sujet. Puis je revins aux formules de respect et de politesse pour dire merci au président de la république qui, en venant nous assister, avait honoré la corporation médicale au premier rang de laquelle se trouvait le docteur Sulu.

Le public avait salué ce style communicationnel savamment mis en musique, par le professeur Léfouoba, à qui je tiens à rendre un hommage plus que fraternel.

Avant de conclure mon propos, j'avais surpris le public, lorsque j'évoquais les qualités du docteur Sulu, en lingala, ce lingala pas toujours raffiné, mais plutôt le nôtre, c'est-à-dire celui des nobles enfants de Poto-Poto.

Je fus ovationné pendant plus d'une minute. Le docteur Sulu avait eu à ce moment-là, des larmes aux yeux. Quelqu'un venu de l'autre rive du fleuve avait prononcé des mots simples, justes et forts à son endroit. Je voyais le président Tshisékédi secouer la tête en signe d'approbation. J'avais jeté un regard furtif vers Léfouoba, pour savoir si je m'étais bien débrouillé. Son sourire traduisait ma réussite à cette épreuve combien difficile.

Après le dernier intervenant, c'est-à-dire le docteur Sulu, le propriétaire des lieux, nous avions conduit le président à couper le ruban, avant de procéder à la visite des installations, que je connaissais pour avoir eu le privilège de les avoir vues, plusieurs semaines auparavant.

Le président de la RDC était émerveillé par le niveau d'investissement consenti par le docteur Sulu. Son regard admiratif montrait combien il témoignait du respect à l'endroit de ce grand monsieur qui avait mis beaucoup d'argent pour l'achat de ces équipements.

Le chef de ce service, un jeune confère qui était arrivé du Burkina Faso, avait pris tout son temps pour présenter les différentes machines au président de la république. J'étais à ses côtés, comme un privilégié.

J'ai rarement connu cet honneur au Congo, sauf, à l'occasion des journées médicales d'Oyo, où il m'était arrivé de me rapprocher du président de la république.

Le 8 mars, j'étais à l'honneur à Kinshasa.

La visite avait duré près d'une heure. Manifestement, le président Tshisékédi était heureux. Il avait promis que l'État s'engagerait à développer d'autres pôles de ce genre pour soulager les malades atteints de cancer, dans son pays.

Après le départ du président, nous avions été conviés à un verre de remerciement. J'étais devenu la coqueluche du Centre hospitalier Nganda. Les félicitations fusaient de partout. La délégation du Congo était fière de moi. J'avais accompli, avec responsabilité, ma mission à Kinshasa, sans le regard des responsables du département de la santé de mon pays.

Nous avions quitté les lieux vers 14 heures avec le sentiment d'avoir effectué collectivement un bon travail.

Nous espérions mettre en place très rapidement à Brazzaville ce réseau qui va gérer les malades que nous allions transférer à Kintambo.

Le soir, le docteur Sulu nous avait rejoints autour d'un apéritif. Nous avions échangé longtemps en évoquant notre future collaboration.

Nous avions découvert l'étendue de sa richesse, en biens immobiliers, car il nous avait reçus dans une somptueuse villa attenante à son hôtel.

Ce monsieur, très simple, m'impressionnait par ses réalisations. Malgré tout ce qu'il possédait, il était resté zen. J'ai rarement vu un Congolais adopté le même profil que le sien, en termes de simplicité.

Vers 22 heures, nous nous étions séparés avec la promesse de nous revoir très rapidement pour d'autres aventures.

Nous avions tous regagné nos chambres respectives pour apprêter nos valises, car le voyage était prévu pour le lendemain dans la matinée.

Avant de me coucher, en regardant la télévision, je vis les images de notre cérémonie passer en boucle. J'avais pris le temps d'écouter un extrait de mon discours. J'avais du mal à réaliser que j'avais si bien parlé et que ceux qui m'écoutaient avaient été emportés par la teneur de mon laïus.

Le 9 mars, j'avais ramené tout le monde à bon port. Les chaines privées de Brazzaville dont Vox TV, avaient diffusé quelques extraits de la cérémonie d'inauguration du service de radiothérapie du Centre hospitalier Nganda. Mes compatriotes avaient découvert, avec étonnement, le patron de la chaire de cancérologie du Congo, prononcer un discours devant le président de la RDC.

Deux jours après notre retour à Brazzaville, Vox Tv m'avait invité sur son plateau pour parler de mon activité à Kinshasa, et des problèmes liés à la gestion du CHU, depuis que certains compatriotes s'étaient donné la liberté de nous imposer une équipe managériale, faite de canadiens.

J'avais donné mon sentiment sur le choix qui avait été porté sur ces Canadiens, qui ne savaient rien de notre culture. Ils n'avaient pas la maitrise de notre écosystème. Leur travail était voué à l'échec. Depuis seize (16) mois qu'ils étaient sur le terrain, ils n'avaient tenu aucune de leurs promesses, malgré l'argent décaissé par l'état.

Le Congo est malheureusement devenu cette cour du roi Pétaud, où n'importe quel truand, associé à un dignitaire, peut créer et développer une affaire, sans être inquiété.

Nous avions évoqué la fête des femmes qui avait eu lieu à Madingou, alors que le covid-19 mettait à genoux les nations occidentales. J'avais marqué mon étonnement de voir comment mon pays avait organisé avec faste ce genre de manifestation, totalement contreproductive, en ces temps où les caisses de l'Etat sont vides.

Bien au contraire, les femmes des principales villes, qu'on avait déplacées pour Madingou, avaient connu des fortunes diverses sur les lieux.

On aurait même déploré des cas d'accident de la voie publique. J'avais surtout été outré par la mixité qui avait existé pendant cette manifestation, en songeant aux dégâts que le coronavirus aurait pu créer.

Dieu merci, car nous avions été épargnés jusque-là par cette pandémie.

Le chef de service de cancérologie prenait de l'étoffe dans un environnement social difficile. La misère de mes malades me préoccupait. Les solutions à leurs multiples problèmes me paraissaient difficiles à trouver à moyen terme.

Nous devrions utiliser nos méninges pour trouver des aides à l'extérieur, avant que la situation économique de notre pays ne recouvre ses couleurs.

Le DES de cancérologie depuis que j'étais revenu de Kinshasa était fort sollicité. Je m'employais à regarder comment accueillir, dans des meilleures conditions, ces jeunes Africains qui souhaiteraient venir se spécialiser en oncologie au Congo.

Le Centre hospitalier Nganda était devenu un pôle de stage pour mes candidats spécialistes, pour la radiothérapie. J'étais prêt à recevoir aussi les candidats de ce centre chez moi. C'était cela que j'attendais depuis longtemps, cette coopération qui nous avait tant fait défaut.

Chapitre- XIV : Ma vision

Le Congo sera-t-il le même après la pandémie du covid-19 ? Toute la question est là.
Le coronavirus ou covid-19, cette bestiole venue de Chine, qui à travers son tourisme macabre est arrivé au Congo, nous pousse à l'humilité.
Ce petit virus invisible, irrespectueux et mal élevé, s'est invité à la table des grands de ce monde sans crier gare.
Par sa malveillance et son autorité, ce terroriste nous a dominés, et a fait de nous ses assujettis.
Tous les continents ont été ébranlés, encaissant des uppercuts sans broncher. Nous avons tous été sous ses ordres.

Il faut remercier le bon Dieu qui nous a épargnés du déluge observé, un peu partout, à travers le monde.

Le naufrage de l'Afrique, annoncé par les ayatollahs de la communication nauséabonde, n'a heureusement pas eu lieu, et nous devrions nous en réjouir, tout en espérant qu'il en sera toujours ainsi, jusqu'à la fin de la pandémie.

Le coronavirus a révélé la désintégration totale de notre système de santé, hérité de la période coloniale, rafistolé à travers plusieurs plans de développement sanitaire (PNDS), mal pensés et intellectuellement mal structurés.

Nous savons tous que nos structures de santé sont devenues vétustes, avec des plateaux techniques délabrées, voire inexistants.

Nos hôpitaux sont devenus de véritables mouroirs, sans que cela n'interpelle personne.

Les praticiens hospitaliers du fait de la misère, sont devenus des collabos. Nous avons volontairement souscrit à notre assujettissement.

Ce constat implacable nous interdit d'utiliser des slogans soporifiques pour endormir les gens. Dans les années à venir, plus personne n'acceptera d'être berné.

Devrions-nous rester les bras croisés devant des bouleversements considérables, qui vont surgir à travers le monde dans vingt (20) ans ?

Nous n'avons plus le temps d'ostraciser les uns, ni de condamner les autres. Nous devrions refuser cette apoptose collective.

Les Congolais ont du génie lorsqu'ils sont face à l'épreuve.

Soyons alors capables dans un ultime sursaut patriotique de ranger nos égos dans des casiers, afin que nous proposions un nouveau pacte, pas fondateur, mais plutôt refondateur.

L'heure est arrivée pour que nous identifiions tous les maux qui grèvent le fonctionnement de tous les pans, qui concourent à l'amélioration de la santé de nos concitoyens.

Chers amis, il nous faut dès à présent réfléchir. Notre écosystème est différent de celui des pays européens. Abstenons-nous de faire des copier-coller, totalement inadaptés à nos réalités. Il nous faut intégrer maintenant, que la gestion des malades de demain aura totalement changé d'ici 2040.

Des futurologues expérimentés annoncent des bouleversements considérables d'ici deux décennies.

Une publication, tirée de la toile, intitulée : pour vivre mieux, plus longtemps et dépenser moins : la santé du futur sera numérique. Cette réflexion place le curseur au bon endroit.

En effet, le développement de la médecine préventive par une intervention avant même que le patient ne soit malade, ainsi que celui de la médecine personnalisée et prédictive, grâce à la gestion des données en masse, notamment liées au séquençage du génome, qui permettrait des traitements adaptés à chacun, mais aussi le rapport entre les médecins et les patients, hyperconnectés et informés, indique que la santé de demain sera beaucoup plus numérique, qu'elle ne l'est aujourd'hui.

L'hôpital numérique modifiera également les rapports actuels entre l'hôpital et le reste de la société. Le rôle de l'hôpital évoluera donc et deviendra plus diagnostique, et plus interventionnel.

Enfin, le futur qui s'ébauche dans la santé nécessite de faire évoluer le métier de médecin, comme c'est déjà le cas dans tous les autres métiers.

D'une médecine hyperspécialisée aujourd'hui, on imaginera aller vers des médecins polyvalents demain qui s'appuieraient sur des outils techniques puissants. Il deviendra impératif de modifier la formation universitaire des médecins. Cette communication résume assez bien les enjeux du futur.

Il y a quelques années les futurologues nous avaient sensibilisés sur les grands bouleversements à venir, et ils sont déjà là.

Cinq révolutions majeures transformeront les soins de santé. Il s'agit de la médecine personnalisée, la thérapie cellulaire, la médecine à l'échelle nanométrique, la thérapie génique et la santé numérique.

La médecine personnalisée déjà d'actualité aujourd'hui, avec comme terrain de prédilection, la cancérologie occupera de plus en plus de place demain.

Aujourd'hui, nous savons tous qu'un cancer du sein ne se traite plus de façon uniforme. Les avancées observées dans la biologie des cancers, dans la bio-pathologie et dans l'imagerie médicale ont modifié le paradigme thérapeutique des cancers du sein.

Notre pays est-il capable de suivre ce changement ? La réponse est non, quoique de temps en temps, certaines patientes fortunées et capables d'accéder aux examens immuno-histochimiques, donc qui peuvent se pourvoir en médicaments, reçoivent le meilleur traitement possible.

L'intelligence artificielle, qui connait ses balbutiements depuis quelques années, dominera la prise en charge des malades très bientôt.

Les robots seront de plus en plus utilisés en chirurgie, pour opérer les malades à distance dans différents continents.

Le chirurgien installé dans son cabinet médical, à Boston par exemple, pourra, via un robot, en se servant de sa console, opérer un malade à Pointe-Noire.

Les bébés auront leur ADN séquencé avant de naitre.

Il viendra le moment où les malades pourront générer du nouveau sang dans leur corps, sans avoir recours à une transfusion ; cela veut dire que nous n'aurons plus besoin des donneurs de sang, au grand bonheur des témoins de Jehova.

Des compagnies friandes de faire des bénéfices sur l'humain utilisent des grands futurologues comme Ray Hammond, pour anticiper tous ces grands changements et modifier leur façon de penser, le fric étant leur seul intérêt.

Il faut savoir que le marché mondial, en termes de coût de santé, est actuellement de l'ordre de 8100 milliards de dollars américains.

Dans 20 ans, il passera à près de 18.000 dollars. Les enjeux financiers seront énormes, et les pauvres seront exclus de tous ces progrès majeurs.

Les riches, de plus en plus riches, investissent à tout va dans l'intelligence artificielle, pour faire reculer l'âge de la mort, pendant que les pauvres, de plus en plus pauvres, auront du mal à atteindre le seuil d'un demi-siècle.

Les informations médicales de demain seront disponibles dans des cabinets médicaux, sans pourtant que le malade n'ait été vu.

Elles le seront grâce aux capteurs intelligents situés autour de nos corps, y compris dans nos vêtements et, éventuellement, sous notre peau ou dans notre sang.

Les médecins pourrons accéder à toutes ces informations depuis leurs ordinateurs, ce, en temps réel.

L'intelligence artificielle modifiera complètement la prise en charge des malades.

Des nouveaux domaines de fouille de données médicales prédictives, donneront des alertes précoces sur les problèmes physiologiques à venir, ou sur des maladies en cours d'évolution telles que les cancers, le diabète, l'hypertension artérielle, etc.

Le médecin recevra des rapports 24 heures sur 24, 7 jours sur 7. Tout cela en temps réel.

Des avancées majeures observées avec la thérapie cellulaire seront très déterminantes.

Demain il sera possible par exemple en matière de transplantation, de se passer d'un organe prélevé sur autrui pour être greffé chez un demandeur, avec tout ce que cela comporte comme risque de rejet de l'organe transplanté.

Pour se passer d'une transplantation, on pourra, à la demande du chirurgien, cultiver, en laboratoire, des cellules souches pour obtenir l'organe dont on voudra. Cette avancée du futur aura l'avantage de minorer les risques de rejet du greffon.

Prenons conscience de la place qu'occupera dans quelques années la nano-médecine.

Des médicaments sur mesure, bien plus puissants que les médicaments actuels, envahiront nos maisons. Ils seront au centre de la médecine personnalisée.

Les chatbots de l'intelligence artificielle équipés d'algorithmes d'apprentissage approfondis, pourraient permettre au personnel des urgences par exemple, d'évaluer les patients qui ne nécessitent pas une prise en charge immédiate. Ces petits instruments sont déjà disponibles dans les hôpitaux européens.

Demain chers amis, la santé ne sera plus une quantité méconnue. Les problèmes de la santé seront identifiés, et souvent traités dès la naissance.

Il nous faut dès à présent préparer l'avenir de manière proactive. Pour le faire, il nous faut comprendre et maitriser les nouveaux concepts.

Au regard du tableau que j'ai essayé d'esquisser, si nous ne prenons pas la mesure des enjeux de la médecine de demain, non seulement, nous ne comprendrons pas le nouveau langage généré par les nouvelles technologies, mais surtout nous mourrons beaucoup plus jeunes, parce que les médicaments que nous consommons massivement, aujourd'hui, ne seront plus fabriqués, pour laisser la place aux médicaments édictés par la médecine personnalisée.

Donc, il me parait déraisonnable aujourd'hui de vouloir copier, à tout bout de champ, ce qui se fait en France par exemple, pendant que ce pays a déjà un pied dans la santé du futur.

Pendant que les pays du nord vont imposer au monde l'intelligence artificielle, des pays comme le Congo seront certainement perdus.

La planification devra régir nos comportements de demain.

Les politiques seront appelés à évoluer. Ils devront être capables d'une intelligence, beaucoup plus fine, pour pouvoir anticiper les problèmes et trouver des solutions.

L'intelligence artificielle nous poussera à revoir les ratios des professionnels de la santé par catégorie.

Il est à craindre que la modernité soit, demain, à la base de la suppression des emplois en rapport avec la santé.

Il y aura certainement de moins en moins de médecins. Les chirurgiens seront remplacés dans une large mesure par des robots.

On peut imaginer qu'un chirurgien installé à Boston, en faisant usage de deux (2) consoles, puisse opérer à la fois deux malades, l'un en Amérique latine, et l'autre en Afrique.

Les métiers de laboratoire disparaitront avec le temps grâce à l'insertion dans nos corps des puces, qui analyseront tous nos paramètres biologiques, sans avoir besoin des machines.

De même demain le métier du radiologue pourra disparaitre, car en s'installant sur une table de radiologie, les capteurs intelligents pourront prendre des images les plus fines possibles, et les transmettre au médecin traitant en temps réel qui, lui-même, verra de moins en moins de malades, parce que la télémédecine aura remplacé la consultation, telle que nous la pratiquons aujourd'hui.

Le monde de demain sera davantage violent. Un peuple qui ne sera pas capable de s'approprier les outils du futur disparaitra.

Le monde, dans sa brutalité, deviendra plus que jamais prédateur.

Loin de moi l'idée de vouloir entretenir une thèse complotiste.

Je me souviens d'une anecdote au sujet du président Lissouba, lorsqu'il avait déclaré, dans les premiers moments de son pouvoir, que demain nos mamans iront aux champs avec un téléphone portable.

Tout le monde lui avait ri au nez. Et pourtant, aujourd'hui, cela est devenu une réalité.

L'ère des guerres avec des armes est révolue. Si demain nous ne sommes pas capables de nous mettre ensemble, pour prévoir des parades contre les puissants, l'Afrique sera totalement occupée, sans effusion de sang. En effet, notre inféodation aux produits étrangers nous perdra.

Si demain nous ne sommes pas capables par exemple, d'utiliser nos plantes médicinales, pour faire la promotion de notre pharmacopée, nous en paierons le prix le plus lourd.

Il suffira que les médicaments fabriqués en Chine, ou en Inde, qui sont les 2 pays les plus peuplés de la planète, soient intentionnellement empoisonnés, je vous laisse imaginer la suite.

Pour leurs intérêts stratégiques, l'Afrique n'a pas malheureusement des moyens de se défendre.

Une fois les populations africaines liquidées, il s'opérera ce qu'on appelle aujourd'hui, discrètement, le grand remplacement.

Il est impératif que nos hommes et femmes politiques changent de logiciel, s'ils veulent que leurs peuples survivent au braconnage des temps modernes, dont l'africain sera la bonne viande.

Le monde de la finance ne lésinera pas sur les moyens pour minorer l'apport de l'homme au profit des big data. C'est presque déjà le cas aujourd'hui. Tout cela est fait pour que les riches s'enrichissent davantage, et nous n'y pourrions rien.

La machine est lancée, on ne peut plus l'arrêter, modernité oblige.

Dans ce schéma qui peut s'apparenter à une catastrophe, que peut-on faire pour l'Afrique ?

Je crois, plus que jamais, qu'il nous faut investir dans l'humain.

L'éducation de nos enfants doit être au centre de toutes nos préoccupations. Il faut repenser notre système scolaire.

Comment peut-on se satisfaire d'un taux de réussite au baccalauréat de 30% au Congo ?

Sommes-nous devenus aveugles à ce point ? Quelle société voulons-nous laisser à ces générations futures ?

Il nous faut nous faire violence pour changer, dès maintenant, tout ce qui ne marche pas.

On n'a pas besoin d'inventer la roue. Il suffit de s'inspirer des pays dont les systèmes scolaires sont les meilleurs au monde, pour les imiter, tout en tenant compte de notre écosystème.

La politique est un art, certes, est-ce pour autant une raison, pour que tous nos jeunes s'y engouffrent, en l'utilisant comme raccourci, pour gagner très rapidement de l'argent ?

Si nous voulons une société meilleure demain, il faut, me semble-t-il, pousser nos enfants aller plus loin dans la quête du sésame, en se formant sur les métiers d'avenir. Ces métiers sont pour la plupart ceux qui gravitent autour du développement durable.

Nous devrions encourager la formation qualifiante des cycles courts, mais qui doivent être capables de faire vivre ceux et celles qui les auront suivis.

Pour relever ces défis majeurs, il faut, pour ce qui est du Congo, assurer une meilleure santé de nos concitoyens.

Il faut comprendre que le visage de la médecine est en train de changer depuis une vingtaine d'années, et que, depuis un moment, ce phénomène semble s'accélérer.

Le Congo a des hommes. Il faut rassembler tous les acteurs de la santé autour d'un idéal commun. Notre système de santé arrimé au futur devra doit être écrit maintenant.

Le meilleur de la vie se passe à dire, il est tôt, puis il est trop tard (Flaubert).

Les cadres de la santé du Congo officiant au pays, sont-ils prêts à travailler avec leurs frères de la diaspora ? La réponse doit être oui, même si nous savons que nos rapports sont souvent conflictuels.

Comment pourrions-nous, nous passer de cette masse critique compétente, qui bénéficie des meilleurs plateaux techniques, dans leurs différents pays d'accueil.

Ils sont congolais comme nous qui sommes restés au pays. Ils ont toute leur place parmi nous.

Serions-nous frappés par un complexe d'infériorité, alors que la plupart d'entre nous, avant de regagner nos pays, avions été dans les mêmes pays ?

Serions-nous égoïstes, parce que de façon délibérée, nous avions opté pour la politique de destruction de notre pays ?

Comment comprendre que nos frères qui pourraient nous apporter leurs expertises acquises au fil des années, soient mis sur le banc des accusés. Je dis stop à ce bannissement sauvage, qui nous dessert et nous déshonore.

Si nos frères arrivent à consacrer un peu de leur temps à l'international, croyez-vous qu'ils ne le feraient pas, pour leur pays ?

La professorite nous a tués. Il est absurde de penser que nous qui sommes restés au pays, avons la science infuse.

Je peux comprendre qu'en raison de leurs agendas surbookés, nos frères de la diaspora ne soient pas toujours disponibles, en revanche ceux qui ont pris leur retraite pourront nous aider full time.

Avoir des frères qui font le même métier que nous, dans un environnement qui leur permet de s'exprimer, et de laisser éclore leurs compétences, est une chance à saisir.

Je suis de ceux qui pensent que notre nouveau pacte de santé doit être écrit avec eux. Je le martèle, et je l'appelle de tous mes vœux, car ils ont l'avantage d'avoir déjà un pied dans la santé du futur.

Faisons appel à leur génie, capitalisons ce que nos frères de la diaspora peuvent apporter au Congo, leur pays.

L'heure est à la réflexion, et nous n'avons pas de choix que de nous assoir, à travers des états généraux, ou que sais-je d'autres, pour bâtir un nouveau système sanitaire du Congo.

Ne faisons pas nôtre, l'intolérance de nos maîtres, qui n'ont jamais su faire un peu de place à leurs confrères, qui ont passé toute leur carrière en France, alors qu'ils auraient pu apporter beaucoup de choses à notre pays.

Soyons modernes, altruistes et généreux. Oublions nos discours pleins d'emphase, qui ne mènent à rien.

J'en appelle au sursaut de tout le monde. Nous ne pouvons réussir que si nous sommes capables d'empathie et de respect mutuel.

Aucun enfant du Congo évoluant dans n'importe quel secteur de la santé, et quel que soit l'endroit où il se trouve, ne devrait être laissé sur le bord de la route.

Mettons-nous ensemble, mutualisons nos compétences, pour rebâtir un nouveau système de santé pour notre pays.

Dans la vie, il n'y a point de hasard. Tout est épreuve ou punition, ou récompense ou prévoyance (Voltaire).

Conclusion

La vie humaine est faite de haut et de bas. Chaque jour qui passe nous rappelle à quel point l'être humain est fragile. Nous devrions plus que jamais intégrer, que si aujourd'hui nous occupons la scène, demain d'autres personnes l'occuperont à notre place. Avec un peu de lucidité, il faut comprendre que tout passe et ainsi va la vie.

L'homme s'élèvera dans sa capacité à accompagner les plus jeunes dans leurs ambitions, et surtout à les promouvoir, telle est ma devise.

Plus le temps passe, plus je réalise ma propre fragilité, car la vie n'est finalement qu'une farce. Il me semble que nous avons l'obligation de rendre nos contemporains meilleurs pour qu'ils perpétuent l'excellence. Cependant, il ne faut pas en vouloir à certains d'entre nous, qui se prennent pour des seigneurs, alors qu'ils sont tout simplement en souffrance. De grâce, il faut tout faire pour ne pas reproduire les erreurs de ceux qui étaient sensés nous accompagner pour que nous réalisions dans des bonnes conditions nos rêves.

Au-delà des difficultés qui ont jonché mon chemin, je me suis organisé à avoir malgré tout une carrière honorable. Les jours passent, nous prenons tous de l'âge et tout ce que nous croyons être bon pour nous ne relève que de la vanité.

Avant de tirer ma révérence, je me suis fixé l'objectif de conduire mes assistants au grade de maître de conférences. C'est mon devoir.

Table des matières

Structures éditoriales du groupe L'Harmattan

L'Harmattan Italie
Via degli Artisti, 15
10124 Torino
harmattan.italia@gmail.com

L'Harmattan Hongrie
Kossuth l. u. 14-16.
1053 Budapest
harmattan@harmattan.hu

L'Harmattan Sénégal
10 VDN en face Mermoz
BP 45034 Dakar-Fann
senharmattan@gmail.com

L'Harmattan Cameroun
TSINGA/FECAFOOT
BP 11486 Yaoundé
inkoukam@gmail.com

L'Harmattan Burkina Faso
Achille Somé – tengnule@hotmail.fr

L'Harmattan Guinée
Almamya, rue KA 028 OKB Agency
BP 3470 Conakry
harmattanguinee@yahoo.fr

L'Harmattan RDC
185, avenue Nyangwe
Commune de Lingwala – Kinshasa
matangilamusadila@yahoo.fr

L'Harmattan Congo
219, avenue Nelson Mandela
BP 2874 Brazzaville
harmattan.congo@yahoo.fr

L'Harmattan Mali
ACI 2000 - Immeuble Mgr Jean Marie Cisse
Bureau 10
BP 145 Bamako-Mali
mali@harmattan.fr

L'Harmattan Togo
Djidjole – Lomé
Maison Amela
face EPP BATOME
ddamela@aol.com

L'Harmattan Côte d'Ivoire
Résidence Karl – Cité des Arts
Abidjan-Cocody
03 BP 1588 Abidjan
espace_harmattan.ci@hotmail.fr

Nos librairies en France

Librairie internationale
16, rue des Écoles
75005 Paris
librairie.internationale@harmattan.fr
01 40 46 79 11
www.librairieharmattan.com

Librairie des savoirs
21, rue des Écoles
75005 Paris
librairie.sh@harmattan.fr
01 46 34 13 71
www.librairieharmattansh.com

Librairie Le Lucernaire
53, rue Notre-Dame-des-Champs
75006 Paris
librairie@lucernaire.fr
01 42 22 67 13

www.ingramcontent.com/pod-product-compliance
Lightning Source LLC
LaVergne TN
LVHW011141061026
849535LV00003B/557